# COMMUNITY HEALTH EDUCATION METHODS

*A Practical Guide*

THIRD EDITION

COMMUNITY HEALTH EDUCATION METHODS, 3/e
- By Robert J. Bensley, Jodi Brookins-Fisher

ORIGINAL ENGLISH LANGUAGE EDITION PUBLISHED
BY Jones & Bartlett Learning, LLC


This book is exclusively distributed in Bomungak Publishing Co.
When ordering this title, please use ISBN 978-89-6220-130-7
Printed in Korea

# 보건교육방법론

COMMUNITY HEALTH EDUCATION METHODS

*A Practical Guide*

THIRD EDITION

Robert J. Bensley와 Jodi Brookins-Fisher 저

지역보건연구회 역

보무각

# 역자 서문

「보건 교육」이란 '건강에 도움이 되는 올바른 건강행동을 실천할 수 있도록 필요한 지식과 기술을 제공하는 것으로서, 이때의 지식과 기술은 과학적 근거를 갖추어야 하며, 건강행동의 실천은 자발적으로 이루어지도록 하는 것'으로 정의하고 있다. 다시 말하면, 과학적 근거를 가진 지식과 기술을 활용해서 개인과 지역사회가 건강에 바람직한 행동을 자발적으로 실천할 수 있도록 지원하는 것이 보건교육이고, 이것이 보건교육 전문가의 역할이라는 것이다.

그러므로 「보건 교육」은 전 인류의 건강목표를 달성하기 위해 세계보건기구가 1978년 알마아타회의에서 채택한 '일차보건의료(Primary Health Care)'에 이어, 1986년 오타와 헌장에서 제시한 '건강증진(Health Promotion)'의 주요한 전략인 것이다. 그러나 건강에 바람직한 행동을 자발적으로 실천하도록 하는 것은 개인의 지식과 기술 향상 뿐 만아니라 개인이 속해있는 조직과 지역사회, 그리고 국가 정책의 변화도 이끌어내야만 가능한 것이므로 기존의 개인 대상의 소극적인 보건교육만으로는 해결할 수 없다.

보건교육방법론(Community Health Education Methods: A Practical Guide) 이 책은 기존의 소극적인 개인대상의 보건교육에 대한 내용이 아니라 건강증진의 실천전략으로서, 적극적인 보건교육 수행을 위해 어떻게 개인과 지역사회에 접근할 것인가를 구체적으로, 그리고 포괄적으로 제시하고 있다. 특히 각각의 장들은 보건교육 전문가들이 지역사회 보건교육 경험을 토대로 기술하고 있으며, 직접적인 사례를 제시함으로써 이해를 높이고, 현장 적용을 좀 더 쉽게 할 수 있도록 배려하였다. 또한 이 책의 번역을 맡은 '지역보건연구회'는 지역보건의 발전을 위해 부단히 노력하고 있는 전국 의과대학 예방의학교수들로 구성되어 있으며, 그동안의 연구와 현장에서의 실무 경험들이 이 책의 본래 내용들을 독자들이 쉽게 이해하고 학습할 수 있도록 번역하는데 밑거름이 되었을 것으로 확신한다.

우리나라 국민건강증진법이 만들어진지도 어언 20년이 다되어가고 있다. 강산이 2번이나 바뀌는 동안 우리 국민과 국가가 건강증진을 위해서 얼마나 노력하였으며, 그 노력의 결실로 우리나라가 얼마나 변화하였나를 생각하면 기존의 수직적 보건사업에 익숙해있던 상황에서 건강증진이 가야 할 길이 얼마나 멀고 험한가를 실감하게 된다. 건강증진은 누군가의 강력한 힘에 의해서 달성되는 것이 아닌 지역사회 구성원 한사람, 한사람의 관심과 노력과 실천이 필요하고, 또 그만큼의 지역사회 및 국가의 지원이 필요하다. 그러므로 개인과 지역사회의 인식을 바꾸고 한곳으로 나아가기 위한 힘을 모으는 데는 이 책과 같이 쉽게 현장에 적용하고 실천할 수 있는 가이드북이 절실한 실정이다. 그러므로 이 책이 개인뿐만 아니라 지역사회, 국가 모두 함께 우리나라의 건강증진을 위해서 나아가는데 보탬이 되고, 더 직접적으로는 다양한 보건교육 전문가 양성에 기여할 수 있기를 기대한다.

끝으로 이 책이 나오기 까지 번역작업에 적극 동참해주신 전국의 지역보건연구회 회원 모두에게 감사드리고, 책이 출간될 수 있도록 물심양면으로 도와주신 보문각 이호동 사장님과 편집 관계자 분들께도 감사를 드린다. 특히, 책의 선정에서부터 번역, 책 출간 전 과정에 걸쳐 수고를 아끼지 않으신 충남대학교 남해성 교수님과 김영란 선생님께도 감사를 드린다.

2012년 4월

지역보건연구회

# 서 문

보건교육방법론(Community Health Education Methods: A Practical Guide) 3판 독자 여러분을 환영한다. 이 책은 효과적으로 메시지를 소통하고 지역사회와 개인의 규범과 행태에 변화시키는 데 있어 여러분을 지원하도록 설계되었다. 이 책은 우리가 보건교육 전문가로서 사용하는 방법들 즉, 건강한 생활양식을 찾고자 하는 사람들에게 조언해주고 능력을 키워주는 방법들에 관한 것이다. 이 책은 대상자에게 메시지를 소통하고자 할 때 필요한 기본적인 도구들을 설명하고, 변화를 이끌어 내기 위한 기법들에 대한 이해를 제공한다.

이 책은 많은 장들이 지역 보건교육 담당자들에 의해서 자기 집단을 대상으로 저술되었다는 점에서 독특하다. 이 책의 많은 자료들은 실제 보건교육이 이루어지는 현장에서 직접 제공된 것이다. 이 책은 보건교육 전문가가 얼마 안 되는 예산으로 일하면서 효과적인 것으로 검증된 전략을 도입하고자 할 때 도움이 되도록 설계된 지침서이다. 이 책은 다양한 현장에서 여러 집단을 대상으로 많은 문제들을 경험하면서 바쁘게 일하는 보건교육 전문가들을 위한 것이다. 즉 자신들의 임무를 완수하기 위해 보건교육의 일선에서 일하는 이들을 위한 지침서이다.

이번 3판은 여러 측면에서 확대되었는데, 학생과 보건교육 전문가 모두에게 보건교육의 수행과 관련된 기법의 적용에 대한 확장된 이해를 제공하도록 설계되었다. 이번 판에서 새로운 것은 보건교육에서 전문직업의식에 초점을 둔 장(보건교육 전문가로서 전문직업의식 개발)이다. 모든 장들은 인터넷과 기술 발전의 영향 등을 포함한 보건교육 방법론이 최신 흐름을 반영하도록 개정되었다. 비록 보건교육 전문가의 관점을 유지하기는 하였지만, 보건교육 분야 국가 리더의 관점도 각 장에 반영하였다. 이와 더불어 각장은 이용자가 친숙해지도록 핵심단어, 부가 자료원, "Did You Know?" 코너 등 동일한 장 형식을 유지하였다. 각 장에 나오는 "지역사회 사례(Community Connections)"는 그 장에 제시된 개념을 쉽게 이해하고 실제 적용 사례를 제시하도록 설계되었다.

이 책은 3개의 부문으로 나뉘어진다. 제 I부는 "보건교육 방법의 선택과 적용을 위한 이론과 윤리", "다문화 사회에서의 보건교육", "보건교육자의 전문성 개발" 등 보건교육방법과 관련된 모형과 개념의 개요를 제시하는 장들과, 건강의사소통과 사회마케팅 개념을 소개하는 장들로 구성된다.

제 II와 III부의 각 장은 주제의 도입, 기법을 도입하는 단계, 성공적 도입을 위한 요령과 기술, 장애요인 극복 전략, 기대 결과 등의 순으로 기술되어 비슷한 형식을 취하고 있다. 제 II부는 개인단위에서 행태에 영향을 주도록 고안된 보건교육방법들에 초점을 둔다. "지지모임 진행(Facilitating Support Groups)"은 효과적으로 지원집단이 작동하도록 하는 방법에 관한 지침을 제시하고, "발표 방법 선정"과 "효과적인 발표"는 발표의 전 과정을 독자에게 소개한다. "유인물의 개발과 선정"은 표적집단에 적절한 교육자료를 만들기 위한 기법을 제시하고, "대중매체와 일하기"는 기존의 매체를 이용하는 방법을 기술하고 있다.

제 III부는 지역사회 또는 정책단위에서 이용되는 방법들을 담고 있는 장들로 구성된다. "회의진행(Facilitating Groups)"과 "지역사회 건강증진을 위한 연합체 구성 및 활동"은 지역사회집단의 노력들을 조율하고 유지하는 방법에 대한 정보를 제공한다. 한편 "정책 옹호 활동"과 "미디어 홍보를 통한 정책 유도"는 건강관련 정책 변화를 촉진하는 전략과 관련된 기법에 초점을 둔다.

이번 3판이 보건교육 기법의 습득과 실행에 있어 학생들과 보건교육 전문가를 지속적으로 지원하게 될 것으로 기대한다.

Robert J. Bensley, Ph.D. *Western Michigan University*
Jodi Brookins-Fisher, Ph.D., *CHES Central Michigan University*

# 감사의 말

이러한 규모의 다른 사업들처럼 무대 뒤에 있지만 본 작업의 성공에 지대한 기여를 한 많은 사람들이 있습니다. 이 책의 3판이 결실을 맺게 된 것은 일부분 그들의 노력 덕택이다.

먼저 지역사회 보건교육 수행과 관련된 자신들의 경험과 지식을 기여하는데 기꺼이 동의한 본 저서의 저자들에게 감사를 표하고자 한다. 그들이 없었다면 이 책은 존재하지 않았을 것이다. 그들의 고결함, 헌신, 지식, 인내, 그리고 사려 깊음에 감사드린다.

우리는 또한 이 책의 여러 부분에서 집필, 편집, 사독 등에 일조하신 많은 이들의 수고에 감사하고자 한다. 저자들은 본인의 장을 집필하는 동안 자신의 정보원으로부터 삽입물을 구해왔기 때문에 제공자들의 이름을 일일이 열거할 수가 없지만, 매우 신뢰할만한 저서를 제작하는데 있어 그들의 기여를 인식하는 것은 중요하다. 특별히 우리와 여정을 함께하고자 한 Jones and Bartlett Publishers의 의지에 감사드리고자 한다.

이 책의 저자들과 사무실을 함께 쓰면서 멘토 역할을 해주시고 여러 사업들에 함께 일해 온 보건교육 전문가들은 저자들의 기술과 경험을 형성하는데 기여해왔다는 점에서 주목 받을 만하다. 저자들이 몸담아온 기관과 그들이 봉사해온 인구집단 또한 지식과 실천 경험을 얻을 수 있는 기회를 제공한데 대해 그 공로를 인정받을 만하다.

우리는 또한 Central Michigan 대학교의 Irene O'Boyle 박사가 Test-Bank, PowerPoints, Instructor's Manual 등을 갱신해주신데 대해 감사를 표하고자 한다. 그녀의 전문적 조언에 대단히 감사드린다.

마지막으로, 본 작업 기간 동안 한결같은 지원을 해준 우리의 가족들에게 감사한다. Kathy, Kara, Katilee, Jack, Bekah, Paul, Max, Katie, Ben 등 여러분의 인내, 지원, 사려 깊음에 대해 감사드린다. 여러분의 무조건적인 믿음과 희망이 우리를 계속 전진하도록 하는 원동력이었다.

## 원저자

**Michael D. Barnes, Ph.D.**

Professor of Public Health Education, Department of Health Science, Brigham Young University

**Loren B. Bensley, Jr., Ed.D.**

Professor Emeritus of Central Michigan University

**Robert J. Bensley, Ph.D.**

Professor of Community Health Education, Western Michigan University

**Jodi Brookins-Fisher, Ph.D., CHES**

Professor, School of Health Sciences, Central Michigan University

**Frances Dunn Butterfoss, Ph.D., M.S.Ed.**

Foundation Professor and Director of the Division of Community Health and Research, Department of Pediatrics, Eastern Virginia Medical School

**Lori Dorfman, Dr.P.H.**

Director, Berkeley Media Studies Group (BMSG), a project of the Public Health Institute

**Karen Denard Goldman, Ph.D., CHES**

Director of KDG Health Education Consulting
Faculty of Kingsborough Community College and The City University of New York

**Lynne Durrant, Ph.D.**

Associate Professor in the Department of Health Promotion and Education, and Adjunt Assistant Professor in the Department of Nutrition, University of Utah

**Malcolm Goldsmith, Ph.D., CHES**

Professor and Coordinator of Health Education, Southern Illinois University

**Gary L. Kreps, Ph.D.**

The Eileen and Steve Mandell Professor of Health Communication, George Mason University

**Sue Lachenmayr, M.P.H., CHES**

Adjunct Professor at the University of Medicine and Dentistry of New Jersey School of Public Health

**Brad L. Neiger, Ph.D., CHES**

Professor and Chair of the Department of Health Science, Brigham Young University

**Mike Perko, Ph.D., CHES, FAAHE**

Associate Professor and Chair of the Department of Health Science, the University of Alabama

**Kathy Delavan Plomer, M.P.H.**

Ms. Delavan Plomer has been in the field of health education for the last 15 years, including work at a local health department and three nonprofit health agencies and extensive community volunteer work.

**Keely S. Rees, Ph.D., CHES**

Associate Professor, the University of Wisconsin La Crosse

**Traci, Rieckmann, Ph.D.**

Research Assistant Professor, the Department of Public Health and Preventive Medicine, Oregon Health and Science University

**Jason Rivas, M.P.A.**

Program Manager for the eHealth Innovations Group, Western Michigan University

**Kathleen Roe, Dr.P.H., M.P.H.**

Chair of the Health Science Department and Professor of Community Health Education at San Jose State University in Northern California

**Kevin Roe, M.P.H**

The Community Organizer at Magnet, a gay men's health and community center in San Francisco

**Frank. V. Strona, M.P.H**

Mr. Strona has been working in gay men's health, community organizing, and substance use concerns for 20 years.

The 2006 and 2007 community co-chair for the California HIV/AIDS Prevention Planning Group

**Rosemary Thackeray, Ph.D., M.P.H.**

Associate Professor in the Department of Health Science, Brigham Young University

**Stephen B. Thomas, Ph.D.**

The Philip Hallen Professor of Community Health and Social Justice and Director of the Center for Minority Health in the Graduate School of Public Health at the University of Pittsburgh.

**Heather Wagenschutz, M.A.**

Ms. Wagenschutz was previously a public health educator with a tri-county health department.

She consults for a group of specialty physicians and is working on her doctorate in health administration.

**Kathleen Young, Ph. D.**

Assistant Professor in the Health Education and Master's of Public Health Program, in the Department of Health Sciences, California State University

**Michael Young, Ph.D., FSSSS, FAAHB**

Professor and the Associate Chair for Research and Doctoral Studies in Department of Health Science, New Mexico State University

CONTENTS

## 제 I 부
## 지역사회 보건교육 전략의 선택 및 적용을 위한 개념과 이론

## 제 II 부
## 개인수준에서 방법과 전략의 적용

# 제 I 부

# 지역사회 보건교육 전략의 선택 및 적용을 위한 개념과 이론

1장 • 보건교육 방법의 선택과 적용을 위한 이론과 윤리

2장 • 다문화 사회에서의 보건교육

3장 • 보건교육자의 전문성 개발

4장 • 건강의사소통

5장 • 사회마케팅의 개념

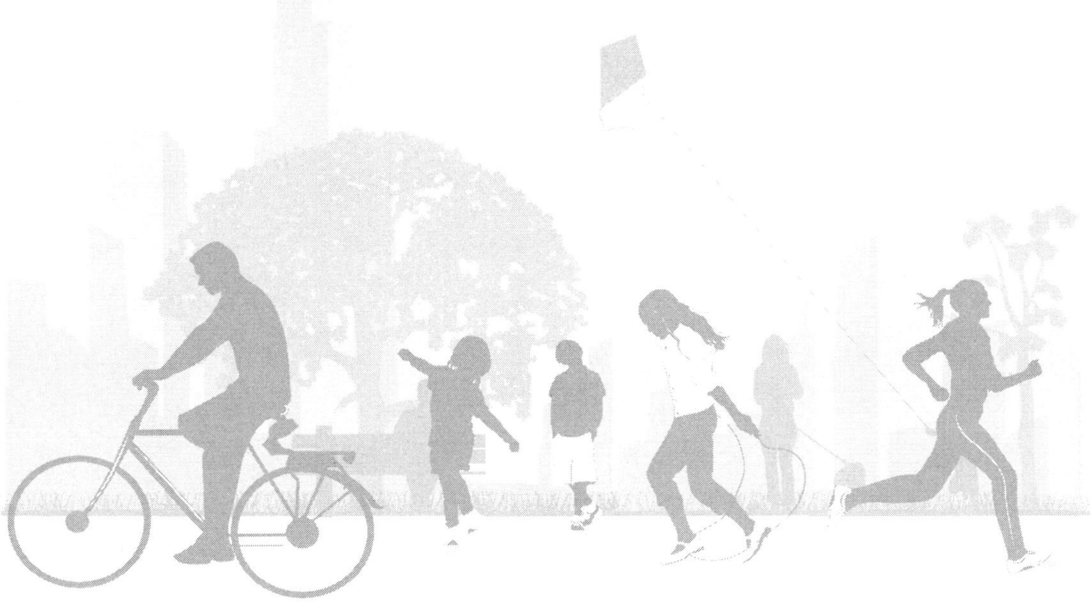

# 제 1 장

# 보건교육 방법의 선택과 적용을 위한 이론과 윤리

Loren B. Bensley, Jr., Ed.D.

## 저자의 말

이 장은 어떤 교육 방법을 사용하고 교육의 진정성을 어떻게 유지할지 결정하는데 필요한 두 가지 필수적인 구성 요소인 보건교육 이론과 윤리에 관한 것이다. 아마도 여러분은 이론과 윤리적 실천을 다루는 이번 장 보다는 보건교육 방법의 실제적인 면을 다루는 다른 장들이 좀 더 흥미로울 것이라고 생각할 것이다. 이론과 철학이란 것은 결국 시험 때문에 공부하고, 이후에는 잊어버리거나 결코 활용될 일 없는 것들이라고 생각할지 모른다. 여러분이 보건교육 전문가로서 이론을 실제 교육에 적용할 시간과 자원이 없는 경우라도, 상식선에서 교육을 하는 한 윤리적 문제는 없을 것이라고 생각할지 모른다.

위의 내용에 공감하면서 나는 이 장이 재미있고, 보건교육과 관련이 있으며, 적용 가능하고, 이해와 기억에 용이하도록 집필하고자 하였으며, 카운티 보건부서에 고용된 두 명의 초급 보건교육 전문가들과 그들의 감독관이 매일 실시하는 보건교육 사례를 포함하는 형식을 취하였다. 이론에 기초한 보건교육을 윤리적인 방식으로 기획하고 실시하는 과정이 이 장의 핵심이다.

공립학교와 고등교육기관에서의 38년 경력의 보건교육 전문가이자, 동시에 보건교육 자문가, 연구자, 관찰자로서 나는 이론을 실제에 적용하는 것이 보건교육 활동에 더 큰 성공을 가져다 줄 것이라고 확신한다. 게다가 나는 우리의 전문가 윤리강령을 준수함으로써 전문가적 진실성을 지키고자 하는 열정을 가지고 있다. 윤리적으로 행동하고 책임을 다하는 것 이상으로 전문가에게 더 성스러운 것은 없다.

## 서론

이 장은 두 가지 목적을 가지고 있다. 첫 번째는 독자들에게 보건교육 이론을 소개하고 보건교육 방법을 선택하고 도입함에 있어 이들 이론을 적용하는 것이며, 두 번째는 어떤 방법을 선택하고 적용할지 결정하는데 있어 윤리적 딜레마를 예견해 보는 것이다. 보건교육 전문가의 역할은 개인, 가족, 조직, 그리고 지역사회가 안전하고 건강한 환경과 생활양식을 갖도록 동기를 부여하고 교육하는 것이다. 훈련을 통해서 보건교육 전문가들은 주민 생활의 질적, 양적 측면을 개선하기 위해 환경과 행동을 변화시킬 수 있는 역량을 가지게 된다. 변화를 만들 수 있는 이러한 역량은 동시에 이론적으로 적절하고 윤리적인 보건교육을 실시할 책임을 수반한다. 그렇다면, 보건교육 전문가들은 어떻게 이것이 최선의 방법이라고 확신하는 가운데 보건교육을 실행할 수 있을까? 이는 위해 없이 긍정적인 결과를 줄 것으로 기대되는 보건교육 방법을 선택하고 수행할 때 이론과 윤리적 원칙을 적용함으로써 가능하다.

**Did You Know**

보건교육 전문가들은 1999년이 되어서야 통일된 윤리강령을 제정하였다.

**지역사회 사례 1**

Dawn은 경력 12년 차 보건교육 전문가다. 그녀는 현재의 근무 부서를 포함해서 두 개의 보건 부서에서 근무한 바 있다. Dawn은 보건교육 석사 학위자이며, 공인보건교육전문가(certified health education specialist, CHES) 자격을 갖고 있다. 또한 공중보건교육협회(society for public health education, SOHPE) 주 지부장을 맡아 열성적으로 활동하고 있다. 감독자로서 그녀는 매우 조직적이며 동료들로부터 '전문가'로 인정받고 있다.

Jill은 대학의 지역사회 보건교육 학부 과정을 졸업하였으며 최근 공인보건교육전문가 자격을 취득하였다. 그녀는 1년 반 동안 보건 부서에서 근무하고 있으며 최근에는 인근 대학에서 석사학위 과정을 밟고 있다. 그녀의 동료들은 그녀가 전문적인 논점에 대한 확실한 이해력을 가진 창의적인 사람이라고 알고 있다. 다른 많은 보건교육 전문가들과 마찬가지로 그녀는 가족, 직장, 대학원 학업에 있어 그녀의 노력과 책임 사이에 균형을 유지하기 위해 노력하고 있다.

Mike는 우수한 전문 교육 프로그램으로 유명한 한 주립대학에서 최근 보건교육 학사학위를 취득하였다. 대학 재학 중에 그는 보건교육전문가들의 전국 조직인 Eta Sigma Gamma에서 지부장으로 열성적 활동을 하였다. 그는 6개월 전에 보건교육 전문가로 고용되었는데, 그가 내놓은 제언들을 통해 그가 훌륭한 직업윤리를 가지고 있다는 것이 알려졌고, 큰 회사에서 건강증진 전문가로서 성공적인 인턴과정을 수료하였다. 그에게 얼마나 자신의 직업을 좋아하는지 질문을 한다면 그는 아마도 "오!, 난 여전히 공부를 하고 있지만 지역사회 보건이라는 것이 배움 그 자체입니다."라고 말할 것이다.

만약 여러분이 Jill에게 1년 반 동안의 경험이 어떠하였는지 질문한다면, 그녀는 사람들로 하여금 생활양식을 바꾸도록 만들지 못했다는 점 때문에, 가끔은 당혹해 하고 실망에 빠진 적도 있다고 말할 것이다. 그녀는 가끔 자신이 선택한 전문직에 대한 환멸을 느낀다. 대학 재학 시절에 그녀는 사람들로 하여금 건강한 생활습관을 유지하도록 도움을 줌으로써 그들의 인생에 영향을 끼칠 수 있을 것이라고 믿었다. 가끔은 그러한 쪽으로 진전이 있는 것처럼 보이기도 해서 희망을 버리지 않게 된다.

Dawn은 Jill이 느끼는 환멸감을 이해할 수 있다. 왜냐하면 그녀도 비슷한 경험을 했기 때문인데, 그녀는 주 공중보건교육협회 회의에 참석하고 석사학위 과정을 시작하고 난 후 보건교육에는 내용, 지식, 의사소통 기술 외의 다른 무엇이 더 있다는 점을 깨달았다. Dawn은 교육방법 선택에 있어 간호사로서 그녀가 가진 조직화나 의사소통 기술 등과 같은 자신의 강점을 보건교육 이론의 적용에 접목시켰다. 그녀는 Jill이 그녀와 마찬가지로 동기적 및 행동적 변화 방법들을 사용하는 것을 볼 수 있었는데 그렇지만 탄탄한 이론적 기초가 없는 것처럼 보였다. Dawn은 Jill이 보건교육 이론에 대한 실제적 지식과 함께 도움과 격려를 필요로 한다는 점을 잘 알고 있다.

반면, Mike는 그가 할 수 있는 모든 보건교육 업무를 하고 있다. 다른 많은 젊은 전문가들처럼 Mike와 Jill은 그들이 추구하는 일들을 하는데 있어 성실하고, 정열적이며, 이상주의적이다. 간혹 성공을 경험하는 과정에서 그들은 보건교육 방법을 적용하는 과정의 중요성을 간과할 수도 있다. 예를 들면, 보건교육 실행에 있어 기본적인 윤리규범이 고려되지 않으면 사람들은 잘못된 정보를 얻거나, 무시를 당하거나, 부당한 대우를 받을 수도 있다. 이들은 Dawn이 보건교육 전문가를 위한 윤리강령을 그들이 직면한 일부 딜레마에 적용하도록 도움을 준 후에야 이러한 사실을 깨닫게 된다. 이론과 윤리는 Mike와 Jill이 대학 재학 중에 그 중요성을 과소평가하였던 두 가지 핵심적 요소였다. 왜 그랬을까? 그것은 아마도 이론과 윤리가 그 당시에는 중요하게 보이지 않았거나 혹은 배웠지만 곧 잊어버렸을 것이기 때문이다.

## 보건교육 이론

보건교육 전문가들은 모든 사람들이 동기 부여되고 동일한 학습 효과를 가진다고 가정하거나 당연시 할 수는 없다. 보건교육에 있어 왕도는 없다. 만약 있다면 이 책이 쓸모가 없어질 것이다. 행동과학자와 보건교육 전문가에게 가장 어려운 업무 중 하나는 개인 혹은 집단의 행태를 변화시키는 것이다. 한 번 변화된 개인 혹은 집단의 행태를 유지시키는 것은 더욱 어렵다. 보건교육 전문가들은 행태에 영향을 미치는 변수들을 고려한 많은 이론들을 지지하여 왔다. 이들 이론들은 지역사회 보건교육 방법이 적용되는데 있어 기초와 기본 구조의 역할을 한다. 이론을 고려하지 않고 보건교육 방법을 선택하는 것은 마치 기초공사 없이 집을 짓는 것과 같다. 집이 붕괴될 잠재 위험이 항상 도사리고 있는 것과 마찬가지로 이론적 토대 없이 선택된 보건교육 전략은 실패할 위험을 가지고 있다. 보건교육 전문가들이 이러한 위험을 감수할 수 있는가? 물론 아닐 것이다. 보건교육 전문가들은 개인의 현재 혹은 잠재적 건강 문제를 야기하는 생활양식에 관심이 있다. 따라서 성공 가능성이 큰 프로그램이 고안되고 실행되어야 한다. 이를 위해서는 보건교육 이론을 이해하고 실제에 적용해 보는 것이 가장 믿을만한 방책이다.

이론의 의미를 이해하는 것이 중요하다. 이론이란 사람들이 자신, 가족, 조직, 그리고 지역사회의 건강을 유지/증진시키는 노력을 하거나 혹은 하지 않는 이유에 대한 일반적인 설명이라고 할 수 있으며,[1] 일반적으로 보건교육 전문가들이 활용하는 이론은 20여 개 이상이다. 이 장에서는 보건교육에 활용되는 모든 이론을 설명하고, 자주 활용되고 있는 일부 이론들에 대하여 논하고자 한다. 불행하게도 어떤 이론들은 특정 상황에서는 적용되지 않을 수 있으며, 이것이 연구자들과 이론가들이 새로운 이론을 개선하고 발전시키고자 하는 이유이다. 새로운 이론들이 행동과학 연구를 통하여 언젠가는 개발될 것이고, 행동과학은 건강한 생활양식을 추구하기 위한 가장 효과적인 접근법을 이해하는데 지속적으로 도움을 줄 것이다.

이론들은 지향점에 따라 크게 두 그룹으로 구분될 수 있다. 일부 이론들은 변화의 단위로 개인에 초점을 맞추고, 다른 이론들은 조직 혹은 문화에 역점을 둔다. 인지행동 모형으로 알려진 개인에 초점을 맞춘 이론들은 두 가지 기본 가정을 가지는데, 첫째는 우리의 지식에 의해 행동이 결정되고 실천 양상으로 이어진다는 것이고, 둘째는 행동이 인식, 동기부여의 정도, 자기 효능감, 기술, 복원력(resiliency), 환경적 요인에 의해 결정된다는 것이다. 지역사회 모형들은 사회적, 물리적 환경에서 위험요소들의 감소 혹은 제거를 통하여 건강 생활양식을 지지하도록 고안된 것들이며, 지역사회 조직, 조직 변화 이론, 혁신의 확산 등이 포함된 지역사회 수준의 변화에 중점을 두고 포괄적 지역사회 기반 프로그램을 기획하는데 중요하다.

### 보건교육 이론의 적용과 이론적 모형

지금부터는 일반적으로 활용되는 다섯 가지 이론 각각에 대하여 간단한 기술과 사례(지역사회 사례 2~6)를 통한 실제 적용에 대한 내용을 담고 있다. 각 사례의 실제 상황에 처해있다고 상상해보라.

### 건강믿음모형(health belief model, HBM)

건강믿음모형은 그 이름에 나타나있듯이 건강에 있어 믿음을 가지고 행동을 하는 것이다. 이 모형은 건강에 바람직한 행동을 하도록 사람들을 장려하기 위해 고안된 초기 모형들 중 하나이며, "어떤 질환에 걸릴 가능성(감수성)과 치료의 잠재적 효과에 대한 인식의 역할"에 주목하고 있다. 즉, 보건교육 전문가들은 건강에 위협이 되는 특정 질환의 감수성에 대한 개인의 인식과 함께, 위협을 예방하고 발생 가능한 질환을 제거하려는 개인의 행동들을 고려하여야 한다는 것이다.

건강믿음모형은 건강관련행태가 개인들이 (1) 스스로 특정 건강문제에 감수성이 있다고 인식하는지, (2) 이런 건강문제를 심각하게 받아들이는지, (3) 치료 혹은 예방 행위가 편익이 있다고 확신하는지, 그리고 (4) 실천의 필요성과 실천을 방해할 장애요인을 인지하는지 여부에 의해 결정된다는 신념에 기초하고 있다. 이런 사항들을 어떻게 기억할 수 있을까? 본인의 질병 가능성에 대해 본인이 갖고 있는 믿음과 인식을 생각하면서 보건교육 접근법으로서 건강믿음모형을 이해해보라.[2]

질환 예방을 위한 실천에 확신을 가진 사람의 경우에는 아래 네 가지 질문에 응답이 필요할 것이다.

- 나는 질병에 걸릴 수 있다고 인식하는가?
- 걸릴 가능성이 있는 질환은 심각한가?
- 투자한 돈과 노력보다 편익이 더 큰가?
- 이용 가능한 서비스 혹은 도움을 받을 방법이 있는가?

개인의 행태 실천으로 이어지는 지각된 필요는 개인의 인식 형성에 작용하는 변수들에 의해 영향을 받으며, 결과적으로 개인의 건강행태에 간접적으로 영향을 미치게 된다. 학력 수준, 문화적 차이, 연령, 개인적 경험, 성별, 그리고 경제적 수준 등이 수정요인에 포함되며, 이들 수정요인은 감수성, 위험의 심각성, 편익, 장애요인 등을 개인이 인식하는 것에 영향을 미친다.

## 지역사회 사례 2

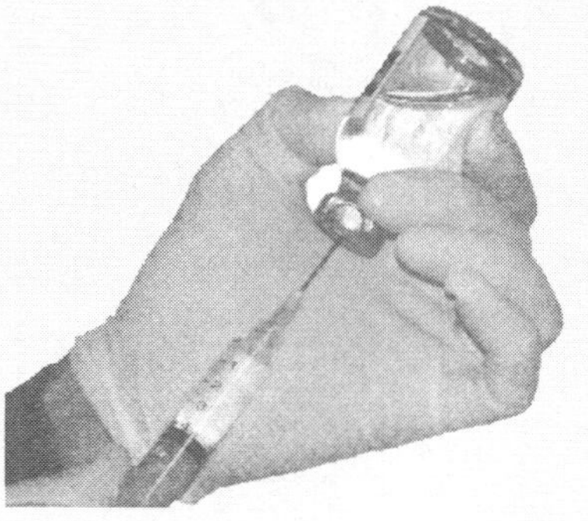

보건교육 프로그램에서 Jill이 고민한 것 중 하나는 저소득 계층의 어머니들로 하여금 유아 예방접종을 맞히도록 동기부여를 하는 것이었다. 그녀가 사용한 방법은 신문 광고, 최근 출산한 산모들에게 소책자 제공, 라디오 광고 등이었다. Jill은 질병에 걸릴 수 있다는 믿음과 그럴 가능성을 알게 되면 예방적 메시지에 반응한다는 대학 재학 중 보건교육 기획 수업에서 공부한 건강믿음모형을 기억해냈다. 아기들에게 질병 발생 위험이 있다는 산모들의 인식이 산모들에게 유아 예방접종을 맞히도록 하려는 Jill의 의도와 확실하게 맞아 떨어질 수 있었다.

Jill은 노력의 결과가 프로그램 목표의 40% 미만에 도달하자 Dawn에게 도움을 구하였다. Dawn은 Jill이 작성한 계획을 분석함으로써 Jill이 선택한 방법이 적절하며, 대상 그룹이 높은 위험도를 가지고 있고, Jill의 목적과 목표 및 평가 방법 또한 타당하다고 확신시켜 주었다. 문제는 이론 모형을 적용하는데 있었다. Dawn은 건강신념모형이 불완전하게 적용되었다는 점을 확실하게 인지할 수 있었는데, Dawn은 이 모형의 네 가지 원칙 중 한 가지만이 사용되었다고 Jill에게 지적하였다. 사용된 한 가지는 산모들에게 아기들이 예방접종을 받지 않으면 질병에 걸릴 수 있다는 점을 알려 준 것이었는데, 이것은 산모들에게 두려움을 통하여 동기를 부여한 것이었다. 모형의 네 가지 요소 모두가 포함되지 않았다는 점을 인지하고 Jill은 Dawn에게 이 상황에서 건강믿음모형을 어떻게 적용할 수 있는지 문의하였다.

Dawn은 유아 건강보호 조치를 하지 않음으로 인해 발생할 수 있는 건강 위험의 가능성을 인지시키는데 너무 집중하였다고 설명하였다. 왜 그리고 어떻게 아기들이 질병에 걸릴 수 있는지가 간과되었다는 것이다. 그리고 또 다른 실수는 산모들이 아기들 예방접종을 맞히는데 방해가 되는 장애 요인을 예견하지 못했다는 것인데, 여기에는 비용, 예방접종으로 인한 아기 건강의 위해, 종교적 신념, 서비스 접근성 등이 있다. 세 번째, 아마도 가장 중대한 실수는 예방접종 서비스의 종류, 장소, 시간, 절차 등에 대한 내용이 전혀 제공되지 않았다는 것이다. Jill은 장애 요인들을 예견하지 못했고 이들 장애 요인들로 인한 제한점들을 고려한 서비스 계획을 세우지 못하였다. 예를 들면, 그녀는 비용이 얼마나 들며, 무료서비스를 누가 보장해주며, 언제 예방접종을 받아야 하며, 가능한 이상반응에는 어떤 것이 있으며, 누가 예방접종주사를 줄 수 있으며, 그리고 어디서 예방접종을 할 수 있는지 등을 명확하게 하지 못했다.

Dawn은 Jill에게 표적 인구집단에서 무작위 표본을 추출하여 예방접종을 하였는지, 하지 않았다면 그 이유는 무엇인지 파악할 것을 제안하였다. 그 결과 Dawn의 가정이 옳았는데, 65%의 어머니들이 아기의 건강상 위해에 대한 걱정, 불편, 시간 부족, 서비스 제공 장소 미인지 등의 이유로 예방접종을 실시하지 않았다. Jill은 건강신념모형이 실제 사업 방법, 즉 대중매체나 소책자와 같은 방법에 충분히 반영되었더라면 앞에서 산모들의 인식에 관련된 더 많은 정보들이 전달될 수 있었을 것이라고 깨닫게 되었다.

### 계획된 행동 이론(theory of planned behavior)

계획된 행동 이론은 행동 혹은 특정한 양식으로 행동하고자 하는 의도는 개인이 가진 행동에 대한 태도, 주관적 규범, 그리고 행동 통제 인식에 의해 결정된다는 가정에 기초하고 있다. 즉, 어떤 사람이 예견되는 결과가 좋고, 다른 사람들이 좋게 보아주며, 실천에 옮기기에 어렵지 않다고 인식한다면 그 사람은 그 행동을 보여 줄 가능성이 높다. 개인의 특정 행동에 대한 의도는 또한 사회적 규범을 따르게 되는데, 사회적 규범이란 많은 존경을 받고 있는 사람들이 직접 행동 하거나 혹은 유사한 상황에서 일반인들이 행동하기를 기대하는 것에 대한 인식이다.[3]

보건교육 전문가는 규정된 행동을 수행하는 것에 관하여 행동하는 사람의 의도가 무엇인지 알 필요가 있다. 이것은 (1) 행동에 대한 태도-개인은 왜 특정 행동을 하기를 원하며, 긍정적이든 부정적이든 그 행동에 대하여 기대하는 바는 무엇인가? (2) 주관적 규범-다른 사람들은 그 행동에 대하여 어느 정도로 중요하게 생각하는가? (3) 지각된 행동 통제-그 행동을 실천하고 유지하는 것이 어느 정도로 어려운가? 등을 확인함으로써 이해될 수 있다. 어떤 사람이 가지고 있는 의도들이 긍정적이면 그 사람은 의도된 행동을 행할 가능성이 높다.

이 이론의 핵심은 합리적 행동 개념이다. 사람은 의도된 행동에 대하여 스스로 판단하거나 논리적으로 사고할 필요가 있다. 이것은 일종의 인지 과정, 즉 특정 방식으로 행동하는 이유 혹은 의도를 밝히거나 발견하는 과정이다.

### 지역사회 사례 3

Jill은 지역 내 교회로부터 조기 성행위 예방교육 요청을 받았다. 또래 10대들에게는 동료들이 영향을 미친다고 알고 있었기 때문에, 여학생들에게 이런 부정적인 영향이 아닌 긍정적인 영향을 줄 수 있는 접근방법을 모색하였다. Jill은 대학원 과정을 통하여 몇 가지 보건교육 이론이 있다는 것을 알고 있었는데, 그 중에 그녀의 필요에 부합하는 교육이론이 있을지도 모른다. Jill은 Mike에게 도움을 청하였고, 그는 이용 가능한 모형을 확인하기 위해 문헌 검색을 제안하였다. 행위 변화 모형을 찾는 노력 끝에 그들은 계획된 행동 이론을 발견하였다. 빙고! Jill이 찾던 것이 바로 이것이었다. Jill과 Mike는 이 이론의 개념을 조기 성행위 예방대책에 적용하기로 하였다.

특정 문제에 대한 탐구 방식으로 이 이론을 적용하였는데, Jill은 여학생들의 바람직한 행위의 실천 의지 정도를 파악하기 위하여 여학생들에게 질문을 하였다. 질문의 내용은 여학생들이 이러한 행위에 대하여 어떤 태도를 가지고 있는지, 누구를 동경하고 존경하는지, 동일한 상황에서 여학생들은 그 사람이 어떤 행동을 할 것으로 기대하는지 등이었다. 기쁘게도 여학생들은 조기 성행위 예방에 전반적으로 긍정적이었다. Jill이 한 질문들은 여학생들이 바람직한 행위의 중요성을 깨닫는데 도움을 주었고, 그러한 행위를 실천하기 힘든 여학생들이 누구인지 확인하는데 실제적인 역할을 하였다. Jill은 이 소녀들이 다른 중요한 일들을 깨닫고 유사한 상황에서 무엇을 할 수 있을지 생각한다면 한 번 더 고민하고 그들의 행동을 재검토 할 수 있을 것이라고 느꼈다. Jill은 이론이 작동하는 것 같아 즐거웠다. 그녀가 Mike에게 '나는 뭔가 특별한 일을 한 것 같아'라고 말했을 때 Mike 또한 Jill이 성공한 것이 기뻤지만 계획된 행동 이론은 일종의 행동 예측이라는 점을 Jill에게 상기시키는 것도 잊지 않았다. 여기에는 자기 효능감, 자존감, 의사소통 기술과 같은 다양한 변수들이 있으며, 이들 변수들은 여학생들의 의지가 바람직한 행위로 이어질지를 결정하게 된다. 그 결과, 이들 변수들과 관련된 이론에 기초하여 개인에 초점을 맞춘 교육 방법이 고안될 수 있다.

### 범이론적 변화 단계 모형(transtheoretical stages of change model)

변화 단계 모형은 행동 변화가 하나의 과정이고, 개인들은 다양한 동기 혹은 변화 준비의 단계에 있다는 가정에 기초하고 있다. 변화 과정의 서로 다른 단계에 있는 사람은 서로 다른 개입으로 편익을 얻을 수 있다. 즉, 특정 결과를 얻기 위해 도입된 방법들이 포괄적으로 적용될 수는 없는데, 그 이유는 개인들이 항상 동일한 변화 준비 단계에 있지 않기 때문이다. 이 모형은 또한 사람들은 그 이전 단계로 되돌아오거나 복귀할 수 있다는 가정을 하고 있다. 원래 단계로 되돌아오는 경우가 발생할 수 있고 흔히 일어난다. 이 모형은 모든 행동 변화 유형에 적용될 수 있는 준비의 다섯 단계 혹은 수준을 규정하고 있다.[4]

1. 고려전 단계(precontemplation): 행동 변화에 무관심(예: 향후 6개월 내 금연에 관심 없는 흡연자. 이들은 문제를 인지하지 못하거나 문제라고 간주하지 않는다).
2. 고려 단계(contemplation): 가까운 미래에 행동 변화를 고려함(예: 흡연이 건강에 나쁘고 어느 시점에서는 끊는 것을 고려하지만 아직 끊을 준비는 되어 있지 않은 흡연자).

3. 준비 단계(preparation): 행동 변화를 준비하고 시도하지만 변화 과정에 적극적으로 참여할 자기 효능감은 부족함(예: 한 달 안에 금연하고자 하는 흡연자).
4. 실천 단계(action): 행동 변화 과정에 적극적으로 참여함(예: 금연을 위해 하루 흡연량을 줄이는 것과 같은 행동 변화를 하고 있는 흡연자).
5. 유지 단계(maintenance): 일정 기간 동안 행동 변화가 유지됨(예: 재흡연하지 않고 6개월 동안 금연 상태를 유지한 금연자).

핵심 단어인 단계라는 것이 사람들이 행동 변화를 시도하는 과정에서 많은 단계들 사이를 옮겨 다닌다는 점을 내포하고 있기 때문에, 이 모형은 기억하기 용이할 것이다. 이 모형은 단계에 바탕을 두고 있기 때문에, 모형의 적용 시에는 반드시 개인 혹은 집단이 머물러 있는 단계를 결정하는 것이 필요하다. 지역사회 연관 사례 4에 나타나 있는 것처럼 몇 가지 단순한 질문을 통해 단계를 결정할 수 있다.

### 지역사회 사례 4

Mike는 종업원 80명이 근무하는 자동차 부품 제조공장의 근로자 대상 금연 프로그램 기획 책임을 맡았다. 프로그램을 기획하는 과정에서 Mike는 프로그램 참여 희망자들의 변화 준비 단계가 매우 다양하다는 점을 고려하였다. 예를 들면, 일부는 담배를 끊었지만 조만간 다시 흡연을 시작하였고, 일부는 그들의 금연 노력을 지원해줄 지지 가족 혹은 친구들이 있었으며, 다른 사람들은 금연이 매우 어려울 것으로 보이는 평생 흡연자였다. 변화의 단계는 진지하게 금연을 원하는 경우부터 '이미 알건 다 안다'는 태도까지 다양하였다. Mike는 프로그램 참가자들이 어느 단계에 속하는지 파악하고 싶었지만, 그 방법이 문제였다.

Mike는 카운티 금연연합에서 일할 때 카운티 암협회 지도자가 금연프로그램에서 지도자 자신의 경험을 언급했던 것을 떠올렸다. Mike는 암협회에서 배포한 자료들에 감명을 받았었는데, 지금 그 자료들이 유용한 정보들을 담고 있을 수 있다고 생각하게 되었다. 전화 한 통으로 모든 것이 해결되었다. 암협회 지도자는 변화 단계로 불리는 모형에 관한 자료를 가지고 있었는데, 이 모형은 사람들이 서로 다른 변화 준비 단계에 있다는 가정에 바탕을 두고 있다. 이게 바로 Mike가 필요로 하는 것이었다. 사실 흡연 행위에 관한 질문들은 참가자들이 어느 단계에 있는지 결정하기 위한 예시들이었다. 이것은 정말 대단한 네트워킹 성공 사례다. 암협회 지도자 덕분에 Mike의 일이 훨씬 더 수월해 졌다.

Mike는 암협회 지도자로부터 받은 예시들을 참고하여 참가자들의 현재 단계를 파악하기 위한 설문지를 개발하였다. 질문들은 다음 다섯 단계의 변화에 초점을 두었다.

1. 금연 시도에 관심 있음
2. 조만간 금연할 생각이 있음
3. 금연을 실제적으로 계획할 준비가 되어 있음
4. 금연 과정에 있음
5. 금연 상태를 유지하기 위해 노력 중임

Mike는 참가자들을 금연 단계에 따라 다섯 그룹으로 분류하였다. 그리고 참가들이 변화 단계를 거치도록 서로 다른 전략과 방법들, 예를 들면 개인적 증언, 흡연 행위와 실패 시도 분석, 시청각 자료, 금연시도의 판정 및 개별화, 의료인의 개입 등과 같은 방법들이 고안되었다.

Mike는 금연 프로그램 기획에서 변화 단계 모형을 적용한 것에 대하여 흡족하였다. 그는 Dawn에게 '나는 사람들로 하여금 불건강 행위를 중지하도록 만드는 시도를 개별화할 수 있었음을 느꼈다'고 말하였다.

### 사회인지 이론(social cognitive theory)

Glanz와 Rimer는 "사회학습 이론에서 인간 행동은 3자간의 역동적이고 상호적인 이론적 틀에서 설명된다고 하였다. 이 이론에서 개인적 요소들, 환경적 영향 요인들, 그리고 행동은 끊임없이 상호작용을 한다. 사회인지 이론의 한 가지 기본적 전제는 사람들은 그들 자신의 경험에서 뿐만 아니라 다른 사람들의 행동과 그 결과를 통해서도 배운다는 것이다"라고 하였다.[5]

이 이론은 보건교육 전문가들 사이에서 가장 유명한 이론들 중 하나이다. 정의는 이해할 만하지만 이론은 다소 복잡하다. 지역사회 연관 사례 5에서 Mike와 Jill이 일련의 지원자들에게 영양 섭취와 운동 생활양식을 좀 더 합리적으로 선택하도록 도움을 주려 한 시도를 통하여 이 이론의 개념을 더 잘 이해할 수 있을 것이다.

**Did You Know**

보건교육을 위해 고안된 첫 번째 이론적 모형은 건강믿음모형이며, 1950년대에 미 공중보건서비스국 사회심리학자들에 의해 개발되었다.

### 지역사회 사례 5

행위 변화를 위한 영양 및 운동 프로그램 실패에 좌절하여 Mike와 Jill은 행위 변화 전문가인 보건 심리상담자와의 토론을 고려하였다. Mike는 이미 전국적으로 유명한 보건교육 상담가인 Hill박사를 만났는데, 그는 바람직하지 않은 건강행위를 하는 대상자를 상담하는 데 있어 전문가이다. Mike는 Hill박사를 초청해서 그가 그들을 도울 수 있는지 확인하자고 제안하였다.

"Hill박사를 상담사로 초청하자는 뜻인가요?" Jill이 Mike에게 물었다.

"그럼요. 우리 부서는 고작 컴퓨터 시스템을 추천받는데 3,500달러를 지불했는데요." Mike가 응수했다.

"당신 말도 일리는 있어요. Dawn이 승인할지 물어 봅시다." Jill이 말했다.

Mike와 Jill은 일주일 뒤 Hill박사의 사무실에서 체중 감소를 원하는 사람들에게 어떻게 효과적으로 도움을 줄 수 있는지 조언을 구하고 있었다. 두 시간 뒤 Mike와 Jill은 영양 및 운동 프로그램 참가자들에게 도움을 줄 사회인지 이론의 적용을 이해하게 되었다.

Mike와 Jill은 사회인지 이론과 그 이론이 가진 개인의 행위 변화 가능성에 고무되었다. Hill박사는 Mike와 Jill에게 "모든 사람은 다른 환경과 경험을 가지고 있기 때문에 행위 변화는 쉽게 일어나지 않는다. 다만 당신들이 프로그램 목표와 방법을 이론에 잘 적용한다면 성공 가능성을 높일 수 있을 것이다."라고 조언하였다.

사회인지 이론에는 여섯 가지 기본 개념이 있다.[6] 아래에 각각 개념의 정의와 건강한 영양 섭취와 운동 사례에 적용된 내용이 정리되어 있다.

- 상호 결정론(reciprocal determinism): **상호 결정론**이란 행동 변화가 개인과 그를 둘러싼 환경과의 상호작용으로부터 결정된다는 의미이다. 환경은 건강 추구 과정에서 한 개인에게 영향을 미칠 수도 있고 좌절시킬 수도 있으며, 혹은 해로울 수도 있는데 일부 환경은 건강친화적일 수도 있고 다른 환경은 그렇지 않을 수도 있기 때문이다. 반대로 환경이 건강한 생활습관에 더 도움이 되도록 사람들이 환경에 영향을 미칠 수도 있다. 예를 들면, Mike와 Jill의 프로그램에 참가한 일부 사람들은 건강한 음식 섭취와 운동에 유리한 환경 요인들을 경험할 수 있고 다른 사람들은 그렇지 않을 수 있다. 만약 부정적인 영향이 있다면 건강에 좋은 음식을 선택하고 운동에 참여할 기회를 제공하도록 환경을 변화시키는 것이 필요하다. Jill과 Mike는 개별 참가자들에게 체중 감량에 도움이 되거나 혹은 저해하는 긍정적 영향 및 부정적 영향을 그들의 직장과 생활환경에서 파악하도록 함으로써 이 개념을 적용하였다.
- 행동 역량(behavioral capability): **행동 역량** 개념은 바람직한 행동을 실천하는데 필요한 지식과 기술을 가지고 행동을 변화시킬 수 있는 개인의 능력에 바탕을 두고 있다. Mike와 Jill의 프로그램에서는 건강한 음식과 그 조리법 그리고 유연성, 탄력성, 근력, 심혈관 기능, 지구력을 위한 운동의 종류에 관한 교육이 필요한 것으로 설명된다. 또한 체력 단계 분석, 열량 계산, 음식 준비, 목표 심박수에 도달하기, 안전하게 역기 들기, 신체 탄력 및 유연성 운동 계획 세우기 등과 같은 기술들이 개발될 필요가 있다. 이런 목적을 위해 시범, 영상물, 인쇄물, 자가 기록지, 격려 등의 방법이 도입될 수 있다.

- 기대(expectations): 기대는 어떤 사람이 행동 수정의 결과로 바라는 바를 뜻한다. 즉, 편익이 있을 것이라 생각하는 것을 말한다. 이것은 흔히 바람직한 행동의 긍정적 가치로 불린다. Jill과 Mike의 프로그램에서는 체형 개선, 적정 체중, 신체 활력, 그리고 신체 단련 등이 기대에 포함될 것이다. 이들 기대되는 결과들은 맛은 좋지만 불량한 음식을 먹는 것 혹은 힘든 운동을 피하는 것과 같은 나쁜 선택에서 오는 즐거움을 상쇄시킬 수 있어야 한다. 이것은 결과 혹은 사전에 설정된 기대의 가치를 경험하기 전에 프로그램 초기에 특히 더 그러하다. 성취된 개인적 목표는 보상이 되고 즐거움으로 간주된다. Mike와 Jill은 프로그램 참가자들에게 도움을 주는 과정에서 초기에는 체중 감소와 적정 체중 도달로 기대되는 목록을 작성하게 하여 참가자들이 가진 기대를 확인하게 한다. 그런 다음 이것들이 참가자들의 개인적 목표가 된다.
- 강화(reinforcement): 강화는 사람의 행동에 반응을 하는 것인데, 이런 반응을 통해 그러한 행동을 지속하게 만들 것이다. 긍정적 강화는 개인들이 보고 느끼는 방식에 대하여 스스로 가지는 느낌으로부터 얻어지게 된다. 사람들의 기대에 대한 강화는 그들을 프로그램에 지속적으로 참여하도록 만든다. Mike와 Jill이 사용한 외적 강화 방법은 칭찬, 프로그램 참가 전후 모습 사진, 그리고 포상 등이었다.
- 자기 효능감(self-efficacy): 자기 효능감이란 어떤 사람이 본인이 추구하는 바를 행하고 지속할 능력이 있다고 확신하는 것을 말한다. 가능한 목표의 성취는 한 사람이 가진 효능의 수준을 확립시킨다. 사전에 설정한 목표를 쟁취하지 못한 사람은 실패한 과거의 한 부분에 속하게 되고, 이것이 자기 패배적 행동을 야기하게 된다. Mike와 Jill은 참가자들의 개인적 강점을 부각하고 공유함으로써 효능감을 만들고자 하였다. 사람들은 기술 습득 훈련, 역할극, 혹은 확신을 쌓기 위한 다른 방법들을 경험해보기 전까지는 그들이 강점을 가지고 있다는 사실을 간혹 간과하게 된다. 인내, 긍정적 태도, 배우고자하는 의지와 같은 강점은 자기 효능감 형성에 매우 효과적으로 작용할 것이다.
- 관찰 학습(observational learning): 관찰 학습은 다른 것을 관찰함으로써 배움을 얻는 능력을 말한다. 이렇게 하는 과정에서 사람은 성공과 실패 그리고 그런 결과들의 긍정적 및 부정적 효과를 모두 접해 볼 수 있다. 지역사회 사례 5에서 체중 감소 후 유지에 성공하였던 사람들이 개인적 증언을 하였는데, Mike와 Jill은 건강식 및 운동

프로그램 참여를 통하여 참가자들이 성취하였으면 하고 바라던 좋은 사례라고 판단하였다. 지도자들은 참가자들이 "지금 내가 보고 있는 당신의 모습으로 인해 당신의 말을 신뢰할 수가 없다"라는 생각을 하지 않도록 좋은 역할 모델이 되어야 한다.

혁신확산 이론(Diffusion of Innovation Theory)

행동을 변화시키기 위해 개발된 다른 이론들과 달리 혁신확산 이론은 혁신을 전파하고 적용하기 위한 과정에 대해 관심을 두고 있다. 다른 이론들은 개인과 집단의 변화에 대해 다루기도 하지만 혁신확산 이론은 오로지 지역사회 차원의 행동변화를 다루는 이론이다. 지역사회 차원의 건강행동 이론은 지역사회나 단체와 같은 대규모 인구집단에 영향을 미치는 의사결정에 도움을 주기 위해 설계된 것이다. 확산(diffusion)이란 단어는 조정, 확산 또는 넓게 전파한다는 의미를 가지고 있다. 혁신(innovation)은 새롭거나 혹은 다른 무엇을 의미한다. 이를 보건교육에 적용해보면, 혁신의 확산이란 보건교육에 성공적이라고 입증된 혁신적인 아이디어, 산출물, 프로그램을 통합하는 것을 의미한다.

새로운 프로그램이나 자료들이 개발됨에 따라 혁신적인 아이디어나 방법들은 보건교육 제공에 유용하게 활용된다. 보건교육 전문가들은 새로운 개발 성과들을 수용하는데 뒤처지지 말고 따라가, 필요한 때에 적절히 적용할 수 있어야 한다.

그러면 어떻게 가장 좋은 혁신을 선택하고 이를 프로그램의 실행에 확산하거나 통합할 수 있는가가 문제가 된다. 혁신확산이론은 혁신을 선택하기 위한 기준을 제시하고 있다. 그 기준은 다음과 같다.

- 상대적 장점(relative advantage): 혁신이 대체하려는 아이디어, 수행, 프로그램 또는 창작물보다 더 좋은 정도
- 적합성(compatibility): 혁신이 잠재적 사용자(교육대상자)들의 가치, 습관, 경험 및 필요에 부합되는 것
- 복잡성(complexity): 혁신을 이해하거나 활용하는데 어려운 정도
- 시험가능성(treatability): 혁신을 받아 들여 수행하기 전에 혁신을 시험할 수 있는 정도
- 가시성(observability): 혁신이 실제적이고 가시적인 결과를 가져오는 정도

이외에도 혁신에 대한 비용도 고려되어야 한다. 비용은 프로그램이나 창작물에 대한 구입비용뿐만 아니라 혁신을 사용하는 사람들을 훈련하는 시간비용도 포함된다.

혁신확산 이론은 사람들이 혁신을 얼마나 빨리 받아들이는지의 정도로써 설명될 수 있다. 혁신을 받아들인 사람을 사용자(adopter)라고 하며 다음과 같이 나누어질 수 있다.

- 혁신자(innovator): 처음 사용한 사람
- 조기 수용자(early adopter): 처음 사용자가 되기를 원하지는 않은 사람이지만 흥미를 가지고 있는 사람
- 조기 다수 수용자(early majority adopter): 그들이 존중하는 다른 사람들이 혁신을 받아들였을 때 동시에 수용한 사람
- 후기 다수 수용자(late majority adopter): 혁신에 회의적이어서 늦게 선택한 사람
- 후기 수용자(late adopter, laggard): 참여하더라도 가장 늦게 참여한 사람

**Did You Know**

질 보장은 책임성과 관련이 있으며, 이 책임에는 이론 및 윤리원칙에 기반을 둔 지역사회 보건교육 방법을 선택하는 것도 포함된다.

사용자들의 준비된 정도를 이해하는 것은 새로운 아이디어, 창작물 또는 프로그램에 참여하려는 사람들에게 동기부여를 하기 위한 가장 좋은 방법을 선택하는 데 중요하다. 가장 많은 사람들이 속해 있는 조기 사용자, 조기 및 후기 다수 사용자들은 아이디어, 창작물 또는 프로그램이 자신들에게 이익이 된다는 확신을 필요로 한다.

우리는 어떻게 이 이론을 기억할 수 있을까? 새로운 아이디어, 창작물, 방법 또는 프로그램이 될 수 있는 혁신이라는 단어처럼 파급되거나 통합된다는 의미의 중심단어인 확산 또한 기억하기가 쉽다. 따라서 혁신의 확산이란 새로운 무엇을 파급하고 통합시키는 것을 의미한다. 혁신이 받아들여져서 성공하는 것은 사용자들의 준비된 정도뿐만 아니라 특정한 기준에 의해 결정된다는 점을 기억할 필요가 있다.

### 지역사회 사례 6

Mike와 Jill은 Dawn으로부터 지역 공립학교의 폭력 예방프로그램에 같이 일해 줄 것을 요청받았다. 이 프로그램은 과거 5년간 학교폭력이 35% 증가되었다는 지역위원회에 의해 집계된 요구분석 결과로부터 나왔다. 평가에서 제기된 가장 많은 폭력은 물건 뺏기, 싸움, 해칠 의도가 있는 위협적인 폭력이었다.

Mike와 Jill은 업무를 위탁받고 이러한 도전에 기대를 가지게 되었다. 그러나 문제는 어디서부터 시작해야 하는가였다. 예를 들면 교육자 훈련을 포함하는 폭력 예방프로그램 교육과정을 개발해야 할지 아니면 학교정책을 개발하는 학교와 같이 일해야 하는지? 또는 경찰기관이나 지역 검찰도 포함하여 확대하는 것이 좋은지와 같은 것이다. Mike는 교육자 훈련을 포함하는 교육과정이 가장 적합한 접근방법이라고 생각하였다. 반면에 Jill은 폭력문제를 관리하거나 감소시켰던 학교의 사례를 알아보자고 하였다. 그녀는 학교 약물교육프로그램의 경험을 통해 새로운 프로그램을 계속해서 재개발하는 것은 시간과 자원을 가장 잘 활용하는 것이 아니라는 것을 알게 되었다. 그녀는 Mike에게 성공가능성이 가장 큰 최고의 비용효과적인 접근은 프로그램의 요구에 맞추어 혁신을 받아들이고 확산하는 과정에서 이를 안내하는 이론을 따르는 것이라고 설명하였다.

Mike와 Jill은 폭력예방에 관한 주 및 정부기관과 계약을 했으며, 문헌검색을 통하여 교육과정과 학교프로그램을 고찰하였으며, 이를 학교행정책임자, 경찰, 부모, 학생에게 얘기하였다. 그들은 또한 폭력예방에 관한 주 교육국의 지원을 받은 회의에 참석하였다. Mike와 Jill은 많은 양의 정보를 수집했는데. Mike는 이 자료들을 '모두 훌륭한 자료'라고 했다. 문제는 어떻게 그들의 요구에 가장 적합한 교육과정을 선택할 수 있는가 였다. 해결해야 할 문제로서 물건 뺏기, 싸움, 해칠 의도가 있는 위협적인 폭력을 확인하고 그들은 어떠한 접근법과 방법, 자료를 사용할 것인지를 결정해야만 하였다.

그들은 이러한 임무에 도움을 줄 수 있는 것으로서 혁신확산 이론을 선택하였다. 그렇게 함으로써 그들은 가장 좋은 혁신을 선택할 수 있도록 "운영이 잘 될 수 있는 학교(상대적 장점)를 발굴하였으며, 혁신이 학교에 적합한 정도와 적용 시 어려움의 정도를 결정(적합성과 복잡성)하기 위하여 초점 집단을 사용하였고, 혁신이 채택되기 전에 시험 가능한 정도를 결정하고, 실제적인 결과가 있는지를 알기 위해 예비조사를 수행하였다(시험가능성과 가시성). 다음으로 프로그램을 선택하거나 참여하고자 하는 준비성과 관련하여 영향을 미치는 사용자들의 특성에 관심을 갖게 되었다. 그들은 사용자들의 각 단계에 적합한 방법과 전략으로 접근하려는 계획을 세웠다.

그들은 Dawn에게 도움을 요청하였고 프로그램의 설계를 마쳤을 때도 Dawn의 승인을 받았다. Jill은 이 프로그램이 교육적으로도 합당하다고 생각하였으며, 프로그램을 계획하고 적용하는 실제적인 접근방법으로써 혁신확산 이론을 선택한데 대하여 기쁘게 생각하였다.

지금까지 토의된 5가지의 이론들은 사람들이 건강한 생활양식으로 살도록 하는데 도움을 줄 수 있는 효과적인 노력들 중에서 실무자들에 의해 많이 사용되는 것들이다. 이러한 이론들은 지역사회 보건교육의 목적과 방법이 적용될 수 있는 근간으로서 작용한다.

개인의 권리를 존중하는 전문가의 기준은 이론을 적용할 때 반드시 고려되어야 할 요소이다. 교육자는 사람들의 삶에 영향을 미칠 수 있는 힘이 있으며 의미 있는 변화를 만들 수도 있다. 건강행동을 변화시키는 데 있어서 정보를 제공하고 동기부여를 하는 일에 윤리적인 규범을 적용하지 않는다면 위험한 일이 될 수도 있다. 이 장의 두 번째 부분에서는 보건교육 방법의 윤리적 적용에 대해 설명하고자 한다.

## 보건교육의 윤리

윤리 또는 도덕적 철학 측면의 연구는 보건교육 전문가들이 사회의 가치 및 도덕과 보건교육 전문성을 반영하는 기본 원칙에 근거하여 개인 차원과 전문가적 차원의 결정을 하는 데 도움을 줄 수 있다. 이러한 원칙들은 전문가들의 업무를 제어하는 지침으로써 기능한다.

주요 윤리 내용은 4가지 원칙에 초점이 맞춰져 있다.

- 개인의 자유 또는 자율(autonomy): 사람들은 다른 사람들의 권리를 존중해야 한다. 사람들은 선택하고 행동할 권리를 가진다. 때때로 자유는 위해방지원칙에 의해 제한받을 수 있다. 만일 이러한 사안이 벌어진다면 우리는 그것을 온정주의(paternalism)라 부른다.
- 해를 회피하기 또는 위해회피(nonmalificence): 사람들은 다른 사람들에게 해를 끼쳐서는 안 된다.
- 좋은 일 하기 또는 선행(beneficence): 사람들을 다른 사람들을 도와주어야 하며 최소한 위해를 제거하도록 해야 한다.
- 정의(justice): 사람들은 다른 사람들을 평등하고 공정하게 대우해야 한다.

더불어 자기 자신, 고객, 관계자, 고용주, 직업, 그리고 사회에 대한 전문가적 책임성은 일반적으로 필수 윤리원칙으로서 고려되어 왔다. 보건교육 전문가에 의해 채택된 활동은 편익과 위해를 동시에 가지고 있을 수 있기 때문에 보건교육 전문가는 반드시 책임감을 가져야 한다.

보건교육의 본질은 다양한 보건교육 방법과 기술을 적용하여 건강행동을 하도록 격려하는 것이다. 이러한 점은 보건교육 전문가가 적용하는 방법에 따라 도움이 되거나 해를 끼칠 가능성에 놓이게 할 수 있다는 것이다. 그들을 고용한 사람에 의해 부여된 보건교육 전문가의 책임과 이에 더한 그들의 지식이나 기술은 사람들이 자신이나 가족들, 조직, 지역사회의 건강에 관련된 의사결정을 하는데 영향을 미칠 수 있다.

윤리적인 방법으로 책임을 다하고 지식과 기술을 적용하는 것은 보건교육의 수행에 있어 필수적인 것이다.

#### 왜 보건교육에 있어 윤리가 필요한가?

비윤리적 보건교육의 제공은 전문가를 죽음으로 이끄는 것과 같다. 비윤리적으로 행동하는 보건교육 전문가는 전문가로서의 명성과 정직성을 손상 받게 된다. 보건교육

전문가는 그들의 직업 윤리강령을 지킬 책임이 있다. 보건교육 전문가를 위한 윤리강령의 서문에는 다음과 같은 서술이 있다. "보건교육 전문가는 가능한 가장 높은 수준의 행동 기준을 가지도록 해야 하며 그들과 함께 일하는 사람들에게 윤리적으로 행동하도록 격려해야 한다." 또한 서문에는 다음과 같은 서술도 있다.

> *윤리강령은 보건교육이 행해지는 곳에서 공유하는 가치체계를 제공하고 있다. 윤리강령은 모든 건강서비스의 기저에 있는 근본적인 윤리원칙에 있어서 기초가 된다: 자율성, 사회 정의의 증진, 적극적 선행의 장려, 위해의 회피를 존중하며... 직업수준, 소속단체, 활동환경 또는 대상집단이 무엇이든지 간에 보건교육 전문가는 전문가적 의사결정을 할 때 이 규칙을 지켜야 한다.*

윤리적 결정에 대한 도전

윤리적 결정을 하기란 어려운 일이다. 윤리는 종종 서로 간에 충돌하는 도덕 또는 가치에 근거를 두고 있다. 이러한 충돌이 있을 때, 도덕적 또는 윤리적 딜레마가 일어나고 이것은 때로 논쟁을 야기하게 된다. 법률가, 의학자, 심리학자 그리고 교육자와 같은 대부분의 전문가들은 그들 자신들의 전문적 윤리강령을 설정하고 있다. 이러한 윤리강령들은 다른 사람에 대한 편견, 차별, 잘못된 행동, 위해를 예방하기 위하여 지켜져야 하는 전문가의 행동 기준으로서 작용하게 된다.

많은 전문가 집단은 윤리적 실천을 위반한 비윤리적 행동과 비난받아야 하는 사람들의 사례를 검토하는 위원회를 가지고 있다. 그러나 보건교육 전문 분야에는 이 부분이 존재하지 않는다. 윤리강령의 강화는 고용주와 전문가들에게 맡겨져 일을 뿐이다. 따라서 사례를 통하여 윤리적 행동을 장려하는 것이 보건교육 전문가들의 몫이다.

무엇이 윤리적인가를 아는 것과 윤리적으로 행동 하는 것 사이에는 종종 갈등이 존재한다. 때로 불쾌한 결과 때문에 옳은 행동을 하는 것이 어려워지기도 한다. 의사결정을 해야 하는 순간에 사람들은 옳다고 생각되는 행동을 하는 것이 조롱을 받거나 선행을 빼앗기는 결과로 이어질 수도 있기 때문에 최선의 행로 보다는 좀 더 수월한 행로를 택하게 된다. 이러한 불쾌한 결과들은 좀 더 윤리적인 선택의 결과를 무력하게 할 수 있다. 윤리적인 것을 아는 것과 윤리적으로 행동하는 것 사이의 결정적인 연결고리는 성격 또는 가치이다. 성격은 충실성, 친절성, 완결성, 자부심, 자기 효능감, 그리고 자제력 등과 같은 개인적 속성에 기반을 두고 있다. 이러한 속성들은 윤리적 믿음을 실천하는데 용기나 힘을 제공해 준다. 윤리강령과 함께 전문가적 자질은 보건교육 전문가들이 그들 자신들을 정직하고 전문적인 방법으로 행동할 수 있도록 해 준다. 그렇게 함으로써 개인의 완결성과 존경뿐만 아니라 전문가적 기준이 지켜지게 된다.

### 보건교육 전문가를 위한 윤리강령 제4조의 적용: 보건교육의 제공

보건교육 수행에 윤리강령을 적용한다는 것은 윤리적 결정에 윤리강령이 어떻게 사용될 수 있는지를 검토하는 논리적 과정이다. 이 장의 목적인 강령의 적용 사례는 특히 제4조에 기술되어 있는 보건교육의 제공 방법에 초점이 맞춰져 있다. 제4조에는 Mike, Jill과 Dawn이 직면했던 딜레마를 설명하는 5개 항목이 포함되어 있다. 각 딜레마에 따라서 윤리적인 질문이 제기되고, 이에 따른 윤리강령의 적용과 가능한 해결책이 제시되어 있다.

#### 윤리적 딜레마 1: 사회 및 문화적 배려가 결여된 상태에서의 책임의 부여

Mike와 Jill이 일하는 카운티에는 수확기 동안에 유입되어 3~4개월 동안 머무는 이주노동자들이 상당수 존재한다. 하절기 동안 지역교육청들은 이주민 가족을 위한 보건교육 프로그램을 제공하고 있다. 이들 중 한 곳은 학교 보건교사를 고용할 수 없기 때문에 지역 보건국에 중학생 보건교육 수업에 대한 도움을 요청하였다.

이러한 요청을 처음 받아본 보건국의 책임자는 Dawn에게 이를 의뢰했다. 요청받은 Dawn은 일정 부분 마지못해 받아들이는 입장이었다. 그녀가 아는 한 부서원들은 이주민들과 일해 본 경험이 거의 없었으며, 게다가 그녀의 부서에는 이러한 업무를 맡을 잉여의 직원이 없었다. 그렇지만 동시에 그녀는 도와주어야 한다는 의무감도 느꼈으며, 학교와 긍정적인 관계를 맺을 수 있는 기회라고 생각하였다. Dawn은 직원회의에서 그 요청을 받아들이기로 결심하였다.

Dawn은 부하 직원들에게 그녀의 관심과 기회에 대한 생각과 더불어 요청내용을 설명하였다. Mike와 Jill은 청소년들과 함께 일한다는 것에 고무되었으며 학교와 좀 더 많은 일을 할 수 있는 계기로 생각하였다. 그들은 여름기간 동안 보건교육 인턴을 배정받았기 때문에, 그들이 이번 프로그램에 투입할 여유시간이 있어 다행이었다. 더구나 일주일에 3시간만 하면 되었다. 그들은 충분한 시간이 있다고 확신했으며 도전을 받아들이기로 자원하였다.

Jill과 Mike는 학교에 현재 정규교육에서 하고 있는 중학교 보건교육 교과과정을 보내달라고 요청하였다. 교육과정을 검토한 후에 그들은 현재의 교과과정이 이주 아동의 요구에 부합된다는 결론을 내렸다.

학생들과의 첫 번째 만남 이후, Mike는 문제에 봉착했음을 알게 되었다. Jill 또한 그녀가 경험했던 일과 다르다는 것을 인식하게 되었다. 2주 후에 Jill과 Mike는 도움을 요청하였다. 그들은 학생들에 가까이 다가 갈 수 없었다. 학생들은 냉담하였고 교육을 받거나 그러한 방법에 따르려는데 있어 관심이 없었다. 때로는 그대로 놔두는 수 밖에 없는 경우도 있었다. Dawn은 이주 프로그램의 책임자인 Mendez 여사를 만나볼 것을 Mike와 Jill에게 제안하였다. Mendez는 Mike와 Jill의 딜레마를 들었으며 즉각적으로 문제점을 알게 되었다. Mendez는 Mike와 Jill에게 던진 다음과 같은 질문을 통해 그녀가 미루어 짐작했던 것을 확신하게 되었다: "두 사람은 교수법에 대한 훈련을 받아본 적이 있는가?" "교육자료와 방법은 문화적으로 적합하였는가?" "두 사람은 멕시코 이민자들의 관습이나 전통에 대해 친숙한 편인가? 문화적 차이에 대하여 인식하고 있는가?" "멕시코계 중학생들의 건강 요구도에 대하여 분석해 보았는가?" "학생이나 가족들의 가치관에 대하여 얼마나 알고 있는가?" "대상 학생들의 문화에 대하여 가지고 있는 개인적 편견을 인식하고 있는가?"

Mike와 Jill은 이러한 업무에 준비가 되어 있지 않음을 알게 되었다. 예를 들어 이주민의 문화에 대한 묘사가 없는 인쇄물과 그림에 의존한 것이나, 영어대화의 어려움이나 그들의 문화적 가치 평가 없이 학생들에게 토론에 참여해 달라고 요구한 것 등 그들이 사용한 방법들은 부적절하였다.

윤리적 질문: Mike와 Jill이 이주민 교육 프로그램에서 가르칠 책임을 갖는 것은 윤리적이었는가?

윤리강령의 적용: 이러한 상황은 정의와 형평성의 원칙과 관련이 있다. 윤리강령 제4조의 제1항은 보건교육 제공에서의 책임을 다루고 있다:

*보건교육 전문가는 사회문화적 다양성에 세심해야 한다. 그리고 프로그램을 기획하고 적용할 때 법 규정에 부합해야 한다.*

흔히 보건교육 전문가는 기획방법론을 적용할 때 문화적 다양성을 고려하는 것을 놓치게 된다. 이러한 점은 참여자들이 관심이 없는 것 같기 때문에 교육자의 입장에서는 좌절로 나타난다. 유사하게 참여자들은 교육자들이 그들에 대한 배려가 보이지 않기 때문에 좌절감을 느낀다. 이러한 딜레마의 발생은 서로 다른 문화적 배경의 사람들은 이들을 특징짓는 가치, 관습, 태도, 교육배경, 그리고 생의 경험을 가졌다는 점을 고려하지 않은 결과이다. 사례로 선택된 교육과정의 내용과 방법은 백인이면서 중류층의 지역사회를 대상으로 설계되었으며 따라서 그것들을 대상 집단에 적용한 것은 비윤리적인 일이 되어 버린 것이다.

딜레마의 해결: 보건교육 전문가는 개인이나 집단의 문화적 다양성에 유의하여야 한다. 이러한 점을 무시한다는 것은 불공정한 것이다. 젊은 사람들을 대상으로 일한다는 흥분 속에서, 두 명의 보건교육 전문가는 그들 사업대상들이 서로 다른 문화와 배경을 가진 사람들이었다는 사실을 간과하였다. 이것은 불행한 일이었으며 결코 다시 일어나서는 안 되는 것이다. 사업 대상자들에게 동질성을 주는 문화적 전통, 관습, 개성, 언어나 기타 다른 요인들을 결정하기 위해 신중한 시도가 항상 있어야 한다.

### 윤리적 딜레마 2: 보건교육 제공에 있어서의 능력 부족

Jill은 동료들 중 한 명이 보건교육에 있어 전문가적 준비가 부족하다는 점이 걱정이었다. Mary는 22년간 공중보건 간호사로서, 5년간은 보건교육 전문가로서 근무한 보건교육 분야의 경력자이었다. Mary는 훌륭한 최고의 간호사로 평판이 있었으며 보건 분야에서 의학적, 공중보건학적 이슈에 대해 식견이 있는 사람이었다. 그녀는 탁월한 공중연설가였으며 사람들과 유대관계도 좋았다. Jill의 걱정은 Mary가 효과적인 보건교육 기술에 대한 지식이 없다는데 있었다. Mary는 실행이나 전략과 방법의 사용에 있어 경험이 없었으며, 보건교육에 있어 전문가적 기준이나 이론에 대해 알지 못하였다. 결과적으로 Mary는 항상 보건교육 프로그램에서 인쇄된 자료를 이용한 강의접근법을 사용하였다.

Jill과 Mike는 Mary가 보건교육과정에 대하여 공부할 시간을 할애한다면 열기 넘치는 보건교육 전문가가 될 것임을 알고 있었다. 또한 둘은 Mary의 접근법이 그녀가 가르치는 많은 사람들에게 효과적이지 않음을 걱정하였다. 그들은 수차례 Mary가 다양한 방법에 눈을 뜨기를 바라면서 아이디어, 프로그램, 전문저널을 공유하려고 시도했다. Mary가 평소의 강의법으로 HIV 양성자들에게 매우 의문스러운 HIV/AIDS 프로그램을 실행하는 것을 본 후 Jill은 Dawn에게 얘기하기로 결심하였다. Mary는 또한 참여자들에게 모욕적일 수도 있는 그녀 개인의 가치관에 대해서도 이야기 하였다. Jill이 Mike에게 이러한 정황을 이야기했을 때 Mike는 "잊어 버려. Mary는 너보다 선배이고, 변화의 가능성이 없는 자신의 방식에 매몰되어 있어. 게다가 나는 Dawn이 이미 그 문제를 알고 있다고 확신하고 있어" 라고 하였다.

Jill은 "보건교육 전문가는 그런 방식으로 일해서는 안돼"라는 반응을 보였다.

Mike는 "Mary는 간호사이지 보건교육 전문가가 아니야"라고 반박했다.

Jill은 좀 혼란스러워하며 "그녀의 위치는 보건교육 전문가이고 전문가로서 어떻게 무엇을 해야 하는지 심사숙고하는 것이야"라고 말하였다.

Jill은 Dawn에게 Mary의 능력 부족에 대하여 얘기하기가 어려웠다. Jill은 Dawn이 그녀의 고민을 들어주어 기뻤고, 관심을 가져준 것에 대하여 감사해 했다.

그러나 Mike가 "Dawn은 Mary의 부족함을 알고 있었지만 그 문제를 어떻게 해결해야 할지 결정하지 못했을 뿐이야"라고 한 말은 옳았다.

이러한 상황을 명확히 하기 위해 Dawn은 스스로에게 다음과 같은 질문을 하였다: Mary의 접근방식으로 인하여 해를 가져왔는가? 그녀는 전문성이 부족하다는 것을 인식하고 있는가? 그녀는 보건교육 이론과 과정에 대한 이해를 한다면 좀 더 효과적으로 일을 할 수 있다는 것을 인식하고 있는가?

Dawn은 개인별 교육수요에 더 적합한 다른 전략과 방법을 사용하지 않음으로 인하여 참여자들에게 모르는 위해를 끼칠 수도 있다는 결론을 내렸다. 그녀는 보다 효과적인 방법을 사용하지 않음으로써 그리고 참여자들에게 자신의 개인적인 가치관을 심어줌으로써 HIV/AIDS 프로그램의 경우에 확실히 정도를 벗어나 있었다. 또한 Dawn은 Mary가 보건교육에 준비가 되어 있지 않음을 알고 있으나 그녀의 간호경력과 5년간의 보건교육 전문가 경력 때문에 자신을 능숙한 전문가로 생각했을 거라고 결론지었다. Dawn은 Mary가 보건교육이론과 방법에 대한 많은 이해가 있었다면 좀 더 효과적일 것이라는 인식이 없었거나 그러한 사실을 받아들이는 것을 거부했을 것이라고 결론을 내렸다. Dawn은 보건교육부문의 완결성을 유지하는 것의 중요성을 고찰한 후에 Mary와 함께 토론하기로 결정했다.

윤리적 질문: 어떤 사람이 보건교육 방법에 있어 전문성 없이 보건교육자의 역할을 맡는 것은 비윤리적인가?

윤리강령의 적용: 이와 같은 능력 부족의 사례는 위해회피의 원칙과 전문가적 책임 사이의 딜레마를 담고 있다. 보건교육자는 잘하려고 의도했지만 전문적 준비의 부족은 좋은 것보다는 해를 가져올 것이다. 윤리강령 제4조 제2항은 이러한 딜레마와 관련되어 있다:

> *보건교육 전문가는 이론과 연구 그리고 실무에 있어 가장 최신의 진보된 지식을 가져야 하며 그러한 것에 바탕을 둔 전략과 방법을 사용하고 전문적 기준, 이론, 통계, 그리고 경험의 개발에 기여해야 한다.*

앞서 제시한 시나리오를 이 규칙에 적용해 보면 윤리적 위반이 있었다는 것은 자명하다. Mary는 보건교육 분야에 있어 전문성이 없었다: 이론, 연구, 그리고 적용에 있어 최신지견을 가지고 있지 않았다: 전문적 기준 하에서의 전략이나 방법을 사용하지 않았다. 그녀의 개인적인 가치관을 강요함으로써 그녀는 참여자의 일부에게 해를 끼쳤다. 그녀가 사용한 강의법 때문에 다른 사람들은 흥미를 잃었을 수도 있다.

이러한 딜레마에 대한 두 번째 대답이 제3조 제6항에 제시되어 있다:

> *보건교육 전문가는 전문적인 업무를 수행함에 있어 관련 부문에 대한 능력을 보유해야 한다.*

전문성이 결여된 것은 심각한 윤리적 문제이다. 적절한 방법을 사용하는 데 있어 능력이 없는 전문가는 참여자에게 해를 끼치거나 전문가의 명예를 실추시킬 수 있다.

딜레마의 해결: 이러한 딜레마는 전문성의 결여로 인하여 적절한 방법의 선택에 실패를 보인 사례이다. 또 동료들이 능력이 없는 사람의 무능력을 지적하여야 하는지가 문제이다. 두 번째 문제에 대한 대답은 '그렇다' 이다. 누군가가 전문성을 확인하는 것이 필

요하다. 관리자에게 보고되기 전에 Mary에게 알리는 것이 중요하였다. 그렇게 함으로써 그녀에게 변화의 기회를 줄 수 있었다. 그러나 이러한 것이 안 일어났을 때 두 가지의 선택이 있을 수 있다. 하나는 문제에 대하여 무시하는 것이고 다른 하나는 관리자가 관심을 가질 수 있도록 이슈를 제기하는 것이었다. 전문가는 전문가적인 완결성과 위엄을 유지하고 있다고 기대된다. 제2조 제3항에서는 보건교육 전문가가 책임감 있고 비판적인 대화를 장려하거나 받아들이는 것에 대하여 기술함으로써 이러한 이슈에 대하여 다루고 있다. 인정된 보건교육 실천에 대한 기본 원칙을 따르지 않았을 때 인구집단이나 전문가에 대한 명백한 위해가 존재한다. 윤리문제를 윤리심의위원회에 가져갈 수 있는 다른 직업들과는 달리, 보건교육 전문가는 비윤리적인 행동이 의심될 때 따를 수 있는 방책이나 의지할만한 것이 없다. 고용주나 전문가들이 자신들의 전문가적 행동을 관리할 수 있도록 맡겨져 있다.

이러한 경우에서 부담은 관리자에게 지워진다. 세 가지 대안이 선택될 필요가 있다: (1) 피고용자(보건교육 전문가)에게 방법과 전략의 선택을 관리할 수 있는 전문적인 지식이 존재함을 설명한다: (2) 피고용자에게 그 이상의 지식과 기술을 가질 수 있도록 기회를 제공한다: (3) 피고용자가 고급 보건교육전문가 양성 프로그램에서 학문적 훈련을 마치는 것을 포함하는 인증된 보건교육 전문가가 될 수 있도록 장려한다.

이 시나리오에서의 딜레마는 전문성이 없으며 관련 분야의 새로운 발전에 발맞추지 못한 한 개인이다. 이런 상황이 다른 직업과 다른 점이 있는가? 아니다. 모든 전문가들은 능력이 부족한 동료들과 부대끼며 일을 하고 있다. 능력이 부족한 사람들에게 무엇을 할 것인가? 또 그들을 위하여 무엇을 해줄 것인가? 하는 것은 그 직업이 진실하고 온전한지에 대한 시험이다.

#### 윤리적 딜레마 3: 책임과 평가의 부재

Dawn은 지난 3개월간의 보건교육 프로그램에 관한 Mike와 Jill의 분기별 보고서를 읽었을 때 다소 걱정되었다. 어린이와 노인 학대 예방을 위한 지역사회 연합의 일원인 두 사람이 각자 프로그램을 계획하고 수행하였는데, Dawn이 우려한 것은 그 프로그램을 평가하기 위한 언급이 전혀 없었다는 점이었다. 프로그램에서 사용된 방법의 성공이 바로 프로그램의 성공에 영향을 줄 수 있기 때문에, 이 프로그램에서 사용된 방법이나 지역사회 연합의 계획에서 사용된 새로운 방법의 성공 여부는 평가되어야 했다. Dawn은 보건부 관리자가 프로그램의 결과를 알고자 한다는 점을 인지하고 있었고, 보건위원회에 답변을 하기 위해서는 프로그램의 결과가 필요했다. 그뿐 아니라 Dawn이 최근 추가로 전임 보건교육 전문가를 요청한 것 때문에도 프로그램 평가가 중요했다. 그녀는 부서의 보건교육 프로그램이 그들의 목표와 목적을 성취하는데 성공적이었음을 보여주는 평가결과를 사용할 수 있었고, Jill과 Mike와 함께 이 문제를 논의할 필요가 있다고 생각하였다.

Dawn은 회의에서 매체홍보와 지역사회 역량강화(community empowerment) 기술 등 그들이 사용한 방법을 평가할 필요가 있다고 설명했다. 이것은 성공의 정도를 확인하고, 그 방법을 어떻게 향상시킬지를 찾기 위해 중요했다. 또한 평가는 프로그램에 도입된 방법이 참여자들이 자기 의사 결정 및 실천에 필요한 지식을 얻고 기술을 익히는 데 효과적인지 결정하는 유용한 자료를 제공한다. Dawn은 프로그램의 자원 제공자뿐만 아니라 참가자에 대한 책임도 중요하다는 점을 설명했다.

Mike과 Jill은 평가는 프로그램의 중요한 부분이라는 것을 알았지만, 실행할 수 없다는 것을 알았다. 결국, 평가에는 시간, 자원 그리고 평가 디자인과 통계를 아는 누군가가 필요하지만, 그들의 책임의 범위를 넘어서는 것 같았다.

어쨌든 Dawn은 그들을 이해했으며, 젊은 전문가가 느꼈듯이 자신도 같은 좌절감을 느꼈다. 프로그램을 수행하고, 완료하고, 다시 다음 일을 시작하도록 마음을 끄는 것이 보건교육 전문가가 되는데 있어 열정을 불러일으키는 원동력이다. 한편 그녀는 수 년 간의 경험으로 방법과 프로그램이 평가되지 않는다면, 반복적인 실패의 가능성이 존재한다는 것을 알았다. 그녀가 두 젊은 전문가에게 설명한 것처럼, "평가는 선택이 아니다. 이것은 기회이고 의무이다. 우리가 했던 방법이 얼마나 성공적인가를 판단할 기회이고, 그 방법들을 어떻게 발전시킬지 판단하는 것은 의무이다."

**Did You Know**

전문가적 윤리 표준을 위반하고 위해를 가한 일부 사람들은 위법 행위로 체포되어 기소될 수 있다.

윤리적 질문: 개인과 프로그램이 지향하는 결과에 미칠 영향을 평가하지 않고 개인의 행동에 영향을 주는 전략과 방법이 도입된 프로그램을 계획하고 수행하는 것은 비윤

리적인가?

윤리강령의 적용: 프로그램과 방법에 대한 평가 부재는 책임의 원칙 문제이다. 프로그램과 방법을 평가하지 않는 것은 그것들이 실패 혹은 성공했는지에 대한 진실을 추구하는 교육자의 능력을 저하시킨다. 어떤 면에서 이것은 자기 자신, 고용주, 그리고 보건교육을 받은 사람에게 부정직한 것이다.

윤리강령은 프로그램과 방법을 평가하는데 있어 윤리적 실천의 방향을 제공한다. 제3조 제3항에 다음과 같이 언급되어 있다:

> *보건교육 전문가는 프로그램의 효과와 결과 달성에 사용된 방법 둘 다를 엄격하게 평가하는데 전념해야 한다.*

프로그램에 사용된 방법이 그들의 목적을 달성하는데 성공적이었는지를 확인하기 위해서는 시간과 어느 정도의 독창성이 필요하다. 긍정적 참여자들이 평가에 응하기 때문에 보건교육 전문가들은 종종 그 방법이 성공적이라고 생각한다. 참가자들은 그러한 경험을 즐길 수 있는데, 그것이 방법의 결과인 태도나 행동을 습득했거나 변화했다는 것을 의미하는 것일까?

딜레마의 해결: 평가는 보건교육 전문가가 종종 빠뜨리게 되는 핵심 과정이다. 만약 프로그램이 보조금 지원을 받지 않는다면, 평가가 적절히 수행되는 것이 매우 드물다. 그 이유는 평가에는 시간과 비용이 많이 들고, 많은 보건교육 전문가들이 적절한 평가에 대한 지식과 기술이 없기 때문이다.

이 딜레마의 해결책은 무엇인가? 이미 프로그램이 실시되어 진행되고 있기 때문에 이전에 수행된 것보다 더 엄격한 평가를 하는 것이 어려울 것이다. 프로그램의 목표와 목적이 지향하는 결과를 판단하기 위한 몇 가지 추적 관찰 방안이 가능할 수 있으며, 이것들은 특정 방법이 효과적인지에 대한 지표로 사용될 수 있다. 그러나 프로그램의 목표와 목적이 충족됐다고 해서, 프로그램에 사용된 방법이 목표를 달성했다고 가정할 수 있을까? 어느 정도까지는 '그렇다'라고 할 수 있겠지만, 각 방법을 평가하지 않고서는 결코 알 수 없을 것이다. 해결책은 프로그램에 사용된 방법이 추구하는 목표를 평가하는 것이다. 즉, 그들이 하고자 했던 것을 수행하는데 그 방법이 성공적이었는가? 하는 것이다.

### 윤리적 딜레마 4: 선택과 강제 및 위협

직장 건강증진 전문가가 주 보건교육회의에서 동기부여 기술에 관해 발표하였다. Mike와 Jill도 그 회의에 참석했고, 직원들이 건강에 도움이 되는 행태를 할 수 있도록 동기를 부여하는 방법에 대하여 듣는 기회가 되었다고 생각했다. 그들은 지역의 직장 건강증진프로그램 상담가로 일했으며, 참가자에게 동기를 부여하기 위해 새로운 아이디어를 찾고 있었다. 그 주제는 정확하게 그들이 필요로 하는 것이었다. 그들은 연자가 금연프로그램에서 사용하였던 동기부여기법에 관해 발표하는 것을 관심을 가지고 경청했다.

동기부여기법 중 하나는 금연을 한 사람들에게 연말에 상으로 보너스를 주는 것이었다. 이것은 회사에서 지불하는 비흡연자와 흡연자의 건강보험료 차이인 연 200달러와 같을 것이다. 만약 체중감소, 운동 또는 약물남용 상담 및 치료와 같은 다른 건강증진 활동에도 보너스가 주어지는지 여부에 대해 질문했을 때, 연자는 "보험 회사는 이러한 건강위험요소에 대해서는 추가 보험료를 부과하지 않는다."라고 답했다.

연자는 직원 인사기록에 개개인의 프로그램 참여 여부를 기록하는 다른 동기부여기법도 설명하였다. 물론 이것은 직원의 동의가 있어야 한다. 이것이 승진이나 보너스에 사용되는 것은 아니지만, 회사의 건강보험비용 관리 노력에 직원들이 협조하도록 하는데 도움을 준다는 것이었다.

세 번째 기법은 흡연자인 관리자와 감독자가 자발적으로 금연프로그램에 등록하는 것이었다. 이것은 필수적인 것은 아니지만, 사장과 두 부사장이 프로그램에 등록하면, 다른 사람들도 그렇게 할 것으로 기대된다는 것이다. "위로부터 금연 실천 회사(From the Top Down: A Smoke Free Company)"라는 프로그램 슬로건도 직원들의 참여를 기대할 수 있는 하나의 조치였다. 연자는 등록한 흡연자의 80%는 회사의 리더들이 역할모델로 작용한 결과라고 하였다.

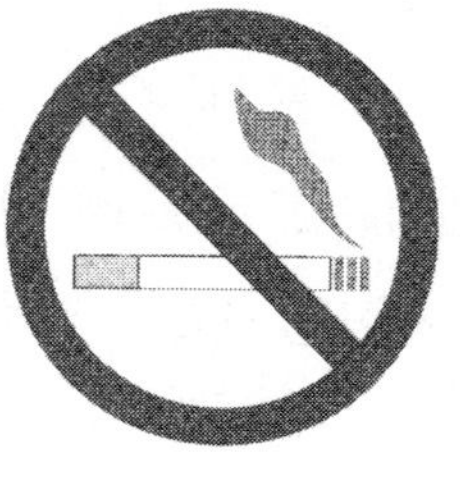

Jill과 Mike는 연자가 사용한 기법에 대해 의문점을 가졌다. 그들은 사용한 동기부여 방법에 대하여 다소 거부감을 느꼈다. 왜냐하면 직원들에게 프로그램 참여를 강요하는 것처럼 보였기 때문이다. 다음 월요일, Dawn과 애기할 때 그들은 직장 건강증진프로그램에서 동기부여를 위한 접근 방법은 윤리지침을 준수하지 않은 것으로 결론지었다. 이 결론은 그들이 직원의 입장에서 다음과 같은 질문들을 통하여 내린 것이다. 흡연자들에게만 보너스를 주는 것이 공평한가? 왜 고용주들은 금연프로그램 참여의지를 인사기록에서 얻으려고 하는가? 프로그램에 참여할 것이라고 기대할 수 있는 잠재 메시지가 있는가? 직원들이 프로그램에 참여할 것이라 기대한 것은 선택보다는 강제의 문제였는가? Jill과 Mike와 Dawn은 동기부여에 사용된 방법들이 문제의 소지가 있다는 결론을 내렸다.

윤리적 질문: 문제의 소지가 있는 보상과 위협 또는 강제에 의한 동기부여 기술에 근거하여 건강 결정에 영향을 주는 것은 윤리적인가?

윤리강령의 적용: 이 경우는 정의의 원칙과 개인의 자유사이의 딜레마의 전형적인 예이다. 정의나 공평함의 문제가 비흡연자의 보험료 차액만큼 회사가 절감한 금액을 보너스로 주는 첫 번째 동기유발 방법에서 발생할 수 있다. 비록 흡연자에게는 이득이지만 체중감소, 신체활동, 약물남용치료 또는 다른 건강증진활동을 하며 같은 보너스 받기를 원하는 비흡연자에게는 불공평하다.

다른 두 기법은 개인의 자유에 대한 문제가 발생한다. 인사기록에 프로그램 참여여부를 기록함으로써 직원을 금연프로그램에 자원하게 하는 회사의 접근방식은 의문의 여지가 있다. 마찬가지로 "위로부터 금연 실천 회사(From the Top Down: A Smoke Free Company)"라는 슬로건과 같이 회사의 감독 및 관리자인 임원이 참여함으로써 직원들의 참여를 요청하는 것도 강제적이라고 할 수 있다. 어떤 직원은 참여에 대해 위협과 의무를 느낄지 모른다. 정말 선택의 자유가 있는 것인가? 만약 그들이 참여하지 않는다면 어떻게 되는가? 어떠한 결과가 나올까?

윤리강령은 이 딜레마를 어떻게 설명하는가? 윤리강령 제4조 제4항에 다음과 같이 언급되어 있다.

*보건교육 전문가는 개인이 강제 또는 협박이 아닌 정보에 입각한 선택을 통해 건강한 생활방식을 취할 수 있도록 해야 한다.*

딜레마에 제기된 질문에 관한 답변이 여기 있다. 흡연자들을 유인하기 위해 사용된 동기유발 기법은 정당하거나 공정하지 않았다. 개인이 위협과 잠재적인 강제가 아닌 정보에 입각한 선택에 의해 참여여부를 결정했는지 여부 또한 의문이었다. 이것은 윤리강령을 노골적으로 위반한 것은 아니었을지 모르지만, 깊이 우려를 자아내는 문제임에 충분하다.

딜레마의 해결: 이 경우에 사용된 동기유발 기법은 윤리적 실천 테스트를 통과하지 않았을 것이다. 문제는 Jill과 Mike의 우려가 연자에게 전달될 수 있는지 하는 것이다. 예를 들어 만약 연자가 전문적으로 훈련된 보건교육 전문가가 아니라 운동생리학자 또는 다른 분야의 전문가라면 어떻게 되는가? 이 경우 윤리강령이 적용되지 않았다고 간주할 수 있는가?

윤리적인 우려를 표현한 친절하면서도 전문적인 편지를 써보내는 것이 아마도 윤리적 해결책이 될 것이다. 이것은 윤리적인 점을 고려하지 못한 연자를 비난하는 것이 아니라, 프로그램 참여에서 선택의 자유를 강조하는 것이어야 할 것이다. 그 편지는 보험료 절약에서 나오는 보너스의 공정성 문제도 다루어야 한다. 편지는 보건부서에서 공문화될 것이기 때문에, 보내기 전 감독관의 승인을 받는 것이 중요하다.

### 윤리적 딜레마 5: 프로그램 참여자수를 늘이기 위한 정보의 생략

매년 가을, 지역사회 보건부서는 고령자와 위험군에게 독감 예방접종을 실시한다. 가능한 많은 사람들을 예방접종하기 위해 매년 캠페인을 한다. 의무부장인 Nelson 박사는 바이러스의 새로운 변종에 의한 유행을 우려했다. 그는 고령자들이 감염될 경우 그 위험성을 알리는 미국 질병관리본부(Centers for Disease Control and Prevention, CDC)의 정보에 더 관심을 가지고 있었다.

> **Did You Know**
>
> 윤리의 어원인 그리스어 ethos, 도덕의 어원인 라틴어 mores는 모두 "성격"을 의미한다.

Mike는 노인들에게 예방접종의 동기 부여를 위한 보건교육 캠페인 논의를 위해 의무부장인 Nelson 박사의 호출을 받았다. 의무부장은 특별히 가능한 한 많은 위험군에게 예방접종을 제공하려는데 열성적이었고, 특별히 고위험군에 더욱 그러하였다. Mike는 노인센터, 지역봉사클럽, 노인주거단지, 교회 신자들, 기타 고령자가 있는 지역을 대상으로 하는 대중매체 캠페인과 교육 프로그램을 기획하라는 지시를 받았다. 의무부장은 의료기관과 요양원을 담당할 것이다.

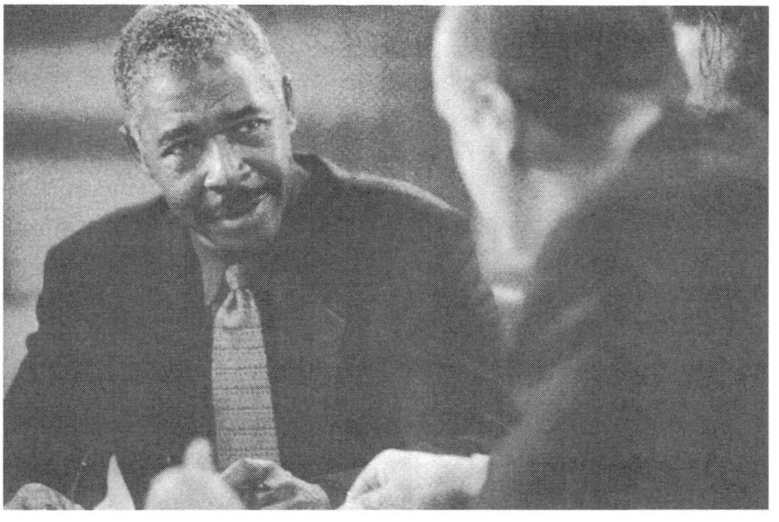

Mike는 단 시간에 달성하기는 어려운 지시라고 느꼈다. 다행히 Dawn이 과거에 이 분야 책임을 맡아서, 이전에 실시된 캠페인의 자료를 가지고 있었다. Mike는 이 캠페인을 기획하기 시작하면서, 대중매체 캠페인과 교육 프로그램에 포함할 더 많은 의학 정보를 Nelson 박사에게 요청할 필요가 있다는 것을 알았다. Nelson박사는 고마움을 표하고 그가 요청한 정보를 제공했다. Mike는 예방접종 후 이상반응에 대한 정보를 제외하고 모든 정보를 받았다. 결국 사람들은 이상반응의 가능성 여부와 그 심각성을 알기를 원할 것이므로 Mike는 예방접종 이상반응의 증상과 대중매체와 교육프로그램에 어떤 내용이 포함되어야 하는지 Nelson 박사에게 전화로 물었다. Nelson박사는 회피하는 것 같았고, Mike의 질문에 충분히 답하지 않았다. Mike가 다시 요청을 했을 때, Nelson 박사는 가능한 한 많은 노인이 예방접종을 받는 것이 얼마나 중요한 것인지 설명하기 시작하였다. "자기 자신의 생명을 위협하는 것을 그냥 두고 보는 것보다 더 심각한 부작용은 없다"고 말했다, 더구나 그의 경험에 의하면 예방접종 이상반응을 알려주는 경우 예방접종자의 수가 35%까지 감소할 수 있다고 하였다.

전화를 끊은 후 Mike는 불편함을 느꼈다. Mike는 부작용이 메시지에 포함되어야 한다고 믿었던 것에 대해 고민하였고, 다음 날 Jill과 함께 의논한 결과 Jill은 3가지 질문을 제시하였다. 만약 당신이 약을 복용하거나, 질병 예방을 위해 접종을 하도록 권유받는다면, 건강에 위험할 수도 있는 이상반응에 대해 듣길 원하는가? 만약 이상반응에 관한 정보가 없었기 때문에 아프게 된다면, 당신은 예방접종 할 것을 권유한 사람, 단체, 기관을 불신하게 될 것인가? 사람, 단체 또는 의료기관은 결과로 나타난 문제를 의료과실로 책임져야 하나?

그것은 좋은 질문이었고, Mike가 그 질문들에 대답하는데 오랜 시간이 걸리지 않았다. 한편, 만약 그가 Nelson 박사의 의견을 따랐다면 보건부서에서의 그의 현재 직무는 달라졌을지도 모른다.

윤리적 질문: 잠재적으로 생명을 구할 수 있는 서비스 또는 치료를 받을 참여자들의 수가 줄어드는 손실이 생길 때 그 서비스나 치료에서 발생할 수 있는 해로운 의학적 혹은 기타 정보를 보건교육 메시지에서 생략하는 것은 비윤리적인가?

윤리강령의 적용: 윤리의 기본 원칙으로 돌아가 보면, 이 경우는 선행과 위해회피 사이의 딜레마이다. 사람들에게 예방접종의 이상반응 또는 합병증에 대한 정보를 제공하지 않는 것은 비록 잠재적으로 생명에 도움이 되는 의료 서비스를 제공하는 것임에도 불구하고 해가 될 가능성이 있다. 제4장 제5항에 다음과 같이 공표되어 있다:

> *보건교육 전문가들은 영향을 받을 수 있는 모든 개인들에게 제안된 서비스, 전략, 그리고 임박한 결정 사항들의 잠재적 결과를 알려야 한다.*

윤리 강령을 받아들이고, 그것을 딜레마에 적용하는 것이 무엇을 해야 하는지를 결정하는 방향을 제공한다. 만약 가능한 이상반응에 대한 정보가 전달된다면, 캠페인의 성과가 위태로워질 수 있다. 예방접종의 가능한 이상반응에 대해 설명하지 않는 것과 예방접종을 하지 않았기 때문에 감염되어 사망할 가능성이 있는 노인들이 있다는 것 두 가지 중 어떤 것이 더 위험한가?

딜레마의 해결: 이 논점에 대하여 의무부장에게 의문을 제시할 수 있는 성격이라야 하고 용기가 필요하다. 프로그램의 가능한 결과로 위해한 점과 이로운 점 모두를 설명하는 전략이 윤리적인 방법이다. 감독자의 지원 하에 보건교육 전문가들은 가능한 잠재적인 위해성을 다시 언급할 것을 다짐해야 한다. 이렇게 함으로써 그들은 책임감 있고 윤리적인 방법으로 행동하게 될 것이다.

## 결론

이 장에서는 지역사회 보건교육방법에 적용될 수 있는 이론 및 윤리에 관하여 소개하였다. 보건교육 이론은 여전히 개발단계에 있다. 과거에는 보건교육 전문가들이 행동과학과 교육 분야 연구에 의존했다. 보건교육학자들은 개인과 집단의 건강행동에 좋은 영향을 주는 것을 중점으로 윤리적 연구를 수행하고 있다. 사업 수행가들은 보건교육 방법에 대한 새로운 이론과 응용 방법을 알아야 한다. 이렇게 하는 것이 보건교육 전문가로서 책임을 이행하기 위한 준비를 하는 것이다.

윤리적 실천의 장애요소는 윤리적 행동이 어떤 것인지 모르거나 윤리적 의사결정을 하는 능력이 부족한 것에 있다. 전자의 문제에 있어서는 결코 오류나 약점을 보여서는 안 되며; 후자의 문제에 있어서는 개인적이고 전문가적인 용기를 가져야 한다. 보건교육 전문가들은 어렵고 복합적인 딜레마에 직면하고 있다. 보건교육전문가 윤리강령은 전문가로서의 행동과 정당 행위에 대한 지침을 제시하고, 나아가서 전문성의 기준을 준수하게 해 준다.

## 핵심용어

가시성(observability): 혁신이 실제적이고 가시적인 결과를 가져오는 정도

강화(reinforcement): 행동의 지속을 증가시키는 개인 행동 반응

고려 단계(contemplation): 변화하기를 원하며 구체적 행동 변화를 고려하는 단계

고려전 단계(precontemplation): 구체적 행동변화에 관심이 없으나 변화하기를 원하는 단계

관찰 학습(observational learning): 다른 사람들을 관찰함으로써 배우는 능력

기대(expectation): 행동 변화의 결과로 예상되어지는 것

복잡성(complexity): 혁신을 이해하는 것의 어려운 정도

상대적 이점(relative advantage): 혁신이 기존의 아이디어, 습관, 프로그램, 생산품보다 더 나아보이는 정도

상호 결정론(reciprocal determinism): 행동변화는 사람과 환경사이의 상호작용에 의해 결정된다는 이론

선행(beneficence): 다른 사람들을 돕기 위해 의도된 행동

시험가능성(treatability): 요구되는 혁신을 채택하기 전에 실험을 할 수 있는 정도

실천 단계(action): 개인이 적극적으로 행동의 변화에 참여하려는 준비가 된 단계

위해회피(nonmalificence): 다른 사람에게 피해를 주지 않는 것

유지 단계(maintenance): 행동변화 후 유지하고 있는 단계

윤리(ethics): 사람들의 행동을 통제하는 도덕적 원칙이나 가치의 체제

이론(theory): 학문의 연구 또는 실행에 관한 지식, 가정, 규범 및 원칙

자기 효능(self-efficacy): 스스로 행동을 할 수 있다고 믿는 것

자율(autonomy): 자유롭게 선택하고 행동할 권리를 가짐

적합성(compatibility): 혁신이 가치, 습관, 경험과 잠재적 사용자들의 요구와 일치하는 정도

정의(justice): 다른 사람을 동등하고 공정하게 대하는 것

조기 다수 수용자(early majority adopters): 그들이 존중하는 사람들이 받아들이면

자신들도 혁신을 수용하는 사람들

조기 수용자(early adopters): 혁신을 수용하는데 관심이 있지만, 첫 번째 사용자가 되고 싶지는 않은 사람들

준비 단계(preparation): 행동을 변화시킬 준비가 되어있지만, 실제 행동할 수 있는 자기 효능이 부족한 단계

행동 역량(behavioral capability): 원하는 행동을 하는데 필요한 지식과 기술을 획득하여 행동을 변화시키는 개인의 능력

혁신자(innovators): 혁신을 수용하는 첫 번째 사람들

후기 다수 수용자(late majority adopters): 혁신에 회의적이어서 늦게 선택한 사람들

후기 수용자(laggards): 혁신 도입에 참여하더라도 마지막으로 참여하는 사람들

## 참고문헌

1. Cottrell, R., Girvan, J., & McKenzie, J. (2002). *Principles and foundations of health promotion and education* (2nd ed.). San Francisco: Benjamin Cummings.
2. Rosenstock, I. M. (1966). Why people use health services. *Milbank Memorial Fund Quarterly, 44*, 94-124.
3. Ajzen, I. (1988). *Attitudes, personality, and behavior.* Chicago: Dorsey Press.
4. Prochaska, J. O. (1979). *Systems of psychotherapy: A transtheoretical process.* Homewood, IL: Dorsey Pree.
5. Glanz, K., &Rimer, B. (1995). *Theory at a glance: A guide for health promotion pratice* (NIH Publication No. 95-3896). Bethesda, MD: National Cancer Institute.
6. Bandura, A. (1977). *Social learning theory.* Englewood Cliffs, NJ: PrenticeHall.
7. Rogers, E. M. (1983). *Diffusion of innovation* (3rd ed.). New York: Free Press.
8. Coalition of National Health Organizations. (1999). Code of Ethics for the Health Education Profession. *Journal of Heath Education, 31*, 216-217.

# 부가 자료원

## 인쇄물

Bandura, A. (1986). *social foundations of thought and action: A social cognitive theory.* Englewood Cliffs, NJ: Prentice-Hall.

DiClemente, R., Crosby, R., & Kegler, M. (Eds.). (2002). *Emerging theories in health promotion practice and research.* San Francisco: Jossey-Bass.

Fishbein, M., & Ajzen, I. (1975). *Belief, attitude, intention and behavior: An introduction to theory and research.* Reading, MA: Addison-Wesley.

Glanz, K., Rimer, B.K., & Lewis, F. M. (Eds.). (2002). *Health behavior and health education: Theory, research, and practice* (3rd ed.). San Francisco: Jossy-Bass.

Greenberg, J. S. (2001). *Code of ethics for health education professionals: Case study book.* Sudbury, MA: Jones and Bartlett.

Greenberg, J. S., & Gold, R. S. (1992). *The health education ethics book.* Dubuque, IA: Wm. C. Brown.

Rosenstock, I. M. (1974). Historical origins of the health belief model. *Health Education Monographs, 2*, 328-335.

## 인터넷

American Association for Health Education. *Code of ethics for the health education profession.* Available: http://www.aahperd.org/aahe/template.cfm?templat=code_of_ethics.html.

Internet Healthcare Coalition. *eHealth code of ethics.* Available: http://www.ihealthcoalition.org/ethics/ehcode.html.

# 제 2 장

# 다문화 사회에서의 보건교육

Jodi Brookins-Fisher, Ph.D., CHES
Stephen B. Thomas, Ph.D.

## 저자의 말

사람과 인간적 차원의 관계를 맺는 것이야 말로 사람의 삶을 변화시킬 수 있는 가장 중요한 것이다. 함께 일하는 사람에 대해 알지 못한다면, 어떻게 우리가 효과적인 프로그램을 개발하고 시행하겠는가? 이것은 너무나 당연해 보이지만 실제로 여러 해 동안 간과되어 왔다. 다양성에 대한 집중 조명은 진작 이루어졌어야 했다. 우리는 사람들 사이의 중요한 차이점을 깨닫고 그 차이의 정당성을 입증해야 할 필요가 있다. 그들이 이 나라에서 정당한 대우(service)를 받기 위해 꼭 '우리' 같아야 할 필요는 없다. 하지만 불행히도, 현실은 그 반대인 경우가 종종 있다.

이 장에서는 실제적(practical) 관점에서 다양성을 논하고자 한다. 하지만 그 이외에도, 보건교육에서는 다양성을 이해할 필요가 있는데 그것은 인간적인 일이기 때문이다. 우리는 피부색, 성적 취향, 나이 때문이 아닌, 한 위대한 국가의 시민이라는 사실만으로 모두가 건강을 누릴 수 있어야 한다. 보건교육으로 세상을 개량할 수 있고, 독특함(uniqueness)을 만들어 내는 모든 사람을 인정함으로써 변화를 시작할 수 있다.

## 서론

지난 몇 년간, 미국 내 비주류(underserved) 집단에 대한 인식이 점점 강조되고, 이

점은 보건교육 활동의 중요한 역할이 되었다. 특정 인구집단 내 질병 증가(이를 테면 미국 흑인 집단의 뇌출혈)에 대한 반향으로 지역사회 기반의 보건 활동이 시작되었다. 더 나아가, 문화적 인식, 문화적 감성, 문화적 경쟁력, 다문화주의 등의 개념 이해는 유능한 보건교육자가 되기 위한 필수요소가 되었다. 전문용어를 번드르르하게 늘어놓기는 쉽지만, 정작 그 용어의 진정한 의미는 알고 있을까? 보건교육 전문가의 전문적인 역할이 기대되는 많은 환경(settings) 속에서, 그들이 다양성 문제를 효과적으로 다루기 위해 무엇을 해야 하는가? 개개의 보건교육 전문가는 다양한 인구집단과의 작업에 대비해 어떻게 더 효율적인 준비를 할 수 있을까? 이번 장은 보건교육에 있어서 다문화 고려가 왜 필요한가를 다루고, 다문화를 고려하는 보건의료 환경을 어떻게 조성할 수 있는가에 대한 여러 가지 의견을 소개한다. 아울러 보건교육 전문가가 이용할 수 있는 다문화 지원 관련 목록을 제시한다.

### 미국 내 증가하는 다양성: 보건교육에서 다문화적 인식에 대한 필요

민족적, 인종적 견지에서 보았을 때, 미국의 인구는 백인 다수 사회에서 점점 다인종 사회로 변하고 있다. 2030년까지 가장 큰 비율로 증가하는 인종 집단은 히스패닉계 미국인으로, 187%의 증가가 예상된다. 같은 기간에 아시아계, 태평양계 미국인, 그리고 원주민인 아메리카 인디언들 역시 68%의 인구 증가를 보일 것으로 예상된다. 반면에, 백인 인구의 증가는 25%에 불과해, '소수' 인종 집단을 모두 합하면 미국 인구의 51%를 차지하게 되어 수적으로 백인 인구를 추월하게 된다.[1] 이런 변화의 결과로 미국은 유색 인종이 다수를 차지하는 국제 통계와 일치하게 된다.

다른 인구통계 지표들 또한 미국 내 증가하고 있는 다양성을 보여 준다. 예를 들어, 게이와 레즈비언은 현재 미국 인구의 2~10%에 해당한다.[2] 건강 불균형 문제가 공중보건활동의 주요한 초점이 되어감에 따라 현재와 미래의 인구통계 변화를 계속 주시하면서 반응하는 것이 보건교육자에게는 필수적이다. 증가일로의 '소수'와 비주류 인구집단에게, 그들의 구체적인 요구에 부합하는 서비스가 적절하게 제공되어야 할 필요가 있다. 타깃이 되는 특정집단이 누구든, 보건교육 서비스가 발

**Did You Know**

**자살은 젊은 게이와 레즈비언 집단의 가장 큰 사망 원인이다. 이 연령대 다른 모든 집단에서는 오토바이 사고가 사망의 대부분을 차지한다.**

전하려면 그 인구집단의 문화에 대한 고려가 필요하다. 이것은 공동체 건강 평가와 개선, 프로그램 기획, 시행, 평가에 있어서 해당 집단의 참여(input)가 요구된다.

미국 내 일부 인구집단은 특정한 건강 문제로 지속적인 어려움을 겪어 왔다. 가난, 적절한 예방 결핍, 위생, 심장병, 암, 뇌출혈, 만성 폐쇄성 폐질환, 폐렴, 당뇨 등은 인구집단을 계속 괴롭혀 왔다면, 관절염, 고혈압, 골다공증, 치매성 질환은 노년층에서 지속적으로 나타난다. 국가의 인구 구성이 변함에 따라 보건교육 전문가는 역동적으로 변하는 다양한 인구집단의 건강 관심사를 다룰 수 있는 프로그램을 제공하는 것이 급선무다.

### 다양성의 언어

다문화주의에 관련된 전문용어는 아주 많다. 특정 단어의 뜻이나 그 단어가 다른 단어와 어떻게 구분되는지 혼란스러울 때도 종종 있다. 다음은 다양성의 언어를 정의하려는 시도이지만, 단어가 어떤 상황이나 환경에서 바뀌어 사용될 가능성도 있기 때문에 항상 출처를 염두에 두어야 한다.

- 다양성(Diversity)이란 나이, 문화, 건강 상태와 조건, 인종, 경험, 성별, 성적 취향 등 다양한 인간 특성의 조합으로부터 비롯된 사람들간의 차이를 말한다.
- 문화적 인식(Cultural awareness)이란 문화적 유사점과 차이점에 대한 의식이다.[3]
- 문화적 (민)감성(Cultural sensitivity)은 "문화적 차이가 존재한다는 것을 앎"이라고 서술되어 왔다. 그것은 그런 앎(지식)에서 싹튼 이해를 모든 당사자들에게 유익한 상호작용을 보장하거나 가능하도록 다양한 환경과 상황에 적용할 수 있는 능력이다.
- 문화적 능력(Cultural competence)은 "서로 다른 집단의 차이점과 유사점에 대한 이해와 통찰을 향상시킬 수 있는, 학문적, 대인관계적 기술을 가진 개인의 특성"이다.[1] 문화적 능력을 갖춘 개인은 타문화 습득에 정진해 왔고 그 문화에 대해 가정(assumption)을 허용하지 않은 확고한 정보를 쌓았다. 문화적 능력에 대한 정의 중에, 제도, 체계, 실무자를 포함시킨 것도 있는데, 다수인 주류 문화와 다른 집단의 독특한 욕구에 부합하는 능력을 갖추는 것이 그들의 궁극적 목표다.[4]
- 다문화주의(Multiculturalism)는 인종적 문화적 다양성에 대한 인식, 타인의 신념과 문

화에 대한 존중, 보다 나은 사회를 만드는 데에 모든 사회 구성원들이 기여했음을 인식하는 것으로 정의되어 왔다.[5] 그것은 인종, 민족, 성별, 성적 취향, 나이, 능력 같은 요소와 상관없는 사람들 사이의 평등에 대한 개념을 포함한다. 또한 다문화주의는 다수에서 소외된 문화를 포함하는 개인적 혹은 제도적 차원의 용어이거나 현상일 수 있다.[6]

다문화주의는 교육의 개념 확장에 필수불가결한 요소가 되었다. 다문화교육(multicultural education)이라는 용어는 "다양한 문화적 배경을 가진 사람들 간의 건설적 상호작용 방법에 관해 보다 향상된 지식과 이해, 그리고 수용을 배우는 과정"을 가리킨다.[6] 보건 교육계에서 다문화 보건 교육이란, 관련 언어 속에서 실행되고, 문화, 가치, 신념, 관습 등을 의식하며 이루어지는 학습기회로 정의되어 왔다. 이러한 교육 활동은 해당 인구집단을 반영하고 그들의 문화적 다양성을 고려하는 사람들이 활발하게 참여할 때 발전하고 실현된다.[7]

**Did You Know**

미국에서 빈자 중 극빈층은 85세 이상의 흑인 여성들이다.

사회가 '정치적 정확성(political correctness)'이라는 진흙탕에 빠져들었다 할지라도, 보건 교육계의 현재와 미래는 '정확성'을 넘어선 다문화적 이슈에 대한 이해를 요구한다. 전문 용어를 배우는 것보다 보건교육 실무자에게 더 중요한 것은 모든 참가 선수에게 평등한 경기장을 제공하는 것이라 하겠다. 보건교육 전문가는 전문용어를 제대로 아는 일뿐만 아니라, 21세기 직업 발전의 필수 요소를 놓치지 않기 위해 모든 사람의 진보를 위한 사회 구조의 변화에 기여해야 한다.

## 보건교육에서의 다문화적 역량 배양

다양한 인구집단에 문화적으로 적합한 서비스를 제공하기 위해서는 몇 가지 능력 분야(competency area)에 대한 언급이 있어야 하겠다. 첫째로 보건교육자는 다양성을 인식하고, 그런 다양성 문제를 확실히 다룰 수 있는 작업 환경을 만드는 자신의 역할에 대한 이해가 급선무다. 다음으로, 문화적 능력이란, 자신의 일터와 제공하는 서비스가 서비스를 받는 인구집단의 다양한 요구를 확실히 수용할(inclusive) 수 있도록 더욱 노력하는 것이다. 마지막으로, 포용적 환경(inclusive environment) 조성, 포용적 언어 사용, 문화 이해, 토론 지침 확립, 진행(열린 분위기 조성, facilitation)기법 개발, 다양한 민족과 관점을 반영하는 소재 선택, 교수법과 학습 방법의 다양화 등을 구축하는 일은 타인의 욕구에 부합하려는 보건 교육자의 능력을 향상시켜줄 것이다. 이것들은 쉬운 일이 아니지만, 이 섹션에서 보건교육 전문가의 개인적, 직업적 상호교류에 각각을 결부시키는 방법에 대해 자세히 언급하고자 한다.

### 개인적 성찰을 강화하라

다양한 인구집단을 위한 프로그램을 개발하고 시행하기 전에, 보건 교육자는 다양성 관련사안(인종, 민족, 종교, 성별, 성적 취향, 나이, 능력 등)에 대한 자신의 신념체계를 먼저 파악해야 한다. 이 과정의 첫 단계에는 본인이 가진 편견에 대한 성찰이 포함된다. 보건 교육자는 여러 문화가 혼재되고 겹쳐 있는 (즉, 자신과 다른 사람들의 경험) 환경에서 제공되는 서비스나 교육에 지장을 주지 않도록, 본인의 개인적 편견과 맞설 필요가 있다. 사람들은 삶의 경험이 서로 다르기 때문에, 자신과 다른 타인과의 상호작용에 은연중 편견이 작용하게 된다. 개인의 의사소통 능력, 문제해결 능력은 물론, 이전의 사회 경험과 정치적 교류는 타인과의 교류에 영향을 주며 선입견이나 오해를 불러일으킬 수도 있다. 자기 자신의 편견을 알게 됨으로써 보건 교육자는 해당 인구집단과의 의사소통에 존재하는 자신의 한계를 보다 선명하게 이해할 수 있다. 또한 보건 교육자는 본인의 개인적 편견과 직업적 상호작용을 분리할 줄 아는 프로의식을 가져야 하며, 이것은 다양한 인구집단과 일할 기회가 많은 보건 교육자에게 특히 필요하다. 이것은 어려운 일이며, 프로그램을 구성하는 모든 단계에서 먼저 신중하게 검토되어야 한다.

**Did You Know**

집단 식별자로서의 히스패닉은 모든 인종의 개인을 포함할 수 있다. 이 사실은 국민들 중 어떤 인구집단이 건강 관련 서비스를 가장 필요로 하는지 확인하는 작업의 어려움을 증가시킨다.

개인적 편견에 대한 신중한 검토와 마찬가지로, 듣고 보고 읽고 참여하는 것도 문화적 능력을 갖춘 전문가가 되기 위해 중요하다. 보건 교육자는 다른 문화에 직접 발을 담글 때 그 문화를 가장 잘 배울 수 있다. 다른 문화의 학습은 게이 축제(Pride Day), 멕시코 독립 기념일(Cinco de Mayo), 북아메리카 원주민 축제(powwows), 캐나다 전통 축제(healing ceremonies), 마틴 루터 킹 주니어 행사 등의 다양한 민속 축제 같은 문화 행사에 참여함으로써 얻을 수 있다. 다른 문화를 주제로 하는 연수나 강의에 참가하거나, 지역사회 내 근린 활동에 참여하거나, 문화적 배경이 다른 사람들에 관한 자료나 그들로부터 나온 자료(특히 그 인물에 관해 입증된 경우)를 읽는 것도 한 방법이다. 타문화권 사람과 관계를 맺는 것이 타문화를 배울 수 있는 가장 효율적인 방법일 수 있다. 이러한 관계에서는 자유로운 토론이 가능해 다른 관점에 대해 듣고 배울 수 있는 기회가 된다.

### 지역사회 사례 1

보건소의 신입 보건교육자인 Katie는 지역 내 한 고등학교 집단을 대상으로 하는 금연 강의를 부탁 받았다. 이 고등학교는 스페인어를 사용하는 라틴계 미국인을 포함한 다양한 학생 집단으로 구성되었다. 그녀는 이야기할 주제에 대해서는 자신이 있었지만 인종적 배경이 다른 그들에 대한 지식이 극히 한정되고, 그들과의 교류도 매우 부족하다는 사실을 깨달았다. 자신의 이야기가 젊은이들에게 도움이 되기를 바라는 그녀로서는 집단으로서나 개개인으로서 그들에 대한 자신의 부족한 지식 때문에 그들의 공감을 얻어 낼 수 있을까 걱정스러웠다.

다음 몇 주 동안, Katie는 자신의 발표에 관련된 많은 배경 지식을 입수했다. 금연 메시지에 관해서는 마음이 놓였지만 그 집단의 공감대 속에서 정보를 전달할 수 있을지는 여전히 불안했다. 그녀는 일반 청년을 대상으로 하는 문헌에서 금연 프로그램과 메시지를 더 조사할 필요가 있다고 결심하고, 그 고등학교 집단 내 몇몇 미팅에 참석해도 되는지 물었다. 여기서 그녀는 그 집단의 이야기를 듣고, 그들의 교류를 관찰하고, 몇 명의 자발적인 학생과 인터뷰를 할 작정이었다.

개인적 지식을 직업 환경(setting)으로 이전하라

본인의 편견에 대한 자각과 타문화 학습으로 얻은 지식은 직업적 실천과 작업현장으로 이전되어야 한다. 보건 교육자에게 다음의 전략들은 그의 다양성 이해능력을 강화하고 그 능력을 직업적 실천과 직장에서의 상호작용으로 이어지도록 도와준다.[5]

- 현재의 전문지식이 인간적, 국제적 상호작용을 위한 지역적, 국제적 다양성과 책임을 다루고 있는지 판단하라.
- 사람들로 하여금 그들 자신과 다른 문화의 가치를 보다 잘 이해할 수 있도록 그들 주변의 다양한 세계에 대한 기량과 지식을 강화시킬 수 있는 프로그램이 편성되었는지 판단하라.
- 교육자료, 교육과정, 서비스, 자원 등이 모든 대상 집단에게 혜택을 주는지 판단하라. 교육자료는 성별, 인종, 그리고 다른 문화적 차이들을 반영해야 한다(예를 들면, 성 중립적인 언어).
- 구체적 실행 계획이 이주한 농장 노동자, 이민자, 노숙자, 성적 취향이 다른 사람 등과 같이 부당하게 취급 받는 인구집단에 대한 특정한 지식을 고려해 세워졌는지 판단하라.
- Healthy People 2010 프로그램에 포함한 계획들이 다양한 인구집단의 욕구를 반영하는지 판단하라.[8]
- 보건교육 작업장이 의뢰인들의 다양성에 부응하려는 책임을 어느 정도까지 충족시키는지 측정하는 특정기관의 요구에 부응하는 평가 메커니즘을 만들되, 서비스를 받는 하나 혹은 다수의 인구집단의 조언을 반영하도록 한다.

문화적 능력을 갖추는 과정은 일회성 개입이 아니라, 개인적 조직적 차원 양면에서 지속적인 점검과 재평가를 필요로 하는 일이다. 문화적으로 유능한 보건 교육자는 직업환경의 문화적 능력의 범위를 결정하고, 조직의 장단점을 평가하고 기록하며, 작업장과 계획 양면에서 개선할 영역에 집중할 수 있다.

포용적 환경을 만들어라

참여자의 다양성을 포용하는 교육 환경을 만드는 일은 보건 교육 프로그래밍에 있어서 가장 큰 도전이다. 프로그래밍 작업에는 다음과 같은 점을 고려해야 한다. (1) 다양성을 반영한 언어와 어법(verbiage)의 사용, (2) 대상 집단 문화에 대한 이해, (3) 토론 지침, (4) 간소화 기법, (5) 자료 사용, (6) 교육 기술과 학습 방식 등이다. 이러한 발상들은 문화를 교육 환경에 스며들도록 하며, 문화를 고려한 방법 선정이 이뤄졌음을 확신할 수 있게 된다.

### 지역사회 사례 2

라틴계 젊은이들에 관한 공부를 끝낸 그녀가 알게 된 사실은, 그들이 경쟁보다는 협력을, 그리고 그룹 활동을 조장하는 교육 환경에서 더욱 능력을 발휘한다는 점이었다. 금연 메시지에 대한 여러 가지 아이디어가 있었지만, 히스패닉 젊은이를 대상으로 하는 것은 많지 않았다. 그녀는 청년 그룹과 상담 후 프레젠테이션에 그룹 활동을 넣기로 결심했다.

그 고등학교 내 몇몇 그룹의 라틴계 청년들과 인터뷰로 알게 된 사실은, 금연과 관련해 그들에게 제공되는 서비스나 자료를 극소수만이 알고 있었다. 그녀는 자신의 근무처가 라틴계 청년들의 욕구에 부응하는 능력이 있는지, 그리고 그들이 보건소의 서비스를 이용할 때 어떠한 반응을 보이는지 조사했다. 그녀는 보건소가 다양한 문화와 배경을 가진 사람들을 배려하는 경우가 있기는 하지만, 흡연에 관한 한 청년들이 열람 가능한 구체적인 자료가 없다는 것을 발견했다. 그리고 접할 수 있는 팜플릿의 실제 대상은 백인 집단이었다. 그녀는 자료 리스트를 개선하기 위해 지역사회의 자료를 더 찾아보기로 결심했다. 그렇게 함으로써, 청년들이 보건부의 서비스를 이용할 때, 보건소는 요구가 있으면 기존의 자료에 대한 추천 목록을 보여줄 수 있다. 그녀는 금연 정보를 라틴계 청년들에게 더욱 적절하고, 적용 가능하며 쉽게 접할 수 있도록 개정하기로 결심했다.

### 포용적 언어를 사용하라

보건교육자는 개인과 지역사회 집단에 정보를 제공할 때 포괄적 언어의 중요성을 고려해야 한다. 언어는 의사소통에 있어 가장 중요한 방법 중 하나이지만 포용적인 것으로 변하기는 무척 힘들기도 하다. 구두 및 문서를 통한 의사소통 공히 다양한 인구집단이 분명하게 이해할 수 있는 것이어야 한다. 포용성을 보장하는 전략은 (partner나 spokesperson과 같이) 성 중립적이고, 적절한 언어로, 문자 독해력 수준에 맞춰 이루어지는 구두 및 문서를 통한 의사소통을 포함한다. 독해력 분석 프로그램과 학습자 검증 절차는 문서 자료와 함께 사용되어야 한다. 다양한 언어의 자료 개발에 해당 지역사회 구성원들을 개입시켜야 한다. 번역 및 개역은 의도하는 바가 제대로 전달되어야 한다. 건강에 관한 메시지를 전달하는 사진과 단어를 적절한 곳에 가능한 한 많이 사용해야 한다. 언어에 관한 문제를 고려하지 않는다면, 보건교육자는 해당 인구집단과 가장 기본적인 수준의 관계도 맺지 못할 위험이 있다.

### 해당 인구집단의 문화를 이해하라

해당 인구집단의 문화, 신념(특히 건강에 관한 신념), 그리고 가치에 대한 이해는 또 하나의 도전 영역이다. 어떤 지역사회의 문화적 척도 밖에서 살고 있는 사람이 개인적 경험 없이 그 집단의 문화를 이해하기란 쉽지 않다. 문화란 그 자체에서 다양하며, 과거의 경험에서 나온 일반화가 특정 해당 인구집단에게 사실이라는 보장은 없으며, 보건교육자의 현재 프로그램과 행사에 도움이 되리란 보장도 없다. 보건교육자가 충분히 준비되었을 때조차, 혼재된 문화들 간의 상호작용에는 교육 과정을 방해할 수 있는 참여자들의 이전 경험이 포함될 수 있다. 좌절감을 맛볼지도 모르지만, 보건교육자는 지속적인 의욕을 갖고 참여자들의 관점에 흥미를 가져야 한다. 필요하다면, 문제점을 해결하기 위해 구체적 문화에 관련된 조직이나 지역사회 자원을 이용할 수 있다.

### 토론 지침을 세워라

그룹 토론 (해당 그룹이나 학급을 위한) 지침은 모든 프로그램이나 행사를 시작할 때 이미 결정되고 설명되어야 하며, 진행자와 그룹 구성원들 간에 계속 유지되어야 한다. 그룹 내 토론에는 다양성에 관한 세심한 고려(sensitiveness)가 요구된다. 포괄성에 관한 지침은 다음 모두를 포함해야 한다. (1) 모든 참여자들의 말과 행동에 대한 비밀 존중, (2) 각양각색인 그룹 구성원의 개인적 경험에 세심한 배려를 할 것, (3) 그룹 내 전문지식 수준의 차이를 고려할 것, (4) 그룹 구성원의 다른 문화적 인종적 배경에 대한 추측을 삼가 할 것, (5) 프라이버시 허용 (어떠한 토론 또는 활동에 참가할 권리), (6) 타인의 관점에 대한 인내와 존중의 분위기를 만들기 위해 해당 그룹이 중요하게 생각하는 기타 지침 등이다.

### 진행(Facilitation)기법을 개발하라

보건 교육자는 어떠한 환경에서도 타인에 대한 수용과 존중을 장려하는 능력을 가져야 한다. 논란을 해결할 수 있는 교섭 능력, 열려 있어 다가가기 쉽고, 객관적이고 공정한 자세 등이 좋은 진행기법(Facilitation skills)에 해당한다. 적절하게 진행한다면, 보건 교육자는 포용성의 롤모델이 될 수 있다.

### 자료를 현명하게 선택하라

프로그램을 짜면서 어떤 자료를 포함시킬지에 대해 결정할 때는, 많은 관점에서 개개의 자료를 선택하도록 노력해야 한다. 예를 들어, 여자나 유색인이 작성한 기사는 교육 과정에 문화적 영향을 미칠 수 있다. 보건 교육자는 참가자들 간 다양성이 존재한다는 사실을 기억하고, 하나 이상의 관점에 따라 자료를 사용해야 한다. 교육과정에 해당 그룹의 토의를 포함할 경우, 준비 과정에 그 인구집단에게 적합하며 수용될 수 있는 교재와 교수법을 결정하는 것도 필요하다.

### 교육 기술과 학습 방법을 다양화하라

사람들이 선호하는 방식으로 가르치는 것이 가장 쉬운 일이지만, 그 방식이 모든 참여자에게 해당되지는 않을 것이다. 교육이란 참여자들의 다양한 학습법을 포괄할 수 있는 다양한 방법(강의, 소규모 그룹, 역할극, 컴퓨터 실습 등)을 포함해야 한다. 시각, 청각, 촉각 등 학습자의 다양한 학습 기호에 부응할 수 있도록 이들 감각을 이용하는 각양각색의 교육법이 포함되어야 한다. 가치를 명확히 밝히는 연습 또한 문화적 (민)감성을 고양시키는 데 도움이 된다. 왜냐하면, 그러한 연습은 참가자의 개인적 가치를 자각하는

데 도움을 주는 한편, 다른 사람들로 하여금 그들 자신의 가치를 표현할 수 있게 해주기 때문이다. 미시간 대학의 공중 보건 대학원 Noreen Clark 원장의 말을 인용한다.

> 중요한 것, 가치를 두는 것에 대한 우리의 동의가 전제되는 사회로서… 당신의 가치가 내 가치보다 나은 것인가 하는 문제가 아니라… 당신의 가치와 내 가치가 공존하는 사회를 만드는 문제이다.

**지역사회 사례 3**

대상 인구집단과 그 문화에 대해 보다 잘 알게 되었기 때문에 발표에 대한 준비가 어느 정도 되었다고 생각한 Katie는 발표 관련 자료를 모으기 시작했다. 다양한 종류의 발표에 쉽게 적응하는 자신의 능력에 자부심을 느끼는 그녀지만, 그녀의 그룹에 확실한 효과를 주려면 반드시 문화적 배려에 신경 쓸 필요가 있었다. 그녀는 단체 활동이라는 학습 환경과 문화적으로 적합한 자료가 핵심이라고 판단했다(예를 들면, 그 집단에게 피력할 수 있도록 적절하게 스페인어로 번역된 자료들). 이러한 생각들은 그녀의 발표 속에 반영하기도 쉽지만, 그녀의 집단이 그녀와 연대의식을 느끼고 그녀의 금연 메시지를 받아들이도록 하는 데 일대 변화를 만들 수도 있는 것이다.

## 다문화적 역량을 실무에 적용하기 위한 요령과 기술

보건교육 전문가들은 그들 자신과 업무환경을 긍정적으로 바꾸고자 할 때 반드시 알아야 하는 몇가지 이슈들이 있는데 이것들은 업무 수행의 핵심에 다문화 경쟁력을 확립하는데 도움을 준다.

### 변화를 위한 작은 단계들

문화적 경쟁력을 갖춘 보건교육 전문가가 되는 데는 시간이 걸린다. 오래된 관습은 깨뜨리기 어렵다. 따라서 변화를 달성하기 위한 노력은 반드시 시간이 걸리게 되어 있다.

따라서 이러한 과정에서 존경할 만큼 문화적으로 감수성이 풍부한 존재가 되려고 노력한 사람으로 남는다는 것은 중요하다. 하지만 사람들은 위장된 인물은 알 수 있다. 따라서 진실이 최고의 정책이다. 게다가 작은 단계들은 참여적이어야 하므로 타인에 대한 믿음이 수립되어야 한다. 각 참여자들은 독특한 개성을 가지고 있으므로 과거의 경험에 기초하여 일괄적으로 대하지 말아야 한다. 문화적 감수성을 성공적으로 얻기 위해 각 보건교육 전문가들은 더욱 문화 경쟁력을 가져야 한다(표 2-1 참조).

표 2-1 보건교육 전문가를 위한 다문화 경쟁력 특징

- 다양한 개인 및 인구집단에 관한 지식을 얻는다.
- 문화행사에 참여한다.
- 사람들과 더불어 공감한다.
- 보건교육 과정과 내용에 대해 경쟁력이 있다.
- 다양한 개인과 집단에서 문화의 중요성에 관해 토론을 촉진한다.
- 문화의 의미를 탐구할 수 있도록 여건을 만든다.
- 참여적 환경을 만든다.
- 성 차별 언어를 사용하지 않는다.
- 단지 참는 것 뿐 아니라 받아들이는 것도 촉진한다.
- 건강불평등을 감소시키기 위해 노력한다.
- 다양한 인구집단의 자조 노력을 함양하기 위해 노력한다.
- 다양성의 중요성을 개인 및 업무 환경에서 모델화 한다.
- 모든 프로그램과 활동에서 문화 중요성을 포함시킨다.

### 문화적 이슈를 부각시키기

표 2-1에 제시된 정보들이 보건교육 전문가로 하여금 기술을 습득하는데 도움을 줄 수 있다 하더라도 여전히 다른 팁들도 중요하다. 문화적 차이는 특정 건강문제에 관한 계획된 활동과정에서 토론의 주제가 될 수 있다. 예를 들어 문화적 차이에 따라 흔한 질환을 다루는 특수 처방에 관해 토론할 수 있고 혹은 인종적 지역적으로 흔히 구할 수 있는 음식의 영양학적 구성에 대해서도 평가할 수 있다. 이러한 종류의 기회를 제공함으로 인해서 보건교육 전문가들은 문화, 음식 및 기타 선호하는 것들의 차이를 표현하고 받아들일 수 있도록 격려함으로써 우호적인 환경에서 서로의 생각을 나누고 관계

를 증진시키도록 돕는다. 참여자들은 제시된 개념을 거부할 수 있다. 촉진자로서 보건교육자는 하나의 관점에 대해 지지하거나 반대하지 않도록 주의해야 한다. 열린 토론 분위기를 만듦으로서 보건교육 전문가들은 돌봄과 수용의 분위기를 만들 수 있다. 참여적 언어와 다양한 사례는 촉진 기술을 향상시키는데 도움이 된다.

### 지식의 한계

보건교육자들은 업무과정에서 때때로 그들의 개인적 가치가 침해되는 경우를 볼 수 있다. 만약 이러한 문제가 지속된다면 그 업무를 더 잘 다룰 수 있는 다른 전문가에게 의뢰인을 보내야 한다. 보건교육자들이 내부 분쟁을 일으킬 수 있는 모든 의뢰인을 피해야 한다는 의미는 아니다. 다른 전문가들과 연계하는 업무 과정에서 보건교육자들은 개인적 가치 침해와 전문가로서의 의무 사이에서 갈등하는 것을 정리할 수 있기 때문이다.

## 다문화적 역량의 장애물 극복하기

전문가가 다문화 경쟁력을 갖추고 또한 업무가 다문화 경쟁력을 갖기 위해서는 많은 도전이 기다리고 있다. 외부의 반대와 함께 개인 및 전문가로서 가진 장애요소도 잘 고안된 노력을 방해한다. 이 장은 이러한 장벽을 낮추거나 지역사회의 저항을 완화시키는 아이디어들을 다루고 있다.

### 개인으로서 장애요소 줄이기

개인 수준에서 문화 경쟁력을 갖추는데 가장 큰 장애요소가 되는 것은 아마도 인식 부족일 것이다. 어떤 사람이 가진 가치관과 주된 인생 방향을 넘어서는 것은 쉬운 일이 아니다. 그렇지만 인식 수준이 높아진다면 그 가능성은 가장 높아질 것이다. 범지구적 수준에서 인식하는 것은 모든 미국 시민들 사이에서 부와 번영 및 경제 발전을 나누는 것을 촉진할 것이다. 그러나 이는 다음의 글에서 보듯이 어려운 과정이다.

> *간단히 말해서 불경기 때 많은 정치인들은 소수인종들이 과분한 혜택을 받고 있다고 상투적으로 비난하였고 이는 당연하게도 많은 사람들로 하여금 다문화주의에 관한 주장 혹은 프로그램에 대해 거부감을 갖게 하*

> *였다. 대다수 사람들에게 다문화주의는 그동안 압박을 받았으며 단지 문젯거리로만 알았던 소수인종에 대해 이해한다는 말을 하는 미덕으로 인해 영웅이 된 정치인의 수식어에 다름아니다. 이것 때문에 보건교육가들은 개인 및 집단의 지위를 재평가하는 것의 중요성을 간과할 수 없다. 소수인종들이 법과 제도안에서 지위를 보장받고 있는 것에 비해 대다수 백인들은 자신들의 존재가 소멸될 위협은 없다하더라도 소수인종의 존재가 자신들의 존재 중요성에 대한 도전으로 받아들이고 있기 때문이다.*

보건교육 전문가들은 개인의 장애요소들을 다룰 때 "보건교육전문가 활동 윤리 원칙"을 반드시 적용한다. 제3조 1항은 사회 문화적 다양성에 대한 감수성을 다룰 필요

**표 2-2 다문화 보건교육 증진 조직들**

- American Association for Health Education
  1900 Association Drive, Reston, VA 20191-1599
  1-800-321-0789
  (특별히 두 개의 저서가 있음 : Cultural awareness and sensitivity : Guidelines for health educators, Cultural awareness and sensitivity : Resources for health educators.)

- American Public Health Association
  1015 15th Street NW, Washington, DC 20005
  202-789-5600
  (APHA는 다양한 주제를 다루는 특별 위원회를 두고 있다.)

- American School Health Association
  7263 State Route 43 or PO Box 708, Kent, OH 44240
  330-678-1601

- Society for Public Health Education
  1015 15th Street NW, Suite 410, Washington, DC 20005
  202-408-9804

가 있음을 규정하고 있다. 이어지는 윤리규정에는 갈등이 일어났을 때 개인의 믿음 보다는 전문가다운 기대에 의해 업무를 지속하도록 규정하고 있다. 관련된 원칙의 문헌 검토는 보건교육 전문가들이 문화 인식을 높이는데 도움을 줄 것이다. 보건교육 전문가들은 학술회의 참석이나 문헌 탐독 등 그들 자신의 문화 인식을 더욱 높이거나 적절한 문화 프로그램 제공을 위해 스스로 더 많은 교육 기회를 갖도록 해야 한다. 보건교육 프로그램에서 문화 다양성의 중요성에 관한 추가 정보를 얻기 위해서는 Marin 등[1]과 Buckner[5]의 문헌을 참조하기 바란다. 마지막으로 보건교육 전문가들이 문화 인식과 문화 경쟁력을 더 가질 수 있도록 도와주는 일부 조직과 기관을 참조함으로써 보건교육 전문가들이 개인의 장애요소들과 싸울 수 있다(표 2-2 참조).

### 전문가로서 장애요소 줄이기

보건교육 현장에서 다문화주의가 직면한 가장 큰 장벽은 보건교육 전문가의 연구, 특별한 인구집단에 맞는 보건교육 프로그램 및 보건교육 훈련 부족 등이 있다. 보건의료 영역에서의 많은 연구들은 주로 백인 남성에 초점을 두고 있다. 이 연구결과에 따르면 전통적 보건교육 접근은 취약계층에 대해 다른 인구집단 만큼 효과적이지 않다[1]. 보건교육 전문가들은 다문화 이슈에 대한 전문적 교육을 거의 받지 않았다. 왜냐하면 전국적으로 다문화 이슈가 교육과정에 통합된 경우가 거의 없기 때문이다(비록 변화하고 있는 중이지만). 이러한 장벽은 보건교육 전문가들이 많은 다양한 인구집단과 고안된 프로그램에 따라 효과적으로 일할 수 있는 능력에 영향을 미친다.

스스로 열린 마음을 가지고 있다고 생각하는 전문가 집단에서 조차도 문화 경쟁력을 갖추는 여정은 더디기만 하였다. 많은 조직과 기관들은 문화를 프로그램, 방법 선택, 자료개발 등에 효과적으로 통합시키는 것을 방해하는 장벽에 아직도 직면해 있다. 기관 수준에서 보건교육기관이 장벽을 피할 수 있는 방법들로는 (1) 문화적 다양성과 유사성을 인식하고 받아들이기, (2) 문화측면의 자기 평가 능력 갖기(즉, 문화 경쟁력을 갖는 조직은 어떠해야 하는가를 평가하기), (3) 대상 인구집단에 대한 인식, 이해, 지식 갖기, (4) 다양성 이해 촉진 기술 개발, (5) 문화 교류에 내재하는 역동성에 민감해지기 등이 있다.[1]

보건교육에 있어서 다문화 이슈에 관련된 연구를 활성화하기 위하여 많은 연구자들이 중요한 요소로 문화 다양성을 볼 필요가 있다. 예를 들어 4년 동안 저명한 보건교육

학술지에 실린 774개의 논문가운데 단지 78개만이 다문화 강조를 언급하고 있었다는 한 연구가 있었다[12]. 많은 연구 프로젝트들은 대상 집단을 특화할 필요가 있으며 반드시 적절히 훈련받은 보건교육 전문가에 의해 프로젝트가 운영되어야 한다. 다문화주의에 대한 장벽을 피하기 위해 전문 연구는 아래와 같은 몇 개의 지침이 있어야 한다.

- 모든 대상 집단에 관한 인구학 정보는 반드시 수집되어야 한다.
- 취약 인구집단에 대한 더 나은 접근 수단은 반드시 개발과 실행과정을 통해서 제시되어야 한다.
- 동료교육은 반드시 활용되어야 한다.
- 건강문제 뿐 아니라 해당 건강문제의 사회 및 문화 문제도 함께 포함하여 연구되어야 한다.
- 평가는 사업의 과정뿐 아니라 그 영향 결과에 대해서도 함께 다루어져야 한다.

취약계층 인구집단을 돕는데서 전통적 보건교육 프로그램보다 더 유용한 접근은 동료교육, 비전문 보건활동가(예로 가족, 지역사회에서 의미있는 타인), 보건의료제공자와의 교류, 자조그룹, 학교기반 접근 등을 포함한다. 이러한 접근 가운데 어느 하나를 실행하고자 할 때는 문화 이슈가 대상집단의 가치관, 기대, 생활기준, 믿음과 행동특성을 고려하여 반드시 다루어져야 한다.[1]

다문화에 대한 관심과 더불어 옹호의 마음이 전문가로 준비되는 보건교육자들에게 주입되어야 한다. 왜냐하면 그들은 사람들과 함께 일할 수 있는 위치(예를 들어 행정가, 입법가)가 되며 다른 그룹들에도 심대한 영향을 미치기 때문이다. 대학도 미래의 보건교육자를 훈련시킬 때 실제 변화하는 인구집단에 맞춰 학생들을 준비시키기 위해 지역사회 조직 영역에서 동기부여, 옹호, 자발성, 다양성에 관한 기술습득과 훈련을 통합하여야 한다. 문화적으로 민감한 프로그램을 개발하기 위해서는 보건교육자의 문화경쟁력 수준을 높일 것이다.

### 지역사회 저항을 깨뜨리기 위한 계획

지역사회 저항도 기관단위에서 문화 다양성을 통합하는데 장애가 될 수 있다. 특히 다양한 가치관을 가지고 있는 사람들 사이에서 토론을 불러일으킬 수 있는 문화 다양성을 다루는 것은 더욱 그렇다. 예를 들면 게이나 레즈비언 같은 동성애자 청소년 지지 프로그램을 지역내 학교에 만드는 것은 논쟁거리다. 왜냐하면 교육가, 행정가, 부모와 학생들 사이에서 믿음 체계가 다르기 때문이다. 특정 이슈에 대한 종교관이나 정보의 부족 등은 이러한 저항성을 높이는데 기여한다.

지역사회의 반대를 극복하는 것은 대상 인구집단의 핵심 인물들과 관계를 개선함으로써 달성할 수 있다. 이러한 핵심 인물과 집단은 지역사회의 문화 기준, 가치관, 믿음 체계 등을 알 수 있도록 도와준다. 해당 기관이 무엇을 달성하기 위해 노력하는지를 믿게 만드는 것에 의해 그들은 지역사회의 반대를 감소시키거나 없애는 성공적인 계획을 만드는데 도움을 줄 수 있다.

가능한 언제든지 특정 보건 이슈에 대한 광범위한 연계나 파트너쉽이 개발되어야 한다. 관심 사항이 같은 보건 이슈에 대해 이야기를 먼저 시작하면 대상 인구집단에 대한 개인의 편견 보다는 관련된 가까운 이야기에 집중할 것이다. 예를 들어 게이 청소년들의 성교 자제를 포함한 성적 금욕을 촉진하는 연대가 조직된다면 집단은 동성애에 대한 개인의 관점을 논의하는 대신에 당장의 금욕에 관한 이슈에 집중하도록 할 필요가 있다.

프로그램은 반대되는 의견을 배제하기 보다는 함께 일하는 것이 항상 더 낫다. 동의하는 공통 개념이 무엇인지 찾는 것에 의해(예를 들어 특정질환에 대한 위험요소 감소 같은) 가치의 충돌이나 개인의 편견 같은 장애를 깨뜨리기 시작할 수 있다. 함께 일하려는 시도가 보건교육 전문가의 역할에 대한 공감과 관심을 일으킬 수 있다. 일단 반대의견을 들어주는 것으로 그들은 만족할 수 있고 프로그램을 더 이상 위협하지 않을 수 있다. 그러나 일부 집단은 다른 의견에 대한 동의를 거부하고 기꺼이 타협하지 않으려 할 수 있다. 이러한 경우에는 참여한 양자의 협력관계가 작동하지 않을 가능성이 높다.

## 기대되는 결과

이미 기술된 제안을 따라하는 것에 의해 보건교육 전문가들은 그들의 문화 경쟁력을 높일 것을 기대할 수 있다. 따라서 이러한 제안을 따라하는 것은 기관, 조직, 프로그램이나 연구도 더 높은 문화 경쟁력을 갖추도록 할 수 있다. 프로그램 개발을 통해 대상

집단을 참여시키는 것은 자원에 그들의 관점을 포함하고 이후 이러한 내용을 활용할 수 있도록 한다.

### 지역사회 사례 4

흡연예방과 관련된 발표이후 많은 젊은이들이 Katie에게 추가 질문을 하려고 한다. 그녀의 준비는 성공적이었다. 발표를 위해 주의 깊게 선택된 방법은 젊은 사람들의 독특한 문화를 고려하여 통합 준비되었고 그녀의 메시지는 잘 전달되었다. 젊은 사람들의 질병예방을 위해 주요 위험요소에 관한 정보를 알려주는 것 외에도 각각 다른 집단들을 고려한 방법으로 그녀를 편안하게 여기는 분위기가 높아졌다. 젊은이들은 그녀가 열려있고 존경할만하다는 것을 알게 되었으며 이제 역으로 그들이 그들 모임의 건강강좌 시리즈에 계속 참여해 줄 것을 요청하게 되었다. 또한 간접적으로 그녀는 보건당국과 박탈감을 가진 젊은이들을 신뢰로 연결시켜주는 효과까지 거두게 되었다

다른 결과는 상호 신뢰이고 전통적으로 복잡한 관계를 가지고 있는 집단을 존중하도록 한다. 많은 소수자 집단은 대부분의 주류 집단과 그들의 서비스를 불신하고 있다. 이 주류 집단이 사회구조에서 권력을 가지고 있다고 믿는 등의 이유 때문이다. 프로그램에서 문화적 다양성을 인정하는 것은 상호 이해에 바탕을 둔 관계를 만들 수 있도록 한다. 신뢰 관계를 재구축하는 힘은 개인 및 기관의 관계 맥락에서 중요한 의미를 가지고 있다.

개인과 전문가 수준에서 문화 경쟁력을 갖는 것의 매우 중요한 결과 가운데 하나는 지역사회에 의해 받아들여지는 방법을 포함하여 대상집단에 제도화되는 정도까지의 내용의 보건교육 프로그램개발을 하는 것이다. 대상집단은 그 과정에서 힘을 얻고 참여를 하기 때문에 무엇보다 주인의식을 가질 수 있다.

앞서 언급한 모든 것들의 목표는 미국내 인구집단들 사이에서 건강결과의 불평등을

제거하는 것을 쉽게 하고자 함이다. 분명한 것은 취약계층의 건강결과 불평등이 나타나는 매우 중요하고 지속적인 이유가 서비스의 질이라고 하는 것이다. 따라서 개인, 전문가 그리고 지역사회 수준에서 다양성 이슈에 대한 더 확실한 인식이 반드시 필요하다. 또한 다양한 인구집단에 대한 프로그램의 새로운 방향 정립이 더 용이하게 되어야 한다. 다문화의 다양성의 목표는 다음의 글로 요약될 수 있다.

> *우리 보건교육 전문가들은 문화에 대한 이해와 지식을 증진시키면서 시작해야 한다. 이것은 모든 인종집단의 가치에 대해 비판없이 받아들인다는 것을 의미하고 특정집단의 사람들을 인간 자체로 기꺼이 바라본다는 것을 의미한다. 최종 단계는 의뢰인의 문화 역할이 고려되지 않는 것이 아니라 그들의 문화가 더 나은 건강결과 향상에 긍정적인 특수 역할을 하도록 만드는 것이라고 할 수 있다.*

## 결론

사회 인구구성은 변화하고 있으며 이는 보건교육 전문가의 업무에 직접 영향을 미친다. 새로운 전략에는 문화적 다양성이 포함될 필요가 있고 문화 경쟁력을 갖춘 보건교육 전문가에 의해 시행되어야 한다. 보건교육 전문성은 문화적 다양성을 포함하였는지를 확인하기 위해 지속적으로 전문 프로그램 준비, 연구, 문서, 실제 프로그램 시행과 과정, 접근 방법 그리고 평가전략 등에 대해 점검을 해야 한다.

다문화 경쟁력을 갖춘 전문성을 확보하는 것의 목표는 각 개별 보건교육 전문가로부터 시작된다. 각 개인은 스스로의 믿음과 가치 심지어 편견을 점검해보는 것과 이러한 생각을 어떻게 전문 교육과정에 포함할 것인지를 결정하는 것에 의해 그들이 필요로 하는 생각과 행동을 더 많이 만들어 낼 수 있다. 일단 모든 보건교육 전문가들이 대상집단의 다양한 요구에 부응한다면 업무 환경은 존경스럽고 포용적으로 변화할 수 있다.

## 핵심용어

다수집단(majority): 인구집단에서 권력을 가지고 있는 집단. 이는 해당 인구집단에서 다수의 사람을 의미하기도 하고 그렇지 않기도 함

문화(Culture): 특정 집단 사람들사이에 있는 비슷한 생각, 믿음, 가치와 인식

불공평한 격차(Disparity): 서비스 접근, 유병 및 사망 통계, 자원의 활용 등 사람들 사이에 존재하는 큰 차이

서비스 취약계층(underserved): 다른 집단에 비해 개인 혹은 집단의 건강을 다루는데 필요한 서비스나 자원을 동일하게 가지고 있지 않은 사람들

소수집단(minority): 사람들을 범주화하기 위해 정부가 만들어낸 용어. 종종 숫자가 적은 사람들이나 열등한 사람들을 지칭하는데 쓰였음. 최근 사용이 줄어들고 있음

포용 언어(Inclusive language): 특정 집단이나 사람들을 방치하지 않는 언어를 사용하는 것

## 참고문헌

1. Marin, G., Burhannsstipanow, L., Connell, C. M., Gielen, A. C., Helitzer-Allen, D., Lorig, K., Morisky, D. E., Tenney, M., & Thomas, S. (1995). A research agenda for health education among underserved populations. *Health Education Quarterly, 22*, 346-363.
2. Greenberg, J. S., Bruess, C. E., & Conklin, S. C. (2007). *Exploring the dimensions of human sexuality* (3rd ed.). Sudbury, MA: Jones and Bartlett.
3. Redican, K., Stewart, S. H., Johnson, L. E., & Frazee, A. M. (1994). professional preparation in cultural awareness and sensitivity in health education: A national survey. *Journal of Health Education, 25*, 215-217.

4. National Alliance of Black School Educators. (1984). *Saving the African-American child.*
5. Buckner, W. P., Jr. (1994). Promoting multicultural sensitivity among educators. In P. Cortese & K. Middleton (Eds.), *The comprehensive school health challenge: Vol. 2* (pp. 661-686). Santa Cruz, CA: ETR Associates.
6. Staddon, D. T. (1992). *Multicultural resource manual.* Mt. Pleasant, MI: Central Michigan University Printing Services.
7. MacDonald, J. L., Thompson, P. R., & DeSouza, H. (1998). Multicultural health education: An emerging reality in Canada. *Hygiene, 7*, 12-16.
8. U. S. Department of Health and Human Services. (2000). *Healthy People 2010.* Washington, DC: Author.
9. Clark, N. M. (1994). Health educators and the future: Lead, follow, or get out of the way. *Journal of Health Education, 25,* 136-141.
10. Scapp, R. (1993). Feeling the weight of the world (studies) on my shoulders. *The Social Studies, 84, 67-70.*
11. Coalition of National Health Organization. (2000). The Code of Ethics for the Health Education Profession. *Journal of Health Education, 31*, 216-218.
12. Brookins-Fisher, J., & Rieckmann, T. (1996). The presence of multiculturalism in titles of selected health education journal articles. *The Health Educator, 28*, 3-7.

## 부가 자료원

### 인쇄물

Banks, J. A. (1997). *Teaching strategies for ethnic studies* (6th ed.). Needham Heights, MA: Allyn & Bacon.

Banks, J. A., & McGee, C. A. (1997). *Multicultural education: Issues and perspectives*

(3rd ed.). Needham Heights, MA: Allyn & Bacon.

Brainard, J. M. (1996). *Cultural diversity in the health classroom.* New York: Glencoe.

Campinha-Bacote, J. (2002). The process of cultural competence in the delivery of health care services: A model of care. *Journal of Transcultural Nursing, 13,* 181-184.

Downes, N. J. (1997). *Ethnic Americans for the health care professional* (2nd ed.). Dubuque, IA: Kendall/Hunt.

Doyle, E. I. (1995). *In the rough: A teaching strategies directory for cultural diversity in health education.* Denton, TX: Texas Woman's University.

Gordon, A., & Williams-Brown, K. (1996). *Guiding young children in a diverse society.* Needham Heights, MA: Allyn & Bacon.

Heilman, E. E. (2004). Hoosiers, hicks, and hayseeds: The controversial place of marginalized ethnic whites in multicultural education. *Equity and Excellence in Education, 37,* 67-79.

McIntosh, P. (1995). White privilege and male privilege: A personal account of coming to see correspondence through work in women's studies. In M. L. Anderson & P. H. Collins (Eds.), *Race, class, and gender.* Belmont, CA: Thomson/Wadsworth.

Rickard, M. L. (2005). Hispanic growth in America: How can health educators respond? *The Health Education Monograph Series,* 22, 2-5.

Sebastian, J. G., & Bushy, A. (1999). *Special populations in the community.* Gaithersburg, MA: Aspen publishers.

Simmons, R., Bennett, E., Ling Schwartz, M., Tung sharify, D., & Short, E. (2002). Health education and cultural diversity in the health care setting: Tips for the practitioner. *Health promotion Practice, 3,* 8-11.

Spector, R. E. (2004). *Cultural diversity in health and illness* (6th ed.). Upper Saddle River, NJ: Pearson Prentice Hall.

Trevino, R. P. (2005). Social capital and health: Implications for working with minority and underserved populations. *The Health Education Monograph Series, 22,* 12-18.

U. S. Department of Health and Human Services, Substance Abuse and Mental Health Services Administration, Center for Mental Health Services. (2001). *Cultural competence standards in managed mental health care services: Four underserved/underrepresented racial/ethnic groups.* Washington, DC: Author.

## 인터넷

CDC on the Move against Health Disparities. Available: http://www.kaisernetwork.org/health_cast/hcast_index.cfm?dispaly=details&hc=52.

The Center for Research on Ethnicity, Culture and Health. Available: http://www.sph.umich.edu/crech/.

Cross Cultural Health Care Program. Available: http://www.xculture.org/index.cfm.

House, J. S., & Williams, D. R. Understanding and reducing socioeconomic and racial/ethnic disparities in health. Available: http://books.nap.edu/books/0309071755/html/82.html#pagetop.

Midwest Latino Health. Available: http://www.uic.edu/jaddams/mlhrc/mlhrc.html.

Minority Health. Available: http://www.iom.edu/CMS/.

National Heart, Lung, and Blood Institute Strategic Plan to Address Health Disparities. Available: http://www.nhlbi.nih.gov/resources/docs/plandisp.htm.

Native American Cancer Research. Available: http://natamcancer.org.

# 제 3 장

# 보건교육자의 전문성 개발

Kathleen J. Young, Ph.D.
Mike Perko, Ph.D., CHES, FAAHE

## 저자의 말

이 장은 보건교육의 전문성에 관한 것이다. 보건교육 분야 전문가가 된다는 것은 무엇을 의미하는가? 언제 전문가가 되는가? 전문성을 위해 갖추어야 하는 기술과 그 실천은 끝이 있는가? 이 장은 신규 및 경력 지역사회 보건교육 전문가를 위해 전문성의 개념과 그 구성요소들을 제공하기 위한 것이다. 우리 저자들은 모두 지역사회 보건교육 학계와 실행분야에서 보건교육 전문가로서 뿐만 아니라 학생들을 지도하는 교육자로서 40년 이상 전문성을 길러왔다. 이 장의 내용이 보건교육 분야에 입문하는 이들에게 뿐만 아니라 이미 지역사회 보건교육 경력이 있는 이들에게도 도움이 되기를 희망한다.

## 서론

이 장은 지역사회 보건교육자를 위한 기본적이고 중요한 개념인 전문성을 정의하고 소개한다. 아울러 전문성에 대하여 다음과 같은 중요한 질문들을 제시하고 있다: 졸업증서를 받아 손에 쥐고 졸업식장 무대를 걷게 될 때 전문가가 되는 것인가? 전문성은 교육을 통해 습득할 수 있는 것인가 아니면 저절로 생기는 것인가? 보건교육 전문가는 기존의 표준과 기준을 활용하여 그들 회원들에게 전문성에 관한 사항을 안내할 수 있을까? 이 장은 또한 한 사람의 경력이 쌓이는 동안 변화하는 전문성 개발의 핵심적인 영역에 관한 정보를 제공한다. 전문성의 다양한 요소들과 전문성을 향상시키기 위해 개발하고 활용하는 전략도 소개하고 논의하였다.

### 전문성(Professionalism)에 대한 정의

일견 전문성이라는 개념을 정의하기는 쉬워 보인다. 전문가가 된다는 것은 표준을 준수하고, 전문직 훈련을 받고 있는 이들에게 기대되는 행동을 하는 것이다. 그러나 전문성은 보다 복잡하다. 인터넷 검색을 활용하여 "전문성이란 무엇인가"라고 입력해보면, 약 190만개의 관련 검색결과를 확인할 수 있다. 랜덤 하우스 사전(Random House Unabridged Dictionary)은 전문성을 "전문가 속성, 정신 또는 방법"으로 정의하고 있다.[1] Brandeis는 직업이 다음과 같은 3가지 속성을 갖는다고 믿었다: (1) 숙련과는 구분되는 지적이며 지식을 포함하는 훈련; (2) 자신이 아닌 주로 다른 사람을 위한 일; (3) 재정적 보상 이외 다른 요인들을 고려한 성공.[2] Ball은 전문성이 특성, 우수성, 태도, 역량, 행동이라는 5개의 주요 요인들을 포함하고 있다고 하였다.[3]

전문성에 대한 문헌들을 살펴보면 전문성을 실천하는 것과 관련된 다양한 원칙 중에서 특정한 속성들이 일관되게 존재한다. 그 공통된 속성들은 우수성, 의무, 옹호, 서비스이다. 전문성은 다양한 방식으로 정의할 수 있지만, 다양한 정의 중에서 핵심적인 내용은 전문성이 유동적이라는 점이다. 유동적이라는 의미는 전문성이란 개인의 직업 경력 기간 중 끊임없는 실천에 기초하는 것이며, 개인이 가지고 있는 규범과 관계없이 개인으로 하여금 높은 수준의 표준을 유지할 것을 요구한다는 것이다.

### 전문성에 대한 역사적 고찰

전문직이 생기고, 전문성이 발달하기 시작한 시기는 대략적으로 신학, 법, 의학, 대학교육에 대하여 사회가 가치를 부여하기 시작한 16세기이다. 관념론자들에 의하면, 전문직은 지식, 조직, 전문적 서비스 윤리라는 3개의 기본적인 속성을 옹호하는 직업으로 정의된다.[4] 전문가주의는 학문 분야의 하나로서 체계적인 연구가 이루어져 왔으며, 건축, 공학, 컴퓨터과학, 의학 및 응용 보건 분야와 같은 다른 다양한 학문 분야에 내재되었다.

전문가주의를 정의하거나 또는 조작적 정의하는 측면에서 가장 많은 연구가 이루어진 전문 직종은 의료전문직일 것이다. 히포크라테스선서는 2,500여 년 동안 의사의 전문행위에 대한 안내서 역할을 하였다. 2002년에는 의료전문가주의 프로젝트의 결과물로서 의료전문가 헌장(The Charter on Medical Professionalism)이 출간되었다.[5] 이 프로젝트는 거의 모든 문화와 사회가 가지고 있는 새로운 의료 및 보건의료 분야의 도전과제에 초점을 두고, 지속적인 전문가주의의 발전과 전문가의 도움이 필요한 이들에게 있어서 전문가주의가 갖는 중요성을 강조하였다.

수년에 걸쳐 글자 그대로 수천 개의 연구논문이 다양한 전문직종의 복잡한 속성을 정의하였지만, 어떠한 정의도 전문가주의의 본질을 단일한 정의만으로 담아내지 못하였다. 그러나 이러한 방대한 작업으로부터 전문가주의 문화를 가장 잘 대표하는 용어들이 도출되었다. 전문가가 된다는 것을 정의하는 이들 용어는 다음과 같다: 이타주의, 책무성, 옹호, 의무, 윤리적이고 도적적인 기준, 우수성, 명예, 성실, 존경, 봉사.

### 지역사회 보건교육 전문직

지역사회 보건교육 전문직이라는 용어가 지역사회 보건교육 실천과 직접적으로 관련되어 있지만, 전문성은 조작적으로 정의되고 있지 않다. 보건(보건교육을 포함)을 하나의 전문직으로 선택하는 이들의 자질을 정의하는 Fromer의 기준은 하나의 좋은 출발점이 될 수 있다.

- 보건전문직은 상근직이며, 수입의 주된 원천이 된다.
- 보건전문가는 자신의 일을 소명에 대한 일종의 헌신으로 여긴다.
- 보건전문가는 고유한 기호와 상징으로 다른 분야 사람들과 구별된다.
- 보건전문가는 돈 또는 다른 현실적 이익이 아닌 이유로 그들의 동료들과 결속한다.
- 보건전문가는 특출한 교육 기간과 과정을 거쳐 습득한 유용한 지식과 기술을 가지고 있다.
- 보건전문가는 재정적 동기를 초월하여 봉사를 지향한다.
- 보건전문가는 자신의 판단에 따라 일을 하며 자율적이다.

보건교육자의 전문성이 정의되지 않았다 하더라도 보건교육 전문가 행위에 직접적으로 영향을 미치는 구체적인 윤리강령이 존재한다. 보건교육 전문가의 공동 윤리강령(United Code of Ethics)과 보건교육사 역량(Certified Health Education Specialist Competency Areas)은 전문가 행동을 위한 지침을 제공한다.[7,8] 이에 대해서는 이 장의 뒷부분에서 다루어진다.

지역사회 보건교육의 모든 분야가 돌봄을 제공하는 과정에서 시민들의 건강을 향상시키거나 보호하는 전문적 규범을 가지고 있다는 점은 매우 중요하다. 고용, 사회적 관계, 정치적 참여와 같은 인간의 잠재능력의 많은 측면이 건강에 의존한다는 점에서 건강은 일차 공공재이다. 건강의 가치라는 측면에서 고용주, 사업체, 지역사회, 사회전체에 걸쳐 건강한 환경을 조성 하는 것은 보건 영역에 종사하는 전문가들의 공통의 목표이다. 미국 보건교육협회 전임회장이자 남일리노이대 카본데일캠퍼스 보건교육학과장인 David Birch 박사가 표 3-1에서 지적하였듯이, 보건교육자를 위해 필요한 일부 자질은 윤리적이며 전문적인 경력의 중요성을 강조한다.

표 3-1 보건교육 분야에 전문성을 부여하는 자질

- 열정. 당신이 하는 일을 사랑하며, 열정을 가지고 일을 완수할 경우 그것이 가지는 중요성과 영향력에 대하여 믿음을 가져라(직업 그 이상이어야만 한다)
- 돌봄. 당신과 함께하는 이들–동료, 학생, 프로그램 참여자 등의 안녕을 위해 진심으로 보살펴라.
- 존경. 다른 이들을 존중하라–당신이 상대방에 비해 더 나이가 많고, 경험이 더 풍부하고, 더 많이 알고 있더라도 존중이라는 측면에서 보면 모두 동등한 존재이다.
- 계속 학습. 당신이 되고자 하는 최선의 존재가 되기 위해서는 당신의 삶과 직업에 중요한 모든 것을 계속 학습할 필요가 있다는 것을 깨달아야 한다.
- 정직과 투명성. 사적으로 수행하는 일이 없어야 한다(때때로 사생활을 보호할 필요성이 있다 하더라도).
- 신뢰. 헌신을 한다면 끝까지 당신의 능력을 최대한 발휘하라. 만약 그럴 수 없다면, 당신이 끝까지 할 수 없다는 능력의 미흡함에 대하여 정직하고 투명하여야 한다.

## 전문성: 전문적 직업의 시작 단계

만약 전문성을 "전문가 속성, 정신, 또는 방법"으로 정의한다면, 개인의 전문성은 학생 시절 참여하면서, 자신이 지역사회 보건교육자로서 활동하는 모습을 상상할 때 시작된다. 이는 전문가 준비 프로그램의 첫 핵심과정 또는 전공을 선택할 때 일어날 수 있다. 2006년 미국 보건교육협회 학술상 수상자인 James Eddy 박사는 "지역사회 보건 분야의 전문가가 된다는 것은 학생들이 자신을 보건교육자로 부르는 첫 번째 순간부터 시작된다. 그 이후 사고, 행동, 사용하는 단어들은 보건교육의 역사이며 역량에 근거한 실천임을 반영해야 한다. 일단 첫 단계를 거치면 본격적인 과정은 시작된 셈이다."라고 말하였다. 개인의 경력 전반에 걸쳐 전문성은 발전한다; 개인이 더 이상 배울 수 없는 사건이나 시간은 없다. 전문성의 성장에는 많은 측면이 존재하며, 일부는 지역사회 보건교육자로서 성장하는데 필수적이다. 멘토링 과정에 참여하기, 보건교육 전문가 조직에 참여하기, 자원봉사 활동하기, 포트폴리오 개발하기, 보건교육 역량과 윤리 실천하기, 보건교육 철학 진술서 개발하기, 문화적 역량과 기술적 역량 확립하기, 지역사회 참여하기 등을 통해 개인은 전문가로서 성장하게 될 것이다.

**Did You Know**

당신의 모든 행동에는 당신의 전문성이 반영되어 있습니다. 당신의 복장, 이메일, 언어, 블로그 등 이 모든 것들은 전문성의 측면에서 당신과 당신의 이미지를 담아내게 됩니다. 이러한 것들을 가능한 전문가답게 하십시오.

### 멘토링 과정에 참여하기

젊은 전문가가 전문성에 대한 학습을 시작하는 가장 만족스럽고 전통적인 방법 중 하나는 자신들의 멘토를 찾는 것이다. 이 과정은 학부과정에서부터 시작하고, 전문가로서의 삶 내내 지속하도록 장려해야한다. 멘토 관계가 공식적이건 비공식적이건 가장 좋은 멘토는 다음과 같은 동일한 속성을 가진다: 상호 존중, 공통의 목표에 도달하기 위해 공유하는 비전, 신뢰, 새로운 경험과 성장의 전파, 실수할 경우 안전판 제공, 도전 과제 제시, 경청, 조언, 지혜 전수, 영감 제공 등. 그러한 멘토는 평생의 친구이자 동료가 될 것이다.

멘티에게 멘토링 관계를 맺을 수 있는 기회는 다양하다. 노련한 전문가를 만남으로써 조언을 요청할 수 있고, 직업에 대한 정보를 습득할 수 있으며, 네트워킹에 참여할 수 있는 기회를 얻을 수 있다. 전문 멘토와 함께 하는 것은 능력이 없다는 것을 의미하는 것이 아니라 자신의 경력을 위한 최상의 양심적인 책무이다.

전문적 멘토링 프로그램은 신임 전문가가 적절한 멘토를 찾는 것을 돕도록 발전해 왔다. 예를 들면, 클리블랜드 메트로헬스 의료원(Cleveland MetroHealth System)은 보건 분야 교육훈련 전문가를 위해 성공적인 멘토/멘티 프로그램을 도입하였는데, 멘토를 "현명하고 성실한 조언자 또는 코치"로 정의하고 있다.[9] 경력이 미흡한 전문가들이 자신의 경력을 쌓아가기 위해서 멘토의 존재는 매우 중요하다. 멘토 역할의 중요성은 멘토링 프로그램이 흔히 제공되는 대학에서도 확인된다. 미국 내 많은 대학들이 새로이 전공을 선택하여 입학하는 학생 또는 졸업 후 새로운 전문가로서 직업인의 길에 들어서는 이들을 위해 공식적인 멘토링 프로그램을 제공한다. 전문가 조직 또한 새로운 전문가의 전문성 함양을 위해 멘토링 기회를 제공한다. 이러한 프로그램의 한 예가 유타주의 보건교육협회가 운영하는 프로그램이다. 이 프로그램의 핵심은 유타주 공중보건 분야에서 전문적인 관계를 발전시키는 것이다. 이 프로그램의 목표는 다음과 같다.

- 학생과 전문가들이 공통된 관심사를 가질 수 있는 기회를 제공한다.
- 학생들이 보건 분야의 서로 다른 영역을 접할 수 있도록 한다.
- 유타주 보건교육협회의 전문가 회원 수를 증가시킨다.

조언을 제공할 수 있는 기회는 숙련된 전문가들에게도 주어진다. 앞서의 예에서와 같이, 다양한 보건 분야(예, 지역사회 기관과 단체, 병원, 지역 또는 주단위 보건부서)에서 일하는 경험 있고 인정받는 보건교육 전문가들은 미래 또는 새로운 전문가를 위한 멘토 역할을 하고 있다.

멘토는 그들의 멘티만큼 이러한 관계로부터 도움을 받는다. 선배 전문가들은 일대일 교류를 통해 자신의 발전 정도를 점검하고 재평가하며, 현재 자신이 일하는 방식을 검토할 수 있는 기회를 가질 수 있다.[11] 멘토 관계는 전문가로서 역할을 수행하는 동안 지속적으로 취해야할 행동을 의미하는 단어로 멘토와 멘티가 공감하여야 한다.

### 보건교육 단체에 참여하기

하나의 보건교육 단체의 회원이 되는 것은 신임 전문가와 숙련된 전문가 모두에게 있어서 자신의 전문성에 가치를 부여하는 것이다. 보건교육 전문가 조직의 회원이 되고 그 조직에 소속되는 편익은 문헌을 통해 입증된다.[12-15] 연구, 방법, 보건교육 과정에 관한 전문 학술잡지를 받게 되고, 크고 작은 학술모임에 참석하여 연구 결과를 발표하며, 전문가로서 성장하는데 도움이 되는 다른 이들과 네트워크를 형성하는 것들이 편익에 해당된다. 표 3-2는 보건교육자로서 참여를 고려할 수 있는 조직들을 제시하고 있다.

전문가 회원 조직은 보건전문가들에게 많은 기회를 제공한다. 보건교육건강증진협회들은 보건교육, 건강증진, 공중보건, 간호, 행동과학 등 다양한 분야를 아우른다.[12] 보건교육전문가조직에 회원으로 가입하고 참여하는 것은 자신의 전문가적 식견을 넓히고, 기존 또는 새로운 다양한 보건 분야 전문가들과 교류하며, 자신의 전문성을 보다 향상시키기 위함이다. 많은 국가수준 조직들이 광역 또는 주 단위 기관들과 제휴관계를 가지고 있어서, 이들 모든 수준에서 참여할 기회를 가질 수 있다.

### 자원봉사

어느 수준에서든 지역사회 보건교육 현장에서 자원봉사 활동을 할 수 있으며, 이는 신임 보건교육자와 숙련된 보건교육자가 공식적 또는 비공식적으로 전문적 경험을 체험할 수 있는 훌륭한 기회이다. 자신의 시간과 기술을 제공함으로써 전문성에 대한 인식은 강화된다. 즉, 전문가가 된다는 것은 해당 전문 영역을 바라보는 것이 아니라 실제 주어진 일을 수행하는 것과 관계된 것이다. 특정 전문가에게 기대하는 역할은 그들이 살고 있는 지역사회에 대한 사회적 책임성을 갖는 것이다. 극작가 George Bernard Shaw(1865-1950)는 "내 삶은 지역사회에 속해 있으며, 내가 살아있는 한 그 어떤 일이든 내가 할 수 있는 영광을 가지고 있다고 생각한다"고 말하였다. 미국심장협회(American Heart Association), 미국암협회(American Cancer Society), 미국적십자사(American Red Cross) 등과 같은 지역사회 조직은 자원봉사자의 도움을 받고 있다.

**Did You Know**

모든 주에서 여성이 남성보다 자원봉사 활동에 더 많이 참여한다. 전국적으로 일하는 여성들의 자원봉사 참여율이 그렇지 않은 여성들에 비해 더 높다.

자원봉사는 경제적 보상이 아니라 참여하는 개인의 목적과 동기에 의해 좌우된다. 이러한 성격의 일은 전문가들로 하여금 활동하고 있는 지역사회 또는 전문 영역에서 전문가들이 차이를 만드는 중요한 요소임을 확고히 인식하게 한다.

### 지역사회 사례 1

Sureka는 최근 스프링빌대학을 졸업한 지역사회 보건교육자로 스프링빌 공중보건부에서 스프링빌 카운티 거주 주민 중 주로 농촌지역에 거주하는 주민들을 대상으로 하는 건강정보이해능력(health literacy) 향상을 목적으로 하는 캠페인 개발 업무를 맡고 있다. Sureka는 지역사회보건 관련 전공과목에서 모두 A 학점을 받았으며 면접도 훌륭하게 잘 치렀다. 스프링빌대학에서 매우 열심히 공부하였지만, Eta Sigma Gamma 지부에 가입하지 않았으며 멘토를 찾고자 하지도 않았고(항상 좋은 성적을 받았기 때문에 멘토가 필요하다는 생각을 하지 못하였다), 공부 외 지역사회 보건교육 활동에 참여하지도 않았다. Sureka는 업무를 시작하는 첫 번째 주에 건강정보이해능력 캠페인에 관한 3가지 업무를 부여 받았다: (1) 캠페인으로부터 가장 많이 도움을 받을 수 있는 주민들에 대한 정보를 수집할 것 (2) 지역에서 예방적 서비스를 제공하는 농촌지역 의사들 모임에 참석할 것 (3) 스프링빌 단체들에 재정 지원을 하는 단체에 관한 정보를 제출할 것

표 3-2 주요 보건교육 전문가 조직

| 조직 | 설명 |
|---|---|
| Eta Sigma Gamma(ESG)<br>www.bsu.edu/esg | 1967년 설립된 에타 시그마 감마(ESG)는 전국단위 전문 보건교육 조직이다. ESG 회원이 되면 ESG 지부의 선출직 출마, 학문적 성취도에 따른 장학금 수혜, 보건교육 전문직으로서의 지원, 지부 사무소가 있는 지역사회의 요구에 부응할 수 있는 전문적인 기회를 가질 수 있다. 지역사회 보건의 모든 수준에서 활동하는 리더들은 ESG에서 자신의 경력을 시작한다. |
| 미국보건교육협회<br>(American Association for Health Education, AAHE)<br>www.aahperd.org/aahe | 미국보건교육협회(AAHE)는 7,500명의 보건교육 및 건강증진 전문가로 구성된 조직이자 가장 오래되고 가장 큰 보건교육협회이다. AAHE는 모든 이들의 건강향상을 위해 애쓰는 다양한 분야(예, 보건의료, 지역사회/공공 기관, 기업, 학교, 고등교육기관 등)의 전문직에 종사하는 보건교육 전문가 또는 관련 전문가를 공급함으로써 전문직 향상에 기여한다. |
| 미국학교보건협회<br>(American School Health Association, ASHA)<br>www.ashaweb.org | 미국학교보건협회는 학교에서 근무하며 학령기 아동과 청소년의 건강을 보호하는 업무를 맡고 있는 전문직 조직이다. 학교보건프로그램의 질 향상을 위해 노력하는 행정가, 상담가, 보건교육가, 체육 교사, 학교 급식 인력, 학교 심리사 및 사회복지사, 학교보건 간호사, 학교보건 의사 등 다양한 분야의 인력이 참여하고 있다. |
| 미국공중보건협회<br>(American Public Health Association, APHA)<br>www.apha.org | 미국공중보건협회의 사명은 협회의 모든 활동에 있어서 개인, 집단 및 지역사회를 위한 보건교육, 질병예방, 건강증진을 강력하게 옹호하는 것이다. 협회의 우선적인 사명은 보건교육, 질병예방, 건강증진을 목적으로 하는 모든 전문가 및 관련 분야에서 가장 높은 수준의 윤리 원칙과 실천의 표준을 설정하고 유지하며, 그 실례를 제시하는 것이다. 이러한 사명에 부합하기 위해 협회의 모든 활동에 있어서 개인, 집단 및 지역사회를 위한 보건교육, 질병예방, 건강증진을 강력하게 옹호한다. |
| 공중보건교육협회<br>(Society for Public Health Education, SOPHE)<br>www.sophe.org | 공중보건교육협회(SOPHE)는 미국과 25개 다른 나라에서 보건교육 및 건강증진 분야에 대하여 관심을 가지고 있거나 공식적인 훈련을 받은 4,000명의 전문가 및 학생으로 구성된 독립적이며 국제적인 전문가 협회이다. 회원들은 학교, 대학, 의료, 기업, 자발적인 보건기관, 국제기구 및 연방, 주, 지역사회 행정기관에서 근무하고 있다. SOPHE는 공공분야 보건교육 및 건강증진 분야에만 헌신하는 유일한 단체이다. SOPHE의 주요 사명은 보건교육이론과 연구, 보건교육 실천 및 건강에 도움이 되는 공공정책의 향상과 보건교육 전문직종에게 리더십을 제공함으로써 모든 이들의 건강에 기여하는 것이다. |

## 지역사회 사례 1

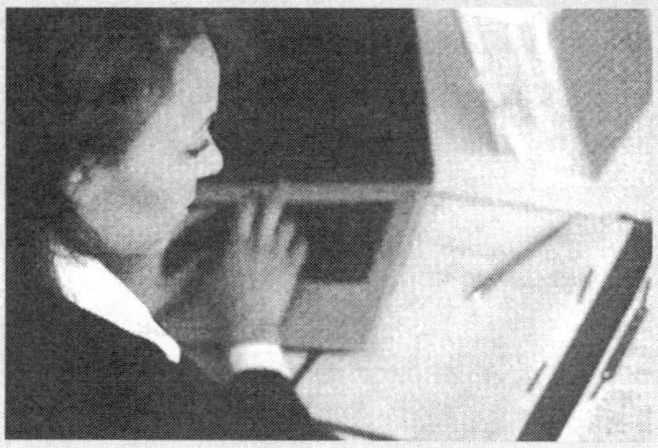

Sureka는 건강정보이해능력에 대한 자신의 지식을 향상시키기 위해 자신의 근무시간 중 대부분을 건강정보이해능력에 대한 정보(그녀가 잘 모르는 것들)를 컴퓨터로 검색하고 자신의 대학시절 교과서를 읽는데 사용하였다. 건강정보이해능력에 관해 특별히 관심이 있는 소집단(Special Interest Group, SIG)이 활동하는 보건교육 관련 단체에 가입하는 것을 고려하였으나 대부분의 단체들이 유사하고, 과연 어느 누가 리스트서브(전자우편으로 특정 그룹 전원에게 전자우편을 전송하는 시스템)를 통해 이들 SIG 사람들과 이야기를 나눌 정도로 시간이 있을까라고 생각하고서는 가입을 포기하였다. 그녀는 할 일이 있었고, 그녀의 사무실 동료들은 잘 차려입은 그녀가 항상 책상에서 일하고, 즐겁게 일하기 때문에 그녀가 일을 잘하고 있다고 생각하였지만, 확신하지는 못하였다. 그 이유는 그녀가 다른 동료들과 점심식사를 함께 하지 않고, 일하면서 책상에서 식사를 하는 것을 좋아하였기 때문이다. 그녀는 건강정보이해능력에 관한 일부 좋은 웹사이트를 발견하였고 가능한 더 공부하기 위해 시간과 집중이 필요하다는 이유로 농촌지역 의사들과의 일부 회의를 취소하였다. 결국 어떠한 회의에도 전혀 참석하지 못하였다.

### 경력 포트폴리오 개발하기

경력 포트폴리오는 학술 및 비학술적 분야에서 개인의 다양한 업적을 취합한 것이다. 경력 포트폴리오는 특정 분야에서의 역량과 보건교육 분야에서 이루어진 업적 사례들을 나열하거나 구체적 사항들을 제시하여야 한다. 포트폴리오는 가장 최근까지 개인이 성취하였거나 참여한 사항과 성취도를 반영하는 내용이 포함되도록 갱신되어야 한다. 포트폴리오는 문서형태(서류철 또는 서류가방)이거나 전자형태(CD-ROM 형태) 모두 가능하다. 전문가 포트폴리오는 보건교육의 다양한 분야에서의 역량을 보여줄 수 있는 일련의 업적을 제시하는 것이다. 표 3-3에 가능한 포트폴리오 항목들의 예를 제시하였다. 추가적인 정보와 포트폴리오 작성 안내는 이 장의 마지막 부분인 '부가 자료원'에서 확인할 수 있다.

표 3-3 포트폴리오 항목 예

| |
|---|
| 목차 |
| 지원서 |
| 이력서 |
| 성적증명서 |
| 자기 소개서: 자신의 교육적 신념, 강점 등을 제시 |
| 직장 또는 학교 관련 항목: 예, 직접 디자인한 브로슈어, 3–5분짜리 교육 또는 훈련 비디오 자료, 직접 개발한 훈련 지침서, 강의 경력, 참여한 연구과제에서의 역할(자료 입력 및 분석), 기타 관련 사항 |
| 학생 강의 평가, 업무능력 평가, 추천서 |
| 완료하였거나 진행 중인 과제의 사진 |
| 수상이력 |
| 면허 또는 자격(예, CPR, CHES) |
| 외국어 능력 |

### 보건교육 역량 훈련

전문가 세계에서 경쟁하기 위해서는 보건교육 분야의 기본 역량이 필요하다. 보건교육은 다양한 콘텐츠 분야를 아우르며, 짧은 시간동안 동시에 여러 가지 일을 처리할 수 있는 능력을 요구하는 전문직이다. 보건교육자는 프로그램 개발, 시행, 평가와 아울러 건강 콘텐츠 분야에 정통하여야 한다.[8]

규정된 임무와 그에 따른 역량을 통해 구현되는 특정 기술들은 신임 보건교육자들을 위한, 기회와 실천영역을 보여줄 수 있다. 이들 임무들은 보건교육자 양성과 훈련에 관한 국가특별전문위원회(National Task Force on the Preparation and Practice of Health Educators)의 궁극적인 과제이다. 이 위원회는 1985년에 우선 이러한 역할을 소개하는 내용을 담은 "역량에 근거한 교육과정 개발을 위한 틀"을 출간하였다.[8] 현재 국가보건교육인증위원회(National Commission for Health Education Credentialing, NCHEC)은 표 3-4에 제시된 바와 같이 7개의 중요한 임무들을 규정하였다.

표 3-4 CHES 임무들

Ⅰ. 개인과 지역사회의 보건교육 요구도를 파악한다.
Ⅱ. 보건교육 전략, 중재, 프로그램을 계획한다.
Ⅲ. 보건교육 전략, 중재, 프로그램을 실행한다.
Ⅳ. 보건교육과 관련된 평가와 연구를 수행한다.
Ⅴ. 보건교육 전략, 중재, 프로그램을 관리한다.
Ⅵ. 보건교육 책임자로 활동한다.
Ⅶ. 건강 및 보건교육을 위해 소통하고 옹호한다.

보건교육사(CHES) 인증제도는 이들 7개 임무에 대하여 능력을 갖추고 있음을 보여주고 싶은 보건교육 전문가들을 국가보건교육인증위원회(NCHEC)가 인증하는 제도이다. 보건교육 전문가 인증을 받기 위해서는 신임 또는 숙련된 보건교육 전문가 모두 고등교육기관으로서 신임을 받은 기관에서 취득한 학사 학위, 석사 학위 또는 박사 학위와 다음의 사항을 제시하여야 한다: 보건교육(예, 보건교육, 지역사회보건교육, 공중보건교육, 학교보건교육)을 전공하였음을 증명하는 성적증명서(수강과목명 포함), 또는 보건교육자의 임무를 전문적으로 다루는 강좌를 최소 25 시수(학기제 과목의 주당 수강시간)나 37 시수(쿼터제 과목의 주당 수강시간)을 이수하였음을 증명하는 성적증명서.[8] 보건교육사 자격증 취득의 비용과 시험일정에 대한 정보는 국가보건교육인증위원회 홈페이지(www.nchec.org/aboutnchec.re)에서 확인할 수 있다. 숙련된 보건교육 전문가를 위한 더 많은 역량이 논의 중에 있다.

### 활동의 철학적 토대를 개발하라

인맥, 사건, 경력 등은 전문인이 가야 할 길에 안내자가 되어줄 것이다. 계획과 목표 설정 또한 중요한 역할을 할 것이다. 하지만, 전문인이 갖추어야 할 요건 중 빠뜨려서는 안 될 것이 있다면 바로 보건교육에 관한 철학 개발이다. '철학(philosophy)'이라는 단어는 일반적으로 "지혜에 대한 사랑(love of wisdom)"으로 해석된다. Gambescia는 전문성에 관심 있는 사람들에게 도움을 줄 목적으로 몇 가지 중요한 철학 관련 질문을 제기하였다.[18] 이 질문들은 지역사회 보건교육자의 철학("사명"이라고 부르기 좋아하는 전문인도 있음) 마련에 많은 도움이 될 것이다.

- 우리는 누구인가?
- 우리의 선택은 인간의 환경 중 어떤 면에 영향을 미치는가?
- 우리는 이 일을 왜 그리고 어떻게 하는가?
- 그것은 어떤 차이를 만드는가?

Gambescia는 또한 전문성 고양을 위해 화두로 삼아야 할 3가지를 제시하였다.[18]

- 나는 현재 내가 가진 지식을 어떻게 가지게 되었는가?
- 나는 무엇을 해야 하고 어떻게 처신해야 하는가?
- 나는 다른 사람들을 어떻게 대하는가?

표 3-5 보건교육 기구들의 미션 선언문

| 보건교육 기구 | 미션/철학 |
|---|---|
| 미국보건교육협회(AAHE) | "미국보건교육협회는 보건교육을 만인의 건강 보호와 개선 및 증진을 도모하는 역동적 협력 과정으로 구현한다." |
| 미국공중보건협회(APHA)의 공중보건교육 및 건강증진(PHEPH)부 | "최우선 가치를 보건교육, 질병예방, 그리고/또는 건강증진에 두는 모든 전문가와 학계의 입장을 대변하며 고결한 실천 윤리 및 준거의 설정, 견지, 확대를 그 이상으로 한다." |
| 공중보건교육협회(SOPHE) | "공중보건교육협회는 보건교육 이론 및 연구 성과의 축적, 뛰어난 예비 전문가 과정 및 실습, 건강 관련 공공정책 홍보활동 등을 통하여 공중보건교육 종사 분야에 지도력을 제공하고 만인의 건강과 불평등 해소에 기여하는 것을 그 사명으로 한다." |

분명 위의 질문들은 보건교육자들을 "교육" 현장 밖으로 데리고 가서 깊이 생각할 시간을 갖게 한다. 그러면서도 신임과 경력자 모두 보건교육 분야의 핵심에 충실하도록 한다. 모든 지역사회 보건교육자는 교육에 관한 철학을 갖추어야 한다. 전문 보건교육 기구들도 사명감을 가지고 회원 및 대중에게 다가가기 위해서 철학 선언문을 채택한다.

### 윤리적 행동으로 활동하라

윤리는 전문성의 핵심이다. 보건교육 분야에서 윤리적 딜레마는 항상 존재하며 논쟁과 격렬한 토론이 필요한 주제들은 전문가 영역의 일부이다. 논란의 소지가 있는 보건교육의 영역으로는 학교(유치원-12세) 성교육, 대학의 금연 정책, 보건교육 교과과정에서 차지하는 유전교육의 역할, 보편적 건강관리 정책 등이 있다. 윤리는 좀 더 객관적인 견해 즉, 전문인의 행동은 공적인 입장에 따라 결정된다는 견해를 학계에 제공한다.

**Did You Know**

이력서는 당신이 누구인지를 알려주는 것이다. 관심을 끌 수 있는 완벽한 이력서를 목적에 부합하도록 적어라. 이력서가 깔끔하지 않으면 당사자의 전문성이 부정적으로 비춰질 수 있다. 이력서에는 오타가 한 글자만 있어도 쓰레기통 신세가 된다.

윤리는 여론이 아니라 이성과 철학적 원칙에 기초한다. 1953년 Kleinschmidt와 Zimand는 이렇게 적고 있다. "사람들이 생각을 바꾸겠다고 결심할 때 보건 전문가는 이들의 생각에 어떤 영향을 주고 있는지 심각하게 생각해 볼 필요가 있다."[19] 이것은 보건교육자가 대중을 상대로 일하는 동안에 건강 행동의 "변화 매체체(change agent)"로서 담당하는 역할을 언급하는 대목이다. 지역사회 보건교육자는 자신의 역할에 대한 인식이 있어야 하며, 지역사회 보건교육 활동이 이루어지는 동안에 견지해야할 윤리강령에는 어떤 것들이 있는지 염두에 두어야 한다.

지역사회 보건교육자들이 윤리적으로 활동할 수 있도록 내부 윤리강령이 개발 채택되었다. 현재 전국보건교육기구연합(National Coalition of Health Education Organizations, NCHEO)의 공동 윤리강령(Unified Code of Ethics)이 보건교육 분야의 윤리적 지침이 되고 있다. 미국대학보건협회(American College Health Association)의 보건교육부(Health Education Section), 미국공중보건협회(American Public Health Association)의 공중보건교육 및 건강증진부(Public Health Education and Health Promotion Section), 미국공중보건협회의 학교 보건교육 서비스부(School Health Education and Service Section), 미국보건교육협회(American Association for Health Education), 건강증진 및 공중보건교육 주(洲) 지도자협회(Association of State and Territorial Directors of Health Promotion and Public Health Education), 공중보건교육협회(Society for Public Health Education), 보건, 신체활동교육 주(洲) 지도자협회(Society of State Directors of Health, Physical Education, and Recreation), Eta Sigma Gamma 등을 비롯한 여러 보건교육 기구가 수년간 노력하여 1999년에 공동 윤리강령이 승인 비준되었다.[20]

NCHEO 공동 윤리강령은 다음과 같이 시작된다. "보건교육 분야는 개인, 가족, 조직, 지역사회 건강증진의 우수한 활동을 위해 헌신한다. 본 윤리강령은 보건교육 실천을 위한 공통의 가치 체계를 제공한다. 모든 보건교육 전문가는 가장 고결한 행동 지침을 지향하고 함께 일하는 모든 사람들에게 윤리적 행동을 권장할 책임을 가진다."[20] 이 윤리강령에의 동의와 실천 노력이 전문성의 근간이다. 윤리강령은 지역사회 보건교육자가 공적인 태도와 사적인 가치 및 신념을 구분해야 할 경우 활용할 수 있는 전문성의 준거로 개발되었다. 개인적 가치와 전문가적 행동이 조화를 이룰 때 지역사회 보건교육자로서 그리고 전문가로서의 역할 모두에 최선이 될 것이다. 1장 "보건교육 방법 선택과 적용의 이론과 윤리"에서 보건교육에서 차지하는 윤리의 역할에 대해 더 자세한 내용을 찾아 볼 수 있다.

### 다문화 수용력을 개발하라

개인의 건강 상태에서 차지하는 문화의 중요한 역할을 감안할 때 문화에 대한 개념을 이해하는 것은 보건교육은 물론이고 건강 관련 프로그램의 확산에 절대적으로 중요하다고 주장된다. 문화 수용력(Cultural competency)은 "문화마다 다른 가치, 태도, 신념, 관습을 이해하고 존중하며 보건교육과 증진 프로그램 그리고 개입 활동을 계획, 시행, 평가할 때 이러한 차이점을 타당하게 고려하고 반영할 수 있는 능력"이다.[22] 좋은 결과를 얻기 위해서 보건교육 전문가는 높은 수준의 다문화 수용력을 가지고 있어야 한다.

### 지역사회 사례 3

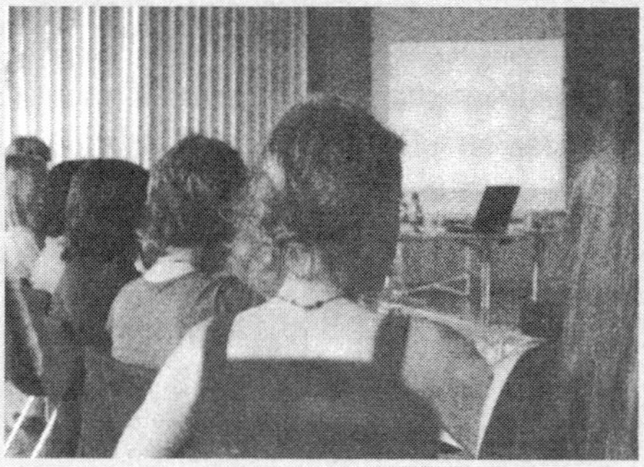

Sureka는 오랜 시간 작업으로 마침내 건강정보이해능력과 시골 지역 인구에 관해 얻을 수 있는 모든 자료를 모았다. 매우 만족스러웠다. 아직도 학생이라면 이번 과제에 대하여 최고 점수를 받을 수 있었을 것이다. 그 동안 찾은 자료를 지역재단에 설명하는 자리에 지역 재단에 설명해야 하는데 몇 분 늦기는 했지만, 회의 시작 1시간 전 발표 준비 마무리 단계에서 프린터가 먹통이 되었다고 잘 둘러댔다. 가죽 서류 가방에 레이저 포인터를 손에 든 모습이 회의에 늦은 사람치고는 너무나 자연스러워 보였다. 재단 이사회 앞에서 시골 지역의 건강정보이해능력에 관해 포괄적인 내용을 정리 발표하기 시작했다. Sureka의 파워포인트 슬라이드는 화려한 색상의 그래프와 예쁜 그림들로 가득 차 있다(Sureka는 여기에 여러 시간을 할애했다). 발표 중간쯤에 이사 중 한 명이 스프링빌 지역민이 느끼는 구체적인 필요성을 제시해보라고 했다. Sureka는 자신이 발표하는 프로그램이 매우 성공적이며 모든 시골 지역민에게도 성과가 있을 것이라고 즉시 대답했다. 시골지역을 직접 방문하여 확인해 보았는지 묻자 Sureka는 발표 준비 때문에 너무 바빠서 시간이 없었다고 대답했다. 시골지역 내과의사 단체 등 영향력이 있는 사람들과 만난 적이 있는가라는 질문에 다시 바빴다고 하소연하였다. 이 대목에서 그 이사는 충분히 들었다고 발표를 중단시켰다. Sureka의 프로그램은 지원을 받지 못했다.

AAHE가 최근에 배포한 문화적 인식과 감수성: 보건교육을 위한 안내서(Cultural Awareness and Sensitivity: Guidelines for Health Educators)에서는 건강관리 기

구와 건강관리 교육자들이 다양한 인구 집단을 만나면서 접하는 어려움들에 특별한 관심을 기울였다.[21,23] AAHE는 여기에서 건강 전문가들은 특히 더 문화적 인식 및 감수성을 길러야 한다고 지적했다.[21] 또한, Healthy People 2010에서는 미국 내 건강 불평등 감소 지원을 위해 다양한 문화를 고려한 중재 활동이 필요하다고 적고 있다.[21,24]

지역사회 보건교육자가 표적집단의 문화에 대한 인식과 감수성을 갖춘다면 참여 수준에 유의한 결과를 가지고 올 것이다.[25] 신임 지역사회 보건교육자와 경력자 모두 이러한 면을 더 잘 다듬기 위해서는 문화 수용력을 갖춘다는 것이 어떤 의미인지에 관한 철학을 개발해야 한다. 지역사회 보건교육자가 개인의 철학을 확립하고 다양성에 대한 인식을 실천과 통합하여 노력을 기울일 때만 "문화적 수용력"이 뿌리를 내릴 수 있다. 문화 수용력을 갖추는 것은 평생 이어가야 할 노력이며 지속적인 행동에 달려있다. 문화 수용력은 보건교육 분야 뿐 아니라 보건교육 전문가의 잠재적 활동 공간인 고객, 기관, 지역사회에게도 꼭 필요한 내용이다.[21] 2장, "다문화 사회의 보건교육 증진"을 참고하면 지역사회 보건교육자에게 필요한 다문화 수용력과 관련하여 구체적인 부가 내용을 살펴볼 수 있다.

### 공학 기술과 그 활용 능력을 익혀라

컴퓨터 장비는 보건교육 분야에서 중요한 역할을 하게 되었다. 지역사회 보건교육자의 중요한 역할 한 가지는 건강 정보를 적절하게 확신시키는 것이다. 건강 정보 확산의 책임성에 관한 내용 중에는 지역사회 보건교육자는 주로 컴퓨터와 인터넷을 통한 전자 매체를 효과적으로 사용할 수 있어야 한다는 내용도 있다.[26] 또한, 정보통신기술은 의학, 강의, 교수, 원격 교육 부문의 보건교육에도 영향을 미친다. 지역사회 보건교육자는 건강 정보 및 건강 관련 활동의 확산에서부터 시골지역 학생들을 위한 원격 교육 과정에 이르기까지 다양한 방식으로 정보통신기술을, 그외에도 지역사회 보건교육자들은 장애 고객을 위한 보조공학의 중요성을 알고 있다.

전자 네트워크도 보건교육에서 목표 청중을 위한 일차적인 의사소통 매체가 되었다.[27] 그 한 가지 예가 이메일이며 보건교육자들 중에는 이것을 사용하여 여러 가지 상황에서의 여건을 개선하는 사례가 많다.[28] 신임과 경력자 모두에게 유용한 또 다른 의사소통 기술은 리스트서브의 활용이다. 예를 들어, 보건교육 디렉터리 리스트서브

(Health Education Directory listserv, HEDIR)는 신임 보건교육자들에게 유용하며 애호되는 전문가용 리스트서브이다. 표 3-6은 신임 및 경력 지역사회 보건교육 전문가를 위한 공학 기초 활용 능력을 보여 준다.[29]

**표 3-6 보건교육 전문인에게 필요한 기본적인 공학 활용 능력**

- 웹 페이지를 만들고 유지 편집하는 방법
- 대화형 모드 파워포인트(예: 프로듀서) 사용 능력
- 데이터베이스에 접속하여 관련 자료 얻기. 예로 CDC WONDER, Census, PubMed 외 기타 공중 건강 전문 데이터베이스
- SPSS와 같은 첨단 통계 프로그램의 도움을 받지 않고 자료를 분석하는 능력
- PDF 파일로 전환하는 방법
- 오디오, 비디오, 그래픽 자료 연결과 입력 방법
- 교육 프로그램 배포를 위한 공학 기술 활용 이론
- 신기술에 배타적이지 않는 법

넷티켓 즉 인터넷 사용 예절은 컴퓨터를 사용할 때 지켜야 할 중요한 실천 사항 중 한 가지이다. 보건교육 전문가는 안내창이 뜨는 최신 업데이트 내용과 마찬가지로 기본적인 사용 규칙과 절차에 대해서도 알아야 한다. 이메일과 같은 인터넷 의사소통 매체를 사용할 때는 몇 가지 기본적인 안내사항을 준수해야 한다. 우선, 공적인 이메일 주소를 만들어야 한다. 둘째, 이메일 규칙을 알고 써야 한다. 예를 들어 주의표시를 달고 포스팅을 보낼 때 영어 대문자를 사용하는 것은 고함을 지르는 것으로 받아들여져 메일 수신자에게 무례한 인상을 줄 수 있다. 셋째, 공적인 이메일은 영업일 기준으로 2-5일 안에 답을 줘야 한다. 마지막으로, 평생을 함께할 수 있는 이메일을 적어야 한다. 왜냐하면 사이버 공간에 영구 보관되는 문서의 하나이기 때문이다.

### 서비스 학습에 참여하라

보건교육의 실천이 보다 지역사회 중심적, 참여적으로 변화하고 있기 때문에 서비스 학습(service learning) 활동이 교육 프로그램에 통합되고 있는 추세이다.[30] 서비스 학습 활동은 보건교육자에게 지역사회 조직화 및 발전에 참여하고 더불어 책무를 실천

할 수 있는 기회가 된다.

서비스 학습은 어떤 기관과 그 기관의 활동 대상 지역사회들 간의 협력 관계이다. 이는 보건교육자를 위한 체험 학습 중 가장 응용성이 높은 형태이다. 서비스 학습의 핵심 개념은 대부분 보건교육의 주요 원칙과 통한다. 서비스 학습은 신임 보건교육자와 경력자 모두에게 공식적인 지역사회 보건 활동에 참여하면서 동시에 지역사회에 필요한 서비스에 적극 참여할 수 있는 기회를 마련한다. 무엇보다 중요한 점은 서비스 학습이 장래의 지역사회 보건교육자(예, 학생)와 경력자(책임 인력) 모두에게 다양한 수준에서 "지역사회"와의 관계를 형성하는데 필요한 기초를 마련한다는 것이다. 이것은 장래의 보건교육자와 경력자 그리고 지역사회 구성원들 간의 협력 관계의 가교로 발전될 수 있다. 학계와 지역사회와의 협력 관계는 관계 구축과 지역사회 조직화 및 그 발달에 결정적 역할을 한다.[31]

서비스 학습 요소들은 지도력, 학제 간 공동 작업 및 협력, 강연, 제휴를 위한 제안과 진전, 미디어 홍보, 공공 정책 전략 개발과 같은 전반적인 전문성 개발을 지원하는 것을 목표로 한다. 서비스 학습의 핵심은 NCHEC 책무 7가지 항목 중 상당수를 소개하고 충족시킬 뿐만 아니라 시민 참여, 행동주의, 지역사회 홍보 활동에 기반하는 중요한 학습 요인들도 구축할 가능성이 있다는 점이다.[31] Clark에 의하면 서비스 학습은 처음 경험을 쌓기 시작한 사람에게 전문인으로서의 정체성을 확인하고 구축할 기회를 제공하기도 한다.[33]

이 장의 저자들은 다음과 같은 좀 더 광범위한 영향을 제시하고자 한다. 즉, 서비스 학습 참여로 학생(장래의 보건교육자)은 전문인으로서의 정체성을 개발하는 한편 모든 참가자들(학생, 책임 인력, 지역사회 구성원)은 이 분야의 활동에 있어서 앞으로 나아가야 할 방향을 독자적으로 심사숙고하고 평가하며 수정할 기회를 얻는다는 것이다.[31]

### 시민 참여 활동에 동참하라

John F. Kennedy 대통령은 취임 연설에서 이렇게 말했다. "나의 동포 미국인들이여, 이 국가가 여러분을 위해서 무엇을 해 줄 수 있을지가 아니라 여러분이 이 국가를 위해 무엇을 할 수 있을지를 물어보십시오." 국민으로서 우리는 케네디 대통령이 믿었던 신념, 즉 적극적인 시민의식과 시민 참여를 이해하고 실천에 옮기기 위해서 40년이 넘게 이 인용문을 읽고 듣고 생각했다. 지역사회 보건교육 전문가로서 소속 지역사회나 혹은 더 큰 단위의 국가, 국제사회에 기여할 수 있는 방법은 다양하다. 활동의 범위는 정치적 명분에서 비정치적 명분에 이르기까지 다양하다.

### 지역사회 사례 4

본인의 근무 태도를 되돌아본 Sureka는 자신의 노력이 의도는 좋았지만 흉내만 내고 진정성이 없었다는 점을 깨달았다. Sureka는 정시에 출근해서 열심히 일하고 편한 복장을 하고 즐겁게 생활했다. 이것들이 바로 전문인이 갖추어야 할 중요한 자질들이지만, 이전에 Sureka는 진정한 전문인이 될 수 있는 많은 기회들을 놓쳤다. 지역사회 안으로 들어가지 않고, 시골지역 내과의사와 만나지 않거나 지원단체에 가입하지 않았으며, 네트워크에 등록하지도 않고, 동료들과 교류도 하지 않았기 때문에, Sureka는 전문인으로서의 자질을 보여주지 못했고 성과도 올리지 못했다. Sureka는 주 보건교육 전문가 단체에 가입하기도 하고 같은 팀의 다른직원과 함께 다음에는 보다 잘 준비할 수 있는 방법에 대해 자문을 하였다.

시민 참여는 전문가 경력을 개발 확대할 수 있는 훌륭한 방법이다. 시민 참여는 지역사회 보건교육자에게 눈으로 확인할 수 있는 여러 기회를 제공하기도 한다. 시민 참여가 가져다주는 이점은 다음과 같다.[34]

- 정치적 사회적 참여 구축
- 시민의식 함양
- 도시 개발
- 지도력 향상
- 네트워크 구축

이상은 시민 참여가 가지고 오는 편익 중 일부에 불과하다. 거시적 안목으로 사회와 인간성 발달을 위한 변화를 타인에게 전달하고 그러한 변화를 창출하는 것이 개인적으로 그리고 전문가로서 성장하는 가장 중요한 방법이라는 것을 염두에 두어야 한다.

### 계속 교육을 평생 학습으로 수용하라

현직 전문가들이 특정 학문 분야의 새로운 지식을 습득하고, 전문성을 견지하며, 더 나은 보수를 받고, 나아가 학위(예, M.S, M.P.H., Ph.D.)를 취득할 수 있도록 평생 교육반(Continuing education units, CEUs)을 개설한다. 예를 들어, 현장에서 여러 기술적 능력을 더 잘 갖추기 위해서 3학점짜리 공학 CEU를 수강할 수 있다. 사용자는 지역사회 보건교육 전문인을 채용할 때 심폐소생술과 응급구조 자격증을 요구할 수 있다. 요구 조건과 이유는 끝이 없다. 평생 교육반 등록이 개인적인 성취감 때문이든지 공적인 필요 때문이든지 그로부터 얻을 수 있는 혜택은 개인적 성장과 공적인 성장 양측면에서 매우 다양하다. CEU는 온라인 강좌, 학회지 논문, 학술대회 등 다양한 방법을 통해 참여할 수 있다.

## 결론

전문성을 키우기 위해 적극적으로 활동하면서 얻을 수 있는 혜택 중 가장 큰 의미를 가지는 것은 지역사회 보건교육자로서 정체성을 확립할 기회를 갖는 것이다. 전문성은 지속적인 참여가 관건이긴 하지만 보건교육 분야의 수월함을 위해 노력하는 다른 전문인들의 도움과 더불어 이루어지는 긍정적인 노력이다. 지역사회 교육자로서의 경험이 많든 적든, 막 첫발을 내딛었거나, 노련한 경력자로서 경험의 연장이든 간에 전문성 함양을 위한 재료는 매우 다양하다.

## 핵심용어

**경력 포트폴리오**(career portfolio): 학계와 비학계 분야 모두에서 여러 가지 개인 실적물을 모은 자료집

**멘토십**(mentorship): 경험이 많은 멘토와 상대적으로 경험이 적은 상대방(멘티 혹은 후견인) 간의 발전적인 관계

**문화 수용력**(cuture competency): 문화마다 차이가 나는 가치, 태도, 신념, 관습을 이해하고 존중하며 보건교육 및 증진 프로그램과 개입 활동의 계획, 수행, 평가에 있어 이러한 차이점들을 타당하게 고려하고 반영하는 개인의 능력

**보건교육사**(Certified Health Education Specialist, CHES): 미국 보건교육 자격 위원회(National commission for Health Education Credentialing, NCHEC)가 정한 준거 수준에 도달하고 CHES시험에 합격한 사람들

**서비스 학습**(service learning): 유의한 지역사회 활동을 가르침과 배움으로 결부시켜 학습 경험을 풍부하게 하고, 시민 책임의식을 가르치고, 지역사회를 강화시키는 교수 학습 방법

**윤리**(ethics): 전문인의 행동을 결정짓는 도덕적 원칙이나 가치관으로 형성된 구조

**자원봉사**(volunteerism): 보수 혹은 기타 물질적 보상에 대한 기대 없이 기꺼이 이타적인 활동을 함

**전문성**(professionalism): 전문인의 자질, 정신, 기술을 소유하는 것

# 참고문헌


1. *Random House Webster's Unabridged Dictionary.* (1997). New York: Random House Information Group.
2. Brandeis, L. D. (1993). *Business: A profession.* Boston: A profession. Boston: Hole, Cushman, and Flint.
3. Ball, J. (2001). *Professionalism is for everyone.* Available: http://www.goalpower.com/Keynotes-Seminars/Professionalism-Is-for-Everyone-program.html. Accessed 5/12/07.
4. Lawson, W.D. (2004). Professionalism: The golden years. *Journal of Professional Issues in Engineering Education and Practice, 130*(1), 26-36.
5. Brennen, T. (2002). Medical professionalism in the new millennium: A physician charter. *Annals of Internal Medicine, 136,* 243-246.
6. Fromer, M. J. (1981). *Ethical issues in health care.* St. Louis, MO: C. V. Mosby.
7. Coalition of National Health Education Organizations. (1999). *A unified code of ethics.* Available: http://www.cnheo.org/. Accessed 7/2/07.
8. National Commission for Health Education Credentialing. (2007). *About NCHEC.* Available: http://www.nchec.org/aboutnchec/rc.html#1. Accessed 6/24/07.
9. Cleveland MetroHealth System. (2007). *Case Western Reserve University Department of Anesthesiology's mentor/protege program.* Availble: http://www.metrohealth.org/body.cfm?id=308. Accessed 7/4/07.
10. Health Education Association of utah. (2007). *HEAU mentorship program.* Available: http://www.heau.org/mentorship.php. Accessed 6/2/07.
11. Wagner, R. (2001, December 7). Why you'll want a mentor outside the ivory tower, too. *Chronicle of Higher Education.* Available: http://chronicle.com/jobs/2001012/2001120702c.htm. Accessed 6/30/05.

12. Young, K., & Boling, W. (2004). Improving the quality of professional life: Benefits of health education and promotion association membership. *California Journal of Health Promotion, 2*(1), 39-44.

13. Logemann, J. (1994). Why should I belong to a professional organization like ASHA? *Journal of School Health, 36*(11), 113-122.

14. Desmond, S. A., & Symens, A. M. (1997). Promoting graduate students' membership in professional organizations. *Teaching Sociology, 25*, 176-182.

15. Hall, E. R. (1993). Increasing student involvement in professional organizations, and the pursuit of excellence in nursing. *Journal of the Society of Pediatric Nurses, 6*(3), 147.

16. Cottrell, R., Girvan, J., & McKenzie, J. (2005). *Principles and foundations of health promotion and education* (3rd ed.). San Francisco: Pearson Benjamin Cummings.

17. Frauenknecht, M. (2003). *The need for effective professional preparation of school-based health educators* (ERIC Document Reproduction Service No. ED482701).

18. Gambescia, S. (2006). Message from outgoing president. *SOPHE News/Views, 33*(6), 3.

19. Kleinschmidt, H. E., & Zimand, S. (1953). *Public health education: Its tools and procedures.* New York: Macmillan.

20. National Coalition of Health Education Organizations. (1999). *Code of ethics: Introduction.* Available: http://www.cnheo.org/code1.pdf. Accessed 7/7/07.

21. Luquis, R., Perez, M., & Young, K. (2006). Cultural competence development in health education professional preparation programs. *American Journal of Health Education, 37*, 233-241.

22. Joint Terminology Committee. (2002). Report of the 2000 Joint Committee on Health Education and Promotion Terminology. *Journal of School Health, 72*(1), 3-7.

23. Association for the Advancement of Health Education. (1994). *Cultural awareness*

*and sensitivity: Guidelines for health educators.* Reston, VA: Author.

24. Luquis, R., & Perez, M. (2003). Achieving cultural competence: The challenge for health educators. *American Journal of Health Education, 34,* 131-138.
25. Huff, T., & Klein, M. (1999). *Promoting health in multicultural populations: A handbook for the practitioners.* Thousand Oaks, CA: Sage Publications.
26. Kotecki, J., Siegel, D., & Javed, N. (1998). Outsourcing your web presence: Questions and considerations for the health professional. *Journal of Health Education, 29,* 195-197.
27. Dorman, S. (1998). Assistive technology benefits for students with disabilities. *Journal of School Health, 68,* 120-122.
28. Dorman, S. (1999). Electronic mailing lists. *Journal of School Health, 69*(1), 39-41.
29. Kittleson, M. J. (2003). The future of technology in health education: One person's vision. *California Journal of Health Promotion, 1*(1), 113-122.
30. Campus Compact. (2003). *Campus Compact annual membership survey.* Available: http://www.compact.org/newscc/states2003/. Accessed 6/27/05.
31. Young, K., & Spear, C. (2005). Addressing health education responsibilities and competencies through service learning. *California Journal of Health Promotion, 3*(3), 17-23.
32. Minkler, M. (2005). *Community organizing and community building for health* (2nd ed.). New Brunswick, NJ: Rutgers University Press.
33. Clark, P. (1999). Service-learning education in community-academic partnerships: Implications for interdisciplinary geriatric training in the health professions. *Educational Gerontology, 25,* 641-660.
34. Eyler, J., & Giles, D. (1999). *Where's the learning in service-learning?* San Francisco: Jossey-Bass.

# 부가 자료원

## 인쇄물

American Association of Public Health Student Association. Available: http://aphastudents.org/nmp.php.

Barrett, H. C. (2000). How to greate your own electronic portfolio based on the *"5-by-5 model" of electronic portfolio development.* Available: http://electronic-portfolios.com/portfolios/howto/index.html.

Boston College, Career Center. Available: http://www.bc.edu/offices/careers/skills/resumes/portfolios/.

The Goals Institute. Available: http://www.goalpower.com/.

# 제 4 장

# 건강의사소통

Gary L. Kreps, Ph.D.
Michael D. Barnes, Ph.D.
Brad L. Neiger, Ph.D., CHES
Rosemary Thackeray, Ph.D., M.P.H.

## 저자의 말

지역사회 보건교육 현장의 건강의사소통(health communication) 캠페인 분야에서 60년간 일해 오는 동안, 이 일이 흥미진진하고 의욕을 돋우는 일이라는 것을 알게 되었다. 건강의사소통 전략들이 개발되고 적절히 실행될 때 그러한 전략들이 건강을 증진시키고, 만성질환 및 감염질환을 감소시키기 위한 건강행동 변화의 동기가 되는 건강 지식, 태도, 인식, 표준, 가치에 영향을 줄 수 있다. 효과적인 건강의사소통 방법을 적절하게 개발하고 실행하는 것은 보도자료나 팸플릿을 제작하는 것 그 이상으로 복잡하다. 효과적인 의사소통은 섬세한 기획; 전략적 분석; 전략, 현장환경, 정보경로 및 의사소통방법 등에 대한 사려 깊은 선택; 그리고 소비자들이 의도된 메시지를 전달받고, 전달받은 메시지를 이해하고, 이에 대해 긍정적으로 반응하고, 의도된 건강행동을 실천하도록 소비자에 지속적인 회답 등을 포함한다.

따라서, 이번 장에서는 여러 가지 서로 관련된 단계로 구성된 소비자 기반 건강증진 과정으로서의 건강의사소통 중재를 소개한다. 만일 이번 장에서 소개된 건강의사소통 과정을 이해한다면, 건강의사소통이 건강중재를 위해 선택한 다른 어떤 보건교육 방법보다 훨씬 더 강력하다는 사실을 깨닫게 되리라고 확신한다. 또한 건강중재를 더욱 전략적으로 생각하게 될 것이고, 시행하고 있는 모든 보건교육 방법에 대하여 온전한 의사소통 원칙을 적용하게 될 것이다. 이번 장은 건강의사소통이 지난 20년간 발전시킨 최선의 사고를 반영하기 위해 저술되었으며, 건강의사소통이 실제로 얼마나 복잡한 과정인지 이해하도록 도움을 줄 것이다.

건강의사소통 중재의 성공은 소비자로부터 시작한다는 사실을 기억해야 한다. 당신이 목표 청중에게 더 많이 투자할수록 중재가 소비자 건강행동 변화에 더욱 효과적으로 영향을 미친다. 이러한 투자가 건강의사소통에 대해 전략적으로 생각하려는 의지를 갖고 있는 청중에게 결합하면, 당신이 하려는 일이 얼마나 영향력 있는지 곧 깨닫게 될 것이다. 당신의 노력에 행운이 함께하기를 기원한다!

## 서론

건강의사소통은 지난 20년 동안의 건강증진 노력들 가운데 점차 중심을 이루어 왔다. 예를 들면, 대중의 건강증진에서 건강의사소통의 역할을 다룬 장(chapter)을 처음으로 삽입한 'Healthy People 2010'의 300개 목표 중에 219개 목표의 달성에 건강의사소통이 중요한 역할을 하였다.[1] 하지만, 건강의사소통은 보건의료의 전달과정에서, 소비자들이 관련된 건강정보를 찾는 과정에서, 사회적 지지를 제공하는 과정에서, 각기 다른 매체와 정보기술을 이용하여 건강정보를 저장하고 공유하는 과정에서, 보건의료 정책결정을 위해 보건정보를 공유하는 과정에서, 보건의료 공급자간의 독립적인 활동들을 통합하기 위한 의사소통의 활용에서, 복잡한 보건의료시스템 속에서 직원과 자원의 경영에서, 그리고 보건교육과 건강증진을 위한 건강의사소통 캠페인 중재의 개발에서 공급자와 소비자 사이의 상호 영향에 관한 분석을 포함하는 대단히 광범위한 영역의 연구 분야이다. 이번 장에서는 대중의 건강증진을 위한 건강의사소통 캠페인 중재에 대해서 살펴보게 된다. 건강의사소통 전략이 적절하게만 사용된다면 행동변화에 선행하는 태도, 인식, 지식과 사회문화에 영향을 미칠 수 있다.[2] 전략적 건강의사소통 노력들은 독특한 청중의 특성에 맞춘 영향력 있는 건강증진과 예방 메시지를 개발하고 전달하기 위해 사회심리학, 건강교육, 대중 의사소통 및 마케팅의 도움을 받고 있으므로 대중 행동 변화에 효과적으로 영향을 미친다.[3]

건강의사소통 중재의 개발에 영향을 미친 초기 연구는 미국국립암연구소(National Cancer Institute, NCI)의 Office of Communications에 의해 이루어졌으며 'Making

Health Communication Programs Work: A Planner's Guide'라고 이름을 붙였다.[4] 이 지침서에는 보건교육, 사회마케팅 및 대중의사소통 같은 분야들이 모두 건강의사소통의 중요한 부분이라고 언급하였다. 전문가들에서는 건강의사소통이 건강증진이나 건강교육보다 더 좋은 이름으로 제안된다는 것-건강증진에서 시행되는 모든 것이 건강에 대한 의사소통을 포함한다는 사실을 흔하게 듣게 된다.[5] 실제로, 의사소통 분야의 선구자인 Everett Rogers는 건강의사소통을 건강과 관련한 모든 종류의 인간 의사소통이라고 폭넓게 정의하였다.[6] Kreps, Bonaguro, Query는 건강의사소통을 큰 역할을 지닌 통합적 학문영역으로서 의료서비스 제공 및 건강증진 분야에서 사람에 의해 수행되고 의사소통을 중재하는 것으로 기술한다.[7]

건강의사소통 중재 전문가는 건강문제가 선택된 청중에게 인식되어지는 방법과 어떻게 대중들이 건강정보에 접근하는지 및 어떤 메시지 전략(캠페인)이 이러한 청중들에게 가장 영향을 주는지를 면밀히 관찰한다.[8,9] 예를 들면, 'Healthy People 2010'은 건강의사소통을 "중요한 건강문제에 대해 알리고, 영향을 미치고, 개인과 조직 및 대중들에게 동기를 부여하는 예술이며 기술이다"로 정의한다.[10] 미국국립암연구소(NCI)와 미국질병관리본부(Centers for Disease Control and Prevention, CDC)는 건강의사소통을 "건강을 증진시키는 개인과 지역사회의 의사결정에 정보를 주고 영향을 미치기 위한 의사소통 전략의 연구 및 활용"으로 정의한다.[11] 하지만 여전히 다른 사람들은 매체를 통한 지지, 위험 의사소통, 오락교육, 인쇄물, 쌍방향 의사소통을 포함한 건강의사소통의 다양한 적용 형태를 강조함으로써 건강의사소통의 개념에 대해 논의하고 있다.[12]

건강의사소통 전략을 단지 보도자료 배부나 보건교육전문가와 주민(혹은 환자) 사이에서 일어나는 개인 간 의사소통 같은 한정된 전략들이나 활동들로 생각하는 것은 잘못이다.[13] 이러한 것들은 단지 몇 가지 의사소통 방법이거나 건강의사소통 전략에 사용되는 수단들일 뿐이다. 효과적인 건강증진 노력에서, 이러한 의사소통 수단의 활용의 배후에는 수많은 의사소통 전략과 연구가 있다. 건강의사소통 캠페인 중재가 효과적으로 전개되기 위해서는 반드시 근거에 기반한 전략에 따라야 한다.[3] 건강의사소통 캠페인을 건강증진 중재 실행을 전략적으로 계획하는 종합적인 과정으로 보는 것이 가장 좋다. 건강의사소통 중재는 그들의 활동방식과 그 효과에 큰 영향을 미친다. 건강

증진은 복잡하기 때문에, 건강증진 캠페인에서는 표적으로 삼는 서로 다른 청중의 고유한 특징들을 적극적으로 받아들이는 전략적인 건강의사소통 전략과정을 개발하는 것이 가장 좋다.[9] 이번 장에서는 건강의사소통 중재를 몇 가지 순차적이고 상호 연관된 단계로 이루어진 소비자 기반 과정으로 소개한다. 그런 점에서, 건강의사소통 중재는 지역사회 보건교육에서 사용되는 다양한 종류의 방법들의 개발을 안내하는데 도움을 주는 과정이다.

### 과정으로서의 건강의사소통

건강의사소통 분야의 전문가들은 건강의사소통을 체계적이고 전략적인 과정으로 정의할 필요가 있음을 강조한다. 이 말은 단순히 정보나 자료의 전달이 효과적인 의사소통과 같지 않다는 것을 의미한다. 그와 반대로, 건강의사소통 캠페인을 계획하고 실행하는 사람들은 확립된 의사소통이론과 행동이론 및 맞춤형 전략과 메시지를 만들기 위한 소비자 의견 통합에 근거한 전략적인 접근방법을 이용해야 한다.[13]

건강의사소통에서 지도자적 역할을 맡고 있는 영향력 있는 세 기관(CDC, NCI, 존스홉킨스대학)은 건강의사소통 전략이 무엇이며, 그것이 어떻게 적용되어야 하는지에 대해서 대단히 유사한 관점을 가지고 있다. 미국질병관리본부의 Office of Communications에서는 1999년 CDCynergy라고 하는 CD-ROM 도구를 배부하였으며, 2001년 업그레이드하여 재배부하였다.[14] CDCynergy는 공중보건영역에서 건강의사소통 중재를 체계적으로 기획하는데 활용될 수 있는 6단계로 구성된 멀티미디어 도구이다.[15] 미국질병관리본부(CDC)에서는 CDCynergy가 개발되기 전에는 건강의사소통 캠페인의 개발 및 실행을 위한 10단계 틀을 이용하였다.[16] 미국국립암연구소(NCI)에서 발행한 6단계로 이루어진 기획자 지침에서도 건강의사소통 캠페인 모형이 소개되었다.[4] 마지막으로, 존스홉킨스대학 School of Hygiene and Public Health의 Center for Communication Programs에서 개발된 건강의사소통 캠페인 모형에서도 6단계 과정을 제시한다.[17] 이상의 모형들이나 접근방법들은 건강의사소통을 포괄적이고 전략적인 과정으로 제시하고 있다.

이러한 건강의사소통 캠페인 모형들은 비록 용어와 순서의 차이가 있을지라도 몇 가지 공통적인 특징을 공유한다. 세 가지 모형 모두 건강문제에 대한 분석뿐만 아니라 그러한 문제에 기여하는 소비자의 특성들을 포함한다. 모형들은 공통적으로 목표 청중의 요구와 일치하고 미리 정해놓은 목적과 목표를 달성할 수 있도록 소비자, 시장요소, 의사소통 환경, 대중매체 등에 대한 분석에 기반한 전략수립을 포함하고 있다. 또한 모형들은 전면적인 실행 이전에 계획된 목표 청중을 대상으로 의사소통 구성요소에 대한 사전조사를 포함한다. 이러한 모형들은 실행과정의 효과적인 운영 및 의사소통 방법의 질이 만족스러움을 확인하고 행동변화 및 질병결과 측면에 관한 의사소통 방법의 효과를 측정하기 위해 적절한 평가를 수행한다. 본질적으로, 이러한 사실들은 건강문제 의사소통자들이 주의 깊게 대중을 분석해야 하고 바람직한 결과들을 달성하기 위한 적절한 방법들을 전략적으로 개발해야 함을 의미한다.[3]

한 가지 방법이나 해결책으로 지역사회 건강문제가 해결되는 경우는 거의 없다. 그보다는 다요인적 접근법이 공중보건문제에 대한 해답을 찾는데 가장 유용하다. 그러므로 보건교육전문가들은 제도적 지지, 매체를 통한 지지, 지역사회 역량강화, 매체 선택 및 연대의 형성과 유지 같은 본문에서 제시된 다양한 다른 방법들을 지원하기 위하여 건강의사소통 중재를 사용할 수 있다. 예를 들면, 보건교육전문가들은 기자회견이나 정책입안의 동의를 얻기 위해 입법자와의 일대일 대화 같은 건강의사소통 방법들을 이용할 수 있다(예, 오토바이 헬멧 의무착용 법안).

### 건강의사소통 캠페인

공중보건을 증진하고 위험한 건강위험요인의 전파를 예방하는 것은 현대사회에서 건강문제 의사소통의 꼭 필요한 기능이다. 에이즈, 암, 심장질환, 또는 이웃 간의 폭력에 대한 예방과 관리에 초점을 맞추더라도, 효과적인 건강의사소통 증진을 위한 노력을 지도하기 위해서는 건강의사소통에서 이론과 실제의 융합이 시급히 필요하다. 건강의사소통 캠페인은 건강한 삶을 사는데 도움이 되는 관련되고 설득력 있는 건강정보들을 필요한 사람들에게 전달하기 위해 건강증진전문가들이 활용하는 광범위한 의사소통 전략과 활동을 포함한다.

건강의사소통 캠페인은 닥쳐올 건강위협에 대처하도록 사람들을 돕고 건강증진 행동을 선택하기 위해 계획된 전략적인 공익정보 보급 노력으로 주의 깊게 구성되고 수행된다. 전형적으로, 건강의사소통 캠페인은 중요한 건강문제에 대한 대중의 의식을 높임으로써, 특정한 집단(목표 청중)에게 해를 끼칠 위험성이 있는 절박한 건강위협과 위험한 행동에 대하여 그들을 교육하기 위해 계획되었다. 예를 들면, 건강의사소통 캠페인은 목표 청중들이 건강한 생활양식(운동, 영양, 스트레스 해소 및 다른 행동들)을 선택하고, 위험한 물질(독, 발암물질, 담배 및 다른 독성물질)을 피하고, 심각한 건강문제에 대한 조기검진 및 진단의 기회를 찾고, 위해를 최소화하기 위해 최선의 이용 가능한 의료서비스를 이용하는 등 심각한 건강위협에 저항하기 위한 건강행동을 자주 권장한다.

캠페인은 대중의 지식, 태도 및 행동에 영향을 미치기 위해 계획된다. 하지만 이러한 목적을 달성하고 대중에게 영향을 미치는 것은 결코 단순한 문제가 아니다. 사람들에게 전달되는 캠페인 메시지와 이에 대한 사람들의 반응사이에는 직접적인 관계가 없다. 사람들은 메시지를 독특한 방식으로 해석할 뿐만 아니라, 그들에게 전달된 메시지에 색다르게 반응하기도 한다. 예를 들면, 운전자들에게 운전 중 안전벨트를 착용하도록 요청하는 것은 매우 직설적인 건강증진 목적일 것이다. 매우 간단한 의사소통 캠페인으로 "운전 중에는 안전벨트를 착용하세요!"라는 메시지를 개발할 수 있다. 이러한 메시지가 운전자들의 믿음, 태도, 가치관에 영향을 주기 위해서는 캠페인 기획자가 많은 다양한 의사소통 변수들을 반드시 고려해야 한다. 메시지가 의도된 청중에게 명확하고 설득력이 있는가? 메시지에 대해 청중들은 어떻게 반응할 것인가? 청중들이 주의를 기울여줄 것인가? 청중들이 메시지에 대한 반응으로 행동을 수정할 것인가? 캠페인 기획자는 이러한 질문에 답하기 위해서 상당한 정도의 배경조사와 기획을 해야 한다. 효과적인 건강의사소통 캠페인은 반드시 조직적으로 계획되고 수행되어야 한다. 캠페인은 청중들의 관심과 역량에 부응하는 신중하게 계획된 메시지를 이용하며, 목표 청중들이 신뢰하고 쉽게 접근할 수 있는 의사소통 경로를 통해 이러한 메시지를 전달한다.

## 전략적 건강문제 의사소통 캠페인 모형

건강의사소통은 몇 개의 순차적이고 상호 연관된 단계로 이루어진 과정이다. 각 단계는 건강의사소통 방법을 적절하게 선택하고 수행하는데 도움이 된다. Maibach, Kreps, Bonaguro에 의해 개발된 '전략적 건강문제 의사소통 캠페인 모형(그림 4-1)'은 지난 20년간 제시되어 왔던 모형, 원칙 및 이론의 통합이며, 건강의사소통에서 최선의 집단적인 사고를 대표한다.[3] 전략적 건강문제 의사소통 캠페인 모형에서는 인간 의사소통의 다양한 수준 및 정보경로를 통합한 의사소통 전략들이 확인된다. 이 모형은 건강 지식, 믿음, 가치 및 행동에 영향을 미치기 위해서는 광범위한 다양한 예방 메시지와 여러 청중들을 겨냥한 캠페인 전략들이 반드시 활용되어야 함을 제시한다.

효과적인 건강의사소통 캠페인은 교육하고, 동기를 부여하고, 위험을 줄이는 행동을 할 수 있도록 하기 위해 설계된 정보를 가진 목표 고위험집단에게 광범위한 메시지 전략과 의사소통 정보경로(개인상담, 팸플릿, 자조접근, 컴퓨터 기반 정보시스템, 학교 및 일차의료기관 기반 교육 프로그램, 광고판, 포스터, 라디오/텔레비전 프로그램, 공익광고)를 자주 활용한다. 현대의 캠페인은 관련 건강정보를 특정한 고위험집단에게 효과적으로 유포하기 위하여 점점 더 개인, 집단, 조직간의 의사소통 통합 중재에 의존하고 있다.

전략적 건강문제 의사소통 캠페인에서는 조사연구가 핵심적인 역할을 한다. 소비자 요구와 지향을 파악하기 위한 기획단계 및 특정한 대상을 정하기 위한 의사소통 분석단계에서 모아진 자료는 메시지 개념화 안내를 위해 대중메시지 행동을 분석하고 대중에게 영향력 있는 매체를 규명하는데 사용된다. 실행단계에서는 캠페인 메시지의 경과와 성과를 모니터링하며 캠페인 목표들의 달성 정도를 파악하기 위해 조사가 활용된다. 마지막으로, 평가 및 방향재설정 단계에서는 목표 청중 및 공중보건에 미친 캠페인의 전체적인 효과를 파악하기 위한 평가조사가 시행된다. 결과평가 조사를 통해 종종 새로운 건강증진 목표를 찾게 되고 새로운 건강의사소통 캠페인의 기획을 시작하기도 함을 유념해야 한다. 건강증진 노력들이 최대한의 효과를 거두기 위해서는 건강의사소통 조사가 전략적인 건강의사소통 캠페인의 개발, 실행 및 평가를 지도하기 위해 사용되어야 한다고 이 모형에서 제시되고 있다.

효과적인 건강의사소통 캠페인의 개발 및 실행은 믿을 수 없을 만큼 단순한 계획이다. 단순히 관련 정보에 노출되는 것으로는 바람직한 행동변화가 거의 일어나지 않는다는 사실을 건강증진 캠페인 기획자는 알고 있어야 한다. 전략적 건강문제 의사소통 캠페인 모형에는 건강증진 프로그램을 개발하고 실행하는데 있어서 건강증진 캠페인 기획자들이 반드시 고려해야 할 주요한 5단계와 수많은 핵심문제들이 있다.

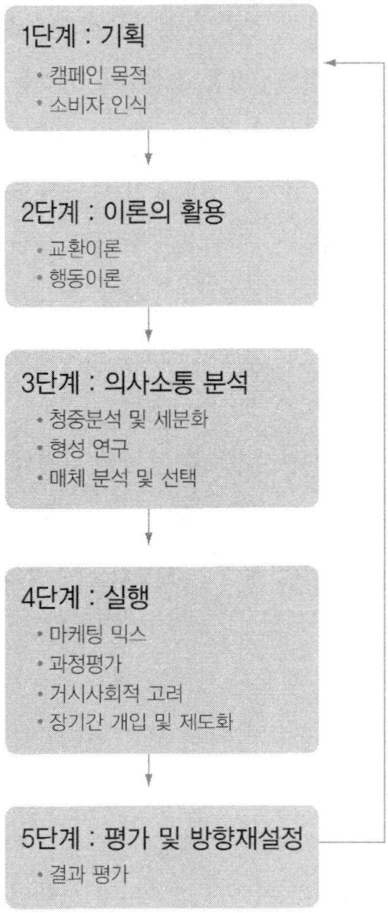


그림 4-1 전략적 건강문제 의사소통 캠페인 모형

1단계: 기획

전략적 건강문제 의사소통 캠페인 모형의 기획단계에서는 첫째, 명확하고 현실적인 캠페인 목표의 설정; 둘째, 캠페인이 목표 청중의 관심사와 문화적 관점이 반영됨을 확신하게 해 줄 명확한 소비자 지향의 정립이라는 두 가지 주요한 문제를 다룬다. 명확하고 현실적인 캠페인 목표를 설정함에 있어서, 캠페인 기획자는 지역사회 건강 요구 및 문제를 평가할 뿐만 아니라, 대중의 건강증진을 위한 특정한 건강증진 프로그램을 소개할 기회를 갖게 된다. 캠페인의 목표가 무엇인가? 건강문제에 관한 의식을 향상시키기를, 건강교육을 활성화시키기를, 고착된 건강행동을 변화시키기를, 또는 오랜 기간 변화된 행동을 유지시키기를 원하는가? 캠페인 목적에 따라서 다양한 의사소통 전략들이 필요할 것이다. 특정 지역사회에 다양한 의사소통 프로그램을 도입하는 것이 얼마나 현실적인가? 지역사회에서 어떤 전략이 가장 효과적인가? 이러한 것들이 기획을 위한 중요한 질문이며, 건강증진 전략들을 개발하기 전에 반드시 고려해야 할 사항이다. 소비자 지향이란 전체적인 캠페인이 목표 청중의 고유한 문화적 사고방식으로부터 기획되고, 청중의 구성원들이 가능하면 캠페인 기획과 실행단계에서 많이 참여하는 것을 의미한다. 목표 청중의 고유한 특성과 요구뿐만 아니라 목표 청중이 건강하고 만족스러운 삶을 살도록 도움을 주는 최선의 전략을 캠페인 기획자가 완전히 이해하는 것이 중요하다.

효과적인 건강문제 의사소통 캠페인의 개발에서 중대한 첫 걸음이 바로 의사소통 노력에 의해 효과적으로 제기될 수 있는 중요한 건강위협이나 건강문제의 확인 및 명확한 개념화이다. 이 말은 제기된 건강위협이 사실이며 의사소통 전략을 정당화할 만큼 중요한 위험이라는 의미이다. 또한 캠페인 기획자가 건강위협의 잠재적인 원인과 그에 대한 해결책을 알고 있다는 의미이기도 한다. 캠페인을 통해 개선될 수 있는 건강위협을 다루기 위해서는 명확하게 확인되고 증명된 전략이 필요하다.

캠페인의 일차적인 목적은 청중들이 건강위협에 대해 생각하는 방식에 영향을 미치는 것이다. 목표 청중으로 하여금 해당 건강문제가 매우 심각하고 그들의 삶에 크게 관련이 있다고 이미 믿게 한다면, 캠페인 기획자가 이러한 선입견을 지지하게 만드는 건강증진 메시지를 정교하게 만들도록 할 것이다. 반대로, 목표 청중들이 이러한 건강위협을 거의 인식하지 못하거나 전혀 관심이 없다면, 캠페인 기획자는 건강문제에 대한 대중들의 의식과 관심을 향상시키기 위한 의사소통 전략을 계획해야 한다.

일반적으로, 캠페인 기획자는 확인된 건강위협을 심각하게 인식하고 받아들이도록 목표 청중이 납득되기를 바란다. 또한 기획자는 캠페인의 목적을 뒷받침하기 위해서 건강문제에 대한 청중의 믿음, 가치 및 태도에 영향을 미치기를 원한다. 의사소통 캠페인이 건강위협에 대한 청중의 의식과 관심을 높이고 난 이후에야, 비로소 확인된 건강위협에 대해 저항하고 치료하도록 하는 특정한 권고를 실천하도록 캠페인이 목표 청중들에게 영향(설득)을 미치기 시작한다. 대중의 의식을 높이기 위한 의사소통 전략과 행동 변화의 동기를 유발하기 위한 전략은 매우 다를 것이다. 대중에게 가장 적절하고 효과적인 건강증진 메시지를 세밀하게 만들기 위해서는 캠페인 기획자가 대중의 지향과 경향을 명확히 이해하는 것이 필수적이다.

이 단계에서 캠페인 기획자는 주의 깊게 건강문제의 특성을 평가하고 해당 대중에게 영향을 미칠 수 있는 가능한 메시지와 기술을 고려한다. 건강문제를 확인하는 것은 건강문제를 분명하게 표현하고 왜 그것이 문제가 되는지를 증명하는 것을 포함한다. 예를 들면, 건강문제와 관련된 사망이나 장애(예. 건강지표, 건강행동), 건강문제와 관련된 여태까지와 앞으로의 추세, 건강문제와 관련된 비용(예. 경제적, 사회적, 환경적), 또는 다른 중요한 건강문제와 비교해서 그 문제가 어떠한지 등에 대해서 기술하는 것이 가능하다. 건강문제를 정의하고 기술할 때는 건강문제에 직 간접적으로 영향을 미치는 요인을 확인하는 것 또한 필요하다. 건강문제에 직접적인 영향을 미치는 행동요인, 생물학적요인, 또는 정신적 요인들이 직접적인 원인이며, 이러한 직접적인 요인에 영향을 미치는 사회적, 환경적, 정치적 요인이 간접적인 원인이다.[10]

### 2단계: 이론

전략적 건강문제 의사소통 캠페인 모형의 두 번째 단계에서는 건강증진 노력을 지도하기 위해서 관련 이론과 모형을 활용한다. 캠페인 기획자들은 이론을 통해 건강의사소통 캠페인의 설계, 실행 및 평가에 대한 전략을 얻게 된다. 건강증진 캠페인을 지도하기 위해 광범위하고 다양한 모형의 활용이 권장된다. 다양한 수준(개인, 네트워크, 조직, 사회적 수준)에서 건강증진 노력을 지도하는데 교환이론,[18] 행동이론,[19,20] 변화를 위한 준비이론(범이론모형 같은)[21]이 가장 효과적으로 사용되어 왔다. 예를 들면, Prochaska와 DiClemente[21]에 의해 개발된 범이론모형은 목표 청중 구성원들의 변화에 대한 준비 정도를 평가한다. 어떤 주어진 캠페인 주제에 대해 구성원의 변화에 대한 준비의 현재 단계를 바탕으로, 캠페인 기획자는 권장된 건강 행동의 선택과 유지에 관한 변화 단계를 통하여 구성원의 움직임에 영향을 미치기 위한 가장 효과적인 메시지를 설계할 수 있다. 변화의 심사숙고전단계, 변화의 고려전 단계, 고려단계, 준비단계, 실천단계, 유지단계 등을 거치는 연속적인 변화 단계를 따라서, 변화에 대한 대중 구성원들의 준비 정도가 바뀔 수 있다. 캠페인 기획자는 이러한 이론적 모형을 통해 서로 다른 청중들에게 특정한 캠페인의 권고를 선택하는데 영향을 미치는 가장 효과적인 캠페인 전략에 관한 정보를 얻게 된다.

### 3단계: 의사소통 분석

전략적 건강문제 의사소통 캠페인 모형의 세 번째 단계에서는 건강증진 캠페인을 설계하는 데 있어서 중요한 세가지 의사소통 쟁점 (1) 청중분석 및 세분화, (2) 공식적 연구, (3) 매체 분석 및 선택 등을 살펴보고자 한다.

건강문제가 정의되고 적절하게 기술된 이후에는, 건강의사소통을 수용하게 될 주요한 또는 특정한 목표 청중을 찾는 것이 중요하다. 광범위한 인구집단을 좁히는 이러한 과정과 비슷한 것이 "산탄총과 소총"의 비교이다. 산탄총 접근법은 인구집단의 모든 사람에게 광범위하게 시행되는 전략을 상징한다. 이 전략은 많은 사람들이 건강의사소통 중재에 참여해서 바람직한 변화가 일어나도록 기대한다. 반면, 소총 접근법은 좀 더 특정한 표적 집단에 초점을 맞추는 것이다. 건강의사소통에서 소총 접근법은 세분화라는 용어로 기술할 수 있으며, 광범위한 인구집단을 제어하기 쉬운 분절로 나누는 일을 의미한다. 세분화는 가장 매력적이라고 느끼는 제품의 장점이나 가장 신뢰하는 대표자 같이 중재에 대한 반응에 영향을 미치는 특성에 따라서 하나의 인구집단을 별개의 분절로 나누는 과정이라고 정의되어 왔다. 프로그램의 노력과 자원이 분절된 집단의 특정한 요구나 필요에 직접적으로 초점이 맞추어 지기 때문에, 일반적으로 인구집단 분절을 겨냥한 프로그램들이 더욱 효과적이다.

**Did You Know**

건강의사소통은 Healthy People 2010의 300개 목표 중에 219개 목표의 달성에 주요한 또는 기여하는 역할을 하였다.

**지역사회 사례 1**

AMERICA RESPONDS TO AIDS

도시지역 보건국의 보건교육 지도자인 Alice는 그녀의 상관으로부터 근무지역의 주요 보건문제를 평가하고, 보건문제의 우선순위를 선정하여 주요 쟁점을 제시하라는 업무를 받았다. 그녀와 동료들은 그 지역의 이용 가능한 상병과 사망자료를 검토하기 시작하였다. 행동위험요인에 대한 조사감시자료(Behavioral Risk Factor Surveillance System, BRFSS)와 주 보건국에서 제공하는 다른 생활습관 관련 위험요인 자료와 지역의 5개 병원을 방문하여 퇴원자료 등을 수집하고 점검하였다. Alice와 동료들은 그 지역에서 가장 중요한 건강문제 10개를 선정한 후에 잠재적 수명 손실 연수 등을 포함한 다수의 역학적 지표를 계산하였다. 또한 총 경제적 비용을 평가하고, 각각의 문제와 관련된 고통, 통증과 장애의 일반적 수준을 평가하였다.

BPRS법(Basic Priority Rating Model)을 이용하여 수집한 자료를 적용한 결과 HIV/AIDS가 그 지역의 가장 중요한 문제로 확인되었다. Alice는 지역의 HIV/AIDS 문제를 정의하고 기술하는 보고서 작성에 착수하였다. 감염에 대한 최고 고위험 집단은 15-24세의 이성애(heterosexuals) 청소년으로 결정되었다. HIV/AIDS와 관련된 직접적인 요인은 대상 집단의 보호되지 않는 성적 활동과 안전성에 대한 태도였다. 간접요인은 건강문제의 근원적 원인을 다루는 정책적, 공중보건학적 합의의 부족 등이었다.

수용자 분할은 건강증진 캠페인을 위해 크고 문화적으로 이질적인 인구집단을 더 작고, 더 관리가능하고 더 동질적인 표적 수용자로 나누는 것을 포함한다[22-24]. 분할에는 공통된 특성(예: 변화에 대한 준비 수준, 건강신념 등)을 공유하고, 건강문제에 대한 위험도가 높은 일차 표적 수용자를 확인하는 것이 필요하다. 일반적으로 인구학적(예: 연령, 성, 인종, 교육, 소득 등), 지리학적(거주지, 작업장, 문화적 특성)이나 심리적(예: 태도, 의견, 의도, 신념, 가치) 특성을 일차적으로 의사결정을 하는데 이용한다. 또한 인구집단의 분할은 다음과 같은 사항을 확인하는 작업을 필요로 한다. 소그룹 규모나 인구집단 내의 영역, 어디에서 영역의 구성원이 생활하고, 근무하고, 학교를 다니는 지에 대한 정보, 건강문제가 어떻게 직접적으로 부분에 영향을 미치는 지, 건강문제와 관련이 있는 위험요인의 영역 내 수준 등이 그것이다. 이러한 정보의 수집은 보건교육전문가로 하여금 다른 표적 집단의 상대적인 장점을 비교할 수 있도록 하고, 결과적으로 최종적인 표적 집단을 결정할 수 있도록 하는데 도움을 준다. 표적 집단은 충분이 커야하고, 독점적인 관심을 정당화할 수 있도록 일반적인 인구집단과는 충분히 달라야 한다. 표적 집단의 문화적 동질성이 크면 클수록(즉, 문화적 특성과 배경을 더 많이 공유할수록), 캠페인 기획자들은 그들만을 위한 건강증진 메시지를 기획하기가 좋다.[25]

캠페인 기획자는 건강캠페인에서 전달하고자 하는 확인된 건강위협에 대해 위험도가 높은 특정한(잘 분할된) 포커스 인구집단을 확인해야 한다. 인구집단의 구성원인 개인은 전략적 캠페인 메시지를 전달받는 일차적인 수용자가 된다. 너무 광범위하고, 캠페인의 주제에 관해 매우 다른 태도와 신념을 가지고 있는 이질적인 부분집단을 수용자로 하는 건강증진 캠페인이 너무 많다. 이러한 상황이 발생했을 때 캠페인 메시지에 대한 균일한 반응을 일으키기는 매우 어렵다. 사실, 캠페인 메시지가 어느 영역의 인구집단에는 잘 작용하는 경우도 있으나 다른 수용자 집단에는 부적적인(부메랑 효과) 효과를 야기하기도 한다. 캠페인이 부정적인 건강 태도와 행동을 줄이기 위해서 계획되었지만, 부정적인 건강 태도와 행동이 증가하는 부정적인 캠페인 효과를 야기할 수 있다. 때때로 건강증진 메시지는 너무 광범위해서 인구집단에 영향을 주기에 매우 효과적이지 않은 경우가 있다. 그럴 경우 캠페인을 더 목표 지향적이고, 소규모이며 더 동질적인 수용집단에 집중하여, 쉽게 주목하거나 쉽게 영향을 받을 수 있는 수용자에게 메시지를 전달할 수 있도록 집중하는 것이 더 좋을 수 있다.

건강의사소통 캠페인 연구는 공공의 건강수준을 향상시키기 위한 적절한 건강정보의 효과적 전파에 초점을 맞춘다. 특정한 표적 수용자에 영향을 크게 미칠 수 있는 설득력있는 건강증진 메시지를 전략적으로 개발하고 설계하기 위해서, 캠페인 기획자는 건강행태와 표적 수용자의 성향에 대한 적절한 정보를 수집하는 수용자 분석 연구를 수행해야 한다. 수용자 분석은 또한 캠페인 기획자로 하여금 의사소통 특성과 표적 수용자의 성향에 대해 알 수 있는 기회를 제공하기도 한다.

표적 수용자를 문화적으로 가장 동질적인 그룹으로 구분한 후에 캠페인 기획자는 캠페인 설계에 도움을 줄 수 있는 그룹과 관련된 적절한 문화적 규범, 신념, 가치와 태도에 관한 가능한 많은 정보를 수집해야 한다.[26] 수용자 분석과정이 완벽하면 할수록 캠페인 기획자는 표적 수용자의 특별한 요구와 성향에 맞는 건강증진 메시지를 더 잘 준비할 수 있다.

수용자에 대한 이해를 더 잘하기 위해서 수용자로부터의 투입을 수집하고, 평가를 실시하는 것이 필수적이다. 이러한 과정은 형성 연구(formative research)로 알려져 있는데, 이는 수용자의 요구와 수요를 확인할 뿐만 아니라 혜택, 장애와 변화에 대한 준비성을 포함한 행동에 영향을 미치는 요인을 확인하는 연구이다. 표적 수용자의 구분이 이루어진 후에 일련의 형성 연구가 실제로 수행된다. 보통의 형성 연구 평가는 조사, 포커스 그룹 면담, 심층 면접, 전문가 면담, 여론조사와 사례연구 등을 포함한다. 형성연구는 표적 수용자에 대한 적절한 정보와 캠페인 메시지에 대한 가능한 반응을 수집함으로써 캠페인의 설계와 개발을 유도하는데 사용된다. 형성연구는 캠페인 기획자로 하여금 특정한 표적 수용자에 쉽게 도달하고 영향을 크게 미칠 수 있는 의사소통 통로를 선택하는데 필요한 지식을 제공하기도 한다.

### 지역사회 사례 2

일단 Alice는 건강문제의 우선순위, 표적 수용자와 직간접적인 기여요인을 확인하였고, 그녀와 그녀의 동료는 형성 연구를 통해 수용자에 대한 준비를 하였다. 주 보건당국의 감독관과 시장 전문가에게 자문을 구한 후에 Alice는 15-24세 대상자로부터 정보를 수집하기 위하여, 지역의 6개 고등학교에서 학교당 3개의 심층그룹에 대한 조사를 수행하기로 하였고, 이를 위해 지역의 시장조사회사와 계약을 하였다. 또한 그녀의 직원은 지역의 전문대학에 있는 푸드코트에서 개입 조사를 수행하였다. Alice는 1년 전 주보건당국에서 교육부와 협조하여 고등학생과 그 부모를 대상으로 주 단위 전화설문조사를 실시하여 십대 임신, 성병과 조기 성행위 등에 대해 어떻게 생각하는지를 조사한 자료를 확보하였다. 그 조사는 지역의 현재 자료를 제시하고 있기 때문에, Alice는 그 조사의 결과를 형성 연구 과정에서 사용하기로 결정하였다.

포커스 그룹과 개입 조사는 Alice와 동료로 하여금 HIV/AIDS와 관련된 요인과 관련된 표적 수용자의 요구, 수요, 희망과 포부 외에 장애물, 도전과 관심

등을 이해하는 데 도움을 주었다. 형성 연구는 또한 마케팅 믹스(즉, 어떤 프로그램이나 산물이 가장 효과적으로 HIV 감염을 줄일 수 있는가, 안전한 성행위를 하거나 금지하기 위한 것과 관련된 비용이 얼마나 들것인가, 프로그램이나 산물을 어디서 어떻게 전달할 것인가, 프로그램이나 개입이 가장 효과적으로 의사소통 될 수 있는 방법은 무엇인가 등)와 관련된 문제를 설명해 주었다. 이러한 정보를 이용하여 Alice와 그 동료들은 표적 수용자에 대한 적절한 개입방법의 개발에 착수하였다.

수용자 분석은 캠페인의 실행과 성공을 지지하거나 방해할 수 있는 표적 수용자의 독특한 정보 수요, 문화적 특성, 의사소통방법의 선호도와 경쟁력 및 사회적, 환경적 요인을 확인하기 위해 시행된다. 수용자 분석을 통해 수집된 자료는 의사소통 캠페인을 위한 가장 적절한 표적 수용자를 확인할 뿐만 아니라, 이들 수용자에게 사용될 가장 적절하고 효과적인 의사소통 매체, 메시지와 전달 전략을 확인하는데 매우 중요하다.

형성 연구는 또한 수용자, 시장과 채널분석을 포함한다. 수용자 분석은 표적 수용자의 요구, 수요, 동기요소 및 저항요소, 건강문제와 관련된 일반적 태도, 행동과 선호도, 그들이 알고자 하는 것, 두려움을 느끼는 것, 건강문제와 관련된 특정한 방법에 어떻게 반응할 것인가 등을 포함한 뚜렷한 특성에 초점을 맞추어 이루어진다. 수용자 분석은 표적 수용자의 이성과 감성에 녹아들 수 있는가와 그들이 어떻게 생각하고 느끼는가를 이해하기 위한 시도이다. 일상적으로 형성 연구의 일부로서 수용자 분석을 포함하는 보건교육 노력이 소비자에게 진심으로 들리도록 하고, 의도하는 효과를 만들어내는 개입방법을 일반적으로 가장 잘 개발할 수 있을 것이다.[27]

시장분석은 표적 수용자의 관심의 초점(즉, 원하는 행동 변화)과 중요한 시장 변수 사이의 적합성을 검토한다. 이들 변수에 대해 사용자 중심의 의사소통과 마케팅에서 사용되는 용어가 마케팅 믹스이다. 마케팅 믹스는 4 Ps로 알려진 네 가지 구성요소로 이루어진다: 생산품(product), 가격(price), 장소(place)와 홍보(promotion)가 그것이다. 생산품은 표적 수용자의 사용이 기대되는 행동, 서비스 또는 생산품(즉, 유방조영술)

**Did You Know**

건강 의사소통은 Healthy People 2010의 독립된 주요 장을 형성하고, Healthy People 2010의 18개 중요한 초점 영역과 관련되어 있다.

이나 채택하고자 하는 아이디어를 말한다. 가격은 소비자가 새로운 행동을 취하기 위하여 지불해야 하는 비용이다. 이것은 몇 가지 예를 들자면 돈, 시간, 에너지와 편의성 등을 포함한다. 예를 들어 운동은 행동을 정확하게 수행하기 위해서는 일정양의 에너지와 시간을 투입할 것을 요구한다. 만약 이 비용이 소비자에게 너무 많다고 여겨진다면 행동은 이루어지지 않을 것이다. 장소는 생산품에 접근하거나 취득하게 되는 장소를 의미한다. 만일 생산품이 사회적지지(즉, 계층이나 그룹 과정)를 허용하는 세팅에서 가장 잘 제공되는지 혹은 인터넷 상에서, 메일을 통해 또는 다른 경로를 통해서 더욱 적절하게 전파될 수 있는지를 결정하는 것은 중요하다. 마지막으로 홍보는 표적 수용자와 의사소통하는데 사용되는 수단을 포함하고, 경로분석과 매우 유사하다(다음 장에서 기술). 마케팅 믹스의 이러한 모든 요인은 표적 수용자의 맥락에서 분석되고, 환경, 경로와 방법을 개발하는데 포함되는 부가적인 정보를 제공한다.

채널분석은 어떤 의사소통 환경, 경로와 방법이 표적 수용자로 하여금 가장 흥미를 끌 수 있을 것인지를 결정하는데 도움을 주는 과정이다. 이것은 표적 수용자가 어디서 가장 쉽게 접근할 수 있는지(세팅), 대부분의 정보를 어떻게 받아들이는지(경로)와 의사소통 방법에서 그들이 선호하는 것이 무엇인지를 분석하는 것을 포함한다. 경로 분석은 TV, 라디오와 신문 이용 양상, 어떤 목표수용자를 믿을만한 대변인으로 인지하는지, 컴퓨터 사용능력 등에 관심이 있다. 예를 들어, 만일 표적 수용자가 12세에서 17세의 젊은 남자라면, 경로분석을 통해 일주일의 대부분은 아니더라도 상당부분 특정한 라디오 방송을 듣는 것을 알 수 있을 것이다. 그렇다면 이용가능한 의사소통 자원의 일부를 이 특별한 의사소통 경로로 보내는 것이 적절할 것이다. 대부분의 경우 다양한 경로와 방법의 이용은 메시지를 전달하고, 행동을 유도하게 할 가능성을 증가시킨다. 그러나 만약 메시지가 사용자 중심이 아니고, 효과적인 마케팅 믹스에 의해 적절하게 지지되지 않는다면 경로 자체는 별로 중요하지 않다. 이것이 모든 이들 요인을 함께 분석해야 하는 이유이다.[18]

형성 연구를 통해 확보한 수용자의 관점을 이용하여, 건강 의사소통 과정은 개입 전략을 구성할 수 있는 메시지, 세팅, 경로와 방법을 확인하는데 초점을 맞춘다. 적절한 분절과 형성연구와 같은 투입을 확보하기 위해 추가적인 작업과 자원이 필요함에도 불구하고, 중재의 질과 성공적인 결과 측면에서 투자는 가치있는 일이었다. 그러나 시간과 자원 때문에 수용자의 투입을 확보하는 것이 쉽지 않은 환경임을 주목해야 한다. 드문 경우에 보건교육전문가는 가장 최선의 중재전략을 선택하기 위하여 이론과 모범경영 방법뿐만 아니라 수용자에 대해 알고 있는 모든 것을 고려해야 한다.

### 지역사회 사례 3

형성연구에서는 표적 수용자의 구성원이 HIV 전파를 이해하고 있을지라도, 그들은 스스로가 위험에 처해있거나 감염될 가능성이 있다고는 믿지 않는다고 지적하였다. 더욱이 성행위는 성인의 행위이고 독립성의 표현이라고 여기고 있었다. 관심은 이성간 HIV 전파의 실질적인 위험과, 금욕(절제)의 상대적 위험과 이득, 일부일처제와 안전한 성에 대해 더 배우는 것에 있었다. 표적 수용자는 만일 그들이 감염위험이 인지하는 이득보다 크다고 생각한다면 그들의 성행위를 변화시킬 수 있음도 확인되었다. 그들이 선호하는 의사소통 경로는 안전하고 은밀한 방법으로 지역의 전문가로부터 정보를 받는 것이었다. 고등학교 학생과 젊은 성인 모두는 더 많은 정보를 TV와 라디오에서 실시하는 상담전화나 클리닉을 통해 얻기를 선호하였다. 고등학교 학생은 HIV 전파의 위험과 예방법에 대해 학교의 교과과정에서 다루어주기를 기대하고 있는 것으로 나타났다.

형성 연구를 필두로 해서 Alice와 동료들은 표적 수용자에게서 습득한 것과 일치하는 HIV 예방을 위한 가장 좋은 방법에 관한 문헌고찰과 탐색을 시행하였다. Alice는 유사한 표적 수용자에서 HIV 감염을 줄일 수 있는 적절하고 안전한 몇 가지 전략을 알아냈고, 건강 의사소통은 일반적으로 주된 초점이었다. 이러한 점을 염두에 두고 Alice는 일차 전략으로 캠페인과 함께 건강의사소통을 시작하기로 결정하였다.

### 4단계: 실행

전략적 건강의사소통 캠페인 모델의 네 번째 단계는 건강증진 개입을 실행하기 위한 효과적인 전략을 수립하는 것을 포함한다. 성공적인 보건교육 실행은 단순한 건강박람회나 매체를 이용한 캠페인과 교육적 세미나 등은 물론, 그 이상을 포함한다. 비록 이러한 기술들이 가치가 있고 광범위하게 사용된다 하더라도, 선두적인 건강증진 전문가는 교육과 더불어 다른 주요활동들을 아우르는 전략의 사용을 오랫동안 옹호해왔다. 전략은 여러 활동을 포함하고, 초점 인구집단의 특성을 고려하는 일반적인 활동계획으로 정의된다.[10] 전략에 대한 의견들은 방법의 선택을 구체화하도록 하는데 도움을 준다.

**Did You Know**

건강의사소통에 대해 독점적으로 다루는 몇몇의 잡지가 있다(the Journal of Health Communication, Health communication, the Journal of Media and Health Communication). (이 장의 주요 필자는 이들 세 저널 편집위원회의 창립멤버이다.)

전략적 의사소통 개입은 가끔 캠페인의 실행을 안내하기 위해 사회 마케팅 원리를 사용한다. 캠페인을 위한 사회 마케팅 믹스는 캠페인 과정을 평가하고, 캠페인 목적 달성에 영향을 미칠 수 있는 거시적 사회상황을 확인하고, 표적 수용자와 함께 캠페인 활동의 장기간 개입과 제도화를 증진하기 위한 전략 계획을 포함한다.[26] 마케팅 믹스(4P: 생산품, 가격, 장소와 홍보)는 캠페인 활동과 매체(생산품)의 명확한 세트를 확립하는 것을 말하는데, 생산품은 목표하는 수용자 구성원이 최소의 경제적 또는 심리적 비용(가격)으로 받아들일 수 있도록 증진시키는 것이며, 가격은 표적 수용자에게 도달하기 쉬운 매력적인 방법(장소)을 제시하며, 장소는 수용자 구성원에게 언제, 어떻게 어디에서 캠페인의 정보와 프로그램에 접근할 수 있는가에 관한 정보를 제공하는 것을 말한다.[25]

캠페인 기획자는 건강문제를 변화시키는데 필요한 적절한 개입 전략(교육, 정책, 보건서비스, 공학, 지역사회 동원 등)을 확인한다. 이것은 의사소통이 일차 전략인지 지지 전략인지를 결정하는 것을 포함한다. 예를 들어 유방암에 대한 인식을 향상시키고자 하는 매체 캠페인은 담배에 대한 법안의 통과를 지지하기 위해(지지전략) 고안된 건강의사소통 전략과는 다른 방법을 사용할 것이다. 또한 선택된 개입 전략을 지지하기 위해 필요한 메시지를 만드는 것을 포함한다. 적절한 세팅을 선택하는 것-목표수용자에게 가장 효과적으로 도달할 수 있는 장소- 또한 매우 중요하다. 세팅은 부분적으로 2단계에서 받아들여진 투입으로부터 결정되고, 보통 학교, 보건소, 직장, 이웃, 가정과 조직 등을 포함한다. 가장 좋은 의사소통 경로(사람간, 소그룹, 조직, 대중매체, 지역사회, 기술 등과 같은)가 청중에 도달하기 위하여 선택된다. 가장 좋은 건강의사소통 매체(언론을 통한 공식발표, 회의, 발표, 상담, 웹 페이지, 인쇄물 또는 필름 등) 또한 선택된다.

일단 전략 옵션이 조심스럽게 선택되면 표적 수용자에게 전달되기 위해 필요한 메시지가 고려된다. 선택된 전략은 표적 수용자가 받게 될 메시지의 유형에 영향을 미칠 것이다. 예를 들어 건강의사소통을 통해 인식도를 구축하는 것에 초점을 둔 수돗물 불소화 캠페인은 다음과 같은 메시지를 담고 있다: "수돗물 불소화는 모두에게 안전하고 효과적으로 치아우식증을 38% 가량 감소시킬 것이다. 입법자와 접촉하여, 그들에게 수돗물 불소화를 통한 치아 건강을 개선하고자 하는 그들의 뜻을 지지한다고 말해 달라." 정책/시행 메시지는 다음과 같다. "수돗물 불소화는 모든 시민의 치아건강을 개선하기 위한 가장 비용효과적인 접근방법이다." 공학을 지지하는 메시지는 "식수 공급체계에서 불소화의 모니터링과 규제는 구강 질환을 감소시킬 수 있는 가장 확실한 방법이다."와 같을 것이다. 지역사회 동원을 지지하는 메시지는 "지역구 주민이 수돗물 불소화라는 필수적으로 중요한 우선순위를 압도적으로 지지하고 있음에도 불구하고 당신이 선출한 입법자가 수돗물 불소화를 지지하지 않는 쪽을 선택할 것이다. 당신의 의견을 선거사무실에서 들을 수 있도록 해야 한다. 다른 사람과 함께 동참하기 위해서 555-2222로 전화하시오." 명확하게 잘 고안된 건강의사소통 메시지는 여러 종류의 전략 중 중요한 요소이다.

### 지역사회 사례 4

이 점이 드러난 과정에 기초하여 Alice와 동료들은 두 개의 목적-1) 위험이 있는 표적 인구에서의 성적 행동을 감소시키는 것, 2) 표적 인구집단이 클리닉에서 제공하는 서비스에 접근할 수 있도록 고취시키는 것-을 제시하는 TV와 라

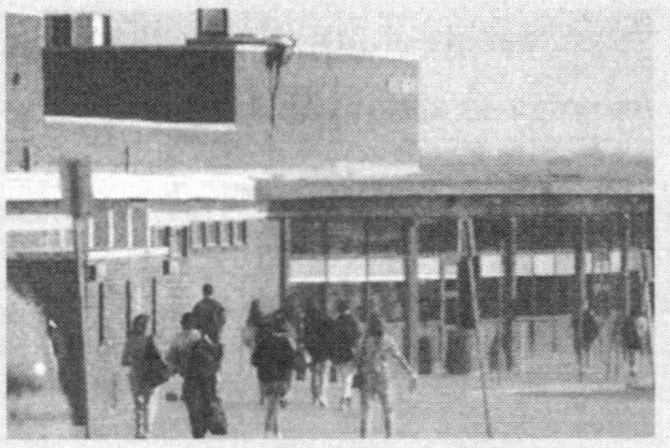

디오 광고를 개발하는 임무를 갖게 되었다. Alice와 동료들이 형성 연구의 자료를 검토함에 따라, 그들은 메시지 고안 시 고려되어야 할 몇 가지 이슈가 있음을 알게 되었다. 주요 이슈는 표적 수용자의 구성원이 그들에게는 HIV 감염이 일어나지 않을 것이라고 믿기 때문에 취약하지 않는다고 인식하고 있다는 것이고, 이성애는 상대적으로 안전하다고 생각하며, 표적 수용자는 성 행위가 성인이나 독립을 의미하는 것으로 여기고 있으며, 표적 수용자는 현재의 행동을 수정하기 위해 콘돔을 사용하지 않는 성행위로 인한 위험이 인지하는 이득을 압박하는 것으로 믿고 있다는 점이다.

메시지의 질을 고려함에 있어 메시지는 HIV-양성 청소년과 젊은 성인을 대상으로 한 형성 평가에서 제시된 것과 비슷한 태도를 반영해야 하는 것으로 결정되었다. 메시지는 사실 또는 증거에 근거해야 하며, 어떻게 감염이 이성애자에서 발생할 수 있는지(심지어 한 번의 노출로)를 쉽게 설명할 수 있어야 한다. 메시지에 대한 자원은 표적 수용자이거나 또래 대변인이어야 한다. 메시지 고안에 영향을 미치는 내적 요인은 성 행위가 성인기의 관심사와 독립보다는 약속과 책임이라는 개념과 훨씬 더 밀접하게 관련되어져야 한다는 개념을 포함한다. 취약하지 않음이란 개념 또한 내적 요인으로 설명되어야 한다. 결론적으로 메시지 고안과 관련된 외적 요인은 성적 배우자에 노출과 위험, 금욕, 일부일처제와 안전한 성을 고취하는 사회적 규범과 임상 서비스로부터의 지지와 서비스에 대한 접근 등을 포함한다.

일단 TV와 라디오 광고가 개발되자, 표적 수용자를 대상으로 예비테스트를 실시하였다. 다시 세 개의 포커스 그룹을 6개의 지역 고등학교에서 수행하였다. TV 광고의 스토리보드(콘티)와 라디오 광고의 녹음 사본을 제시하였다. 지역 전문대학의 식당에서 같은 스토리보드와 라디오 광고를 보여주는 개입 인터뷰를 시행하였다. 표적 수용자로부터 받은 피드백에 근거하여 메시지는 수정되었다.

효과적인 메시지는 어떤 방법이 의도한 수용자에게 흥미를 불러일으키고 변화를 일으킬 수 있는 가에 근거한다. 메시지가 수용자에게 의도된 반응을 일으킬 수 있는 핵심점을 포함한다. 메시지는 만약 수용자의 흥미를 불러일으킬 수 있고 관련이 있는 특별한 특징을 가지고 있다면 효과적일 가능성이 높다. 메시지를 고안할 때 네 가지의 특징을 고려해야 한다. 첫 번째 특징이 질(quality)이다. 질은 감정에 호소되는 정도로 측정된다. 일반적으로 감정적 호소를 하는 메시지는 슬프거나 즐겁거나 두려움을 유발하고, 예감을 하게하고, 한쪽 또는 양쪽으로 사실 또는 증거에 근거하고, 암시적이거나 명백하다. 두 번째 특징은 자원이다. 잘 정리된 메시지라 할지라도 적절하거나 믿을만한 자원을 통해 배포되지 않으면 폐기될 수 있다. 대표적인 메시지 자원으로 유명인사, 동료, 공무원, 의사, 상담자, 간호사, 과학자, 뉴스 진행자, 부모, 교사, 종교 지도자, 행정가와 정치가 등을 들 수 있다. 세 번째 특징은 수용자와 관련된 내적 요소로 태도, 지식, 가치, 행동의도, 행태, 읽고 쓰는 수준, 민족이나 인종, 심리적 기질, 권고된 행동에 대한 경험, 기술, 건강문제에 대해 인지하는 감수성과 심각성, 변화할 준비상태, 다른 사람의 승인에 대한 관심, 인생의 목표와 자기규범 등이다. 마지막 특징은 외적 요인으로 가족과 친지로부터의 사회적지지, 기관으로부터의 지지, 지역매체, 사회적 규범, 사회경제적 상태, 정치적 기후, 법, 근무처 정책과 건강관련 지역사회 서비스에 대한 접근성 등을 말한다.

**Did You Know**

국립 커뮤니케이션 연합에 따르면 미국 내 71개 대학교 또는 전문대학이 건강의사소통에 대한 학위를 수여하고 있다.

많은 건강의사소통 메시지의 시행은 건강의사소통 방법과 메시지를 지지하기 위해 필요한 유형의 항목으로 정의되는 보조자료 개발을 포함한다. 이 보조자료는 메시지를 고취시키고, 수용성을 개선하며, 호소력을 강화시키고, 주요 논점을 요약하며, 주어진 세팅 내에서 경로를 통해 소통되는 메시지를 보완하는데 도움을 준다. 예를 들면 언론 보도자료, 비디오, 포스터, 광고, 답례편지, 정보지, 바닥 깔개, 교육과정과 프로그램 조정자 지침 등을 들 수 있다(표 4-1).

표 4-1 건강의사소통 방법을 위한 지지 자료

| | | |
|---|---|---|
| 브로셔 | 중재자 지침 | PSA 테이프 |
| 핸드아웃 | 오버헤드 | 구연을 위한 원고 발표 |
| 교육과정 | 투명비닐 | 연설문 |
| 정보지 | 광고 | 전화상담 서비스 번호(핫라인 번호) |
| 라디오 공지사항 방송(PSA) | 북마크 | 자주 묻는 질문에 대한 답 |
| 언론보도자료 | 스티커 | 텔레비전 PSA를 위한 스토리보드 |
| 비디오 | 배너 | 옥외광고 레이아웃 |
| 포스터 | 티셔츠 | 활동 달력 |
| 답례편지 | 글을 새긴 펜이나 연필 | |
| 바닥 깔개 | 로그북 | |
| 프로그램 조정자 지침 | 입문안내서 | |
| CD-ROMs | | |

PSA, public service announcement

건강의사소통 활동의 필수적인 구성요소는 메시지를 의사소통할 수 있는 세팅을 결정하는 것이다. 세팅은 수용자가 가장 잘 받아들이거나 선호하는 장소를 의미한다. 그것은 또한 수용자에게 메시지가 도달할 수 있고, 메시지에 대한 생각에 영향을 줄 수 있는 곳을 의미하기도 한다. 메시지 전달을 위한 일반적인 세팅은 가정, 학교, 작업장, 보건소, 소매업, 지역사회 장소, 교회, 정부기관, 도서관, 쇼핑몰, 건강박람회, 연합체, 운송수단, PTA 미팅과 이웃 등을 들 수 있다. 세팅의 선택은 소통할 메시지와 선택된 전략과 명확하게 관련이 있다.

세팅은 주어진 수용자에 도달하는데 사용되는 경로나 전달 방법의 유형에 영향을 미친다. 경로는 주어진 수용자와 소통할 메시지가 전달되는 수단을 의미한다. 수용자를 위한 적절한 경로의 선택은 선택된 세팅과 자주 관련이 있거나, 제한적이라 할지라도 어느 정도는 관련이 있다. 적절한 경로의 선택은 형성 연구활동을 통한 수용자 되먹임에 근거하여 이루어진다. 예를 들어 만약 가정이 주요한 세팅으로 선정된다면, 적절한 경로는 일대일 가정방문, 전화나 TV나 라디오 등의 대중매체를 이용한 기술 등을 포함할 수 있다. 메시지가 직접적으로 전달되는 세팅은 표적 수용자에 도달하기위해 필요한 경로 유형에 영향을 미친다. 많은 경로 옵션이 다음과 같이 존재한다.

- 사람 간 채널(Interpersonal channels): 면대면 또는 일대일 상호작용. 예를 들어 공급자-환자 시간, 동료상담과 전문가상담 등이 건강 메시지를 소통할 수 있는 일반적인 방법이다.
- 소그룹 채널(Small group channels): 교육적인 메시지를 받기 위하거나 소집단내 다른 회원과 상호 교류하기 위해 구성된 작은 수의 개인. 특정 채널의 예는 지지 집단(support groups), 세미나, 강습(class)이 포함된다.
- 조직 채널(Organizational channels): 회원에게 메시지를 의사소통하거나, 서로 간에 또는 전문적인 연합으로 협력, 의사소통하는 기구 또는 기관
- 대중매체 채널(Mass media channels): 라디오, 텔레비전, 학교 케이블 네트워크, 신문, 잡지, 빌보드, 공공 수송 알림판, 지역사회 뉴스레터를 통해 의사소통하는 메시지를 포함한, 대중에게 전달되는 매체
- 지역사회 채널(Community channels): 지역사회 메신저와 같이 자연적으로 조직되지 않고, 학교, 병원, 성당, 도서관, 작업장, 오픈 하우스 등을 통해 후원되는 서비스나 활동 같은 지역사회 행사에 관한 포괄적인 범주의 채널
- 테크놀로지 채널(Technology channels): 인터넷, 상호작용의 웹사이트, 키오스크(kiosks), 비디오 기술, 이메일

### 지역사회 사례 5

고등학생과 커뮤니티 칼리지(community college) 학생에 대해 사전 조사한 메시지로, Alice와 동료는 학생들이 메시지를 듣기를 바라는 선호하는 장소, 세팅을 정할 수 있었다. 목표 청중이 안전하고 편안한 장소에서 지역 전문가로부터 기밀의 정보를 듣기를 원하기 때문에, 학교 내의 개별 보건실, 상담실을 포함한 세팅이 선택되었다. 더욱이, 현명한 성행동 결정을 위한 좋은 논리를 제공하기 위해 고안된 텔레비전과 라디오 광고 메시지가 선호되기 때문에, 집(또는 아파트) 세팅 또한 선택되었다. 마지막으로, 목표 청중은 많은 사람이 텔레비전

이나 라디오 광고를 통한 직통전화 연결에 응할 것이라고 진술하였다. 전화기나 전달 수단으로부터 통화가 이루어질 것이기 때문에, 이 세팅 또한 고려되었다. Alice의 다음 과제는 어떻게, 누구를 통해 목표 청중에 메시지가 전달될 것인지를 결정하는 것이다.

대부분 건강의사소통 캠페인은 대규모의, 때로는 다양한 청중에게 건강 증진 메시지를 전달하기 위해 대중매체 채널(신문, 라디오, 텔레비전)을 활용한다. 이러한 채널은 종종 광범위한 지역의 많은 사람에게 도달할 수 있는 능력이 있다. 그러나 다른 커뮤니케이션 채널의 사용과 함께, 교환이 있다. 일부 채널은 다른 채널보다 좀 더 개인적이고 극적이다; 일부는 다른 것보다 좀 더 신뢰성이 있어 보인다. 캠페인에 있어, 커뮤니케이션 채널의 사용을 캠페인의 요구에 대한 메시지, 청중의 메시지/채널 선호도에 맞추는 것은 중요하다.

### 지역사회 사례 6

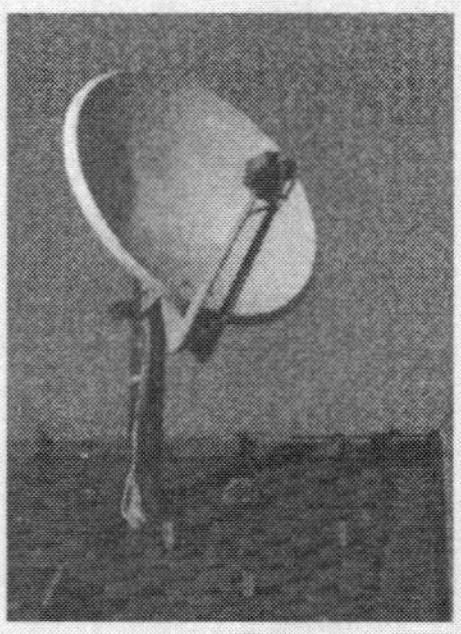

형성적 연구 과정을 통해, Alice와 직원은 지역과 팝 록 라디오 방송국과 폭스 네트워크 기업연합이 선호되는 대중매체 채널임을 확인하였다. 목표 청중이 가장 많이 듣는 시간인 하루 중 시간과 주중 날짜가 책정되고, 유료 광고가 이러한 프라임-시간대 방송에 만들어진다. 중요하다고 판단되는 추가의 채널은 프린트물, 특히 브로셔, 인터넷이 포함된다. 이러한 채널은 직통전화에 전화 거는 목표 청중은 수동 정보를 좀 더 선호하기 때문에 중요하다고 믿어진다. 과거에 개발된 메시지가 매력적인 브로셔나 인터넷 주소에 통합되면, 사전조사되고, 목표 청중의 선호도를 반영하는데 개선된다. 건강 진료소나 학교 상담실에서 사용하는 채널은 1대1 의사소통으로 훈련된 전문가를 포함한다. 추가적으로 이러한 훈련받은 상담사들은 메시지 전달 채널로써, 브로셔와 인터넷 주소를 포함한, 더 나은 자원을 제공하였다.

5단계: 평가 및 방향 재설정

전략적 건강의사소통 캠페인 모델의 5번째, 마지막 단계는 적절한 비용으로 목적을 성취하는데 있어 캠페인의 상대적인 성공을 판단하기 위함뿐만 아니라 향후 건강 증진 중재를 위한 영역을 확인하기 위해 총괄적 평가(캠페인 결과의 평가)가 수행될 때이다. 이러한 결과 평가를 통해 얻어진 정보는 캠페인 기획자가 목표 청중의 충족되지 않는 건강 요구에 대해 방향 재설정을 하게 하고, 필연적으로 캠페인 기획자가 향후 커뮤니케이션 캠페인을 위한 새로운 건강 증진 목적을 확인하는 모델(기획)의 첫 단계로 돌아가도록 하게 한다.

평가 과정은 잘 조정된 캠페인 커뮤니케이션 노력을 위해 영역을 확인하는데 캠페인 활동을 계속 유지하고 평가하는데 이용된다. 목표 청중이 더 큰 사회에 소속되어 있고 상호의존적이기 때문에, 캠페인 기획자는 캠페인 활동을 지원하고 참가하는데 있어 더 큰 사회 시스템(사업 조직, 정부 기관과 같은) 참여를 시도해야 한다. 더욱이, 목표 청중의 삶 안으로 캠페인의 건강 증진 목적과 활동이 완전히 실행되고 설립되는 것을 확실히 하기 위해, 캠페인 기획자는 소비자 일상생활의 규칙적인 부분으로써 청중의 장기간 참여와 활동의 제도화를 위한 전략을 고안해야 한다. 이러한 제도화를 위한 탁월한 전략은 목표 청중 회원에게 개인적으로 캠페인 프로그램을 실행하고 관리하도록 권한을 주는 것이다. 그렇게 함으로써, 그들이 캠페인 목적을 성취하는데 있어 더 큰 지분을 갖게 되고, 캠페인 활동이 청중의 규범적인 문화 행동의 부분이 된다.

### 지역사회 사례 7

Alice는 피임과 그와 관련된 상담 위탁에 덧붙여 이러한 금욕-기반의 메시지로 고안된 텔레비전과 라디오 캠페인은 청소년기나 젊은 어른이 결정을 잘 알고 내릴 수 있도록 도움을 주는데 있어서 일반적으로 효과적이었음을 발견하였다. Alice는 또한 라디오 방송국의 메시지가 특히 성적으로 활성화되거나 성적인 활동이 예상되는 젊은이들에게 책임감 있고 성숙한 결정에 초점을 두었다는 점을 알았다. 직원은 Alice에게 팸플릿과 같은 프린트물은 청소년과 젊은 어른의 성적 생활에 보고된 영향이 적은 반면, 사실에 기반을 둔 교육과 자료를 제공하는 인터넷 상의 웹 페이지는 잘 받아들인다고 알려주었다. 직원은 또한 성적으로 활발한 이들에게 옵션이 있는 금욕-기반 교육과정이 또 다른 효과적인 건강의사소통 방법이라고 확인시켜주었다. 이러한 정보로, Alice와 직원은 선호하는 건강의사소통 방법에 대해 최초 결정하였다.

## 건강의사소통 과정의 실제 적용

이 섹션은 일차적 전략과 보조적 전략을 포함하여, 지역사회 건강증진에서 건강의사소통의 실제 실생활 예를 제공한다.

### 1차적 전략으로써 건강의사소통

1차적 전략으로써 건강의사소통은, 목적이 특정 집단의 구성원 사이에 특정 건강 이슈에 대한 인식 또는 지식을 높이는 것일 때 가장 적절하다.

#### 준비. 설정. 당신이 가는 곳 어디서나!(Ready. Set. It's Everywhere You Go!)

CDC에서 개발한 "준비, 설정, 당신이 가는 곳 어디서나" 캠페인은 일차적 전략으로써의 건강의사소통의 한 예이다. 이 매체 캠페인은 1996년 신체적 활동과 건강에 관한 일반 외과의 보고서(1996 Surgeon General's Report on Physical Activity and

Health)에서 기술된 새로운 신체적 활동 가이드라인의 인식을 높이기 위해 개발되었다. 이 메시지는 신체적 활동을 위한 기회가 도처에 있기 때문에, 신체적 활동이 기획되고 체계화된 운동이 아닌 일상생활의 일부가 될 수 있다는 내용이다.

목표 청중에게 도달될 수 있고 메시지가 받아질 수 있는 세팅은 가정이었다. 메시지가 의사소통될 수 있는 채널은 라이오, 텔레비전, 신문을 포함한 대중 매체였다. 건강의사소통 방법은 텔레비전 광고, 라디오 스팟(radio spot), 포스터, 프린트 광고를 포함했다. CDC는 건강 전문가들이 자신의 지역사회에서 사용하기 위해 건강의사소통 재료의 패킷을 개발하였다.

**Did You Know**

미국 질병 통제 예방센터(CDC), 국립 산업 안전성 및 보건 연구소(NIOSH)와 국립암연구소(NCI)는 건강 관리 및 건강 증진에서 커뮤니케이션의 역할에 초점을 맞추기 위하여 각각 그들의 조직 내에 건강의사소통 연구 분과를 창설하였다.

### 전 미국 일일 금연(Great American Smokeout)

일차적 전략으로써 건강의사소통의 또 다른 예는 미국 암협회에서 후원한 전 미국 일일 금연(GAS)이다. GAS는 흡연자가 영원히 금연할 것이라는 기대를 갖고 단지 하루 동안 담배를 끊도록 격려하기 위한 목적으로, 11월 셋째 목요일에 열리는 연중행사이다.

지방 지역사회의 건강 교육자는 GAS를 지지하는 행사를 후원할 수 있다. 예를 들면, 성인은 작업장 세팅을 통해 전달될 수 있다. 메시지를 의사소통하기 위해 사용되는 채널은 조직, 테크놀로지, 소그룹 채널을 포함한다. 특별히, 건강의사소통 방법은 건강 축제(health fair)나 로비, 카페테리아와 같은 주요 집합 장소에서의 전시를 포함할 수 있다. 흡연의 위험성과 금연을 위한 조언을 강조하는 교육적 팸플릿 또는 브로셔를 포함한, 보조적 자료들이 제공될 수 있다. 종사자들은 그날 담배를 피우지 않겠다고 약속하는 서약서에 사인할 수 있다. 그들은 또한 현장 또는 주변에서 금연 수업에 등록할 기회가 주어졌다. 또 다른 건강의사소통 방법은 금연 또는 그와 관련된 주제로 점심시간 세미나와 같은 수업 또는 발표가 될 수 있다. 행사 전에 테크놀로지 채널과 조직 채널을 사용하면서, 종사자는 급여지급 증빙서류 또는 회사 이메일이나 음성메일 시스템을 통해서 금연 메시지를 받을 수 있다.

GAS 동안, 커뮤니케이션을 위한 또 다른 세팅은 이웃이 될 수 있다. 채널은 소그룹, 대중매체, 지역사회 채널을 포함할 수 있다. 예를 들어, 최근 GAS 동안 한 지역사회에서 사용된 건강의사소통 방법은 지역 초등학교에서 “담배 없는 밤”(건강 축제의 종류) 공동체를 개최하는 것을 포함한다. 프린트 교육 자료는 금연 및 금연 유지의 이점에 대해 제공한다. 다른 건강의사소통 방법은 흡연에 대한 발표와 참가자가 금연 수업에 가입할 기회를 갖는 것을 포함한다.

또 다른 지역사회에서는, 학교와 슈퍼마켓 사이에서 파트너십이 형성되었다. 담배와 건강에 대한 커뮤니케이션은 지역사회 채널을 포함하였다. 학생들은 종이 식료품 포대에 담배와 건강에 관한 그림을 그렸다. GAS 당일, 후원 식료품점은 이러한 주머니를 전시하였다.

대중매체 채널은 GAS와 같은 행사에서 또한 사용될 수 있다. 건강의사소통 방법은 지지하는 자료가 되는 보도자료 배포와 함께, 지역 초등학교에서 열린 기자회견이 포함될 수 있다. 뉴스 주제는 GAS 동안 금연한다는 서약을 한 학생들을 강조할 수 있다. 이는 또한 건강에 대한 흡연의 위험성과 금연해야 할 이유를 강조할 수 있다.

### 다른 전략을 지원하는 건강의사소통

이전에도 언급하였듯이, 건강의사소통은 공공 보건 필요에 부합하기 위해 독립적인 전략으로써 사용되는 것은 드물다. 그러나 복합적인 접근으로, 건강의사소통 전략은 다른 모든 건강 증진 전략(정책, 공학, 의료 서비스, 지역사회 동원)의 일부이다. 이러한 전략의 성공적인 실행은 특히 효과적인 건강의사소통에 의존한다. 다음의 시나리오는 건강의사소통보다 다른 전략이 일차적 초점이 되지만 완전하고 효과적으로 전략을 수행하기 위해건강의사소통이 의존하게 된 예를 설명한다.

### 아이들 걸어서 등교하는 날(Walk Our Children to School Day)

아이들 걸어서 등교하는 날(Walk Our Children to School Day, WOCS)은 3가지 전략을 지원하는데 사용된 건강의사소통 방법의 한 예이다: 지역사회 동원, 정책, 공학. WOCS는 건강한 생활 방식을 증진하기 위함 뿐만 아니라 안전하고 보행자 편의적인 지역사회의 요구를 증진하기 위한 수단으로써, 부모와 함께 학교에 걸어서 가거나 자전거타고 가는 것에 대한 관심을 높이기 위해 개발되었다.

지역사회 동원은 WOCS에서 사용된 한 전략이다. 각 지역사회에서, WOCS 행사는 부모, 학교행정가, 교사, 공중 안전 경찰관, 사업과 관련하여 조직되었다. 부모에게 전달하기 위한 세팅은 이웃을 통하였으며, 교사와 학교행정가에게 전달하기 위한 세팅은 학교, 파트너(예, 경찰, 사업장)에게 전달하기 위한 세팅은 지역 조직이 이용되었다.

**Did You Know**

건강 증진 품질 및 웹상에서의 공중 보건 정보의 기준은 질병 예방과 건강 증진 사무소(Office of Disease Prevention and Health Promotion), 상호작용의 의사소통과 건강의 과학적 패널(Scientific Panel on Interactive Communication and Health), 연방통상위원회(Federal Trade Commission)의 소속유닛에서 모니터한다.

여러 채널이 메시지를 소통하기 위해 사용되었다. 이는 소그룹, 일대일, 대중매체 채널이 포함된다. 메시지 전달을 위해 선택된 채널은 메시지나 소통의 목저에 따라 결정되었다. 예를 들어, 소그룹(예, 학부모-교사 모임; PTA)과 일대일(예, 친구와 대화하는 친구) 채널은 부모님을 걷는 그룹에 동원하고, 지역사회 파트너를 프로젝트 참여에 동원하기 위하여 사용되었다. 대중매체 채널은 WOCS에 대해 지역사회 구성원에게 인식을 높이고 알리기 위해 사용되었다.

WOCS을 위한 특정 자료는 행사에 대한 전단, 브로셔, 보도 자료를 포함한다. 추가적으로, 안전한 걷기, 특정 학교에 안전한 경로, 신체적 활동의 이점에 대한 프린트 자료가 학교 교사에게 제공되었다.

WOCS는 일일 행사로써 시작하였지만, 추가적인 정책과 공학 방법에 대해 촉매제가 되었다. 일부 지역사회는 부모에 의해 주도되는 상시 걷는 그룹을 개발하였다(때때로 "걷는 학교 버스"라 불림). 다른 지역사회는 이웃에서 보도의 질을 향상시키고, 학교로 가는 걷는 루트 또는 자전거 루트의 안전성을 향상시키기 위한 요구를 확인하였다.

지역사회 동원, 정책, 공학 전략의 수행은 건강의사소통의 지원에 의존하였다. 예를 들면, 이러한 정책과 공학 전략을 위한 목표 청중은 지역 정책과 의사 결정자였다. 목표 집단에 전달하기 위한 세팅은 지역 기획 위원회, 시의회와 같은 조직 내였다. 이러한 전략을 수행하기 위하여, 대중매체와 소그룹 채널이 사용되었다. WOCS를 강조하고 보도를 향상시키고 학교 주변의 걷는 길을 따라 안전성을 높이기 위한 요구 사항에 대한 보도자료를 매체에 전달하였다. 건강의사소통 방법은 카운티 의회나 시의회 모임에서 발표를 포함하였다. 일대일 소통은 시민이 지역사회의 인도를 제공에 지원하기를 독려하기 위해 시장 또는 의회 구성원에게 직접 전달함으로써 사용되었다.

더 나은 건강을 위한 하루 5번(5 a Day for Better Health)

전국적인 하루 5번 캠페인은 여러 채널을 통해 메시지를 전달하고 여러 방법과 자료를 이용하여 목표 청중에게 전달하기 위해, 여러 전략이 조합된 복합요소 프로그램의 한 예이다. 다음은 유타주 보건부에서 수년간의 지역사회 건강 중재 동안 발생한 프로젝트의 삽화이다.

하루 5번의 최초 목적은 매일 과일과 야채의 추천 5식단을 먹는 사람의 비율을 높이기 위함이었다. 이러한 이슈에 부합하기 위해, 유타 보건부는 일차적 목표 청중으로 어린이를, 이차적 목표 청중으로 성인을 초점으로 하여 전략적 기획을 세웠다. 건강의사소통, 정책, 지역사회 동원 전략이 사용되었다.

지역사회 동원 전략은 하루 5번 운동의 중요한 요소이다. 조직화된 세팅이 사용되었고, 지역사회, 소그룹, 일대일 채널, 개체, 조직을 통해 하루 5번 연합 구성원 되기에 동원되었다. 다른 모든 전략의 성공적인 수행에서 연합은 중요하였다.

건강의사소통은 일차적 전략으로써 또는 다른 프로그램 요소를 보조 또는 보완하기 위해 사용되었다. 건강의사소통 전략에서, 가정과 이웃은 일차적 세팅이었다. 대중매체 채널은 다양한 지역사회 행사를 위한 기자회견자료집을 포함하였다. 이러한 행사는 2000년 봄에 열려 매년 하루 5번 주간과 미국 전역을 통해 하루 5번 행사를 포함하였다. 메시지는 또한 빌보드와 지방 버스 수송 시스템에서 전시되는 포스터를 통해 전달되었다; 한 버스는 과일과 야채 사진으로 포장되었다.

소그룹 채널은 하루 5번 교육과정 수행과 3학년 학생에게 제공된 식료품점의 투어가 주 전체에서 사용되었다. 교육과정에서, 수업 계획과 활동을 포함한 특별한 하루 5번 도구(toolkit)가 개발되었다. 식료품점 투어의 목적은 과일과 야채의 다양함과 농산물을 선택하는 방법을 학생들에게 알리기 위함이었다.

테크놀로지 채널은 인터넷 웹페이지를 포함하였다(http://www.hearhighway.org) 이 상호작용의 건강의사소통 방법은 부모, 어린이, 학교교사를 위한 건강한 먹을거리를 위한 자원, 아이디어, 조리법과 같은 자료를 포함하였다.

지역사회 채널은 과일과 야채 전시가 매년 지역 축제에서 개최될 때 사용되었다. 전시회 참가자는 과일과 야채의 적절한 식단에 대한 정보를 얻었다. 어린이는 또한 가장 좋아하는 과일과 야채에 대해 투표하였다.

정책 전략은 학교에 다니는 어린이들 사이에 과일과 야채 소비를 증가시키기 위해 중요하다. 학교 세팅에서 종사함과 학교와 지역 수준에서 식사 서비스 담당자와 학교가 협력함으로써, 학교 카페테리아에서 제공되는 과일과 야채의 종류, 양, 다양함에 관한 정책이 수정되었다. 예를 들면, 샐러드 바 카트가 구매되어 배치되었고, 야채 피자가 전통적인 식단에 추가되었다. 이러한 방법의 성공적인 수행은 하루 5번 연합 회원과 학교 담당자 사이에 일대일, 소그룹 커뮤니케이션이 요구되었다.

## 효과적인 건강의사소통의 장애물 극복하기

건강의사소통 과정을 수행하는데 겪게 되는 가장 흔한 장벽은 아마도 청중이 없거나 적은 경우이며, 이로 인한 청중의 피드백과 사전검사가 되지 않는 경우도 포함된다. 왜 이러한 요소들이 종종 간과되는가? 간단하고 가장 흔한 이유는 시간이나 자원의 부재이다. 이러한 소비자 투입과 피드백 같은 탐색 때문에 많은 시간과 돈이 소요되는 것은 사실이다. 효과적인 프로그램의 가능성을 향상시키기 위함과 장기간 영향을 최대화하기 위해, 이러한 장벽은 가능한 모든 수단으로 뛰어넘어야 한다.

어떤 정당한 상황에서는 청중의 관점을 알아내지 못하는 게 정당한 이유가 된다. 건강위험에 영향을 받게 되는 주요 공무원과 청중에게 즉각적으로 위험을 알릴 의무를 포함하는 위험의사소통이 한 예이다. 메시지의 긴급한 전달이 청중이 메시지를 어떻게 전달받고 그것을 수용하는지에 대한 것보다 중요한 이러한 경우에서는, 청중의 관점을 회피하는 정당한 이유가 된다. 다행히도, 대부분의 메시지는 이러한 종류의 상황에서 개발되지 않는다.

비협조적인 행정가, 자원의 부족, 목표 청중의 무응답을 제외하고, 대부분의 장벽은 극복될 수 있다. 아마도 청중 투입과 피드백 부재의 장애를 넘기 위한 가장 효과적인 방법은, 예산이 책정될 때 그것을 위해 기획하고, 주요 이해당사자와 행정가에게 그것의 중요성을 논의하고, 그것에 대해 가능한 많이 배우는 것이다. 작가의 관점으로부터, 우리가 관여하는 대부분의 흥미 있는 지역사회 건강 프로젝트의 일부는 우리가 우리의 청중을 갖는 직접적인 관련 때문이다.

## 결론

건강 행위와 건강 상태는 다양한 요인에 의해 영향을 받는다; 그러므로 이러한 건강 문제에 접근하기 위한 전략적 커뮤니케이션 중재의 사용 또한 광범위해야 한다. 대상인 구집단의 보건, 질병, 건강함 또는 위험 요소에 대한 지식과 인식으로는 일반적으로 지역사회의 건강을 유의하게 향상시키기에 충분하지 않다. 건강한 생활방식을 촉진, 격려, 지지해주는 시스템이나 환경이 반드시 존재해야 한다. 건강의사소통은 지역사회 건강에서 독립적인 전략으로써 좀처럼 사용되지 않는다. 반대로, 보건 교육가는 지역사회에서 특정 건강 이슈에 접근하기 위해 여러 전략을 사용한다.

본 장에서 제시된 과정은 전략의 조합을 연계하여 효과적인 메시지를 기획하는데 유용하다. 이 과정은 또한 독자로 하여금 특정집단이 직면한 건강 문제에 대한 적절한 방법을 선택하기 위해 필수적인 청중 관점을 얻는데 도움을 주기 때문에 중요하다. 지역사회의 독특한 건강 문제를 고려함으로써, 청중의 가장 중요한 건강 정보의 요구를 확인할 수 있으며, 캠페인 목적을 달성할 수 있다. 목표 청중에게 도달하고 영향을 줄 필요가 있는 캠페인 메시지는 전략적으로 청중 시점으로부터 개발되어야 한다. 이러한 전략들은 전략 디자인, 어디에서 청중들에게 가장 잘 도달할 수 있는지의 세팅의 선택, 그리고 목표로 삼은 청중에게 도달할 수 있는 최선의 채널을 결정하는 것을 포함한다. 관련 이론과 연구들은 전략적 건강 의사소통 중재에 지침을 제시할 뿐 아니라 이 사업의 효과를 평가하고 향후 중재의 방향을 제시하는데도 이용된다.

## 핵심용어

건강의사소통 중재(health communication interventions): 소비자 조사를 기반으로 하는 메시지 및 전략의 전달은 건강을 증진시키고 개인과 지역 사회의 의사 결정을 알리고 영향을 미친다.

목표청중(target audience): 주요방법으로 서로 같은 것을 가지며 유사하거나 예측 가능한 방법으로 주어진 메시지, 서비스나 제품에 응답의 높은 가능성을 가지는 뚜렷한 그룹

보조 자료(supportive material): 유형항목은 의사소통이나 주요 포인트를 요약하고 보완, 개선, 강화에 의한 메시지를 지원할 필요가 있다.

사전검사(pretesting): 건강 증진 캠페인 내에서 이러한 전략을 시행하기 전에 목표청중에 대해 커뮤니케이션 전략의 영향을 평가

사회마케팅(social marketing): 목표청중에게 닿을 수 있는 매력적인 방법 안에서 제시된 목표청중들이 최소의 경제 또는 심리학적 비용을가지고 채택할 수 있는 목적을 홍보하는 캠페인활동들 그리고 광고매체들의 명확한 설정을 설립하기위한 마케팅원리(상품, 가격, 배치, 홍보)의 적용 그리고 목표청중들에게 어떻게 왜 어디서 그들이 캠페인 정보와 프로그램들(홍보)에 접근할 수 있는지에 대한 정보를 제공할 수 있는 적용

세분화(segmentation): 인구집단을 상품, 서비스 또는 메시지와 같은 중재에 반응하는 특성에 기반을 두고 별개로 나누는 과정이다.

셋팅(setting): 목표청중에게 가장 효과적으로 도달할 수 있는 장소

시장분석(market analysis): 목표청중 내에서 관심 있는 초점과 중요한 시장변수 사이의 적합도를 검사

전략(strategy): 개별 활동을 포함하고 목표인구집단의 특성을 고려하는 행위의 일반적인 기획

채널분석(channel analysis): 의사설정 배경, 정식절차를 결정하는데 도움을 주는 과정이며 목표 청중에게 많은 흥미를 일으키는 방법일 것이다.

정식절차(channels): 의사소통이나 메시지가 발생되는 통로(예. 대인관계, 소집단, 조

직, 대중매체, 지역사회, 기술)

청중분석(audience analysis): 이 방법은 광고의 목표청중의 독특한 특성을 발견하기위해 사용되어져 왔으며, 욕구; 필요; 동기와 저항점; 일반적 태도, 행동; 건강문제와 관련된 선호; 무엇을 알고 있는지; 무엇을 두려워하는지; 그들이 건강문제에 관련된 구체적인방법에 어떻게 반응할 것인지 등을 포함하고 있다.

형성연구(formative research): 목표청중으로부터 조언을 모으는 것이며 청중을 더 이해시키기 위한 과제를 행하는 것이다. 형성연구는 청중, 시장, 채널분석을 포함한다.

## 참고문헌

1. Department of Health and Human Services. (1998). *Healthy People 2010 objectives: Draft for public comment.* Washington, DC: Office of Public Health and Science.
2. Kreps, G. L., Query, J. L., & Bonaguro, E. W. (2007). The interdisciplinary study of health communication and its relationship to communication science. In L. Lederman (Ed.), *Beyond these walls: Readings in health communication* (pp. 2-13). Los Angeles: Roxbury.
3. Maibach, E. W., Kreps, G. L. & Bonaguro, E. W. (1993). Developing strategic communication campaigns for HIV/AIDS prevention. In S. Ratzan (Ed.), *AIDS: Effective health communication for the 90s* (pp. 15-35). Washington DC: Taylor and Francis.
4. Department of Health and Human Services. (2001). *Making health communication programs work: A planner's guide* 2nd ed.) (NIH Publication No. T-068). Washington, DC: Office of Cancer Communications, National Cancer Institute, National Institutes of Health.
5. Clift, E. C., & Freimuth, V. (1995). Health communication: What is it and what can it do for you? *Journal of Health Education, 26*, 68-74.

6. Rogers, E. M. (1996). The field of health communication today: An up-to-date report. *Journal of Health Communication, 1*, 15-23.
7. Kreps, G. L., Bonaguro, E. W., & Query, J. L. (1998). The history and development of the field of health communication. In L. D. Jackson & B.K. Duffy(Eds.), *Health communication research: A guide to developments and direction* (pp. 1-15). Westport, CT: Greenwood Press.
8. Kreps, G. L. (2002). Public health campaigns. In J. R. Schement (Ed.), *Encyclopedia of communication and information*, Vol. 3 (pp. 773-778). New York: Macmillan Reference.
9. Kreps, G. L. (2006). One size does not fit all: Adapting communication to the needs and literacy levels of individuals. *Annals of Family Medicine*(online, invited com-mentary). Available: http://www.annfammed.org/cgi/eletters/4/3/205.
10. U. S Department of Health and Human Services, Healthy People 2010. *Health communication* (Chapter 11). Available: http://www.healthypeople.gov/document/HTML/Volume1/11HealthCom.htm.
11. National Prevention Information Network, Centers for Disease Control and Prevention. (n.d.). *Campaigns and initiatives: Health communication strategies.* Available: http://www.cdcnpin.org/scripts/campaign/strategy.asp.
12. Maibach, E., & Holtgrave, D. T. (1995). Advances in public health communication. *Annual Review of Public Health, 16*, 219-238.
13. Ratzan, S. C. (1999). Strategic health communication and social marketing on risk issues. *Journal of Health Communication, 4*, 1-6.
14. Centers for Disease Control and Prevention. (1999). *CDCynergy* [CD-ROM]. Atlanta, GA: U. S. Department of Health and Human Services, Office of Communication, Office of the Director.
15. Centers for Disease Control and Prevention. (1999). *CDCynergy content and framework workbook.* Atlanta, GA: U. S. Department of Health and Human Services, Office of Communication, Office of the Director.

16. Roper, W. L. (1993). Health communication takes on new dimensions at CDC. *Public Health Reports, 108*, 179-183.

17. Center for Communication Programs. (1998). *Strategic communication: Making a difference.* Baltimore, MD: School of Hygiene and Public Health, Johns Hopkins University.

18. Lefebvre, C., & Flora, J. (1988). Social marketing and public health intervention. *Health Education Quarterly, 15*, 299-315.

19. Bandura, A. (1986). *Social foundations of thought and action: A social cognitive approach.* Englewood Cliffs, NJ: Prentice Hall.

20. Rogers, E. M. (1983). *Diffusion of innovations.* New York: Free Press.

21. Prochaska, J., & DiClemente, C. (1984). *The transtheoretical approach: Crossing traditional boundaries of therapy.* Homewood, IL: Dow Jones-Irwin.

22. Forthofer, M. S., & Bryant, C. A. (2000). Using audience-segmentation techniques to tailor health behavior change strategies. *American Journal of Health behavior, 24*, 36-43.

23. Slater, M. D. (1996). Theory and method in health audience segmentation. *Journal of Health Communication, 1*, 267-284.

24. Slater, M. D., Kelly, K. J., & Thackeray, R. (2006). Segmentation on a shoestring: Health audience segmentation in Limited-budget and local social marketing interventions. *Health Promotion Practice, 7*, 170-173.

25. Kotler, P., & Roberto, E. (1989). *Social marketing: Strategies for changing public behavior.* New York: Free Press.

26. Bryant, C. (1998, June). *Social marketing: A tool for excellence.* Paper presented at the eighth annual conference on social marketing in public health, Clearwater Beach, FL.

27. Neiger, B. L., Thackeray, R., Merrill, R. M., Miner,, K. M., Larsen, L., & Chalkley, C. M. (2001). The impact of social marketing on fruit and vegetable consumption and physical activity among public health employees at the Utah Department of Health. *Social Marketing Quarterly, 7*, 9-28.

# 제 5 장

# 사회마케팅의 개념

Karen Denard Goldman, Ph.D., CHES

## 저자의 말

수년전 마케팅 교육과정 참여 이후 보건교육에 대한 접근 방식이 바뀌었다. 보건교육사이며 교수로 활동해온 이래 사회마케팅의 활용과 촉진 활동은 경력에 주요한 부분을 차지하였다.

보건교육과 사회마케팅은 자발적 건강행태 변화를 촉진하기 위한 계획수립, 실행 및 평가를 제공하는 수단이다. 사회마케팅의 원칙과 실천 방안은 보건교육의 우선순위와 과정에서 상호 보완적인 역할을 한다.

본 장은 학생과 보건사업 실천가들이 마케팅 담당자처럼 사고하도록 하기 위한 목적으로 기술하였다. 사회마케팅을 정의하고 역사적 배경에서 보건교육과 사회마케팅 과정의 차이점 및 유사점을 기술하고, 이어 주요 마케팅 개념과 의미를 논하고자 한다. 또한 사회마케팅의 위험 요소와 이를 극복하는 방안을 제안하고, 사회마케팅 활동에서 기대되는 실제적인 성과에 대한 논의로 마무리 하고자 한다.

## 서론

마케팅. 보건의료종사자들 사이에 긍정적 시각과 부정적 시각이 공존한다. 일부 부정적인 시각에서 마케팅은 비용을 발생시키고, 여러 분야에 불필요하게 관여하며, 고객이나 환자를 교묘하게 조정하고, 광고를 통해 소비자를 현혹하거나 무능한 서비스 제공자를 선전함으로써 서비스 질을 낮추고, 보건의료서비스 제공 기관들이 상호 경쟁하도록 하며, 불필요한 의료수요를 유발하는 등의 관점에서 바라본다. 한편 다른 관점에서 마케팅은 고객의 만족을 극대화하고, 여러 마케팅 자원을 끌어들이며, 조직의 효율성을 높이는 등 마케팅의 중요성을 믿는 시각도 존재한다. 과연 이 두 그룹간의 차이는 무엇일까? 일반적으로 마케팅을 긍정적으로 바라보는 이들은 마케팅의 실체에 대해 이해하고 있지만, 부정적인 시각으로 바라보는 이들에게 "마케팅"이란 단순히 "판매"일 뿐이다.

이러한 관점에도 불구하고 보건교육 분야에서 마케팅이란 틈새 영역이 존재한다. 마케팅이란 "조직의 목적과 목표를 달성하기 위해 표적시장에 대한 자발적인 가치 교환 제공을 위한 소비자 연구에 기반하여 조직적으로 구성된 프로그램을 분석, 계획, 실행하고 조정하는 것"으로 정의된다.[1] 만약 당신이 망치만 가지고 있다면 마치 모든 문제를 아주 단순화하여 단지 못만 제거하면 되는 것처럼 해결하려 할 것이다. 보건의료종사자가 당면하는 다양한 문제들을 해결하기 위해서는 광범위하고 다양하게 적용 가능한 도구와 기술이 필요하다. 보건의료종사자는 마케팅에 대한 오리엔테이션, 개념 및 도구들을 포함하는 문제 해결 방안을 마련하고, 중재방안을 설계하고, 프로그램 수행 계획을 위한 전략개발 확대를 통해 보건교육의 목표를 달성한다.

마케팅이란 신중하게 계획하고, 조직화하고, 상호 만족하는 교환을 촉진하는 실행 과정이다. 일반적인 제품 마케팅에서 회사는 표적 시장의 필요와 욕구를 정확하게 밝혀내고 경쟁회사보다 효율적이고 효과적으로 이러한 필요와 욕구를 만족시킬 수 있는 제품이나 서비스를 제공함으로써 성공(금전적 이득)을 거둔다.[1] 새로 개발된 제품이 잠재적인 소비자에게 이전에 제공되던 것보다 더 큰 가치를 제공하지 못하면 마케팅은 성공할 수 없다.

마케팅은 1950년대 중반 포장된 제품들을 생산하는 제너럴 일렉트릭, 피엔지(P&G), 제너럴 모터스, 코카콜라 등과 같은 기업에서 유행하였다. 마케팅은 기존의 상업적인 접근 방식인 가격을 낮게 책정하거나(생산 원가 낮추기) 뛰어난 제품을 만들거나 제품 판촉에 주안점을 두는 방식과 차별화하여, 소비자의 필요를 만족시키는 방향으로 발전하였다.[1]

이러한 마케팅의 요구와 성공은 포장된 제품을 생산하는 회사로부터 개인소비자를 위한 내구재(가구, 자동차)를 생산하는 회사와 산업장비업체로까지 영역이 확대되었다. 곧이어 항공업, 은행, 보험회사, 증권사, 대학, 병원과 같은 서비스 제공 기관들이 마케팅을 활용하기 시작하였다. 다음으로 변호사, 회계사, 의사 등 비즈니스 전문가들이 서비스와 전문 영역에 대한 마케팅에 관심을 가지게 되었다. 조만간 보다 많은 전문 영역에서 마케팅의 원칙을 계획, 프로그램 및 서비스 전략 등에 적용해 나갈 것이다. 결국 마케팅 전문가들은 사회적 이슈를 해결하기 위한 방안으로 상업적 영역에서 사용되던 원칙과 전략 활용의 가치를 깨닫게 된 것이다.[2]

기존의 마케팅과는 달리 사회마케팅이란 "상업적 이윤 추구보다는 사회적 혜택을 달성하기 위한 목적으로 마케팅의 원칙들을 활용하는 것으로 폭넓은 의미에서 인간행동 변화에 영향을 미치는 과정"으로 볼 수 있다.[3] 사회마케팅의 핵심 요소들은 상업적 마케팅에서 유래한다. 사회마케팅은 포괄적인 용어로 건강행태를 변화시키기 위해 마케팅 기술을 활용하는 것에 국한되지 않는다. 예를 들어 사회마케팅 캠페인은 건강행태 변화뿐만 아니라 공공교통수단, 태양에너지, 자연보호, 징병제, 도시계획, 선거인 등록, 입양 등에 영향을 미쳐왔다.[4]

사회마케팅은 대중매체 옹호, 보건의료 의사소통, 공익광고 캠페인, 사회적 의사소통 등의 개념과 다르다. 대중매체에 대한 옹호란 공공정책 입안을 위해 대중매체를 전략적으로 활용함으로써 정책 사안들에 압력을 행사하는 것을 뜻한다.[5] 보건의료 의사소통이란 개인과 공중의 건강증진을 위해 소비자 연구를 기반으로 정보 및 전략을 제공함을 의미한다.[6] 공익광고 캠페인이란 사회 불안 요인과 관련된 태도와 행동 변화를 유도하기 위한 광고 전략으로 생산물 및 서비스의 접근가능성과는 무관한 것이라 할 수 있다. 공익광고 캠페인은 소비자가 직접 구매할 수 있는 제품이나 서비스가 아닌 사회적인 이슈와 연관된 태도와 행동에 영향을 미치는 광고도구이다. 공익광고 캠페인의 한계에 대한 인식은 대중매체 활용을 넘어선 촉진의 확대와 특정 상품 판매를 보조하는 인적 네트워크를 통합한 사회적 의사소통으로 발전하는 계기가 되었다. 한 예로서 충분한 영양에 관한 사회적 의사소통 캠페인은 병원과 영적 치료사의 참여를 포함하였다. 행태 변화를 추구하고 유지하기 위한 메시지를 전달하려면 추가적인 프로그램 요소가 첨부되어야 하며 이는 곧 사회마케팅을 의미한다.

지난 30년간 사회마케팅은 보건의료와 보건교육 프로그램의 확대, 고객 만족 향상 및 사회와 개인의 건강행태 변화 달성에 성공적으로 적용되었다. 예로써 피임약 사용 증가, 혈압 내리기, 과일과 야채 섭취 증가, 특정 위험인자와 건강과의 관련성에 대한 자각 증대 등에 효과적으로 활용되었다.[7-9] 사회마케팅의 대표적인 사례로는 미국에서 장기간에 걸쳐 이루어진 국가고혈압교육프로그램(National High Blood Pressure Education Program)[1)], 포터켓심장질환자프로그램(Pawtucket Heart Health Program)[2)], 스탠포드프로젝트(Stanford Five-City Project Smokers' Challenge)[3)]를 들 수 있다. 다른 예로는 뉴욕 주에서 실시되었던 워싱턴저지방우유캠페인(Washington Heights low-fat milk)을 들 수 있다.[10]

본 장은 사회마케팅의 과정을 기술하기 위해 디자인되지는 않았으며, 마케팅에 대한 전반적인 이해를 제공한다는 관점에서 가치가 있다. 우선은 사회마케팅 과정을 소개하고, 접근 방안에 관한 개념을 강조하고자 한다.

## 사회마케팅의 과정: 개괄적 소개

사회마케팅은 프로그램 기획의 과정으로 이루어지며, 전형적인 보건교육 프로그램 기획 모델과 비교하여 유사하거나 다른 점을 발견할 수 있다. 비록 용어는 다르지만 보건교육 기획과 사회마케팅 과정은 유사하다. 유사점으로는 잠재적인 소비자 사정, 조직 중재, 분명한 목적과 목표 설정 및 계획, 실행, 평가 및 조정의 과정이 해당한다. 차이점으로 마케팅 담당자는 일상적으로 잠재적 고객군으로 시장을 구분하고 구매 특성에 따라 작은 그룹으로 세분하고, 가치, 동기, 태도, 사고, 대중의 습관, 선호하는 정보채널, 특히 이득에 관한 사고의 관점에서 시장을 분석한다. 더불어 경쟁을 고려하고, 세분화된 시장에 각각 다른 재화를 제공하고, 경쟁자와 구분하기 위하여 각각의 재화에 다른 특성을 부여한다. 또한 각각의 시장에 재화를 제공함에 있어서 생산품에 대한 디자인, 가격, 매장 배포, 촉진 등을 디자인하는 것과 동일한 중요성을 두고 수행한다.

1) 역자 주 : 1972년 미국의 관련 분야 전문가, 건강 단체, 주정부 및 여러 공공 단체들의 협력에 의해 시작되었다.

2) 역자 주 : 1977년 로드아일랜드 주의 Pawtucket City에서 심장질환자들의 이차 예방, 재활을 위해 시작되었다.

3) 역자 주 : 1978년 캘리포니아 주 5개 소도시에서 심혈관질환 예방 교육과 중재를 위해 시작되었다.

공식적으로는 각각의 시장에 대해 사전 조사를 수행하고, 광고학, 경영학과 기업 연구, 기업의 사회적 책임 연구, 제품연구, 판매와 시장 연구 등 광범위한 연구를 수행한다.

마케팅의 성공은 목표 집단의 필요와 욕구를 만족시키면서 교환이 이루어졌는가에 달려 있기 때문에, 마케팅의 대부분 과정은 연구와 연관되어 있다. 첫 번째 과정은 문제를 명확히 하는 것이다. 우리는 현재와 추구하는 이상적인 상황의 괴리가 존재할 때 문제가 있는 것으로 인식한다. 문제가 없으면 마케팅 계획도 성립하지 않는다. 문제는 목표 집단, 유사하거나 경쟁적인 서비스를 제공하거나 불건강한 행태를 보이는 개인이나 집단, 특정 주제의 전문가들로부터 관찰, 인터뷰, 조사를 통해 확인한다. 두 번째 과정은 목적을 설정하는 것이다. 세 번째 과정은 시장 분석을 수행하는 것이다. 시장분석은 잠재적인 시장을 확인하고 평가하는 과정이다. 잠재적인 시장이란 개인이 당면한 문제를 해결하기 위해 즉시 혹은 잠재적으로 관심을 두는 분야를 의미한다.

이 관점에서 시장 세분화 개념이 도입된다. 시장 세분화는 다양한 시장을 인구학적, 심리학적(태도, 관심, 가치, 생활습관, 사고 등), 행동학적(이윤추구 성향, 사용자 성향, 사용 빈도, 충성도 성향, 변화의 단계 등) 성향이 유사한 표적 집단으로 세분화하는 과정이다. 여러 변수들을 고려하여 시장이 동질성 집단으로 구분되고 나면 소비자 분석을 실행한다. 각각의 세분화 집단으로 구분한 후 소비자 분석에서는 지식, 태도, 기술, 비교 집단과의 관계, 매체 선호도 및 그 외 관련된 행동들을 철저히 조사한다. 소비자 분석의 목적은 잠재적 청중을 알아내어 서비스, 생산품 및 프로그램을 개발하고, 가격을 책정하고, 판매 촉진을 수행하고 소비자의 선호도에 따라 특별한 방식으로 제공하기 위함이다.

영향력경로분석이란 서비스, 생산품 및 프로그램 등이 표적 집단에 접근하기 위한 효과적인 방안을 결정한다. 사람들은 매우 다양한 방식의 접근에 영향을 받는다(신문, 서적과 잡지 등 읽는 것, 홍보물, 자주 이야기를 나누는 주변인들, 역할 모델, 영화 등). 경로는 특정 이슈, 서비스 또는 제공물 등에 따라 매우 다양한 양상을 보인다. 따라서 모든 관련된 영향경로를 파악하고, 영향력의 정도를 분석한 후 조정하기 위한 가능한 모든 노력을 기울여 적절한 경로를 찾아내는 것이 필요하다.

최신 연구의 목표는 보건교육자가 주요 시장에 영향력을 행사할 수 있는 인사들에 대해 이해하고 있어야 한다는 것이다. 다음 단계에서는 각각의 시장의 필요에 근접하게 마케팅 믹스를 발전시켜야 한다. 마케팅 믹스는 초기 디자인과 테스트 마케팅의 두 단계로 이루어진다. 마케팅 믹스의 적절성을 평가하기 위한 방안으로 예비조사 또는 테스트 마케팅이 반드시 요구된다. 비록 시간 소모적이고, 때로는 비용 부담과 비실용적이라는 비판을 받지만 마케팅 믹스의 부적절함을 파악할 수 있는 예비조사를 통해 생산품 실패율, 회사의 낭패, 재정적 손실 등의 위험을 줄일 수 있다. 정확한 정보에 기반한 주문생산식 제품이나 프로그램 및 서비스는 그 자체로서 소비가 이루어진다. 마케팅의 마지막 단계에서는 일반적으로 프로그램을 계획, 실행, 평가하고 수정하는 과정을 거친다.

표 5-1에 최신 연구 과정에 따라 사회 마케팅 과정을 단계별로 요점 정리하였다.[9] 일반적이고 특화된 마케팅 접근 방안은 다음 장에서 논의하기로 한다.

## 마케팅의 개념

사회마케팅에 대해 완전히 이해하려면 소비자 지향, 교환, 시장세분화, 소비자 분석, 수요, 경쟁, 마케팅 믹스, 포지셔닝, 소비자 만족, 브랜드 충성도 등 기존의 마케팅 개념들이 건강 관련 이슈들에 어떻게 적용되어 왔는지에 대한 이해가 필요하다.

### 소비자 지향

소비자 지향적인 보건교육을 수행하려면 "소비자는 왕이다"라는 사고방식이 필요하다. 소비자 지향이란 표적 시장의 필요와 욕구를 충족시킴으로써 행동의 변화를 초래하여 조직의 미션을 달성하는 것이 기본적인 개념이다. 마케팅 담당자는 소비자 고유의 인식, 필요와 욕구가 있음을 인식하고 받아들여야 한다. 이는 소비자 연구를 수행하는 것을 의미한다. 마케팅에 주안점을 두고 보건 교육을 수행하기 위해 가장 중요한 것은 사람의 행동에 영향을 미치는 것에 대해 가능한 많이 배우는 것이다. 소비자는 경쟁 아이디어, 서비스 및 생산품 사이에서 선택을 하며 이유가 무엇이든 간에 현재의 제공물에 만족한다는 것을 인지해야 한다. 이는 소비자의 필요에 대해 많은 것을 알고 대응하는 조직이 "승리"할 수 있음을 의미한다.

**표 5-1 사회마케팅 진행 과정**

**I. 계획**

1. 문제와 상황 분석
   1) 문제 정의
      - 어떤 부분을 문제로 할 것인가?
      - 개인, 그룹, 조직, 지역, 정책 수준에서 역학적 특성은 무엇인가?
      - 위험 요인 중 중요하고 변화 가능한 요인들은 무엇인가?
      - 어떤 부분을 문제 영역으로 평가할 것이며, 발생이나 확산을 예방할 수 있는 방안은 무엇인가?
      - 해당 문제로 인해 예상되는 결과는 무엇인가?
      - 과거의 문제 해결 방식은 무엇이며, 상황이 어떠하였는가?
   2) 프로그램 적용 환경
      - 지역의 사회적, 경제적 또는 인구사회학적 요인 파악
      - 해당 사안과 관련한 정치적 환경
      - 현재 정책 또는 입법 현안 중 표적 집단의 반응에 영향을 미칠 사안
      - 현안과 관련한 다른 조직의 활동 현황
      - 적용 대상자의 주의를 끌기 위한 경쟁
      - 서비스, 메시지 및 생산물 배출수단 또는 채널
   3) 활용 가능한 자원
      - 예산
      - 직원 및 자문위원: 수와 기술 수준
      - 시간
      - 장비
      - 시설
      - 접근방안
2. 표적 집단 세분화
   1) 세분화 정의
      - 일차 집단: 행태 변화가 필요한 집단
      - 이차 집단: 표적 집단의 행태 변화에 영향을 미치는 그룹
   2) 세분화 집단 연구
3. 전략 개발
   1) 목적과 목표 설정
   2) 자원 배분

**II. 특정 시장 세분화를 위한 예비적인 사회마케팅 믹스 개발**

제품, 가격, 유통, 촉진

### III. 마케팅 믹스 예비조사

1. 예비조사 수행
2. 결과 분석
3. 예비조사 결과에 따라 마케팅 믹스 수정

### IV. 마케팅 믹스 수행

1. 과제, 시간 배분 및 참여자의 책임 등 실행 계획 수립
2. 실행 방안 모니터링

### V. 평가

1. 평가 방안 및 가능한 모든 지표 확정: 만족도; 충성도; 욕구 수준; 조직 또는 기관의 자원, 조건, 시설 및 정책; 지역사회 변화; 정책과 규정 변화
2. 평가 계획
3. 평가 실행

#### 지역사회 사례 1

지역의 보건기관에서 활동하는 보건 교육자 Harold는 아동의 납중독 예방 프로그램 기획을 맡은 바 있다. 효과적인 보건 교육을 주창하는 Harold는 많은 이해당사자들의 필요와 관심사에 관심을 가지고 있었다: 그의 관리자, 직원, 관련 기관, 프로그램 개발자, 지역사회 구성원, 지역의 정치 지도자, 그 외 현재와 잠재적으로 영향을 미칠 지원자 등 Harold는 마케팅 담당자처럼, 잠재적인 고객의 관점에서 최신의 도전과제를 파악하여 접근하는 방안을 실현했다. 프로그램 개발을 위해서는 지역사회 아동들의 납중독 감소 방안이 필요하다고 판단하였다. 이에 행태 변화가 필요한 사람들에 관한 정보가 필요하였다. 목적 달성을 위한 계획을 수행하기 전에 사업이 성공하길 원한다면, 사업 참여자들을 고객으로 간주하여야 하며, 사업 담당자가 제공하는 제공물은 고객의 필요와 욕구를 만족하여야 한다.

교환

상업적 마케팅 전문가는 소비자와 회사간 만족스런 교환이 이루어지도록 촉진하는 것이 목적이다. 소비자는 그들이 원하는 생산품 또는 서비스를 제공받으며 회사는 금전적 이득을 얻는다.

마케팅 접근의 핵심인 교환 이론은 적절한 촉진 전략을 사용하여 적합한 상품을 적절한 채널을 통해서 적절한 가격으로 제공하는 것이며, 잠재적인 구매자는 교환 또는 포기 중 선택을 한다. 만약 바람직한 대안이 제시되지 않는다면 교환은 성립하지 않을 것이다.

마케팅 중심 보건교육의 본질은 "마케팅 담당자와 표적 집단 모두가 만족할 수 있도록 건강 행태에 자발적 변화를 불러오도록 어떻게 유도할 것인가?"이다. 상업적 마케팅이 금전적 이득을 추구하는 것과 달리 사회적 마케팅에서 마케팅 담당자는 행태의 변화를 유도하는 것이 목적이다.

### 지역사회 사례 2

납 노출을 줄이기 위한 가정환경 청결 캠페인을 기획하면서 Harold는 스스로에게 의문을 제기하였다. 과연 사업 참여 대상자들이 가치를 부여하고 시간, 에너지 및 금전적 부담을 기꺼이 감수하도록 하기 위해서 프로그램에 어떤 잇점을 두어야 하는가? 아동의 납 노출을 줄이도록 부모들이 집을 완벽히 청소하게 하려면 어떤 종류의 청소 시스템이라야 부모들이 적용 가능하고 기꺼이 참여하고자 할 것인가? 이에 Harold는 아동의 부모 인구 집단을 고려할 때 해당 그룹의 부모들은 젊고, 자녀 돌봄과 직장을 병행해야하는 고충이 있음을 깨달았다. 즉 부모들은 청소에 투자할 시간과 금전적 여력이 없다는 것이다. 사업 참여 대상자들이 누구인지 깨달은 후, Harold는 부모들이 아동의 납 노출을 줄이기 위해 가장 시간을 절약할 수 있는 청소 방안이 무엇일지 심사숙고 하였다. Harold의 질문은 "부모들이 청소에 참여할 수 있고 기꺼이 참여하도록 하려면 무엇을 요구하여야 하는가? 에 도달하였다.

### 시장 세분화 및 소비자 분석

단일한 방법으로 모든 이들을 만족시킬 수 없으므로 모든 사람들을 포함하는 소그룹을 대상으로 상품을 디자인하고 촉진해야한다. 이런 소그룹 또는 시장 세분화는 다른 특성들로 구성된 집단이다. 이는 마케팅 계획 수립시 중심적 특성으로 작용한다. 금연 시장에서 (1) 인구사회학적 특성(연령, 성, 교육수준, 직업, 인종 또는 종교 등) (2) 행동특성(흡연 경험, 사회적 흡연자, 하루 한갑 흡연자 등) (3) 태도("내 건강은 내 소관이다", "나는 타인에게 해가되는 행동을 하지 않는다", "나의 자녀들에게 좋은 모범이 되어야 한다" 등) (4) 사고(흡연은 해롭지 않다. 흡연은 유해할 수 있다, 흡연은 살인이다 등) (5) 가치(가족, 여가, 전문성 함양, 조정, 독립성, 유망함) 등이 실례라 할 수 있다. 체중감량 프로그램이라면 성적 매력, 건강수준, 즐거움, 이미지 또는 사회적 관계 등 프로그램 참여를 통해 얻게 될 이득에 따라 그룹을 구분할 수 있다.

연구에 기반하여 생활습관에 따라 시장을 구분한 복합적인 예로써, 홍보대행사인 포터/노벨리(Porter/Novelli)는 표적 시장을 7개의 건강 스타일에 따라 구분한 바 있다. 이들은 점잖은 게으름뱅이(24%), 활동적인 매력자(13%), 고단한 쾌락주의자(6%), 긴장하지만 시도하는 자(10%), 무관심 허무주의자(7%), 신체적 열광자(24%), 수동적 건강자(15%)로 구분하였다. 상세한 시장 분석 결과 주요 특징들에 따라 잠재적인 고객들을 그룹화 할 수 있었고, 이는 마케팅 믹스를 개발하는 추진력이 되었다.

시장 연구 방법 중 조사자의 의도대로 대표자와 전문가를 인터뷰 하는 방법(예를 들어 일대일 인터뷰, 미팅, 패널, 브레인스토밍, 포럼, 명목집단기법 및 표적집단면접 등), 전화 조사, 설문조사, 전자우편조사, 문헌검토, 보고서 검토 및 관찰 등의 여러 기법이 있다.

**Did You Know**

사회 마케팅이 추구하는 것과 유사한 사회 변화를 유도하기 위한 캠페인은 오래전부터 있어왔다. 고대 그리스와 로마의 노예 해방 캠페인; 영국 산업혁명시 채무자 수감 폐지; 19세기와 20세기 미국의 노예 제도 폐지, 절주, 금주법, 여성 참정권론 등을 예로 들 수 있다.

출처: The Social Marketing Network.

사이트: http://www.hc-c.gc.ca/hppb/socialmarketing.

### 지역사회 사례 3

Harold는 잠재적 고객인 부모들을 포함하는 사업을 추진하기 위한 자금 여력이 충분하지 않았기에 그들을 주요 특성에 따라 세분화하는 방안을 마련하여야 한다고 판단하였다. 과거 그의 경험에 따르면 해당지역은 최소 두개의 특성군으로 구분할 수 있다. 즉 지역사회 토착민과 최근 이주하였거나 잠시 머물러 있는 군으로 구분가능하다. 이에 Harold는 오랜 기간 거주하면서 지역사회에 뿌리를 두고 지역사회 조직과 연관성이 있는 집단을 중심으로 할 것인지, 다소 지역사회와의 연계 고리가 약한 그룹을 고려할 것인지에 따라 접근 방안을 달리해야 한다고 판단하였다. Harold는 학습한대로 두 개 집단에 서로 다른 중재 방안을 각각 적용하도록 프로그램을 구성하였다. 각 그룹의 특성을 고려한 중재방안을 적용했을 때 최적의 반응을 이끌어 낼 수 있을 것이라고 판단한 것이다.

수요

마케팅의 목적이 고객의 필요를 만족시켜 교환을 원활히 하는데 있지만 시장에 따라 교환이나 거래는 다른 양상을 보인다. 요컨대 서비스의 수요는 다양하다. 모든 사람이 언제나 동일한 수준으로 특정 서비스, 프로그램 또는 생산품을 갈망하는 것은 아니다. 한 가지 생산품에 대해 모든 수요가 충족된다면 아주 이상적일 것이다. 즉 조직이나 회사는 고객이 원하는 만큼의 비즈니스를 수행하지만, 수요란 문화, 성격, 구매력 등 여러 특성들로 인해 결정되므로 매우 다양하다.

### 지역사회 사례 4

서로 다른 세분화 시장에 적용할 각각의 중재방안을 고안함에 있어서 Harold는 가정 청소 프로그램에 관한 세분화 집단의 수요 수준을 파악하는 것이 필요하다고 판단하였다. 부모들은 청소에 관심이 있고, 특히 아동들이 가정에 머무는 겨울에 청소에 대한 수요는 커진다. 부모들이 연중 다른 수준의 요구를 받고 있음을 파악하였고 이러한 불규칙한 수요를 변화시키기 위해 지식을 적용하고자 하였다. 겨울에는 부모들에게 청소를 강조하고 여름에는 음용수, 요리 또는 아이들 손씻기를 위한 물의 공급과 같은 다른 활동을 강조하였다.

보건교육자가 마케팅 담당자로써 효과적으로 업무를 수행하려면 아래 8가지 수요 상황 또는 수준이 어떤 것인지 인지하고, 대응할 수 있어야 한다.

- 부정적 수요: 대부분의 시장이 제품 구매를 원치 않으며 제품을 회피하기 위해 기꺼이 돈을 지불하려 하는 것이다. 마케팅 담당자는 시장이 저항하는 이유를 찾아서 이를 전환하기 위한 전략을 수립하여야 한다.
- 수요의 부재: 고객에게 제품 구매 동기가 부여 되지 않았거나 무관심한 경우 발생한다. 마케팅 담당자는 제품과 고객의 필요와 잠재적인 이득을 연계하고, 예상되는 고객들의 관심을 유발하기 위한 노력을 기울여야 한다.
- 잠재적 수요: 고객의 필요를 충족시키고 만족할만한 제품이 존재하지 않을 경우 발생한다. 마케팅 담당자는 이러한 불만족한 시장의 규모를 파악하고 신제품을 개발할만한 근거가 되는지 결정해야 한다.
- 하락 수요: 제품을 구매하고자 하는 수요 수준의 감소를 반영한다. 마케팅 담당자는 이러한 시장의 하락 원인을 파악하고 반전을 위한 전략을 수립하여야 한다.
- 불규칙 수요: 계절, 요일, 시간대에 따라 제품 사용의 변동이 매우 심한 특징을 지칭한다. 마케팅 담당자는 가격, 분포, 촉진, 제품의 특성 등에 변화를 주어 이러한 계절적,

요일, 시간대별 수요를 늘려야 한다.

- 충분수요: 회사가 모든 필요를 충족하는 비즈니스를 할 때 존재한다. 마케팅 담당자는 경쟁과 소비자 필요의 변화에 초점을 맞추어 수요의 감소가 초래되지 않도록 한다.
- 초과수요: 회사가 감당하기 어려운 정도의 수요가 발생할 때 존재한다. 마케팅 담당자는 가격 올리기, 생산품의 특성 바꾸기, 제품에 대한 접근도 낮추기 또는 제품 프로모션 줄이기 등의 행위를 통해 수요를 감소시켜야 한다.
- 불건전수요: 경쟁자에 의해 위험하거나 위해한 제품이 제공될 때를 뜻한다. 마케팅 담당자는 가격, 제품, 분포, 촉진 등의 전략을 활용하여 소비자들이 제품 구매를 포기하도록 제안해야 한다.

### 경쟁

주제와 세분화된 시장의 특성이 무엇이든 간에 경쟁을 예상하고 다루어야 한다. 경쟁은 제품 제공과는 대체적인 성격을 띤다. 금연 패치를 두 개의 다른 회사와 에이전트에서 제공하는 경우처럼 때로 동일한 프로그램 또는 생산품을 누군가 제공하기도 한다. 새로이 제공되는 제품이 기존의 금연 패치보다 예쁘다거나, 금연 수업 기간을 단축하거나, 소비자 친화적인 자가 학습 자료를 제공하는 등 기존과 비교하여 소비자에게 매력적으로 다가서기도 한다. 동일한 목적을 달성하는데 있어서 보다 매력적이고 차별화된 방법이 있을 수 있는데, 금연껌과 패치사용을 예로 들 수 있다. 때로는 금연을 시도하기 전에 약 10 킬로그램 감량 활동에 참여하도록 하여 소비자가 금연을 원하도록 유도하는 것이 보다 설득력 있는 방법일 수 있다.

#### 지역사회 사례 5

부모들은 겨울에도 생각만큼 자주 청소하지 않는다는 사실을 알고 Harold는 스스로 자문하게 되었다. "내가 부모들이 행하길 바라는 청소대신 그들은 무엇을 하는가?" "청소 외에 부모들은 무엇을 하는가?" "부모들은 왜 청소대신 다른 활동을 하는가?" 그리고 부모들이 내가 효과적이라고 생각하는 방법보다 덜 효과적인 방법을, 왜 부모들은 그러한 방법을 지속하는가? 이에 Harold는 스스로에게 "과연 청소와 경쟁관계에 있는 것은 무엇인가?" 질문하기에 이른다.

다음 단계로 부모들은 청소 대신 무엇을 하며 왜 하는가를 파악해야한다. 부모들과 자유롭게 정보를 교환하는 인터뷰를 수행하였다. 인터뷰 결과 일부 부모들은 완벽한 청소를 위해 필요한 적절한 세제, 걸레와 양동이에 대해 잘 알지 못하였다. 이에 Harold는 이러한 장비를 제공하는 것으로 프로그램을 시작하였다. 일부 청소를 위한 시간이 없다고 하는 경우에 이들에게는 청소를 잘하기 위한 지름길 또는 노출-조정을 위한 대체적인 방안을 고안하여 청소가 필요한 영역을 줄일 수 있었다. 어떤 경우에는 납 노출 관련한 불만을 제기하는 세입자를 쫓아내는 집주인이 주요 경쟁자임을 알아냈다. Harold는 이 문제를 해결하기 위해 부모들이 집주인과 직접 일하기보다는 지역사회 조직을 통해서 할 수 있도록 제안하였다. 이 동안 주의깊게 청소를 하였고 사업 진행자들의 관심 하에 여러 전략을 수행하였다.

### 마케팅 믹스

마케팅 믹스란 표적시장의 필요와 욕구에 대한 이해를 바탕으로 현재 소비자가 실행하고 있는 사안 또는 제공될 것으로 예상하는 생산품, 서비스, 아이디어 등에 대한 교환이 이루어지도록 여러 요인들을 복합적으로 고려함을 뜻한다.

마케팅 믹스는 4~8개의 구성요소로 이루어진다. 전체적으로 상업적 마케팅 믹스는 4개의 구성요소로 되어있으며, 흔히 4Ps[4]로 알려져 있다. 4Ps는 상호 의존하는 관계로 마케팅 접근을 위한 기본적인 방법이다. 4Ps는 고객이 교환 여부를 결정하도록 영향력을 행사한다. 4Ps 사용에 관한 자세한 사항은 표 5-2를 참조하면 된다.

4) 역자 주: 4Ps는 P로 시작하는 4가지 용어인 제품(Product), 가격(Price), 유통(Place), 촉진(Promotion)을 말함

- 제품: 제품은 고객의 필요를 만족시키기 위한 물리적 상품, 서비스 및 아이디어라 정의할 수 있다. 물리적 상품은 고객의 필요와 욕구를 만족시키기 위해 주의를 기울이고, 획득하고 사용하거나 소모하는 시장에 제공되는 유형의 속성을 지닌 것을 뜻한다. 서비스란 무형성의 활동내지 이득으로써 특정 필요와 욕구를 충족시킨다. 서비스의 생산과 배달은 물리적 상품과 연관될 수 있다. 아이디어는 보다 축약된 속성을 지니는데 특정 필요, 욕구 또는 문제를 해결하기도 한다.

  이상적으로 제품, 서비스, 아이디어는 3가지 차원을 지닌다. (1) 가치 만족차원(예. 2세 아동 대상 혈중 납 농도 검사를 함으로써 부모는 마음의 안정을 찾고, 자녀들에게는 주요한 신체장애를 극복하는 기회를 제공한다), (2) 유형성(예. 혈중 납농도 검사에서 물리적인 요소로 채혈을 하는 친절한 사람, 깨끗한 장비, 아동의 팔에 둘러지는 매력적인 밴드 등을 고객이 보게 된다), (3) 부가되는 가치 차원은 고객이 교환을 한 후 얻게 되는 그들의 선택이나 구매 결정에 확신을 가지게 하는 부가적인 요소(예. 자녀가 이미 혈중 납 검사를 받은 경우 다른 서비스에 대한 가격 인하 등의 서비스를 받을 수 있는 것)
- 가격: 가격은 고객이 지불해야 할 재정적, 일시적, 감정적 또는 에너지 비용이다. 이상적으로는 고객이 교환하기 원하는 것을 넘어서는 시간, 돈, 에너지 또는 감정을 감당하도록 해서는 안 된다. 마케팅 담당자는 비용 장벽을 예견하고 제거할 수 있어야 한다. 예를 들어 산전 진찰을 받고자 하는 고객이 이동, 베이비시터, 또는 서비스 비용; 직장의 휴가 신청 등에 대한 감정적 비용; 진찰을 받기 위한 탈의와 개인적 질문 등에 대한 감정적 비용; 직장 휴직과 관련한 시간 비용; 약속 잡기, 의사와의 일정 잡기, 대기시간, 의사로부터 얻게 되는 것에 대한 우려 등 에너지 비용; 임신과 관련하여 발생할 수 있는 의료적인 문제를 알지 못함으로써 "행복"을 포기해야 하는 위험 비용. 이러한 비용은 종종 고객이 지불하고자 했던 비용을 상회하기도 하며, 이는 유형의 이익이라 할 수 없다.
- 유통: 마케팅 믹스에서 유통은 고객들이 물리적인 상품, 서비스 또는 아이디어를 얻을 수 있는 편리한 분배 또는 판매 경로로 구성되어 있다. 제품들은 편리하고 안락하며, 믿을 수 있고, 고객들에게 적절히 대응할 수 있도록 준비되어 있는 유통 공간을 통해 이용되어져야 한다. 유통 공간(셋팅, setting)이 더럽거나, 익숙하지 않은 이웃 내에 있거나, 접근하기 어렵거나, 훈련되지 않았거나 문화적인 배려가 없는 사람이

담당자이거나, 서비스를 위한 준비가 적절치 않거나, 집에 너무 가까이 위치하면 교환을 위태롭게 할 수 있다.

- 촉진: 촉진은 시장 세분화에 적절한 제품 판매 촉진 캠페인을 포함하고 있다. 촉진 믹스는 일반적으로 광고, 인센티브, 대면 판매, 홍보를 포함하고 있다. 촉진 믹스를 개발하는 데 있어 시장 세분화에 호소할 수 있는 가장 적합한 미디어, 대변인, 인센티브, 언어, 음성을 사용하는 것이 이상적이다.

**표 5-2 마케팅 담당자처럼 생각하기**

**제품(Product)**

핵심적인 제품은 무엇인가?
- 고객에게 어떤 가치 있는 이익(예. 희망, 가족들과의 좀 더 많은 시간, 동일한 기회, 마음의 평화)을 제공할 것인가?

유형의 제품은 무엇인가?
- 제품을 어떻게 패키지 할 것인가?
- 제품의 특징들은 무엇인가?
- 제품은 어떤 종류의 스타일을 가지고 있는가?
- 제품의 질적 수준은 어느 정도인가?
- 브랜드 이름(예. 판매자의 제품을 나타내고 경재자의 제품과 차별화되는 상징, 기호, 단어)은 무엇인가?

제품에 부가되는 것은 무엇인가?
- 가치를 어떻게 제품에 부가할 것인가? (예. 서비스, 구매 옵션들)
- 제품을 사거나 서비스를 이용한 후 고객들이 얻을 수 있는 다른 것들은 무엇인가?

**가격(Price)**

금전, 시간, 에너지, 제품을 선택하거나 사용하거나 구매하기 위한 감정 등의 관점에서 누군가(시장 세분화)가 지불하는 비용은 얼마인가?

**유통(Place)**

- 현재 이용할 수 있는 제품은 어디에 있는가?
- 표적 집단의 관점에서, 유통 장소에 가는데 있어 어떤 문제가 있는가?
- 유통 장소를 가는데 주저할 만한 어떤 이유가 있는가?
- 표적 집단 구성원이 제품을 사기 위해 갈 수 없는 유통 장소들이 있는가?
- 표적 집단 구성원이 긍정적인 시각을 가지고 정기적으로 가는 곳은 어디인가?
- 비록 일상적인 곳은 아니지만 유통 장소가 제품이 생길 수 있는 곳인가?

### 촉진(Promotion mix)

촉진의 얼마나 많은 부분이 다음 항목들에 노력을 기울이는가?

- 광고. 매스미디어를 통해 표적 관객들에 전달되는 조직과 그들의 상품에 관한 유급의 인적활동이 아닌 정보교환 형태
- 인적 판매. 교환의 상황에서 개인적인 정보전달을 통해 고객들에게 제품에 대한 정보를 주거나 그것을 구매하도록 설득하는 과정
- 홍보. 보도기사의 형태로 매스미디어를 통해 전달되는 조직과 그들의 상품에 대한 무료의 인적활동이 아닌 정보교환
- 판매 촉진. 고객, 판매원에게 제품에 대한 직접적인 유인, 부가적인 가치나 인센티브를 제공하기 위한 활동이나 재료

### 다음 단계

- 위의 4가지 요소(4 Ps) 모두가 다루어졌는가?
- 어떤 결함(갭, gap)이 존재하는가?
- 마케팅 믹스를 완성하기 위해 무엇을 해야 하는가?

---

사회마케팅 전문가들은 마케팅 믹스의 4가지 주요 상업적 요소를 확장하여 사회마케팅의 사회적, 비영리적 부분을 강조하고 있다. 추가되는 요소들로는 공공성, 파트너십, 정책, 경제권 등이 있다. 공공성(Publics)은 기획의 과정에서 반드시 고려되어야 하는 프로그램의 일차, 이차 내외부 이해당사자를 말한다. 파트너십(Partnership)은 단일 조직이 혼자서는 해결할 수 없는 복잡한 문제들을 다루는 데 있어 다른 조직들과 협력하는 것의 중요성을 의미한다. 정책(Policy)은 행동의 변화를 지원하기 위해 필요한 환경적, 상황적인 변화(예를 들면, 법과 공공정책)를 강조하고자 언급되었다. 경제권(Purse strings)은 사회마케팅 노력을 지원하기 위해 필요한 다양한 자금원(예. 재단, 정부, 개인 기부자)을 의미한다.[9]

**Did You Know**

사회마케팅에 관한 인터넷상의 리스트서브(특정 그룹 전원에게 메시지를 전자 우편으로 자동 전송하는 시스템)가 있다. 구독을 위해서는 listproc@listproc.georgetown.edu로 이메일을 보내면 된다. 메시지의 본문에 다음과 같이 쓰면 된다: subscribe SOC-MKTG [your name(당신의 이름)].

### 포지셔닝(Positioning)

포지셔닝이란 제품의 핵심적인 특성을 기반으로 매력적인 개성을 만드는 것이다. 포지셔닝이 잘된 제품은 소비자의 마음에 유일한 장소 또는 적소를 차지한다. 예를 들어 일반의약품을 사려는 소비자를 상상해 보자. 한 약품은 마케팅을 "통증에는 강력하고, 당신의 위에는 부담이 가지 않습니다"라고 디자인하였다. 이 제품은 통증은 고치면서 불편한 위장 부작용은 유발시키지 않기를 원하는 사람들을 위해 만들어졌다. 같은 목적의 다른 약품은 이 약품이 통증에 적극적으로 작용한다는 것을 소비자가 알 수 있도록 디자인하였다. 각각의 약품은 다른 특성을 가지고 있고 다른 필요를 지닌 소비자들의 요구를 만족하도록 디자인되었다.

포지셔닝의 다른 예는 오래된 다른 종류의 치약에서 볼 수 있다. 다른 시장 세분화 집단은 치약을 통해 각기 다른 이득을 원한다. 예를 들면, 좀 더 빛나고 하얀 치아를 원하는 사람들을 위한 치약이 있다; 충치를 예방하기를 원하는 사람들을 위한 치약이 있다; 양치를 하기 싫어하는 어린이들을 유인하는 사탕 맛을 내고 거품이 나거나 다양한 색깔을 가진 치약이 있다; 자연천연물을 선호하는 사람들을 위한 첨가제가 없는 치약이 있다. 각각은 다른 특성을 가진 다른 제품들이며 다른 방법(예. 상점, 카탈로그, 웹사이트, 대형 할인점, 고급 소형 상점), 다른 가격으로 판매되고 있으며, 다른 판매 촉진 캠페인을 가지고 있다.

#### 지역사회 사례 6

Harold는 그가 확인한 주요 시장 세분화 집단(예. 젊은 편부모, 조부모가 돌보는 경우, 특수 민족의 부모) 각각에 대해 독립된 프로그램을 디자인하였다. 각각의 프로그램은 제품, 가격, 유통, 촉진의 관점에서 차이가 났다. 그러나 Harold는 항상 고객의 관점에서 다음의 사항을 확인하기 위해 주의를 기울였다 (1) 가치가 있는 이익을 제공하는 프로그램인가, (2) 재정적, 일시적, 감정적, 활동적 비용이나 장애가 거의 없는가, (3) 장소가 쉽고 편리한가, (4) 프로그램을 알아야 하는 사람들에게 사용된 전략이 매력적이고, 기억하기 쉽고, 믿을만한가.

Harold의 시장 세분화 집단 중 한 집단이 마케팅 믹스에 대해 반응하지 않으면, 그는 변화가 필요한 것이 무엇인지를 알아내기 위해 마케팅 믹스-제품, 가격, 유통, 촉진-의 모든 요소들을 반드시 살펴보아야 한다는 것을 알고 있었다. 마케팅 담당자로서 Harold는 그가 시장 세분화 집단의 특별한 필요를 알지 못하거나, 이해하지 못하거나, 반응하지 않으면 교환이 일어나지 않는다는 것을 추측해야만 한다. 그는 처음으로 다시 돌아가서 마케팅 믹스에 대해 배우고 복습한 것에 기반하여 고객들을 좀 더 면밀히 조사하였다.

### 소비자 만족

마케팅의 목적은 소비자 만족이다-사람들에게 그들이 기대하는 것 또는 기대 이상의 것을 주는 것이다. 일부 만족하지 않은 소비자들은 이에 대해 아무것도 하지 않겠지만, 그러나 마케팅 담당자는 그것에 의지해서는 안 된다. 연구에 의하면 만족한 소비자는 주변 3명의 사람들에게 긍정적인 경험을 이야기 하지만, 불만족한 소비자는 11명에게 이야기를 하게 된다.[1] 불만족 소비자는 모든 범위의 행동과 반응들이 가능하다: 어떤 사람들은 제품이나 서비스를 제공한 누구한테든 직접적으로 시정(예를 들면, 법적대응, 불만, 상품 또는 브랜드를 사는 것을 거부하거나 보이콧을 결정, 친구들에게 그 제품이나 판매자에 대한 경고를 하는 것 등)을 요구할 수 있다.

**Did You Know**

미국은 매년 두 개의 사회마케팅 학술대회를 개최한다: 워싱턴 DC에서 열리는 Innovation in Social Marketing (www.socialmarketing.org); Social Marketing in Public Health (dstewart@hsc.usf.edu 또는 www.hsc.usf.edu/publichealth/conted/).

제품이 유형적일수록 소비자들은 더 쉽게 만족한다. 예를 들면, 칫솔을 구매하는 고객이 정기적인 구강 검진이나 스케일링을 받는 고객보다 더욱 쉽게 만족할 수 있다. 구강 예방 및 조기 검진의 중요성에 대해 보건교육을 받은 사람은 더욱 만족하기 어렵다. 그 이유는 물리적인 상품이 서비스보다 좀 더 유형적이며, 서비스는 아이디어(지식)보다 덜 모호하기 때문이다. 양치질 물약, 칫솔, 다른 치아 청결 도구는 사람들이 살펴 볼 수 있다. 그들 중 자유롭게 선택할 수 있고, 실제 사용해 볼 수 있으며, 가져갈 수 있는 것(예. 전자동 칫솔 또는 이쑤시개)은 고장 나거나 다루는데 만족하지 않으면 반납할 수 있다. 이에 반해 서비스는 훨씬 덜 유형적이다. 스케일링은 손에서 직접 "다루어질 수" 없고, 치과위생사는 사전에 능력을 검증할 수 없다. 물리적인 제품의 질은 믿을 수가 있는데 이는 법적 기준을 만족해야 하고, 검증 과정 등과 같은 것을 통과해야 하기 때문이다. 만약 어떤 브랜드의 칫솔을 산다면 다음에 동일 브랜드를 구매할 가능성이 높다. 그러나 스케일링은 통제하기가 더욱 어렵다. 그것은 경험적인데, 경험은 소비자가 통제하기가 쉽지 않은 다음과 같은 요인들에 의해 극적으로 변화할 수 있다; 그들 자신의 일시적인 기분; 관여된 장비들의 기능, 특성, 배열; 방에서 나오는 음악; 의자; 조명; 치과위생사의 감정, 훈련 및 경험; 수진자의 태도; 요일 등.

### 지역사회 사례 7

Harold는 가정에서 아동들의 납 폭로를 줄이고자 할 때 시장 세분화된 한 그룹의 부모들은 시간이 많이 들지 않고 불필요한 부담(예. 많은 장비가 관여, 강한 냄새가 나는 제품의 사용)이 없는 방법을 원한다는 것을 알았다. 그는 그가 초기에 강요했던 특별한 헤파(HEPA)필터 진공청소기를 중단하면 더 많은 사람들이 청소기를 선택할 수도 있을 것이라고 깨달았고 물걸레질을 강조하였다. 몇몇 사람들에게 여전히 효과가 없었는데, 그때 그는 자리 잡고 앉아 고객들의 정보를 가지고 고객들이 기꺼이 하려고 하고 할 수 있는 것이 무엇인지를 결정하기 위한 접근 방법을 차분히 궁리했다. 그는 불만족스러운 제품에 대한 새로운 촉진 전략을 열심히 하는 것보다 제품을 바꾸어야만 했다.

### 지역사회 사례 8

Harold는 사람들이 그들의 기대가 충족되면 집청소에 대해 만족한다는 것을 알았다. 그러므로 그의 일은 사람들에게 집청소가 실제적인 기대에 부응하고 위험이나 불확실성에 대한 위험을 감소시킨다는 정보를 주어 고객들의 기대를 조정하는 것이었다. 그리고 나서 그는 집청소 해결-방법과 그것을 가르치는 사람-이 고객들의 기대에 부합된다는 것을 확신하여야만 했다. Harold는 청소 서비스의 유형의 면을 강조하였는데, 여기에는 초기 집청소와 정기적인 시연(일주일에 두 번)과 폭로 조절(물걸레질과 먼지제거)이 포함된다. 그는 과거 사용자들로부터 서비스에 대한 증거들을 제공함으로써 고객의 불만을 진정시키는데 시간과 에너지를 쏟았다. 그는 고객들에게 서비스에 대해 철저히 설명하는 것을 준비하였고 고객들의 피드백 절차를 개발하였다. 그는 동료들에게 고객들의 반응을 관찰하여 알렸고, 그들이 고객들을 만족하기 위해 지침 내에서 할 수 있는 최선을 다 할 수 있도록 하였다. 청소 서비스를 시작하기 전에 Harold는 서비스, 절차, 도구들이 사용자 편의에 맞도록 재확인하였다. 그는 고객의 관점에서 서비스를 제공하는 기관이 모든 것을 확인하기 위해 노력하는 것이 얼마나 중요한지 알고 있었다. 그는 중요한 마케팅의 원칙을 배웠다: 고객의 필요를 기대시켜 주고 만족하게 하면 할수록 고객들은 더욱 더 충성도가 높아진다.

#### 브랜드 충성도

브랜드는 어떤 회사의 제품이 경쟁사의 제품과 구별하기 위해 의도된 이름, 용어, 기호, 상징, 디자인, 또는 이들의 조합을 말한다. 브랜드 충성도는 어떤 특정한 회사의 제품이나 서비스에 대한 지속적인 선호도와 선택을 말하는데, 이는 소비자들 내에서 오랜 기간 동안 특정 회사와 그 제품에 대해 지속적으로 만족스러운 경험의 결과로 만들어진다. 항상 소비자가 구매를 고려하는 매 순간 수천가지의 상품 브랜드에 대한 장점과 단점을 따지게 된다. 많은 사람들은 신제품에 대해 시험해 보고 싶어 하고 열망하지만, 대부분은 제품이 이제까지 "자체로 만족스러운 것이 증명되었는지"와 쉽게 식별 할 수 있어야 높이 평가한다. 많은 사람들은 그들이 잘 알려진 브랜드의 제품을 사용하고 있다는 것을 인식함으로써 심리적인 만족을 얻는다. 브랜드 네임은 수요를 자극하고, 다른 제품으로 대체되는 것을 막으며, 충성도가 높은 고객을 파악할 수 있도록 하고, 신제품 발표를 더욱 쉽게 할 수 있도록 한다.

**Did You Know**

사회마케팅이란 용어는 1971년 사회적 논제, 아이디어, 행태를 설명하는데 마케팅의 원리와 기술들을 사용하면서 처음 도입되었다.

출처 : Kotler, P., & Zaltman, G. (1971). Social marketing: An approach to planned social change. Journal of Marketing, 35, 3–12.

브랜드 친밀감에는 세 가지 수준이 있다. 브랜드 인지도(Brand recognition)는 소비자가 그 브랜드를 보았거나 들었다는 것을 기억할 때 생긴다. 브랜드 선호도(Brand preference)는 소비자가 습관이나 과거의 경험에서 벗어나 하나의 브랜드를 선택하는 것인데, 선호하는 브랜드를 쉽게 이용할 수 없는 경우에는 다른 제품으로 대체할 수 있다. 소비자가 다른 브랜드 제품으로 바꾸는 경우 난리를 치거나 그것을 찾기 위해 특별한 노력을 하는 경우 마케팅 담당자는 브랜드 친밀감의 최고 수준인 브랜드 집착도(Brand insistence)를 달성하게 된다.

### 지역사회 사례 9

마케팅 담당자로서 Harold는 고객들을 만족시키고 그가 속한 보건기관에서 제공하는 프로그램, 서비스, 메시지와 관련되어 고객들이 경험할 수 있는 위험도를 줄임으로써 보건기관에 대한 충성도를 촉진할 수 있다는 것을 알고 있었다. 예를 들면, 만약 그가 고객친화적인 접근방법의 결과로 보건기관에 대한 긍정적인 감정을 촉진할 수 있다면 비록 실제적으로 납 제거가 되지 않았더라도 그 고객이 다른 건강문제가 발생했을 때 Harold나 보건기관을 찾아와서 도움을 요청하거나 보건기관이 제공하는 도움에 잘 반응을 보일 가능성이 많다. 현 시점에서는 보건기관이 아동 납 중독과 관련되어 필요한 고객들의 충성도 수준을 얻지 못했기 때문에 Harold는 그가 속한 보건기관에서 제공되는 납 중독 예방 프로그램보다 이 프로그램을 채택할 가능성이 높은 고객들의 충성도가 높은 기관과 협력하는 것을 고려하였다.

## 사회마케팅에서 장애물 극복하기

비록 사회마케팅 과정에 대한 많은 긍정적인 보상이 있지만, 이와 관련된 도전이 없을 수 없다. 효과적인 사회마케팅에 대한 가능한 도전들은 프로그램 또는 제품 촉진에 대한 사회마케팅의 범위(영역)에 제한이 있고, 전면적인 사회마케팅을 시도할 것이지 단계별 실행 과정을 시도할 것인지, 사회마케팅 노력 또는 캠페인을 평가하는데 어려움이 있고, 시장 기능과 관련된 문제를 직면하게 되는 것이다.

### 마케팅의 과정에 한정되지 마라

마케팅은 흔히 태도나 행동에 성공적으로 영향을 주거나 변화시키기 위한 의사소통 전략들을 효과적으로 사용하는 것으로 잘못 해석되어진다. 최근에 많이 이야기 되고 있는 보건의료 프로그램 및 서비스 마케팅, 환자 순응도 전략 마케팅, 의사 마케팅, 건강 메시지 마케팅 등은 보건의료 전문가들 사이에 마케팅이란 용어가 "설득하기 위한 의사전달 전략을 사용하는 것"을 의미하는 데 잘못 사용되는 경향이 있음을 보여준다. 예를 들면, 사람들은 흔히 "프로그램이나 서비스에 사람들을 참여하기 위해 노력하는 것"의 의미로만 "마케팅 프로그램 및 서비스"를 이야기 한다. 서비스 마케팅 프로그램은 단지 서비스 참가자들을 만들고 유지하기 위한 촉진 전략을 의미한다. "보건교육 마케팅"은 흔히 공공서비스 발표에 대한 좋은 미디어 배치를 얻기 위한 누군가의 잘 의도된 간단한 전달법이다.

태도나 행동에 성공적으로 영향을 주거나 변화시키기 위한 의사소통 전략들을 효과적으로 사용하는 것은 단지 마케팅의 한 측면에 불과하다. 일반적인 촉진 또는 광고와 같은 의사전달 전략이 흔히 마케팅이란 단어로 대치되고 있다. 사실 광고는 의사전달 또는 촉진 전략의 많은 종류 중의 하나이며, 의사전달 또는 촉진은 마케팅의 10여 가지 기본 개념들 중의 단지 하나이며 마케팅 믹스의 한 요소이다. 마케팅에 대한 이러한 기본적인 잘못된 인식은 보건교육에서 마케팅의 가치에 대한 회의를 불러일으키며, 보건교육자들에게는 마케팅 접근방법의 도입에 대한 저항을 일으킨다.

단계별 접근 방법을 가져라

마케팅의 방법으로 모든 것을 하여야 하거나 아무 것도 하지 않는 것에 대한 법칙은 없다. 마케팅과 같은 새로운 관점을 선택하는 유쾌함은 이제까지 고려해 왔던 몇 가지 생각들을 통합하여 시작할 수 있다는 것이다. 알란 안드레슨(Alan Andreasen)은 조직에서 마케팅 접근방법을 통합하기 위한 10가지 단계를 다음과 같이 제안하였다:[7]

1. 스스로를 알아라. 모든 조직원이 마케팅에 대한 오리엔테이션을 가지고 있지는 못하다는 것을 인지해라.
2. 상부에서부터 시작하라. 조직에서 영향력을 미치는 사람과 함께 마케팅에 대해 논의하고 그들의 지지를 얻어라.
3. 조사로 시작해라. 현재와 미래 고객과 경쟁사에 대한 가능한 모든 것을 배우고 익혀라.
4. 현장 마케팅 담당자들과 교류하라. 마케팅 컨퍼런스에 참여하거나 검증된 마케팅 회사와 협력을 맺어 기존 마케팅 담당자들과 시간을 보내도록 해라.
5. 마케팅 전문가를 고용해라. 직원들을 주제 전문가(예. 아동건강, 사고예방, 심장질환, 결핵 전문가 등)로만 제한하지 마라. 만약 마케팅 전문가가 필요하면 고용하라.
6. 위험부담과 실험에 대해 보상해라. 기꺼이 새로운 것을 시도하고자 하는 직원과 지원자를 격려해라. 광기(insanity)라는 단어의 정의에는 "동일한 과거의 방법으로 지속적으로 일을 하지만 다른 결과가 나타나길 기대하는 것"이라는 것이 있다는 것을 기억하라.
7. 제거할 소비자의 장벽을 찾아라. 저항을 예상해라. 소비자가 인지하고 있는 제품, 가격, 유통, 촉진에 대한 장벽을 처리해라.
8. 지속적으로 마케팅 믹스(4Ps)를 재평가해라. 의심이 되면 제품, 가격, 유통, 촉진의 측면에서 확인하라.
9. 조직의 철학과 실천에 대한 "마케팅 감사"를 정기적으로 시행해라. 시간이 흐름에 따라 한

사람이 이렇게 질문할 수 있다 "만약 이것이 잘 작동하지 않으면, 고객에게 알려지지 않았거나 무시되었던 것이 무엇이고 그리고 현재 해결하는 것이 필요한가?"

10. 다른 방법으로 업무를 처리하라. 위험을 무릅쓰라. 하나 또는 두 개의 마케팅 기법을 시도해 보고 그 결과를 기다려라. 가장 중요한 개념은 고객 또는 소비자 지향이며, 이는 제품을 고객들의 가치, 필요, 욕구, 인지에 초점을 맞추게 디자인하는 것이다.

평가계획을 고안하라

비록 소비자 조사와 적절한 마케팅 믹스를 통한 시장조사가 되었더라도 사회마케팅 프로그램에 대한 평가는 여전히 매우 어렵다. 사회마케팅에서 평가 활동이 부족한 이유를 조사한 과거 논문에서 폴 블룸(Paul Bloom)은 평가자로서 직면하게 되는 문제에 대해 다음과 같이 비평하고 있다.

> *사회마케팅 프로그램에 대한 평가자가 직면한 가장 중요하고 우선적인 문제는 평가가 비용이 많이 들고, 귀찮고, 위험하고(예. 결과가 나쁘면 예산 삭감의 가능성), 단지 불충분한 프로그램 효과 정도만을 발견할 수 있기 때문이다. 이는 프로그램 집행자들로부터 평가에 대한 협력이나 지원을 얻는 것을 어렵게 한다. ...비록 프로그램 집행자들로부터 협력이나 지원을 받더라도 효과적인 측정 방안을 개발하고 연구디자인을 선택하는 데서 문제들이 발생할 수 있다.*[11]

보건교육에서 보면 사회마케팅 평가는 프로그램 목적과 목표에 근거를 두어야 한다. 사회마케팅 프로그램 평가에 있어 평가자는 프로그램이 인지 변화, 행동 변화, 행태 변화, 가치 변화에 효과를 얻기 위해 - 각각은 더욱 더 성취하기 힘들고 평가하기도 어렵다 - 계획되었는지가 명확해야 한다. 만약 목표들이 달성되는 것을 보려면 프로그램이 수행되는 동안 반드시 복합 구조개념과 변수들이 평가되고 모니터링 되어야 한다. 이러한 복합 구조개념에 대한 조작적 정의가 반영되고 타당도나 신뢰도가 검정되고 비교적 쉽게 수행할 수 있는 설문 측정도구, 인터뷰 문항, 기록저장 시스템들이 개발되는 것이 필요하다. 또한 좋은 연구 과제로서 분석이 필요할지 모르는 이차 효과들에 대해서 찾아봐야만 한다.

### 사회마케팅에 대한 우려를 극복해라

평가에 더하여 사회마케팅 담당자는 상업마케팅 담당자가 직면하지 않는 특별한 시장기능과 관련된 다른 장애물들이 예상될 수 있다.[12]

- 시장분석 문제: 사회마케팅 담당자들은 소비자에 대한 충분한 이용 가능한 이차 자료를 가지고 있지 못하며, 중요한 변수에 대해서 타당하고 신뢰 있는 측정값을 구하기가 어렵다; 소비자 행태의 결정요인들에 대한 상대적인 영향을 가려내는 것; 때에 알맞게 연구비가 지원되고, 승인되고, 수행된 소비자 조사 결과를 얻는 것.
- 시장 세분화 문제: 사회마케팅 담당자들은 일반적으로 시장 세분화에 대한 압박을 받는데, 특정 세분화된 그룹을 무시하는 결과에 이르게 된 세분화에 대해서는 특히 그렇다: 흔히 그들은 세분화를 하기 위해 사용되어야 할 정확한 행태 자료를 가지고 있지 못하며, 그들의 표적 집단은 흔히 제품에 대해 부정적인 성향이 있는 고객들로 구성되어 있다.
- 제품 전략 문제: 사회마케팅 담당자들은 그들의 제품을 구상하는데 있어 융통성이 낮고 상품 개념을 조직화 하는데 어려움이 있으며, 장기적인 포지셔닝 전략들을 선택하고 수행하는데 더욱 어려움이 있다.
- 가격 전략 문제. 사회마케팅 담당자들은 가격 전략을 개발하기 위해서는 원하는 사회적 행태에 이르렀을 때 고객들의 재정적, 정신적, 에너지, 시간 비용을 줄이기 위해 노력하는 것이 우선적으로 포함된다는 것을 안다. 그들은 고객들의 가격을 측정하는데 어려움이 있으며, 고객들의 비용에 대한 통제가 쉽지 않은 경향이 있다.
- 경로 전략 문제. 사회마케팅 담당자들은 원하는 중간매개물을 사용하고 조정하는데 더욱 더 어려움이 있다.
- 의사소통 전략 문제. 사회마케팅 담당자들은 일반적으로 유료의 광고는 이용하기 어렵다는 것을 안다. 그들은 메시지에 어떤 종류의 호소는 사용할 수 없는 압력에 직면하고, 메시지에 비교적 많은 종류의 정보를 전달해야만 하고, 의미있는 메시지 예비조사를 수행하는 데 어려움이 있다.
- 조직 디자인 및 기획 문제: 마케팅 활동을 잘 이해하지 못하고 불충분한 평가를 받으며 부적절한 위치에서 사회마케팅 담당자들은 역할을 해야만 한다; 그들은 계획(만약 수

립되어진다면)이 실천으로 옮겨지기 보다는 문서만으로 취급되는 곳에서 역할을 해야 한다; 기관기억상실(institutional amnesia)[5]로 고생하는 조직에서 역할을 해야 한다; 우호적이거나 우호적이지 않은 경쟁자들이 어떻게 행동할 것인가를 예측하여야 한다.

- 평가 문제: 사회마케팅 담당자들은 효과 측정을 정의하기가 어려우며, 마케팅 프로그램이 어떤 목표를 달성하는데 기여한 정도를 추정하는 것이 어렵다는 것을 알고 있다.

## 기대되는 결과

사회마케팅을 통해 기대할 수 있는 긍정적인 결과들은 많으며 고무적이다. 사회마케팅 과정은 보건교육 프로그램 기획과 매우 비슷하며, 그래서 보건교육자는 매우 익숙한 과정에 새로운 방법을 통합하는 데 매우 편안함을 느낄 수 있을 것이다. 보건교육 프로그램 기획 과정에서 보건교육자는 최신 유행되는 연구에 많은 시간을 투자하여야 한다. 게다가 강화된 연구 노력의 결과로 보건교육자는 지역사회와 표적 시장이 되는 집단에 더욱 더 애착을 가지게 되고 이해할 수 있을 것이다. 광범위한 연구 노력은 비록 적지만 프로그램에 맞는 결과를 찾을 수 있을 것이다. 어느 누구도 모든 사람의 문제를 하나의 행사나 서비스로 해결할 수 있는 "마법의 탄환(magic bullet, 해결책)" 같은 프로그램은 찾을 수 없다.

맞춤형 프로그램을 만든다는 것은 또한 좀 더 프로그램에 알맞은 많은 것을 한다는 것이다. 프로그램 실행자가 사회마케팅에 좀 더 개입하게 되면 특별한 고객들을 위한 다양한 프로그램, 서비스, 생산물, 메시지(상업적 캠페인과 같이)가 개발되는 것을 기대할 수 있다. 어떤 의류회사가 하나의 상점에서 하나의 연령층을 대상으로 하나의 가격으로 한 종류의 의상만을 팔 수 있을까? 물론 아닐 것이다. 그들의 최고 의상 스타일에 더하여 그들은 10대에 좀 더 친화적인 환경과 카탈로그를 이용하여 10대에게 "10대 의상"을 제공하는 부서를 가지고 있다. 그렇다면 우리의 금연 노력은 이와 비슷하다고 할

5) 역자 주: 개인의 기억상실에 비유하여 기관(조직, 회사 등)이 '지식의 지속성(knowledge continuity)'을 유지하지 못해(예. 새로운 직원을 채용) 조직의 지식이나 경험과 같은 조직기억(organizational memory)이 상실됨을 의미함.

수 있는가? 사회마케팅 방법은 노인, 금연이 필요한 새로 진단받은 환자, 10대, 산모 또는 산모가 될 가능성이 있는 여성, 산모의 남편, 보건의료 종사자, 스트레스가 높은 직업 종사자들을 위한 다양한 금연 프로그램(제품)들을 만들었다. 제품은 금연껌, 패치, 책, 오디오 테이프, 비디오테이프, 콤팩트디스크, 인터넷학습 프로그램, 정기 교육, 지지 그룹, 금연 물품 및 키트 등이 될 수 있다. 물론 이런 프로그램이 시작되고 진행되는 데는 좀 더 많은 시간이 걸릴 것이다. 그러나 제품이 세분화된 시장의 사람들의 필요에 부합되고, 그들의 가치를 지원하며, 그들이 원하는 특성이나 이익을 가지고 있으며, 그들이 원하는 행태변화를 포함하고 있기 때문에 더욱 효과적이다.

확장된 제품 라인은 확대된 파트너십 및 좀 더 다양한 파트타임 직원을 필요로 할지 모른다. 어떤 조직도 모든 시장 세분화 그룹이 필요로 하는 모든 제품과 서비스를 제공할 수 없다. 서비스 제공자들간 협조체계를 구축하는 것은 소비자와 모든 조직들에게 이익을 주는 실제적인 방법이다. 예를 들면, 호흡기 협회, 암 협회, 심장 협회는 함께 일함으로써 어느 누구도 혼자서는 제공할 수 없는 모든 영역의 서비스를 제공할 수 있다. 직원을 평가하고, 그들의 책임에 관심을 갖고, 조사와 마케팅 믹스 디자인을 위한 신뢰를 높이기 위해 표적 시장과 비슷한 상담자 또는 파트타임 근무자를 어떻게 모집할 것인가를 고려하기를 누군가는 원할지 모른다.

맞춤형 프로그램에 이르기 위한 조사는 또한 조금 더 빠른 행태변화를 가져오게끔 해야 한다. 만약 보건교육자가 시장 세분화 집단이 비용을 지불할 수 있을 정도의 수준에서 적절한 서비스, 제품, 새로운 행태 프로그램을 기획하고; 이 프로그램은 편리하고 친숙한 경로를 통해 접근가능하며; 시장 세분화가 동조하는 메시지와 미디어를 통해 프로그램에 대한 인지를 하게 되면, 고객은 원하는 변화를 더욱 쉽게 할 수 있을 것이라고 기대할 수 있다.

맞춤형 프로그램을 한다는 것은 서비스나 프로그램 촉진 활동에 조금 더 적은 비용을 사용하는 것을 의미한다. 최신 유행의 연구는 대규모의 촉진 캠페인을 동원할 필요성을 미연에 방지할 수 있다. 대신에 표적 시장 세분화 집단이 그 상품이나 서비스를 알 수 있도록 하고 그들이 원하는 것을 포함시켜서 선전하는 것과 같은 노력이 필요할 뿐이다.

마지막으로 판매원 또는 판매 전략들에 의존할 수 없기 때문에, 담당자는 수행되고 있는 프로그램이나 서비스 모니터링에 더욱 더 많은 시간을 사용할 수 있어야 하고 효과를 평가하는 중에 그것에 대해 대응할 수 있어야 한다. 고객들은 그것이 원하는 것이고 이용할 수 있는 것인지를 알고 있기 때문에 고객들의 좀 더 많은 피드백을 기대할 수 있다. 이것은 결국 표적 시장 세분화 내에서 높은 수준의 소비자 참여를 이끌어 내고 프로그램과 서비스에 전념할 수 있도록(예. 소비자 만족과 충성도) 할 것이다.

## 결론

"마케팅은 개인 또는 집단이 그들이 필요로 하고 원하는 것을 얻기 위해 다른 개인 또는 집단과 제품들과 가치를 만들고 교환하는 사회적이고 관리적인 과정이다."[1] 보건의료에서 마케팅은 기획의 과정이며 제품의 개발, 가격 책정, 촉진, 분배를 수행한다. 사회마케팅은 상업적 마케팅 원칙들을 사회적 이슈에 적용하는 것이다. 사회마케팅 제품은 보건의료와 관련된 것이며 영양가 있는 점심과 같은 물리적인 상품, 스트레스 관리 워크숍과 같은 서비스, 안전한 섹스 또는 심장질환 예방과 같은 아이디어 및 개념 등이 될 수 있다.

마케팅은 촉진보다는 더욱 영역이 넓다. 마케팅은 고객들의 필요를 만족시키고 조직의 목적을 달성하기 위해 제품의 디자인, 가격, 유통, 촉진을 기획하고 수행하고 관리하는 하나의 과정이다. 이것은 또한 제품을 향상시킬 수 있고 성공할 가능성을 높이는 하나의 프로그램 기획 기법이다. 다른 기획 모형과 함께 사용할 수도 있다.

마케팅은 만능이 아니다. 어떤 방법도 마법의 탄환이 될 수 없다. 그러나 마케팅의 원칙과 실천은 새로운 문제와 과거의 문제들을 바라보는 새로운 방법을 제시한다 그것은 창조력을 유발시킬 수 있다. 사회마케팅을 위한 노력은 대학의 마케팅전공부서와 실제 마케팅 회사(광고 회사가 아닌)가 하나의 파트너가 되었을 때 더욱 성공적이다. 가능하다면 직원 또는 컨설턴트로 전문적인 마케팅 담당자를 고용하거나 마케팅 전문가를 위원회에 포함시켜라.

마지막으로 보건의료 문제와 관련해서 무엇을 해야 할 지 의심이 되거나 다른 사람이 했던 것이 왜 잘 되지 않았는지 고민이 되면, 고객의 관점에서 그 제공된 상품(프로그램이나 서비스 등)을 바라보아라. 답은 4가지 마케팅 믹스들(제품, 가격, 유통, 촉진) 중 하나 혹은 그 이상에서 찾을 수 있다.

## 핵심용어

경쟁(competition): 제공되는 것에 대한 대체재

교환(exchange): 소비자가 그들이 현재 가지고 있거나, 사용하고 있거나, 믿고 있는 것을 제공되는 어떤 것을 위해 포기하는 과정

마케팅 믹스(marketing mix): 표적 시장 세분화 집단의 욕구와 필요에 대한 이해를 기반으로 하면서, 그들이 현재 하고 있거나 믿고 있는 것들과 교환하기 위해 표적 시장에 제공되는 구성요소(제품, 가격, 유통, 촉진)

브랜드 충성도(brand loyalty): 한 특정 회사의 제품이나 서비스를 선택하고 지속적인 선호도를 가지는 것

사회마케팅(social marketing): 사회적 이슈에 상업적인 마케팅 원리를 적용하는 것

소비자 만족(consumer satisfaction): 소비자들의 제품, 서비스, 생각에 대한 기대에 충족되는 정도

소비자 지향(consumer orientation): 소비자들의 필요와 욕구에 주안점을 두는 것

수요(demand): 거래를 원하는 정도

포지셔닝(positioning): 제품의 핵심적인 특성을 기반으로 한여 제품에 대한 매력적인 개성을 만드는 것

## 참고문헌

1. Kotler, P., & Armstrong, G. (1998). *Principles of marketing* (8th ed.). Englewood Cliffs, NJ: Prentice-Hall.
2. Fine, S. (1981). *The marketing of ideas and social issues.* New York: Praeger.
3. Smith, W. A. (2000). Social marketing: An evolving definition. *American Journal of Health Behavior, 24*, 11-17.

4. Fine, S. H. (1992). *Marketing the public sector: Promoting the causes of public and nonprofit agencies.* New Brunswick, NJ: Transaction.
5. Wallack, L. (1990). Media advocacy: Promoting health through mass communication. In K. Glanz, F. M. Lewis, & B. K. Rimer (Eds.), *Health behavior and health education: Theory, research, and practice.* San Francisco: Jossey-Bass.
6. Roper, W. L. (1993). Health communication takes on new dimensions at CDC. *Public Health Reports, 108*(2), 179-183.
7. Andreasen, A. A. (1995). *Marketing social change: Changing behavior to promote health, social development, and the environment.* San Francisco: Jossey-Bass.
8. Goldberg, M. E., Fishbein, M., & Middlestadt, S. E. (Eds.). (1997). *Social marketing: Theoretical and practical perspectives.* Mahwah, NJ: Lawrence Erlbaum Associates.
9. Weinreich, N. K. (1999). *Hands-on social marketing: A step-by-step guide.* Thousand Oaks, CA: Sage Publications.
10. Wechsler, H., & Wernick, S. M. (1992). A social marketing campaign to promote low-fat milk consumption in an inner-city Latino community. *Public Health Reports, 107*(2), 202-207.
11. Bloom, P. N. (1980). Evaluating social marketing programs: Problems and prospects. In R. Bagozzi, K. L. Bernhardt, P. d. Busch, D. W. Cravens, J. F. Hair, Jr., & C. A. Scott (Eds.), *Marketing in the 1980's: Changes and challenges* (pp. 460-463). Chicago: American Marketing Association.
12. Bloom, P., & Novelli, W. D, (1981). Problems and challenges in sicial marketing. *Journal of Marketing, 45*, 79-88.

# 부가 자료원

## 인쇄물

Backer, T., Rogers, E., & Sopory, P. (1992). *Designing health communication campaigns: What works?* Newbury Park, CA: Sage.

Center for Substance Abuse Prevention. (1994). *Technical assistance bulletins: Guides for planning and developing your ATOD prevention materials.* Rockville, MD: U.S. Department of Health and Human Services, Public Health Service, Substance Abuse and Mental Health Services Administration. (Free from the National Clearinghouse for Alcohol and Drug Information, 1-800-729-6686.)

Frederiksen, L., Solomon, L., & Brehony, K. (Eds.). (1984). *Marketing health behavior: Principles, techniques, and applications.* New York: Plenum.

Kotler, P., & Roberto, E. (1989). *Social marketing: Strategies for changing public behavior.* New York: Free Press.

National Cancer Institute. (1992). *Making health communication programs that work: A planner's guide.* Washington, DC: U.S. Department of Health and Human Services. (Free from the Cancer Information Service, 1-800-4-CANCER, or online at http://rex.nci.nih.gov/nci_pub_interface/hcpw/home.html.)

National Center on Child Abuse and Neglect. (1996). *Marketing matters: Building an effective communications program.* Washington, DC: U.S. Department of Health and Human Services. (Free from the National Clearinghouse on Child Abuse and Neglect Information, 1-800-394-3366.)

Ogden, L., Shepherd, M., & Smith, W. A. (1996). *Applying prevention marketing.* Atlanta, CA: Center for Disease Control and Prevention, Public Health Service. (Free from the National AIDS Clearinghouse, 1-800-458-5231.)

## 인터넷

Academy for Educational Development. *The ABCs of human behavior for disease prevention.* Available: http://www.aed.org/publications/news/fall95/disease_prev.html.

Centers for Disease Control and Prevention. *Marketing strategies for physical activity.* Available: http://www.cdc.gov/nccdphp/dnpa/readyset/market.htm.

Health Canada. *The social marketing network.* Available: http://www.hc-sc.gc.ca/hppb/socialmarketing.

Indiana Prevention Resource Center. *Prevention newsline.* Available: http://www.drugs.indiana.edu/publications/iprc/newsline/winter92.html.

Johns Hopkins University. *Center for Communication Programs website.* Available: http://www.jhuccp.org.

Population Health Social Marketing. Available: http://www.health.gov.au/pubhlth/strateg/educat/index.htm.

Social Marketing Institute. Available: http://www.social-marketing.org.

제 II 부

# 개인수준에서 방법과 전략의 적용



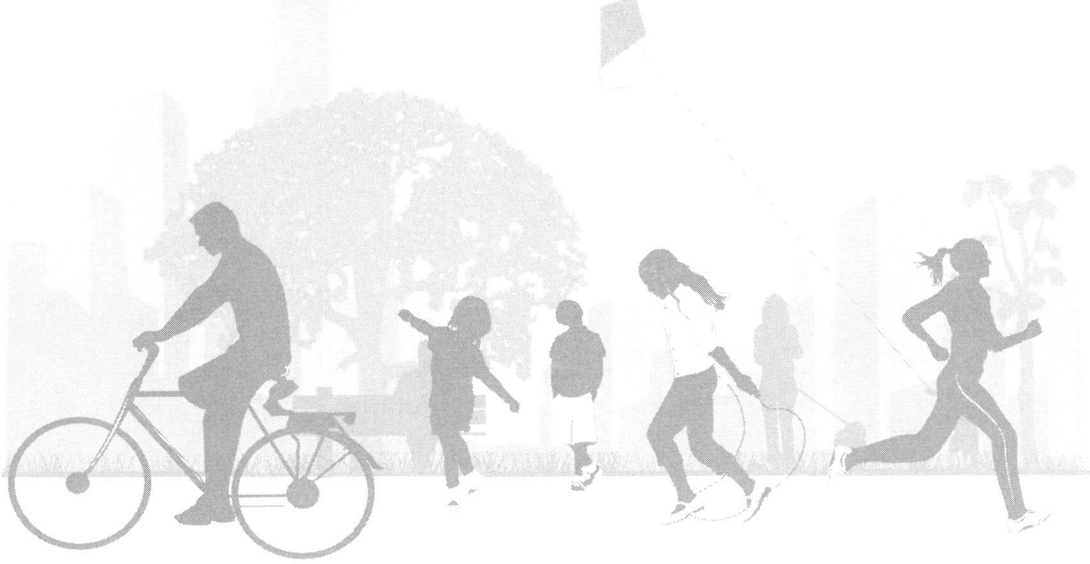

# 제 6 장

# 지지모임 진행

Lynne Durrant, Ph.D.
Traci Rieckmann, Ph.D.

## 저자의 말

Traci: 집단과정은 항상 직업적으로나 개인적으로 저를 매혹시키는 일이었다. 각기 다른 상황의 팀, 교실, 사회집단, 자원봉사자집단, 관리자집단 및 훈련생집단에서의 역동성은 나의 호기심을 더욱 키웠고 집중적이고 다면적인 과정이라는 사실을 일깨우게 한다. 보건교육과 심리학 대학원 과정을 통해 이 흥미는 더욱 더 커졌다. 동시에, 나는 집단행태개선과정에 참여하여 소년원의 집단활동의 진행자로 참가하게 되었다. 집단활동에 참여한 각각의 경험을 통해 저는 집단 이론이 말한 바에 따라, 대학원생과 13세 소년들이 집단활동에 참여하면서 그들의 걱정거리들을 표현하고 행태를 바꾸는 것을 보고 놀랐다. 모든 집단활동 경험에서, 구성원들은 공식적 규범과 비공식적 규범을 만들고, 다툰 후 규범을 새로운 규범을 만들었다. 거기에는 개인적 목표와 집단적 목표가 늘 있었다. 대학원 강의실과 소년원에서, 그들은 각기 의사소통 방식을 수립하고, 문제가 있는 구성원에 대처했으며, 모두들 자신의 행동 양식을 스스로 깨닫게 되었다. 두 집단의 환경은 매우 달랐지만 집단 이론의 유사성과 적용, 집단활동을 통한 행동변화는 매우 강력했다. 경력을 쌓으면서 훈련과 경험이 이어질수록, 인간의 성장과 상호관계에 대한 집단활동의 영향력을 더욱 실감하게 되었다. 강의실에서, 치료자 집단을 이끌면서, 수면장애를 호소하는 재향군인 집단에서, 심지어 나의 임상실험연구팀 내에서, 집단역학은 우리의 경험, 결과, 그리고 개인의 발전에 영향을 미친다.

공저자인 Lynne Durrant와 나는 보건교육과 심리학이라는 비슷한 배경을 가지고 있다. 여러분에게 우리의 지식과 경험을 제시함으로써, 지지집단을 만들고, 집단 모임에서 발생하는 모든 과정을 파악하고, 이 과정들을 이용하여 지역사회 모임을 진행하며, 나아가 더욱 생산적인 집단 구성원이 될 수 있도록 알려주는 것이 이 장의 목적이다. 연구보조자인 Nicole Stettler가 도움을 주었다. 그녀는 사회적, 학문적, 과외적 그리고 작업 환경에서 집단 구성원으로 활동한 적이 있다. 그녀는 대학에서 심리학을 전공하면서 사회심리학 과정 중 집단활동 과정을 배우고 이해하기 시작했다. 그 후 어린아이가 있는 가정에서의 놀이집단을 진행하면서, 진행자로서 집단역학을 파악하고 서비스 제공자에게 지시를 내릴 수 있었다.

끝으로 '당신이 받은 훈련과 활동영역 안에서 일하라'는 경구를 전하고 싶다. 지역사회 집단과 함께 일하면서, 당신은 재능 있고 중요한 보건교육전문가이지만, 조언자나 심리상담가는 아니라는 것을 명심해야 한다. 당신의 자신의 전문성에 한계가 있음을 깨닫고, 치료나 전문적 조언이 필요한 사람을 적절한 정신보건 전문가에게 의뢰해야 한다. 당신은 모든 사람들에게 전능하지 않음을 깨닫고 어떻게 하면 자문이나 도움 등 외부의 지원을 받을 수 있는지를 인식하는 것이 무엇보다 중요하다.

## 서론

집단활동은 인간 행동을 수정하거나 변화시키는 강력한 도구이다. 집단 구성원에게 집단활동의 힘은 두 가지 측면에서 작용한다. 자신의 행태를 객관적으로 인식하는 것과 사람은 삶의 문제를 혼자 대응하지 않는다는 사실을 깨닫는 것이다. 자신에 대한 인식은 집단 피드백으로부터 얻을 수 있다. 유사한 관심사나 문제를 가진 사람들은 자신의 관점과 경험을 나누면서 서로가 각자의 상황에 대응하는데 도움을 준다. 그리고 집단 구성원으로서 이 경험들을 공유하며 자신들의 감정과 행동이 혼자만의 것은 아니라는 것을 알게 된다. 작가 C. S. Lewis가 한 때 말하기를, 사람들은 자신이 혼자가 아니라는 것을 알기 위해 책을 읽는다고 했다. 집단활동에서도 마찬가지이다. 개인은 스스로가 혼자가 아니라는 것을 알기 위해 집단에 가입하고, 집단은 그들에게 공동체 정신을 제공한다.

역사를 거쳐, 인류는 생존과 번영에서 혼자보다 집단일 때 유리하다는 것을 발견했다. 한 명의 개인이 태어날 때부터 집단의 구성원이 되는 것은 중요한 문제이다. 인간은 가족, 지역사회, 문화적 집단, 경제적, 지역적, 그리고 인구학적 집단, 또한 사회적, 종교적, 전문직 집단에 소속되게 된다. 어떤 사람들은 집단의 특징과 목적에 동의하여 가입을 하기도 하고, 또 다른 사람들은 혼자서 달성할 수 없는 목표를 달성하기 위해 가입하기도 한다. 특히 지지집단은 그러하다.

## 지지집단이란?

집단은 서로가 동의한 목표를 달성하기 위해 직접 만나는 두 명 이상의 개인으로 정의된다.[1] 집단활동전문가협회(The Association for Specialists in Group Work)는 나아가 집단활동을 "집단을 통해 도움을 주거나 임무를 달성하기 위한 광범위한 전문적 활동"[2]으로 정의하고 있다. 그러므로, 심리교육적/지도 집단, 조언/대인관계 집단, 심리치료/인격지향 집단, 임무/작업 집단, 자조집단, 지지집단 등 넓은 범위의 집단이 있을 수 있다. 이 장의 초점은 지지집단이며 때로는 치료집단이라고도 불린다. 지지집단은 특정한 문제, 임무, 또는 주제를 중심으로 구성되며 인간관계적 이득과 교육적 이득을 모두 포함한다.[2] 이 집단에서는 유사한 상황을 경험하고 있는 사람들이 서로 정보를 제공하고, 안정감을 주고, 연결성을 제공하는 기능을 한다.[3] 지지집단은 또한 구성원들을 후원하는 기관에게도 유익하다. 후원기관의 입장에서는 구성원들이 서비스를 개인이 아닌 집단을 대상으로 서비스를 받는 편이 더 경제적이다. 지지집단의 구성원들은 후원기관이 제공하는 다른 서비스도 이용할 때가 많으며, 또한 그들은 기관이 자신의 필요를 잘 채워준다고 느낄 때가 비구성원에 비해 더 많다.

> **Did You Know**
>
> 집단의 행동에 관한 연구는 19세기 후반부터 시작되었다. 심리학자 Tippets는 경륜 선수들이 혼자 기록 단축 경주를 할 때 보다 집단속에서 서로 경주할 때 더 빨리 달리는 경향이 있음을 발견했다. 이것이 행동 변화를 위한 집단 이용의 효과성에 관한 연구의 시작이었다.
>
> 출처: Johnson, D., & Johnson, F. (1997). Joining together: Group theory and group skills. Boston: Allyn and Bacon.

지지집단의 목적은 지식의 증진, 증상을 경감시키기 위해 하는 변화의 정의, 그러한 변화에 필요한 기술의 습득이다. 건강증진과 관련하여, 지지집단은 참여자들이 경청, 관찰, 새로운 행동의 시도, 피드백 받기, 서로 지지해주기 등을 통해 배울 수 있는 안전한 환경이 되어준다. 보건교육 지지집단을 통해 다룰 수 있는 주제는 스트레스 관리, 체중조절, 섭식장애, 금연, 분노조절, 암 또는 심혈관계 질병의 예방 혹은 재활 등으로 예를 들 수 있다.

### 지지집단 유형

지지집단은 규모, 결합력, 표적인구에 따라 다양한 형태로 나타날 수 있다. 지지집단 구성을 촉진하기 위해서는 표적인구의 독특한 요구를 파악해야 한다. 예를 들어, 청소년 금연 지지집단은 성인 금연 지지집단과 매우 다르다. 진행자는 이 인구들의 사회적, 인지적, 도덕적 발달 단계를 파악할 필요가 있다. 청소년 금연 지지집단이라면, 아마도 또래에 속하고, 초연하게 보이고, 독립적이고자 하는 청소년의 요구에 초점을 맞추어야 할 것이다. 성인의 경우에는 중독과 건강의 문제에 관심이 많을 것이다. 그러므로 지지집단을 통해 행태를 개선하고자 한다면, 진행자는 적절하고 효과적인 공동체 사고방식을 개발해야 한다.

지지집단 진행자는 집단과정의 속성을 이해할 필요가 있다. 성공적으로 집단을 운영하고자 한다면 건강에 유익한 행동에 대한 지식만으로는 불충분하다. 예를 들어, 소규모 비영리기관장이 직원의 도덕과 건강을 증진시키려고 건강행태변화 전문가를 고용하여 보다 영양적으로 좋은 식이요법에 대한 보건교육을 직원들에게 시행한다고 하자. 직원들은 12주 동안 매주 1시간씩 보건교육에 참여하면 수당을 받는다. 처음에는 18명의 의욕적인 구성원들과 함께 시작되었다. 그러나 4~5주째에 이르러서는 3명만이 남았다. 이 전문가는 치명적인 잘못을 범했는데, 집단의 요구가 아니라 자신의 요구에 따라 목표를 정한 것이었다. 그녀는 집단 구성원들에게 매일 음식일기를 쓰고, 식사 전후에 어떻게 느꼈는지를 적게 했다. 이것은 식사습관을 관찰하는 데에는 효과적인 도구였겠지만, 하루 종일 업무에 지친 임원들에게 엄청난 양의 필기를 더 하도록 요구하는 것이었다. 집단 구성원들은 매일 적을 분량을 적지 못했을 때 좌절하고 스트레스를 받았으며, 이로 인해 교육에 참여하지 않고 업무를 계속하길 선택하곤 했다.

지지집단은 또한 집단의 구조와 회원등록 여부에 따라서도 다양하다. 어떤 집단은 한시적으로만 운용되며 특정 구성원에게만 개방된다. 이러한 집단들은 대개 준비된 교육과정이나 진행자의 지도에 따라 6~10번의 세션으로 진행된다. 다른 유형으로 교육

이 계속적으로 운용되는 가운데 새로운 구성원을 받아들이는 지지집단이 있다. 이런 집단은 보다 자유롭게 흘러가며 구조화 수준이 더 낮다. 집단은 또한 모임의 시간과 횟수에 따라서도 다양하다. 예를 들어, 어린이들을 대상으로 하는 집단은 40분 정도가 가능하지만 어른들의 경우에는 90분도 가능하다. 대부분의 집단은 한시적이며, 증상완화, 문제 해결, 대인관계기술 개발, 환자 교육 등을 목표로 한다. 지속적으로 운영되는 지지집단의 인기가 올라가며 있고 특히 만성질환이나 약물중독을 주제로 하는 지지잡단은 더 그러하다. 이러한 개방형 집단은 지역 병원, 정신보건기관, 지역사회 회합장소 등에서 보다 많아지고 있다.

### 어린이와 청소년을 위한 지지집단

어린이와 청소년을 위한 집단은 다른 집단과 여러 모로 유사하지만 특별한 주의가 요구된다. 어린이 집단은 흔히 14세 미만을 위한 것이고, 청소년 집단은 13세에서 19세 사이로 구성되곤 한다. 이 때 청소년들은 많은 변화를 겪으며, 집단 관계에서 이러한 면은 많은 우려를 낳게 한다. 다시 말하지만, 표적 인구의 독특한 요구와 발달단계를 고려하는 것이 중요하다. 어린이와 청소년을 위한 지지집단을 구성할 때, 집단의 목적과 구성원에 대한 기대사항을 명확히 설명하는 것이 중요하다. 부모의 개입, 비밀유지, 종료시점 등과 같은 주제가 중요하다. 청소년 지지집단을 만들고자 하는 보건교육전문가는 또한 연령과 성, 아이들과 가족의 대응기술, 문제의 속성 등과 같은 문제에 관련된 독특한 상황을 파악해야 한다. 참가자의 요구와 역량에 따라 활동내용이 달라질 수 있다. 상처를 받은 어린이의 지지집단에 대한 연구에서의 활동 목표는 신뢰를 재회복하고, 고립에 맞대응하고, 지역사회 자원을 확보하는 것이다. 그들은 이것을 개회/인사하기, 신체활동, 주활동, 폐회/안녕의 네 가지 요소를 기본으로 구성했다[4]. 진행자의 유형 뿐만 아니라 환경과 분위기도 어린이와 청소년들과 일할 때에는 중요하다. 예를 들어, 우울증과 불안에 관련된 지역사회 집단이라면, 진행자가 긍정적인 결과에 초점을 맞출 때 더욱 성공적일 수 있다. 이 모임은 우울증 관리 집단(Depression Management group)이라기보다는 삶의 기술 집단(Life Skill group)이라고 부르는 편이 좋을 것이다.

## 지역사회 사례 1

Ricardo와 Kendra는 주 전체를 대상으로 흡연예방사업을 막 시작한 주 보건부에서 일하고 있었다. 주 보건부는 두 사람에게 이 사업의 일환으로 지역 고등학교에서 금연집단을 육성하도록 요청하였다. 11명의 학생들-7명의 남학생과 4명의 여학생-이 이 금연집단에 자원하여 참여하였다. 교장선생님은 학생들에게 8주 동안 월요일 오전 10시마다 1시간 30분의 자유시간을 주었다. Ricardo와 Kendra는 참여를 돕고, 결속력을 높이는 방법으로 각 집단 모임에 간식을 제공하기로 결정하였다.

구성원들은 첫 모임 동안 금연을 시도할 경우 가장 큰 장애요인이 무엇인지를 함께 이야기하였다. 장애요인에 대해 자신들의 걱정을 교환하는 동안, 모임의 진행자는 많은 참가자들이 동일한 걱정들(체중 증가, 지루함, 금단증상 등)을 함께 하고 있음을 강조하였다. 부끄러움을 타고, 초조한 얼굴을 한 Jennifer의 순번이 돌아왔을 때 그녀는 무엇을 말해야 할지 고민하고 있는 것처럼 보였다. Ricardo가 그녀에게 이야기할 것을 청하자, 그녀는 아버지가 폭력적인 알코올 중독자이며, 흡연은 그녀가 혼란스러운 가정의 스트레스를 풀 수 있는 유일한 방법임을 이야기하였다. Jennifer가 가정의 상황을 계속 이야기하고 있을 때, Ricardo는 Kendra에게 "무엇을 해야 할 지 모르겠다는:" 표정을 보였다. Ricardo는 처음에 이야기에 끼어들어 Jennifer가 문제를 해결하는 데 도움을 주고 싶은 충동이 있었으나, 폭력은 금연집단의 주제 범위와 자신의 전문영역을 벗어나는 일임을 곧바로 인식하였다. Ricardo는 매우 현명하게도 Jennifer가 처한 어려운 현실에 공감을 표하며, 어려움을 극복하는데 도움을 줄 수 있는 전문가에게 의뢰할 수 있음을 제안하였다. 다음으로 스트레스를 관리할 수 있는 다른 방법에 대한 이야기로 화제를 옮겨갔다. 이런 방법으로 상황에 대처하여, Ricardo는 Jennifer의 감정적 고통을 인정하고 도움을 제공하면서도, 금연그룹이 금연이라는 중심주제에 집중할 수 있도록 하였다.

### 성인을 위한 지지집단

성인을 대상으로 하는 지지집단은 20세에서 60세까지로 구성되는데, 이들은 변화, 성장, 그리고 정체성, 친밀성, 생산성(다음 세대의 양육과 지도) 등의 문제로 가득하다. 건강증진의 측면에서 성인 지지집단은 운동과 영양, 금연, 양육기술, 만성질병 대처 등과 같은 주제로 초점을 맞출 수 있다. 이 부분의 생애 범위는 꽤 넓기 때문에, 경험과 필요 또한 매우 다양하다. 어떤 성인은 특정 행동의 변화를 위해 지지를 바랄 수도 있으며, 다른 사람은 삶의 영성과 균형을 증진하고 싶어 할 수도 있다. 성인 모임을 진행하고자 하는 보건교육전문가는 특정 인구집단의 요구를 알아보고, 이 요구에 대응할 수 있는 지역사회 자원을 파악해야 한다.

### 고령자를 위한 지지집단

미국 내의 고령자 수가 증가하면서, 이들에게 적절한 서비스를 제공하려 하는 노력 역시 많아졌다. 고령자를 위한 지원 프로그램을 만들고자 하는 보건교육전문가와 관리자들은 이들의 독특한 관심사와 잠재력을 알아야 한다. 이 인구의 경우 신체적 건강과 정신적 건강 사이에 매우 강력한 관련성이 있다. 예를 들어 외로움, 격리, 생산성 감소와 같은 정신적 문제를 표현함으로써 만성 통증, 고혈압, 암, 천식 등과 같은 신체적 문제에도 긍정적 영향을 얻을 수 있다. 집단활동은 새로운 우정, 개인적 성장, 건강관리의 진보된 지식 등을 얻는 기회가 된다.

고령자와 일할 때 주의해야 할 점은 나이 많은 사람들에 대한 사회적 편견이다. 진행자는 이 주제에 대해 준비하고, 열린 토론을 할 수 있어야 한다. 모임을 가질 시간 또한 고려해야 한다. 많은 고령자들이 일찍 잠자리에 들고, 또 안전문제도 있기 때문에 밤시간은 좋지 않다. 차를 몰지 않거나 요양기관에 다녀야 하는 경우는 교통편 또한 문제가 된다. 마지막으로, 배포할 자료는 큰 글자로 적절히 준비해야 하며, 청력이 좋지 않은 사람들을 위해서도 대비가 되어 있어야 한다.

### 알코올중독에 대한 지지집단

알코올중독은 중요한 공중보건문제로서 흔히 지지집단과 집단치료가 이용된다. "익명의 알콜중독자"는 아마도 가장 잘 구성된 또래 기반 지지집단 중 하나로서, 알콜 섭취

장애로부터의 재활을 돕기 위한 집단이다. 실제로, 알코올중독 치료 영역에서 대부분의 집단 활동은 또래 혹은 해당 분야의 의료 준전문가들이 진행자다.[5]

Weiss 등은 알코올중독 치료에서 집단들의 효과들을 고찰하였다. 그들은 특별한 집단치료를 기존 개인치료에 추가했을 때, 일부 참가자에게서 더 나은 결과를 얻었음을 발견했다. 개인치료에 집단치료를 추가했을 때 또한 개인치료만 했을 때에 비해 치료 효과가 더욱 좋았다. 또한 집단치료만 했을 경우의 결과는 집단치료와 개인치료를 함께 했을 때와 비슷했다. 집단치료의 형태에 따라 차이가 있는가에 대해서는 아직 정보가 부족하다.[6]

집단활동은 알코올중독 치료의 일차적인 형태이긴 하지만 집단을 만들고 유지할 때에 중요한 문제가 있다. 첫째, 잠재적 참여자의 인구가 매우 다양하며, 전체 집단의 필요를 모두 충족하기 위해서는 각기 다른 치료 형태를 설계하는 편이 유리하다. 이를 위해 집단 과정 중 심리교육적 요소와 치료적 요소를 결합(동기형성면담과 인지행동치료)할 수 있다. 진행자들은 또한 참여하기 어렵고 일시적인 회원제에 기반하여 구성원들이 알코올중독의 배경과 관련하여 자신의 이야기를 더 많이 할 필요가 있다는 것을 알고 이를 준비해야 한다. 규범과 기대사항을 초기에 교육하는 것은 잠재적인 갈등을 제거하는 데 도움이 된다. 마지막으로, 집단의 규모와 모임시간과 모임장소에 특히 주의해서 구성원 개인 뿐만 아니라 집단 전체의 요구 또한 충족될 수 있도록 해야 한다.[5]

### 또래가 이끄는 지지집단(Peer-led Support Groups)

집단활동에 있어 새로이 주목받는 주제가 또래가 이끄는 지지집단 또는 자조 지지집단이다. 이들은 의료 전문가나 준전문가에 의해서 이끌어지지 않고 대신 상호 동의나 또래 촉진을 통하여 구성되는 지역사회 집단들이다.[7] 가장 많은 사례는 알코올중독이나 정신보건 주제에 대한 것이지만, 만성질환, 장애, 낙인, 기타 보건 혹은 사회적 주제에 대해 초점을 맞출 수도 있다.

또래가 이끄는 지지집단에는 특별한 장점이 있다. 비용이 적게 들고 지역사회에 기반하고 있기 때문에 질병관리와 건강증진에 더욱 접근이 용이한 통로라는 것이다. 이 집단은 전문가가 진행하는 프로그램의 효과를 향상시킬 수도 있다.[7] 이 집단에 참가하면 더 넓은 지원 연계망을 갖게 된다. 그들은 정서적 지지 뿐만 아니라 실제적인 지원 또한 오랫동안 제공할 수 있다. 예를 들어, 젊은이들 대상의 일개 자조 지지집단에 대한 연구결과, 참가자들은 정서적 지지, 우호적 분위기, 비슷한 경험이나 배경을 가진 사람들로부터의 실용적인 충고, 연계감 등 많은 유익을 얻었다. 참가기회를 얻음으로써 우정을 쌓고, 과거와 또한 향후 자기 관리의 유지의 중요성을 일깨워주는 사람들을 만날 수 있다.[8]

### 인터넷기반 지지집단

인터넷 사용의 증가는 지지집단의 새로운 활동공간을 만들었다. 온라인 집단에는 많은 이익이 있다. 집안에만 있거나 교통수단이 없는 사람들을 포함하여, 넓은 범위의 사람들을 만날 수 있다. 더 큰 범위의, 다양한 회원을 통해 넓은 인간관계를 맺을 수 있다. 회원의 일정 조정이 더 쉽다. 활동적인 회원 뿐만 아니라 은둔자(메세지를 읽기는 해도 적극적으로 참여하지 않는 회원)에게도 접촉할 수 있다. 이러한 형태에는 또한 제한점도 있다. 여기에는 부정적이거나 공격적인 언급에 어떻게 대처할 지에 대한 합의가 어렵다는 것, 컴퓨터를 쓸 줄 모르거나 인터넷 연결이 안되는 사람들은 접근할 수 없다는 것, 비언어적 의사소통이 없다는 점, 결과 자료를 얻기 힘들다는 점 등이 있다.[9-12]

온라인 지지집단을 형성하고 유지할 때 고려해야 할 사항들이 있다. 하나는 동시적 집단과 비동시적 집단에 대한 것이다. 동시적(Synchrnous) 집단은 동시에 같은 형태의 문자 혹은 음성으로 접속하는 것으로 상당 부분 실제 오프라인 모임과 닮아 있다. 이 경우 자가 미리 계획된 활동이나 주제를 제시하는 보다 일상적인 형태의 만남이 가능하지만, 보다 뛰어난 기술이 필요하고, 이것은 일부 회원들에게는 장애가 될 수 있다. 반면 비동시적 집단은 일정한 시기에 만나거나 하지 않으며, 대신 회원들이 이메일이나 게시판 형태의 프로그램을 이용해 의견을 제시할 수 있다.[13] 온라인 집단의 대부분은 오후 7시부터 새벽 1시까지 이루어진다.[10] 이를 통해 더 많은 사람이 직접 참여 없이 글을 살펴보기만 하면서 정보에 접촉할 수 있기도 하다.

고려해야 할 또 다른 사항은 지도력과 안전성이다. 집단은 어떤 내용들이 허용되며, 공격적이거나 부정적인 표현에 어떻게 대처할 것인지를 결정해야 한다. 회원들이 시간에 따라 지속적으로 바뀌기 때문에, 진행자는 처음부터 규범을 제시하고 신규 회원들이 이를 활용하도록 해야 한다. 또 다른 주제는 온라인 집단의 발달과 결과에 대한 연구가 부족하다는 것이다.[12] 비록 빠른 속도이긴 하지만 여전히 발전하고 있는 분야이기 때문에, 진행자들과 연구자들이 지속적으로 주목할 필요가 있다.

## 효과적으로 지지집단 활동을 수행하는 단계

효과적인 지지집단 활동을 위해서는 진행자, 혹은 진행자들이 사전에 충분히 준비해야 한다. 주의 깊게 기획함으로써 지역사회 집단들에게 흔히 발생하는 문제들을 제거할 수 있다. 진행자들은 상대하고자 하는 집단에 대해 밑그림을 심사숙고해야 한다. 특히 목표 집단의 선정, 모임을 진행할 장소, 집단의 목적, 목표, 활동, 그리고 필요한 기자재에 대해 생각해야 한다. 밑그림이 그려질 때에만 효과적으로 집단활동을 진행할 수 있다.

### 목표집단의 정의

접근할 집단 혹은 모임의 구성원을 정의하는 것은 지지집단을 개발하는 있어 핵심적이다. 잠재적인 구성원들의 독특한 요구를 특히 고려해야 한다. 목표 구성원을 정하면 집단의 내용, 적절한 진행자의 선정, 기대되는 결과를 얻기 위해 필요한 활동 등을 기획하는 단계로 나아갈 수 있다. 예를 들어, 금연을 위한 지지집단 활동을 하고자 한다면, 우선 지역사회에서 어떤 자원을 활용할 수 있는지 간단한 평가를 마쳐야 한다. 이를 통해 어떤 서비스가 가능하며, 또 어떤 서비스는 어려운지(즉, 어떤 인구가 서비스를 받지 못하게 될 것인지) 판단할 수 있다. 다음으로 집단을 동질적으로 구성할 것인지 이질적으로 구성할 것인지를 결정한다. 동질적인 집단의 경우 구성원들이 유사한 특성과 목표를 가지고, 그들의 요구에 맞게 집단 활동을 설계할 수 있다. 반면 이질적인 집단은 구성원들이 삶의 경험에서 각기 다양한 관점을 제공할 수 있으며, 이것은 때때로 매우 유익하다.

다음은 구성원을 모집하는 단계이다. 구성원들이 참여하는 이유는 참여하지 않았을 때보다 더 나은 결과를 얻을 수 있으리라 느끼기 때문임을 명심해야 한다. 집단에 참여함으로써 얻을 수 있는 유익을 장래의 구성원들에게 교육하는 것이 중요하다. 이것은 전단지, 발표, 보건교육전문가나 의료제공자로부터의 의뢰, 공익광고, 신문, 회사 사보 등 여러 형태로 실시할 수 있다. 잠재적 구성원들과 개인적으로 면담을 하는 것도 유용하다. 이를 통해 날짜와 장소를 알려주고 질문을 받아 답변할 수 있다. 마지막으로 집단이 초점을 맞추고 있는 목적, 목표, 활동 등에 있어서 명백할 때 구성원을 모집하기가 더욱 용이하다.

진행자의 선정

지도자 혹은 진행자(facilitator)는 지지집단의 성공에 중요한 역할을 한다. 진행자는 지지집단의 관심사에 경험, 전문성, 흥미를 가져야 한다. 진행자는 프로젝트의 개념화부터 구성원 모집까지의 초기단계에 집단에 포함되어야 한다. 진행자는 구성원들이 그들이 가지고 있는 걱정과 경험을 토론할 수 있는 환경을 만들어낼 기술을 가지고 있어야 한다. 구성원들은 이런 상호작용을 통해 서로를 교육할 수 있다. 문화의 영향을 알고 이에 열려 있으며, 방어적이지 않고, 용기와 자각을 가지고 있으며, 윤리적 주제에 충실한 진행자는 이 경험들이 성공적이고 유용하다는 것을 알게 될 것이다. 훈련되고 경험있는 진행자를 선택하는 것이 유익하다. 진행자는 적극적 경청, 반응, 요약, 질문, 대면, 공감, 지지, 제안 등과 같은 기술을 보여줄 수 있어야 한다.

어떤 지지집단에서는 공동진행이 유용하다. 한 고찰에 따르면 치유집단의 45%가 공동진행에 따르고 있다. 공동진행의 장점에는 진행자의 피로가 줄어들고, 강한 감정을 표현할 때 지지를 얻을 수 있고, 일정을 유연하게 짤 수 있다는 것 등이 있다. 공동진행시 구성원들이 얻는 유익에는 객관적 관점, 한 명 이상의 진행자로부터 얻는 정보, 모든 구성원의 촉진 증가 등이 있다. 반면에 진행자들이 지도력 스타일이나 윤리적 문제에 대해 서로 대립하거나, 진행자들 간에 상호 존중이나 신뢰가 없다면 공동지도는 어렵다.[2] 진행자들은 협력하여 일하면서 발생하는 문제들에 대해 협상해야 한다. 이런 밀접한 업무관계는 진행자들이 초기부터 결합했을 때에 가장 잘 이루어질 수 있다.

일부 집단은 공동진행 방식을 보건 전문가에 더하여 동료를 진행자로 활용하기 위해 이용하기도 한다. 만성질병 또래자조(chronic illness peer support, CHIP) 프로그램에 대한 분석에 따르면, 동료 진행자의 역할은 세 가지가 있다. 다른 구성원들도 자신들처럼 할 수 있도록 자신의 경험을 통해 격려하는 것, 긍정적인 역할모델로서의 활동, 전문가를 "교사" 혹은 "치료자"로 느끼지 않도록 하는 것, 구성원과 의료전문가들 사이의 연계를 제공하는 것이다.[14]

달성하고자 하는 임무에 따라 여러 형태의 진행자가 있다. 임무는 크게 두 가지 범주로 구분할 수 있는데, 목표지향적 임무와 관계지향적 임무가 그것이다. 목표지향적 임무에는 정보의 제공, 기술의 획득, 프로젝트의 완성 등이 포함된다. 이런 경우의 진행자는 지도적이고 임무지향적이다. 관계지향적 임무에는 개인적 발전을 위하여 강한 지지적 정서 혹은 사회적 환경을 만드는 것이 있다. 이때의 진행자는 청취 기술이 좋고 공감적 분위기를 만들어낼 수 있어야 한다. 전체적으로, 지지집단의 진행자는 일반적으로 안정감을 제공하고, 규범을 강조하며, 따스하고, 지지적이고, 판단적이지 않은 분위기를 제공해야 한다. 지도력의 효과는 집단의 필요과 목적을 판단하는 능력과, 이에 도달하는 접근 요령에 달려 있다. 표 6-1에 효과적인 리더의 일반적 특성을 제시하였다.[15]

**표 6-1 좋은 지도자의 자질들**

- 집단과정을 믿을 것: 집단과정은 사람들이 변화하는 것을 도와주는 데 유용한 것임을 느끼고 열정을 가지고 소통하라.
- 개방적이고 배려하는 분위기를 조성할 것: 구성원들이 소중히 여겨지고 이해받고 있다고 느껴지게 하라.
- 구성원끼리 의사소통을 가능하게 할 것: 개방적인 의사소통 형태를 장려하고 파괴적인 형태는 막아라.
- 창의성을 중요시할 것: 집단이 자신들의 것과 다른 새로운 생각과 경험을 찾아내고 공감하는 데 도움을 주어라.
- 개개인의 생각이나 제안을 명확하게 할 것: 집단 구성원이 모두 같은 의견(on the same page)임을 확인하라.
- 집단과정을 가능하게 할 것: 집단내 상황을 설명하여 그 상황을 이해하도록 하라.
- 집단이 현재에 집중하도록 할 것: 대인관계 의식을 강조하기 위해 "지금과 여기(here and now)"를 강조하라.
- 집단이 기준과 목표를 정립하도록 도울 것: 진행방향과 과정에 대해 의식하도록 하라.

### 모임장소 선택하기

집단을 위한 장소 즉 회의 장소를 선택하는 데는 고려해야 할 몇 가지 항목이 있다. 장소는 위치는 사생활을 보호할 수 있고 집중을 방해하는 것이 없어야 한다. 장소 설정은 마음을 끌 수 있고, 물리적으로 편안한 분위기를 제공해야 한다. 대부분의 진행자들은 참가자들이 서로를 볼 수 있도록 원형으로 앉게 하는 것을 선호한다. 이러한 형태의 배열은 언어적이고 동시에 비언어적인 의사소통이 가능하도록 한다. 또한 지도자와 개인 서로가 마주보고 앉는 것은 "우리 대 그들 '분위기를 피하는데 도움이 될 수 있다. 또한 진행자는 장애를 가지고 있거나 규칙적인 의학적 주의가 필요한 사람들과 같은 집단의 특별한 요구사항을 고려해야 한다. 모임 장소로 선택할 수 있는 것은 건물 사무실, 지방정부의 보건부서, 교회, 학교, 지역사회 또는 비영리 기관, 대학, 정신보건기관, 병원 또는 의원이나 의사 사무실이 있다.

### 목표, 목적 그리고 활동의 정의

구체적인 제안서나 전략서는 지지집단을 성공적으로 이끄는 견인차 역할을 한다. 진행자들은 집단의 목적과 그들이 집단모임을 통해 이루고자 하는 목표와 관련하여 확고해야 한다. 활동은 각 모임별로 윤곽이 있어야 구성원들이 진행방향에 대해 분명한 인식을 가질 수 있다. 집단 제안서에서 규정되어야 할 5가지 주요영역은 다음과 같다.[3]

이유 또는 전반적인 목표(Rationale or overall goal). 이것은 해당 집단의 필요성을 규정하는 내용을 포함한다.

- 목적(Objectives): 목적은 그 목적을 성취하는데 필요한 도구와 방법을 포함해야 한다.
- 현실적 고려사항(Practical consideration): 집단 개발자들은 모임장소 선정, 구성원 모집, 공개 또는 비공개 여부, 모임 지속기간 여부 그리고 모임의 회수에 관한 사항들을 지목해주어야 한다.
- 절차(Procedure): 이 절차에는 명시된 목표에 부합되도록 보건교육전문가 또는 진행자들이 선택한 활동이 포함된다.
- 평가(Evaluation): 모든 집단은 목표달성 여부를 결정하기 위해 어떤 형태로든 평가가 필요한데, 예를 들면 인식여부 또는 만족도에 대한 모임 전후평가(pre-and post test)가 있다.

### 지역사회 사례 2

Kendra와 Ricardo는 청소년들의 지지집단을 조성하도록 요청받아 지지집단 구성에 필요한 몇 가지 사안들은 고려했다. 집단 모집을 위해서 Ricardo는 금연운동을 포함하는 긍정적인 "평생교육 기술모임(lifelong Learning Skills Group)"을 소개하는 광고지를 만들었다. 구성원들은 자발적으로 참여하거나 학교 지도교사들에 의해 추천되었는데 금연에 대한 의지를 표명한 학생들로 제한했다. 진행자들은 15명의 구성원을 모집하였는데, 자연감소를 감안하면 이 집단은 소규모라고 할 수 있다.

아마도 진행자들에게 있어 가장 중요한 윤리적 사안은 부모들에게 고지하는 것과 그 고지에 입각한 동의를 받는 것이었다. 학생들이 이 집단에 자발적으로 참여했다고 해도 부모들은 고지를 받았고 이 집단의 목적과 구조에 대한 분명하고 정확한 정보를 제공받았다. Kendra와 Ricardo는 참여 학생들이 집단이 시작되기 전에 서면으로 동의서를 제출하도록 했다. Kendra는 Ricardo에게 이 서면동의서를 받는 것이 부담된다고 해도 장기적으로 보면 부모들을 포함시키는 것이 이로울 것이라고 했다. 사실 Kendra는 부모들과 공유해야만 하는 특별한 과제를 몇 가지 개발하기도 했다. 예를 들면 학생들은 스트레스를 조절하는 기술을 배우고, 배운 기술들 중에서 최소 한가지를 부모님이나 후견인에게 가르치도록 했다. 이 과제는 그 기술을 더 공고히 할뿐만 아니라 부모의 참여와 지지를 받을 수 있도록 했다.

또한 Kendra와 Ricardo는 집단이 시작되기 전에 각각의 모임 지망생들과 면담을 했다. 이 면담을 통해 학생들은 집단을 언제든지 그만둘 수 있고 모임 중에 말한 모든 내용은 비밀을 보장받는다는 사실을 확인 받았다. 이러한 초기 면담으로 진행자들은 집단 구성원과의 신뢰와 이해를 구축하기 시작했다.

### 내용과 과정자료의 준비

집단개발의 마지막 준비단계는 내용과 과정자료를 준비하는 것이다. 이것은 집단 상호작용의 이론적 기반을 선택하는 것을 포함한다. 이론이란 건강행태를 변화시키는 방법 또는 과정을 설명하는 것이다. 건강믿음모형(Health Belief Model), 이성적 행동이론(Theory of Reasoned Action), 계획된 행동이론(Theory of Planned Behavior) 또는 변화단계의 범이론적 모형(Transtheoretical Model of Stages of Change)과 같은 건강행태 변화이론으로부터 나온 주의(tenet, 主義)는 집단에서 어떤 정보와 활동을 시행하고, 어떤 기술을 가르칠 것인가를 결정하는데 이용된다.

예를 들어 건강믿음모형(Health Belief Model)이 배경인 주의(tenet)에 따르면 사람들은 자신들이 위험하고 심각한 결과에 노출되어 있다고 생각하고 행태변화를 통해 위험하고 심각한 결과를 감소시키거나 제거할 수 있다고 생각하면 행태변화를 보인다. 금연 집단에 이 이론적 기반을 적용하면 진행자들은 흡연의 부정적인 결과를 보여주고 금연의 긍정적인 이익을 보여주는 자료를 사용할 것이다. 집단 구성원들은 흡연의 부정적 영향과 관련된 자신들의 경험을 통해 금연의 효과를 인식하게 된다. 이러한 행태변화모형을 이용하여 교육시키고 변화를 가능하게 하는 방법을 자세히 기술한 보건행동 및 교육관련 서적들을 시중에서 구할 수 있다.

> **Did You Know**
>
> 1980년대에는 6억 2천 5백만명 즉, 17세 이상 인구의 3.7%에 해당하는 사람들이 500,000개의 지지집단에 참여했다. 이 숫자는 아마도 1999년까지 천만명 이상으로 증가할 것이다. 이것은 미국에서 지지집단이 정신건강 보전에 주요한 영향력을 행사하게 되었다는 것을 의미한다.
>
> 출처: Yalom, I. D. (1975). The theory and practice of group psychotherapy (2nd ed.). New York: Basic Books.

### 지지집단의 시작

여기까지는 지지집단을 어떻게 구성하는지에 대한 정보를 제공하였다. 구성원 개인이 집단의 구성원으로 진화해가고 집단이 실질적인 "집단"이 될 때 발생하는 저변의 과정을 이해하는 것 또한 중요하다. 다음의 세부항목들은 집단으로 발전해가는 과정과 그 단계별 특징을 설명한다.

### 집단의 형성

집단개발에는 7가지 기본과정이 있다. 이 과정에 대한 지식을 통해 집단 내에서 일어나는 일들과 집단을 보다 통찰력 있고 이롭게 끌어나가기 위해 이 과정을 이용하는 방법에 대한 보다 깊은 이해를 얻을 수 있다.

- 선택적 인식(selective perception): 사람들이 집단 모임에 처음 참가했을 때 주로 느끼는 감정은 불안감(Anxiety)이다. 이 불안감이 행동을 변화시키는데 이것은 사람들이 의식적이건 무의식적이건 위험과 자기회의(self-doubt)를 느끼기 때문이다. 개인에서 한 집단의 구성원으로 역할의 변화와 그 집단에 속하고 싶은 바람이 있다. 사람들은 그들이 무엇을 기대하는지 모르기 때문에 불편함을 느낀다. 이러한 불안감에 대처하기 위해서는 집단 구성원은 자신들을 가장 편안하게 만드는 것에 공감한다. 즉, 선택적 인식이다. 사람들은 참가하기로 선택할 수도 그렇지 않을 수도 있다. 사람들은 자신과 비슷한 성향을 가진 것으로 인식되는 다른 구성원들에게 끌리는 경향이 있고 다른 집단 구성원들을 정형화시킨다. 또한 사람들은 자신을 보호하는 방식으로 행동한다. 일례로 집단 내에서 지루하고 무관심한 태도를 취하고 매사를 비웃는 청소년을 들 수 있다. 청소년은 불안해하고 두려워하는데 이것이 그들이 대처하는 방법이다. 진행자들의 임무는 이러한 사실을 불쾌하게 받아들이지 말고 그 행동을 유발하는 감정상태를 이해하고 그들의 불안감을 감소시키도록 노력해야 한다. 이것은 의미 있는 활동을 통해 즉각적으로 집단에 참여시키는 것이 가능하다.
  모든 집단은 항상 그 집단의 목적과 관련이 있는 어색함을 누그러뜨리는 활동이나 집단 활동으로 시작하여 결속력을 다지도록 한다. 예를 들면 스트레스 조절 집단의 경우, 다양한 색깔의 사탕이 들어있는 그릇을 이용할 수 있는데 구성원들이 사탕을 선택하면 그 색깔에 따라 그들 삶 속의 스트레스의 형태를 공유하는 것이다.(예: 사탕의 색깔이 빨강색이면 학교생활에서의 주요 스트레스를 공유하고, 사탕의 색깔이 녹색이면 가족들과의 주요 스트레스를 공유한다.) 또 다른 접근방법은 구성원들로 하여금 그들이 이 집단에 참가하게 된 이유와 이 집단을 졸업하기 위해서 그들이 원하는 바를 이야기하게 하는 방법이 있다. 어색함을 누그러뜨리는 활동이나 집단 활동에 대해 사용할 수 있는 서적들이 많이 있는데 이 서적들은 모임을 시작하는데 있어 창의적인 아이디어를 제공할 수 있다. 집단의 결속력을 쌓는 것을 즉각적으로 시작하는 것은 기억해야 할 중요한 개념이다. 구성원들에게 서로 이야기하도록 하고 경험을 공유하도록 해야 한다.

- 의사소통(communication): 집단 내에서 의사소통은 다음의 네 가지 요구(needs)에 영향을 받는다. (1) 개인의 진실성의 소모없이 생존하는 욕구; (2)정체성에 대한 요구(이 집단에서 나는 누구인가?); (3)권력, 영향력, 통제력에 대한 요구; (4)타인의 동의에 대한 요구. 진행자들의 역할은 구성원들이 비판적이지 않고 위협적이지 않은 방법으로 발표자에게 현실적인 피드백을 제공하도록 독려하는 것이다. 구성원들은 자신이 비판 받거나, 진단받거나, 명령을 받거나 위협을 받는다고 느낄 때, 또는 그들의 걱정이 다루어지지 않는다고 느낄 때 공유를 중단한다. 진행자들은 훌륭한 듣기 능력을 형성해야 하는데, 예를 들면 말하는 사람과 시선을 맞추거나, 구성원이 말한 내용을 다시 바꾸어 말하여 이해하고 있음을 확신시켜주고, 구성원이 말한 내용에 대해 공감하는 반응을 해주는 것이다. 집단의 구성원들이 좀더 편안한 감정을 느끼고, 그 집단이 비판적이지 않고 지지하는 것임을 알게 되면 그들은 더 개방적이고 소통적이 된다. 진행자들은 안전한 환경을 조성하기 위해 비판적이지 않은 수용의 분위기를 형성해야 한다.
- 집단의 규모와 구조(group size and structure): 이상적인 집단의 규모는 5~8명의 구성원으로 이루어진 것이다. 이 정도 규모이면 모든 집단 구성원들이 서로 경청이 가능하다. 집단의 규모가 더 크면 일부 구성원들은 참가하지 않을 수고 있고, 규모가 더 작으면 개인적인 중재가 되어버린다. 모든 구성원들의 참가를 장려하는 공개형 구조는 구성원들의 사기는 높아지지만 목적을 이루는데 효율성이 떨어진다. 부각되어 구성원들을 조정하고 지시하는 진행자 중심형 구조는 안정적이고 효율적인 집단이지만 구성원들의 사기는 낮은 편이다. 일반적으로 구성원들이 현안이나 성격에 있어 차이가 더 클수록 그 구조는 치료적 결과에 잠재적으로 부정적인 효과를 최소화하는데 도움을 줄 수 있어야 한다.[13]
- 회원자격(membership): 사람들은 특정 요구가 충족되면 집단에 참가한다. 그리고 그들은 집단이 도움을 줄 것이라고 믿는다. 집단의 매력을 상승시키는 요인으로는 협력하는 집단의 사고방식, 구성원 상호작용의 이점, 그리고 소속감을 원하는 사람들의 바램이다. 집단의 매력을 감소시키는 요인으로는 하나의 집단 목표를 결정하지 못하는 능력, 구성원들간의 싸움과 논쟁, 지배적이고 자기 지향적인 구성원, 그리고

집단이 다른 사람들을 끌어들이지 못한다는 느낌이다. 진행자들은 협력하는 사고방식과 구성원의 상호작용을 생성하고 구성원들 사이의 불화를 감소시키는데 큰 역할을 해야 한다.

- 지지집단 규범(norms): 지지집단 규범이란 그들 자신 또는 다른 구성원들이 해야 하는 것과 하면 안되는 것에 대한 개인 구성원들 마음속의 생각들, 즉 행동의 기대치이다. 지지집단 규범 은 집단의 행동을 조절하고 계속 그 상태를 유지하게 하는 것이다. 지지집단 규범은 구성원들이 다수결로 동의하거나 반대하는 사항으로 구성된다. 지지집단 규범에는 네 가지 유형이 존재한다. 공식 지지집단 규범(formal norms) 또는 규칙(rules)은 주로 명문화 되어있는 것이다. 분명하게 명시된 지지집단 규범(explicitly stated norms)은 구두로 규정된 것이거나 모든 구성원들이 쉽게 인정하는 사항들이다. 예를 들면 다른 구성원들이 말하는 동안 방해하지 않는 것이나 지각하지 않는 것 같은 것이다. 불분명한 또는 비공식적 지지집단 규범(nonexplicit or informal norms)은 규정되지는 않았지만 동의는 이루어진 행동규범들이다. 예를 들면 구성원들은 매번 지정석에 앉는 것이나 복장규정을 따르는 것이다. 무의식적 지지집단 규범(unconscious norms)은 금기(taboo)라고도 한다. 이 규범은 말로 표현하지는 않지만 위반하는 경우가 드문 것으로 예를 들면 인종차별적 발언이나 피부색과 관련된 농담 등을 들 수 있다. 이러한 규범들이 위반되면 대부분 집단 반응에 부정적인 영향을 끼치게 되는데, 예를 들면 구성원들이 일어나서 모임을 떠나거나, 조용해지거나, 화를 내는 것을 들 수 있다.

  집단의 규범을 형성하는 것이 진행자들의 역할인데, 이것은 대부분 초반의 몇몇 모임에서 결정이 된다. 구성원들은 집단의 대표자를 모방하는 경향이 있다. 예를 들어, 진행자들이 시간에 맞춰오면 구성원들도 시간을 맞추게 된다. 다른 지각한 구성원들을 기다리다가 모임의 시작이 늦어지면 다른 구성원들도 지각을 하게 된다. 진행자들이 다른 사람이 말할 때 끼어들면 다른 구성원들도 같은 행동을 하게 되기 쉽다. 진행자들은 규범을 정하는데 있어 강력한 역할을 가지고 있다. 그리고 일단 집단 규범이 정해지면 바꾸기는 어렵다는 것을 주의해야 한다.

- 목표(goals): 목표는 집단이 성취하기를 원하는 것이다. 목표는 집단에 참가하도록 동기를 부여해주는 바람직한 결과이다. 이러한 목표는 단기적 또는 장기적일 수 있

고, 개인 또는 집단의 목표일 수 있다. 그 집단이 효과적이라면 개인과 집단의 목표가 호환이 되어야 한다. 측정 가능한 목표가 가장 효과적인데, 이것은 구성원들이 각각 자신의 발전 과정을 기록할 수 있기 때문이다. 첫 모임에서 의견일치를 통해 집단의 목표에 동의하는 것도 도움이 된다. 진행자 또는 우세한 구성원에 의해 강요된 목표는 성공하기 어렵다. 진행자들은 구성원들이 실현 가능한 개인과 집단의 목표를 결정하는데 도움을 주어야 하고 그 목표에 달성하도록 동기부여를 해주어야 한다.

- 지도력(leadership): 지도력은 보통 집단 구성원 사이에서 관계를 발전시키면서 형성된다. 구성원 중에서 활발한 참여를 하고 지도력의 자질을 보이는 사람이 진행자가 된다. 구성원들은 그 진행자가 진행자로서 적합하고 식견이 있고 그들과 목표를 공유한다고 생각하면 그를 따르게 될 것이다. 진행자들은 민주적이어야 하는데, 이것은 집단 구성원들의 사기를 충전하기도 하지만 때로는 신속하게 목표를 달성하는 데에는 비효율적일 수 있다. 또는 진행자가 권위적이라면 이는 집단의 목표를 달성하는 데는 효율적이지만 구성원의 사기를 떨어뜨릴 수 있다. 자유방임적인 진행자는 구성원들을 이끌지 않고 다른 진행자가 나타날 때까지 집단을 방치한다. 진행자들이 집단을 이끄는 데에는 현재의 상황에 이의를 제기하거나, 분명한 상호간의 비전을 북돋거나, 협동적인 팀워크를 통해 구성원들의 자율권을 주거나, 또는 다음의 예와 같다.[16] 지지집단에서 진행자들은 보통 처음에는 진행자처럼 보이기도 한다. 그러나 집단이 진행되면서 다른 구성원들이 진행자의 역할을 맡게 된다. 그러면 진행자들은 집단의 발전을 위해 구성원들을 돕는 더 진정한 진행자가 된다.[17]

### 집단 발전 진행의 5단계

상호작용의 일환으로 집단은 다음의 단계를 거쳐 발전하게 된다. 그 단계는 초기(initial)단계, 과도기(transition)단계, 작업(working)단계, 종료(ending)단계이다. 대다수의 진행중인 지지집단은 계속되는 구조로 되어 있기 때문에 종료단계로 이행되지는 않지만, 종료단계는 집단의 발전을 이해하기 위한 과정 중에서 한 부분을 설명하는 중요한 단계이다.

- 초기단계(initial stage): 집단 과정의 첫번째 단계에서는 집단의 구조를 세우고, 구성

원을 적응시키고, 그리고 집단의 기대에 부응하는데 초점을 맞춘다. 초기단계 또는 형성단계로 불리는 이 단계는 구성원들이 타 구성원들은 주의 깊게 관찰하고 그들이 이 집단에 잘 맞는지 여부를 결정하게 된다. 신뢰가 처음부터 형성될 수도, 그렇지 않을 수도 있고, 침묵이나 초조한 웃음의 단계가 있을 수도 있다. 이 단계에서 참가자들은 집단의 진행자나 진행자들이 제시하는 방향을 따르게 된다. 구성원들이 자신의 집단이 매력적인지, 계속 참석할 것인지 여부를 결정하는 것도 이 단계이다. 진행자는 이 시점에서 중요한 역할을 하는데, 개방적인 의사소통, 배려, 동의에 대한 기본 규범을 형성해야 한다.

- 과도기 단계(transition stage): 집단이 작업단계(working phase)를 향해 나아가기 시작하면 폭풍과 같은 과도기를 거치게 된다. 과도기 단계는 불안과 갈등이 나타나서 집단이 이 단계를 성공적으로 진행해 나가느냐, 아니면 폭풍과도 같은 혼란에 빠지게 되느냐가 결정되므로 중요하다.[2] 과도기 단계에서 지지집단 구성원의 특징은 자신들의 최고의 이미지를 고수하는 것에서 그들의 진정한 걱정과 관심사를 과감히 표현하는 것으로 전환된다는 것이다. 구성원들이 자신의 더 사적인 세부사항을 공유하기 시작하고 단순 참가자나 다른 사람들을 무시하는 구성원들을 받아들이기 시작하는 의사소통의 형태가 요구된다. 또한 과도기 단계에는 진행자의 자질 검정이 포함되고, 통제)와 권한부여 사이의 균형잡기도 포함된다. 기한이 정해져 있고 교육적으로 집중된 지지집단에서도 구성원의 수가 증감하고 의사소통의 형태가 조정되는 등의 폭풍과 같은 경험을 하게 된다. 이 단계에서 진행자의 역할을 객관성을 유지하고 동의와 관심과 지지의 형태가 유지되도록 하는 것이다.
- 작업단계(working stage): 집단 과정에서 세 번째 단계는 작업단계(working stage), 또는 수행단계(performing stage)라고 한다. 이 단계는 개인적인 변화와 교육을 다루는데 있어서 생산성(productivity)을 나타내는 경향이 있다. 작업단계에서 집단이 잘 기능하면 현저한 성장을 이룰 수 있다. 집단이 이 단계로 이행했다는 표시는 진행자와 구성원 모두가 개인의 경험이나 새로운 행동을 시도하고 적용해보는데 편안한 감정을 느끼는 것이다. 이러한 성과를 이루기 위해서는 집단 구성원들 사이에 충분한 신뢰가 있어야 하는데, 이는 권한부여와 통제 사이의 충돌이 적절하게 다루어 졌다는 것을 의미한다. 작업단계에서는 자기고백, 대립, 피드백, 유머가 증가하게 된다.

참가자들은 서로의 관계가 좀더 편하게 된다. 예를 들면, 수면장애가 있는 성인 지지집단의 세 번째 모임에서 한 구성원이 그들의 진행자가 피곤해 보인다며 놀리기 시작한다. 다른 참가자들도 모여들며 서로를 놀리기 시작한다. " 왜 이렇게 늦었어요, 딘? 늦잠 잔 거에요?" 다른 구성원도 가세하여, "아마도 충분한 REM 수면을 하지 못해서 운전할 때 집중을 하지 않아서 길을 잘못 들어서 그랬을 거예요." 구성원들은 이러한 상호작용을 통해 농담과 유대감을 즐기는데 이것은 구성원들이 관계를 유지하고 있고 서로를 좀더 편하게 느끼고 있다는 것을 의미한다. 이 단계에는 숙제나 역할놀이 같은 새로운 활동이 포함되기도 한다.

- 종료단계(ending stage): 모든 집단에서 마지막 단계는 종료단계(ending stage or termination)이다. 일부 집단은 몇 주, 몇 년간 지속되기도 한다. 그러나 모든 집단은 일정기간이 지나면 종료된다. 일부 집단(예, 금연 집단 8주 모임)은 시작단계에서 특정 기간을 정하기도 한다. 다른 일부 집단은 계속 진행하다가 목표가 달성되었거나, 구성원의 상당수가 탈퇴하거나, 후원기관의 폐쇄 또는 진행자의 은퇴 같은 구조적인 변화가 있을 때 종료하기도 한다. 모이의 종료를 앞두고 있는 보건교육전문가는 모임 종료시 구성원의 감정과 행동에 대해 준비하여야 한다. 종료에 대한 반응은 그 집단의 존속기간, 집단의 신뢰와 결속력, 그리고 이전 단계와 모임의 진행 방법에 따라 달라진다. 지지집단 없이 제대로 활동할 준비가 안된 사람들은 특히 애석할 것이다. 그리고 불안과 걱정을 느끼는 사람들도 있는데, 이는 앞으로 다른 구성원들과 상호작용할 수 없다는 두려움 때문이고 실망과 분노를 느끼는 사람들은 더 높은 목표를 달성하지 못했기 때문이다.[1]

성공적인 종료를 위해서 진행자들은 마지막 모임 몇 주전부터 종료에 대해 논의하기 시작하는 것이 권장된다. 마지막 모임의 날이 가까워오면 모임의 종료에 관한 개인의 반응과 생각에 대해 논의하도록 시간을 할당해야 한다. 스트레스가 높아지는 시기이지만 동일한 상황에 대해 타인의 불안과 애석한 감정을 공유할 수 있다는 것이 집단 구성원들에게 도움이 될 수 있다. 예를 들면, 고령의 홀아비를 대상으로 하는 상실 집단을 운영하는 한 보건교육전문가는 참가자들이 종료에 대해 논의하기를 꺼린다는 사실에 주목했다. 결국 그녀는 집단 구성원들에게 각각 순서대로 종료에 대한 그들의 감정과 생각을 밝히도록 하였다. 각각의 구성원들은 임박한 사건(종료)

에 대한 애석함과 불안의 감정을 공유할 수 있었고, 구성원들은 집단이 계속되기를 바라는 마음을 표현하였다. 이 집단을 비롯하여 몇몇 집단의 구성원들은 비공식적인 모임을 구성하였고, 결과적으로 종료단계를 연기시키게 되었다. 집단이 종료된 후 한달 정도 후에 후속 모임 또는 후원모임을 제안하는 것도 집단 종료에 대한 불은 감소시키는데 도움을 준다.

집단 발전단계와 관련된 모형은 다른 형태로도 존재한다는 사실에 주목해야 한다. Bennis와 Shepherd는 초기 모형들 중의 하나로, 시간의 경과에 따라 집단의 변화를 설명하는 일련의 단계들을 제시하였다. 그들은 의존과 독립의 두 일반적 단계로 나누었는데, 의존단계는 집단이 구조, 규범, 권력관계에 초점을 맞추는 단계이고, 독립단계는 구성원 간의 관계에 더 집중하는 단계이다. 각각의 단계에는 하위단계가 있는데, 의존단계에는 의존-항복(dependence-submission), 반(反)의존(counterdependence), 해결(resolution)의 하위단계가 있고, 독립단계에는 황홀감(enchantment-flight), 각성(disenchantment-flight), 동의된 확인(consensual validation) 단계가 있다.[13] 1965년 Tuckman은 앞서 논의했던 모형과 유사한 5단계의 모형을 제시했다. 그가 원래 제안했던 단계에는 형성(forming), 폭풍(storming), 표준(norming) 그리고 수행(performing) 단계가 있었다. 그는 후에 휴식(adjourning) 단계를 추가하였다.[13] 최근에는 MacKenzie가 Tuckman의 연구를 기초로 하여 집단 발전의 4단계 모형을 제시하였는데, 이는 치료 집단은 개별적인 조정에 집중하는 것과 표준(norms)을 발전시키는데 집중하는 것을 분리하지 않는다는 이론에 따라 표준과 수행 단계를 통합하였다. MacKenzie의 4단계는 약속(engagement), 분화(differentiation), 상호간의 작업(interpersonal work), 종료(termination)이다.[13] 위의 세가지 모형을 지지하는 연구는 계속 되었지만 집단 발전은 이들 모형에 부합될 수도, 부합되지 않을 수도 있다는 사실에 주의해야 한다. 사실, 일부 집단은 특정 단계를 생략하기도 하고, 제시된 순서와 달리 진행되기도 한다.[13] 이러한 발전과 관련하여 중요한 주제는 충돌(conflict) 및 권위(authority)와 관련된 쟁점들이 반복된다는 사실이다. 진행자들은 구성원들이 이러한 문제들을 조정하는데 도움을 주어야 한다.

### 지역사회 사례 3

어느 날 오후 Kendra와 Ricardo는 그들의 금연 집단의 진행사항에 대해 얘기하고 있었다. 이 집단은 5주에 걸쳐 모임을 진행하고 있었고, 몇몇 흥미진진한 집단 과정을 선보였다. Kendra는 Jennifer가 지난 5주간 집단 내에서 좀 더 편안해 졌으며 자신감을 보이고 있다는 변화에 주목했다. 또한 Ricardo는 집단 그 자체로도 더 결속력이 강해졌고(cohesive) 신뢰가 증가했다는 사실도 첨가했다. "처음을 생각해봐요. 모두들 말을 할 때 당신이나 나만 쳐다보고 있었잖아요. 아이들이 집단에 적응하는 방법을 궁리하고 있을 때에는 초조한 웃음(nervous giggling)이나 가식적인 행동(posturing)이 대부분인 것처럼 보였어요."라고 Kendra가 말했다. 그러자 Ricardo는 "심지어는 그 아이들이 이 집단을 원하는지도 불분명했어요"라고 덧붙였다.

"어쩌면 간식을 준 것이 이 집단의 관심거리였는지도 몰라요"라고 Kendra가 농담을 했다. "우리는 상당히 꾸준한 출석률을 가지고 있어요. 항상 8~9명이 참석을 했는데, 이는 적당한 집단 구성원 수에요. 규범들 중의 하나가 얼마 지나지 않아 산만해지는 듯 했으나 내 생각에는 그다지 상관없을 것 같아요. 어쨌든 아이들은 서로를 존경하는 것 같고, 경멸하는 발언을 하지 않고, 금연을 위해서 진정으로 서로에게 도움을 주고 있어요. 아마도 이러한 점이 모임에 지각을 하지 않는 것보다 중요한 사항일 거예요."

"내 생각에는 집단을 시작할 때 어색함을 누그러뜨리는 활동이 있으면 불안감을 감소시키고 아이들이 서로 상호작용하는데 도움을 줄 수 있을 거예요."라고 Ricardo가 말했다. "초등학생들의 금연 과정을 작성하는 활동을 나는 특별히 좋아합니다. 아이들은 상당히 기발한 제안을 하게 되고 이 과정을 통해 자신들의 금연 필요성에 대해서도 생각하도록 도와준다고 생각합니다." "맞아요. 이제 우리는 진정으로 결속력을 가진 집단이 되었고, 아이들도 금연이라는 자신들의 목표를 향해 발전하고 있어요."

## 지지집단 진행의 성공을 위한 요령과 기술

가장 성공적인 지지집단은 사려 깊은 계획과 준비의 산물이다. 진행자들이 잠재적 문제점들을 최소화하고 집단의 효율성을 증가시키기 위해 사전에 시행하는 몇 가지 전략들이 있다. 진행자들은 또한 집단의 성공에 영향을 미치는 몇몇 쟁점들에 대해서 숙지하고 있어야 하는데, 이는 지역사회 동의(community buy-in)와 지역사회 자원의 가용성이다. 추가적으로 모든 진행자들은 취약한 세대와 작업할 때 요구되는 윤리적 사안들이 있다는 것을 숙지해야 한다. 이 장은 집단 과정의 효율성을 극대화시키는 것에 대해 제안하고 있다.

### 사전 계획 세우기

프로그램 개발자와 보건교육전문가의 가장 큰 실수는 집단의 준비기간을 너무 짧게 둔다는 것이다. 제안서를 작성하고, 집단 구성원을 선정하고, 모임의 장소를 선정하는 데에는 몇 달의 시간이 소요된다. 진행자의 준비가 잘 된 집단에서는 참가자가 그 진행자의 헌신을 경험하게 되고, 진행자들은 자신감이 더 있고 안심시키기를 더 잘 하는 경향이 있다. 이것 때문에 집단의 결속력이 신속하게 발전하게 된다. 제안서와 자료를 미리 준비하면 보건교육전문가들은 지역사회의 관리자 및 위탁시설(referral sources)과 의사소통할 시간을 벌게 된다. 보건교육전문가는 관련부서나 팀의 대표자와 의사소통을 통해 해당 집단의 가능성과 한계, 행정적 지지의 필요성을 피력할 기회를 가지게 된다. 사전에 계획을 세우는 것은 프로젝트의 지지를 높이고 해당 과정에 소속감을 주게 된다.

### 구성원을 초과로 모집하기

지역사회기반 지지집단을 성공적으로 이끌기 위한 또 다른 제안은 구성원들을 초과 모집하는 것이다. 대부분의 사람들은 바쁜 일상생활을 보내고 있고 지지집단에 대한 경험이 거의 없어서 구성원의 수가 자연적으로 감소하는 문제점을 가지고 있다. 집단의 시작시점이나 초기에는 진심어린 관심을 표명하지만 집단에 참석하기 위해 실질적인 노력이 필요한 시점이 오면 그들은 마음을 바꾼다. 지지집단은 참석자들의 다른 활동들과 경쟁해야 한다. 이것을 염두해 두고 집단의 형태에 따라 적절한 참가자의 수와 사용가능한 모임의 장소를 결정해야 한다. 그리고 적정수 보다 많은 수의 참가자를 등록시키도록 해야 한다. 그래서 10명이 정원인 집단을 목표로 한다면 최소 15명 이상을 등록시켜야 한다. 그러면 진행하는 동안 결국 10명의 참가자가 남게 될 것이다.

### 진행자를 지지하기

진행자를 지지하는 것은 집단의 결속력과 효율성을 유지하는데 도움을 준다. 갈등을 해결하고 각각 개인의 필요를 충족시켜주는 일은 많은 에너지가 소모된다. 가끔은 진행자들은 여러 방향으로 좌지우지 당하기도 하고, 예닐곱의 다른 참가자들이 주장하는 정보를 따르고 유지하려 노력하다 보면 힘이 다 빠지게 된다. 또한 집단 모임을 취소하거나 재조정하지 않으려는 압력도 있게 된다. 이러한 소모를 경험한 일부 진행자들은 공동 진행자들(co-facilitator)의 도움을 받는 것도 하나의 방법이다. 다른 방법으로는 집단의 모임이 없을 때나 특별 강연자가 있을 때 일정기간 휴가를 가지기도 한다. 이것은 진행자에게 원기회복의 시간이 될 뿐만 아니라 집단 구성원에게도 다른 사람의 의견을 들을 기회가 되기도 한다.

적당한 시기를 보아 진행자들은 집단 구성원들이 그들의 토론을 독립적으로 이끌어 나가도록 독려해야 한다. 예를 들면, 진행자가 주제나 교육 자료를 제시하고 모임을 시작한다. 일단 참가자들이 자신의 필요나 우려를 표현하기 시작하면 진행자는 "참 훌륭한 지적입니다. 다른 분들은 어떻게 생각하시나요?"라고 말하면서 서로를 도와줄 수 있도록 장려한다. 참가자들은 그들의 필요사항의 순위를 정하고 1부터 5까지 점수를 줘서 우선순위가 되는 주제를 선정하게 된다. 진행자들에게 보조원이나 지지를 요청할 기회가 주어질 때 집단에 대해 좀더 열정적이고 헌신적이 된다.

### 지역사회의 도움 파악하기

지역사회는 평가)가 필요하다는 사실이 지지집단의 성공적인 발전과 완성에 결정적이다. 모든 지역사회는 이용 가능한 자원과 지역사회 구성원의 요구라는 측면에서 보면 각각 차이를 보인다. 모임진행자는 현재 어떠한 서비스가 가능한지 알아보기 위해 지역 의료제공자, 지방자치단체 보건부서, 학교 프로그램 그리고 지역사회를 기반으로

한 기관들과 접촉해야 한다. 또한 위의 기관 등에 소속된 개인들을 통해서도 지역사회 보건서비스에 존재하는 보건관련 요구와 차별에 관한 유용한 제안을 제공 받을 수도 있다.

### 초기 동의(buy-in)의 형성

지지집단은 그 시작이 강렬하면 더 성공적이 된다. 모임 구성원들이 첫 모임부터 그 과정을 믿게 되면 그 모임에 대한 지속적인 참여와 전념을 위한 발판을 마련하게 된다. 이러한 연결을 장려하는 방법으로 흔히 간식을 제공하고, 흥미로운 대화를 진행하고 목표지향적인 활동을 하는 것이 있다. 구성원은 자기소개, 배경공유 그리고 다른 모임 구성원들과 시간을 보내는 기회를 환영한다. 첫 모임을 위해 상호적인 활동을 계획하면 사람들이 서로 간단한 연결을 발전시키는데 도움을 주는데, 이는 참여도의 증가와 연결된다. 간단한 음료를 제공하면 구성원들은 서로 의사소통을 하게 되는데 진행자들은 이렇게 모임의 경험을 즐겁게 여길 수 있도록 하는 것이 중요하다는 것을 염두해야 한다. 이것은 특히 초기 단계에서 중요한 준비과정이고 배려이다.

### 윤리적 쟁점 숙지하기

지지집단의 진행자들은 때때로 윤리적 딜레마에 직면하게 된다. 보건 전문 교육의 윤리강령에서는 모든 보건교육전문가들의 일반적인 우려를 다음의 6가지 윤리적 영역으로 정리했다. (1) 공공에 대한 책임감(responsibility to the public), (2) 전문성에 대한 책임감(responsibility to the profession), (3) 고용주에 대한 책임감(responsibility to employers), (4) 보건교육 전달방법에 대한 책임감(responsibility in the delivery of health education), (5) 연구와 평가에 대한 책임감(responsibility in research and evaluation), (6) 전문적인 준비에 대한 책임감(responsibility in professional preparation).

지지집단의 진행자로도 활동하는 보건교육전문가들은 집단 활동과 관련된 윤리적, 전문적, 법률적인 쟁점들도 숙지하고 있어야 한다. 대부분의 윤리적 쟁점들이 예상치 못한 순간에 나타나면 반드시 즉각적으로 대응해야 한다. 모임 진행자들은 이러한 집단 경험에 대비하여 주의 깊게 준비해야 하는데 여기에는 의뢰인들을 알아가고, 그들의 독특한 요구에 민감하게 대응하는 것이 포함된다. 집단 참가자들의 권리와 진행자들의 행동에 대한 윤리, 두 가지 영역에 대해 진행자들은 윤리적 행동의 가이드라인을 숙지해야 한다. 다음은 집단 참가자들의 권리에 대한 윤리적 쟁점들의 목록이다.

- 사전동의(informed consent): 대부분의 사람들은 그들이 원해서 모임에 참가한다. 예비 구성원들은 모임의 구성원이 되는 것에 대해 현명한 결정을 내리도록 분명하고 정확한 정보를 제공받아야 한다. 참가자들이 미성년자이거나 모임에 대해 이해가 불가능한(mentally unable) 상태이면 부모 또는 법정 후견인을 통해 동의를 받아야 한다.
- 모임에서 탈퇴할 수 있는 자유: 모든 모임 구성원들은 부정적인 사후영향 없이 언제든 모임에서 탈퇴할 수 있음을 분명히 해야 한다. 그러나 모임과 진행자에게 탈퇴를 알리는 것은 그 구성원의 책임이다. 가능하면 탈퇴의 이유에 대해 모임 및 구성원과 토의하는 것이 상호이익이 된다.
- 구성원들의 심리적 위험: 구성원들은 모임 참여로 인해 잠재적인 생활의 변화에 대한 위험을 고지 받아야 한다. 이러한 변화가 이익이 된다고 해도 때로는 부정적인 반향(repercussion)이 있을 수 있다. 집단 구성원들은 집단 압력(group pressure)의 희생양(scapegoating)이나 비밀누설, 그리고 대치상황 등에 노출될 수도 있다. 이러한 위험들은 모임 구성원들 끼리 상의할 수 있고 진행자와 구성원들은 이러한 위험들을 피하는 방법에 대해서도 상의할 수 있다.
- 비밀보장(confidentiality): 중요한 것은 모임에서 말한 내용을 외부로 발설해서는 안 된다는 것이다. 이 규칙이 가장 먼저 성립되어야 한다. 진행자들은 첫 모임에서 이 사안에 대해 상의해야 하고, 구성원들과 진행자들은 서로의 비밀을 지키는 것에 대해 개별적으로 확답을 얻어야 한다.
- 다문화성에 대한 의식(multicultural awareness): 진행자는 집단 과정의 가치에 강력한 영향을 준다. 그들 구성원들의 문화적 배경을 인식하고 이 집단 과정이 그런 문화적 배경을 존중한다는 것을 구성원들에게 확신시켜 주는 것은 진행자들이 반드시 해야 하는 일이다. 진행자들의 행동 윤리에 관하여 아마도 가장 중요한 사안은 사회적(social) 또는 사적인(personal) 관계를 직업적인 관계와 잘 혼합시키는 것이다. 이

영역에서 고려해야 할 중요한 쟁점은 다음의 세 가지이다.

- 진행자와 구성원 사이의 사적인 관계: 구성원들과의 사적 또는 사회적 관계는 그 관계가 집단과정에 방해가 된다면 부적절한 것이다. 이러한 관계가 진행자의 목적성이나 전문적인 판단에 방해가 되거나 집단구성원의 참가도에 영향을 미친다면 그 관계는 위험한 것이다. 진행자들은 그들의 지도력을 개인적 필요를 충족시키는데 사용해서는 안 된다.
- 집단구성원들 사이의 사회화(socializing among group members): 집단모임의 구성원들 사이의 만남은 대개 집단과정에 방해가 되고 역효과를 낳을 수도 있다. 파벌이 형성되거나 집단모임 밖에서의 소문이 돌면 모임 활동은 중단되기도 한다. 진행자는 이러한 상황의 발생을 방지하기 위해 첫 모임에서 이 사안에 대해 소개하고 이러한 형태의 사회화가 가져오는 부정적인 효과에 대해 토의해야 한다. 사실, 구성원들이 모임 밖에서 만남을 가진다면, 진행자들은 그들에게 그 만남의 내용을 집단에 소개할 책임이 있음을 숙지시켜야 한다.
- 진행자의 가치관과 그것이 집단에 미치는 영향: 진행자들은 그들의 가치관이 행동방식과 집단에서의 지도력 형태에 어떻게 영향을 미치는지에 대해 숙지하고 있어야 한다. 진행자들은 그 모임을 자신의 개인적 의제(agenda)를 발전시키는데 이용하거나 자신의 관점을 구성원들에게 강요해서는 안 된다. 지지집단은 구성원들이 그들 자신의 문화적 가치관과 믿음을 탐구하는 토론의 장이 되어야 한다. 진행자들은 자신의 개인적 반응이 구성원들에게 집단과정에 있어서 어떤 영향을 미치는지 숙지하고 관찰해야 한다.[18] 이상의 것 이외에 다른 윤리적 쟁점들도 있을 수 있다. 진행자들이 이러한 상황을 조절하는 방법에 확신이 없다면 그 진행자는 전문 상담가나, 법률 자문가 등으로부터 자문을 구하고 보건전문교육의 윤리 강령을 고수해야 한다.

## 효과적인 지지집단을 위해 장애물 극복하기

지지 모임 진행자들은 거의 항상 문제가 있는 구성원과 구성원의 탈퇴(attrition)라는 두 가지 측면에 마주치게 된다. 모임의 성공은 진행자들이 이러한 잠재적 장벽과 다른 발생 가능한 문제들을 어떻게 관리하는가에 달려 있다. 진행자들은 집단 과정을 보장하기 위해 이러한 장벽에 대해 숙고하여 사전에 준비해야 한다.

### 문제가 있는 구성원 다루기

문제가 있는 구성원이 없는 집단은 없다. 다음의 내용은 문제가 있는 구성원의 가장 일반적인 세 가지 형태를 설명하고, 진행자들이 그들의 문제있는 행동을 다루는 방법을 제안하고 있다.[19]

#### 독점하는 구성원(the monopolist)

이러한 구성원은 대부분 집단에서 가장 큰 문제이고 다루기도 가장 어렵다. 이러한 성향의 구성원은 관심과 조정에 대한 욕망과 요구가 동기가 되어 나타난다. 독점하는 유형은 조용히 있으면 불안감을 느끼므로 다른 사람의 모든 발언에 반응하는 경향을 보인다.

- 집단에 미치는 영향(effect on group): 초기에는 모임 구성원들이 독점 타입을 환영하고 격려한다. 나중에는 구성원들이 분노와 좌절을 경험하게 된다.
- 진행자의 역할(facilitator role): 한 구성원이 다른 전체 집단에게 부담을 지우는, 결국 참여하는 구성원들을 더욱 더 수동적으로 만드는 이러한 상황을 내버려 두는 이유를 물어보는 것으로 시작한다. 독점 유형의 구성원은 그대로 두면서 다른 구성원들이 이야기 하도록 장려한다. 다른 구성원들이 독점 유형의 구성원의 발언에 반응을 하게 하거나 독점 유형의 구성원이 말한 것을 토의에 더 의미있는 내용으로 재구성하는 것으로 개선될 수 있다. 진행자들은 또한 직접적으로 관여하여 독점 유형의 구성원에게 기여한 점을 칭찬하고, 그러나 다른 구성원들의 말도 들어줄 필요가 있음을 알려주어야 한다. 관점은 독점 유형의 구성원에게 침묵을 요구하는 것이 아니라 상호작용이 더 의미가 있음을 알려주는 것이다.

#### 침묵하는 구성원(the silent member)

침묵하는 구성원은 토의를 독점하는 구성원보다는 덜 방해가 되지만 동등하게 도전해야 한다. 이러한 성향의 구성원은 드러나는 것에 대한 두려움, 불완전, 대면 그리고 다른 구성원들에 대한 두려움이 동기가 되어 나타난다.

- 집단에 미치는 영향(effect on group): 침묵하는 구성원은 집단의 평가를 받지 않고 받아들여 지거나, 무시되거나, 불만의 대상이 된다.
- 진행자의 역할(facilitator role): 침묵하는 구성원에게 말을 하도록 지나치게 압력을 주는 것은 좋지 않다. 그러나 비언어적인 방법으로 신호를 주고 확인을 요구해야 한다. 또한 집단에게 침묵하는 구성원의 행동이 집단에 미치는 영향을 인지하고 있는지도 물어보아야 한다. 중요한 것은 집단과 진행자 모두 참여도가 부족한 침묵하는 구성원을 부정적으로 비판하지 않는 것이다. 대부분의 경우 침묵하는 구성원들은 자신들이 비판받지 않는다는 것을 알게 되면 집단 내에서 편안함을 느끼게 되어 집단에 참여하기 시작한다.

도움을 거부하는 불만 구성원(the help-rejecting complainer)

이러한 구성원은 집단에게 도움을 요청하고 나서 이를 받아들이기를 거부한다. 이러한 성향의 구성원은 극복할 수 없는 문제를 가진 것에 자부심을 느끼고, 자신의 문제가 가장 중요하고 가장 어렵다고 느끼는 경향이 있다. 의존성과 관심에 대한 욕구가 동기가 되어 나타난다.

- 집단에 미치는 영향(effect on group): 이 유형의 구성원에게 있어 집단은 지루함, 좌절감, 조급함을 느끼게 하는 존재가 된다. 집단이 자신을 위해 노력하지 않는다고 느끼면, 이 구성원은 집단을 탈퇴하게 된다.
- 진행자의 역할(facilitator role): 이러한 구성원은 자신의 존재감을 확인 받기를 기대하고 있고, 자신의 문제를 해결하는 데에는 흥미를 느끼지 않는다. 이러한 경우 해결책을 제시하는 것보다는 이 구성원의 말을 경청하고 공감하는 것이 더 도움이 되기도 한다. 진행자들은 이 구성원의 도움에 대한 거부를 재구성하여 후일에 고려할 가능성이 있는 다른 제안을 집단에게 물어보아야 한다.

출석률의 유지

출석률과 탈퇴에 관련된 사안을 다루는 것은 진행자들에게 있어 중요한 도전이다. 여기에는 집단과정에서 탈퇴하거나, 띄엄띄엄 참석하거나, 출석은 하지만 참여는 하지 않는 구성원이 포함된다. 출석률이 문제가 되면 진행자는 구성원들에게 집단 모임 출석을 방해하는 요인에 대해 물어보면서 이 사안에 대해 의견을 구해야 한다. 이는 가끔 출석하는 구성원이나 전화 또는 우편으로 탈퇴를 통보한 구성원에게도 의견을 수렴해야 한다. 구성원들이 집단모임에 참석하지 못하거나 탈퇴하는 데에는 다양한 이유가 있다. 불가피한 상황을 경험하거나 다른 구성원들과 잘 지내지 못할 수도 있다. 이러한 사례들에 대한 정보를 추적하면 진행자들은 구성원의 기대에 더 잘 부응할 수 있도록 집단과정을 조절할 수 있는 피드백을 얻을 수 있다. 진행중인 집단과정이 구성원 유지에 어려움을 겪게 되면 참가자들의 요구에 따라 집단과정을 중지하거나 초점을 바꾸는 것도 선택 가능하다. 불참률이나 탈퇴율이 아주 높으면 집단구성원들 사이에 불편함이 생기게 되고 이러한 문제는 공개적이고 솔직한 방법으로 다루어야 한다.

**Did You Know**

1930년대에 시작된 알코올중독자 익명모임(The Alcoholics Anonymous movement)은 모든 지역사회 지지집단 중에서 가장 성공적인 모임중의 하나이다. 구성원들의 비음주 성공률은 구성원들 간의 경험을 공유하고 도움을 제공하고 서로를 통해 배우는 자세 등에 기초한다.

## 기대되는 결과

인간은 사회적이고 상호의존적인 존재이다. 상호의존의 정도는 문화권이나 가족의 성향에 따라 달라지지만, 사람은 일반적으로 가장 기본적인 필요를 충족하기 위해 서로 도와야 한다. 구조화된 집단이 바로 이런 상호의존성의 좋은 예이다. 소속감, 권력, 애착, 그리고 사회적 지지에 대한 심리학적이고 대인관계에 관련된 요구는 집단 상호작용을 통해 모두 성취될 수 있다.[20] 저명한 집단 이론가이며 의사인 Irvin Yalom은 집단활동의 결과로 얻어지는 11가지 치유력 요인들을 인용했는데 열거하면, 희망의 주입, 보편성, 정보의 전달, 이타심, 기본 가족집단의 수정된 개요, 사회화 기술의 발전, 행동의 모방, 대인관계 습득, 집단 결속력, 카타르시스, 그리고 실존주의적 요인이다.[21] 집단경험의 이러한 측면은 그 집단의 주제, 구조, 전반적인 역학관계에 따라 달라진다. 모든 치유력 요인이 모든 집단에 적절한 것은 아니다. 예를 들어 강력한 감정을 표현하지 않아도 성공적인 집단도 있다.

Yalom의 연구 초점은 심리요법진단에 있지만 치유력 요인 중 일부는 지역사회 기반의 지지집단에도 중요하다. 지지집단을 운영하는 보건교육전문가는 그 구성원에게 희망을 주입하기를 원한다. 참가자들이 발전에 대한 희망을 가질 때 자신감의 수준이 상승하고 새로운 행동을 시도할 가능성도 높아진다. 진행자의 역할은 구성원의 긍정적인 변화를 언급해주고 구성원들이 목표를 향해 발전해 나가는 것을 서로 지지할 수 있도록 장려하는 것이다.

보편성은 집단경험에 있어서 특히 강력한 치유력 요인이다. 진행자의 역할은 구성원들이 그들의 문제의 평범함을 볼 수 있도록 도와주는 것이다. "다른 사람들의 경험과 무관하게 행동하고 생각하는 사람은 없다."[21]고 Yalom은 말했다. 서로 같은 장애와 걱정을 공유한다는 것을 느낄 때 구성원들은 자신의 존재감과 상호관련성을 느끼게 된다.

정보의 전달은 아마도 대부분의 보건교육 지지집단의 기초가 될 것이다. 진행자와 구성원은 서로 얽힌 지식과 경험을 공유할 수 있다. 사람들은 사회적 상호작용의 기회와 관련된 새로운 지식을 습득했을 때 집단만족, 영감, 행태변화가 나타난다. 예를 들면 HIV 양성 환자의 배우자들을 위한 지지집단을 이끄는 보건교육전문가는 의료공급자와 의사소통하는 시간 외에도 해당 질병에 대한 의학적 발전과 지역사회가 제공하는 서비스에 대한 정보와 조언을 위한 시간을 지정하면 집단 내에서 만족도와 참여가 증가한다는 사실을 알게 되었다. 덧붙여 지지집단에 참가하는 암 진단을 받은 여성들에 대한 연구에 따르면 여성들은 집단모임에 참가하지 않는 여성들에 비해 우울증과 불안감이 덜 나타나고, 자신의 질병과 치료에 대한 많은 지식을 가지고 있고, 보건의료서비스 공급자에 대한 긍정적인 관점을 가지고 있고, 그들의 질병상태에 잘 적응하는 것으로 나타났다.[22]

지지집단에 있어서 또 하나 중요한 치유력 요건은 대인관계의 습득이다. 집단에 참가하는 구성원들은 안전한 환경에서 타인의 시선으로 자신의 상황을 돌아볼 수 있는 독특한 기회를 가진다. 진행자들은 구성원들이 경험과 감정상태를 공유할 때 서로에게 현실적인 피드백을 제공하도록 장려해야 한다. 그리고 이러한 공유를 위해 안전한 환경을 조성하는 것도 진행자의 역할이다. 안전한 환경의 조성은 인신공격이나 경멸적인 발언을 금지하는 규정을 만드는 것으로 시작한다.

또한 구성원들이 현재 상황에 초점을 맞추도록 진행자들이 노력할 때 대인관계 습득이 가능해진다. 지금과 여기에 초점을 맞추면 집단의 효과와 권한이 증가되어 구성원들이 집단과 자신의 현재 삶을 새로운 시각으로 보는 경험을 할 수 있다. 과거를 바꿀 수는 없지만 현재 상황을 이해하고 미래로 나아갈 수 있다는 것을 참가자들에게 상기시켜주는 것을 통해 진행자들을 집단 구성원의 성공적인 결과에 기여할 수 있다.

### 지역사회 사례 4

Kendra와 Ricardo는 마지막 집단 모임 전에 만났다. 대다수의 구성원들이 집단과정이 종료되어 서로 의지하도록 배운 동료의 지지를 더 이상 받을 수 없다는 사실에 대해 슬픔을 표현하였다. Kendra가 말했다. "언젠가 금요일에 친목모임을 만들어야 겠어요.", "좋은 생각이에요. 이 집단을 통해 어떤 이점이 있었는지 학생들과 각각 이야기 할 수 있겠군요. 그리고 계속 금연을 하기 위해 스스로 할 수 있는 일에 대해 전략을 짤 수도 있겠어요." Ricardo가 대답했다.

"제 생각에 가장 중요한 것은 금연을 계속 유지할 수 있고, 우리 모두는 한 배를 탔다는 믿음인 것 같아요. 흡연의 이유와 금연 시도의 문제점은 대부분 유사해요. 이 공통점을 기초로 금연을 위해 서로를 지지해야 해요," Kendra가 말했다. "그리고 우리는 많은 유용한 정보를 제공했는데, 특히 지금 금연하면 이미 흡연으로 손상된 건강을 회복할 수 있다는 것이죠. 그들 모두가 금연에 성공한 것은 아니지만 계속 노력할 수 있는 동기를 부여한 것 같아요." 라고 Ricardo가 말했다.

"알다시피, Jennifer처럼 일부 구성원들과 문제가 있었지만 집단이 그것을 잘 처리했어요. Jennifer가 가장 큰 문제를 가진 것 같은데, 한동안은 계속되었죠. 그러나 제 생각에는 다른 사람의 이야기를 듣고 나면 그들의 제안 중에서 일부는 그녀에게 적합하다는 것을 이해한 후에는 결국 그녀의 문제를 해결하기 위해 책임감을 가지고 시도를 했어요." 라고 Kendra가 말했다.

"우리가 운이 좋았어요. 집단이 꽤 결속력을 가지게 되었고, 제 생각에 구성원들도 이 경험을 통해 자신들에 대해 많이 배운 것 같아요." Ricardo가 대답했다. "한 달 이내에 그 동안의 성과를 공유할 수 있는 다음 모임 스케줄을 결정하죠. 곧 다시 모인다면 구성원들도 버림받은 느낌은 받지 않을 거예요."

"좋은 생각이에요. 구성원들과 만나서 결정을 하죠." Kendra가 말했다.

## 결론

효과적인 보건 중심 지지집단을 이끄는 법을 배우는 것은 모든 보건교육전문가들에게 있어 중요한 기술이다. 보건교육제도나 보건관련 주제와 무관하게 대부분의 참가자는 집단 경험을 통해 이익을 얻는다. 집단 구성원은 자신이 소속감을 느끼는 축소판의 사회환경을 창조한다. 그들은 공통의 문제점을 공유하고 실제 삶에서는 도움이 되지 않을 지도 모르는 피드백과 지지를 받는다. 구성원들은 자신의 가치관을 넓히고 새로운 적응행태를 관찰하고 모방할 수 있다. 집단은 자아탐구와 자아성찰을 강화시키고 자신감을 증가시킨다. 그리고 기관의 관점에서 보면 집단은 경제적으로 장점이 있다. 많은 사람들이 적은 시간과 자본으로 도움을 받을 수 있다. 보건교육전문가들은 건강한 지역사회 형성의 초석으로 간주해야 한다.

## 핵심용어

**과도기 단계**(transition stage): 집단과정이 활발해지는 단계로 구성원들은 이슈를 내걸기 시작하고 구성원들과 진행자에 도전하고, 통제와 권력을 위해 투쟁하기 시작한다.

**규범**(norms): 구성원들이 자신들과 다른 구성원들을 위해 어떤 행동이 적절한지 갖게 되는 생각

**동시적**(synchronous): 온라인 채팅과 같은 실시간 의사소통

**보편성**(universality): 구성원들이 장애물과 관심사를 공유한다는 사실을 보면서 상호 유대감을 느끼는 중요한 치유력 요인

**비동시적**(asynchronous): 게시판, 토론집단과 같이 의사소통이 실시간이 아닌 형태로 이루어짐

**사전동의**(informed consent): 집단의 목적과 구조에 관한 명확하고 정확한 정보에 근거하여 집단에 자발적 참여

**선택적 인식**(selective perception): 새로운 집단 구성원들이 만날 때 흔히 발생하는 두려움과 불안을 처리하기 위해 자신들이 사용하는 전략

**작업(수행)단계**(working (performing stage) stage): 과도기 단계가 해결된 이후에 시작된다. 이 단계에서 구성원들은 집단의 목표를 성취하기 위해 개인의 변화, 기술 개발, 지식 습득 등에서 생산적으로 일하기 시작한다. 수행단계라고도 한다.

**종료단계**(ending stage): 구성원들이 집단경험의 종료에 불안을 느끼는 문제에 직면하는 단계

**지속집단**(ongoing groups): 특정한 종료일자가 없는 모임. 이 집단은 임무가 완수되거나, 구성원들이 빠지거나, 프로그램이 종료될 때까지 지속된다. 이 집단은 일반적으로 만성적인 정신 또는 신체 질환 또는 중독 문제를 다룬다.

**지지집단**(support goup): 특정 문제, 임무, 주제 등에 초점을 둔 조직화된 집단

**진행자**(facilitator): 집단이 당면과제 임할 수 있도록 하고 목표를 향해 전진하도록 촉매 역할을 하는 집단의 지도자

**초기(형성)단계**(initial (forming) stage): 집단과정에서 첫 번째 단계로 구성원들은 개

인과 집단을 평가하고 규범을 형성하기 시작하는 단계

**치유력 요인(curative factors)**: 집단경험 시 상호작용의 결과로서 지식, 기술, 대인관계의 통찰력 등의 습득에 기여하는 요인

**한시적 집단(time-limited groups)**: 미리 정해진 시작과 종료일이 있는 집단. 이 집단은 일반적으로 증상완화, 문제 해결, 대인기술 개발, 환자교육 등을 다룬다.

## 참고문헌

1. Gladding, S. T. (1995). *Group work: A counseling specialty* (2nd ed.). Englewood Cliffs, NJ: Prentice-Hall.
2. Corey, M. S., & Corey, G. (1997). *Groups: Process and practice* (5th ed.). Pacific Grove, CA: Brooks/Cole.
3. Peterson, J. V., & Nisenholz, B. (1995). *Orientation to counseling* (3rd ed.). Boston: Allyn and Bacon.
4. Stewart, D., & Thomson, K. The Face Your Fear club: Therapeutic group work with young children as a response to community trauma in Northern Ireland. *Child Care in Practice, 11*(2), 191-209.
5. Kominars, K., & Dornheim, L. (2004). Group approaches in substance abuse treatment. In J. L. DeLucia-Waack, D. A. Gerrity, C. R. Kalodner, & M. T. Riva (Eds.), *Handbook of group counseling and psychotherapy.* Thousand Oaks, CA: Sage Publications.
6. Weiss, R. D., Jaffee, W. B., de Menil, V. P., & Cogley, C. B. (2004). Group therapy for substance use disorders: What do we know? *Harvard Review of Psychiatry, 12*, 339-350.
7. Klaw, E., & Humphreys, K. (2004). The role of peer-led mutual help groups in promoting health and well-being. In J. L. DeLucia-Waack, D. A. Gerrity, C. T.

Kalodner, & M. T. Riva (Eds.), *Handbook of group counseling and psychotherapy*. Thousand Oaks, CA: Sage Publications.

8. Dadich, A. (2006). Self-help support groups: Adding to the toolbox of mental health care options for young men. *Youth Studies Australia, 25*, 33-41.
9. Lieberman, M. A., & Goldstein, B. A. (2005). Self-help on-line: An outcome evaluation of breast cancer bulletin boards. *Journal of Health Psychology, 10*, 855-862.
10. Coulson, N. S. (2005). Receiving social support online: An analysis of a computer-mediated support group for individuals living with irritable bowel syndrome. *CyberPsychology & Behavior, 8*, 580-584.
11. Beder, J. (2005). Cybersolace: Technology built on emotion. *Social Work, 50*, 355-358.
12. Page, B. J. (2004). Online group counseling. In J. L. DeLucia-Waack, D. A. Gerrity, C. R. Kalodner, & M. T. Riva (Eds.), *Handbook of group counseling and psychotherapy*. Thousand Oaks, CA: Sage Publications.
13. Forsyth, D. R. (2004). Therapeutic groups. In M. Brewer (Ed.), *Applied social psychology*. Oxford, England: Blackwell Publishing.
14. Olsson, C. A., Boyce, M. F., Toumbourou, J. W., & Sawyer, S. M. (2005). The role of peer support in facilitating psychosocial adjustment to chronic illness in adolescence. *Clinical Child Psychology and Psychiatry, 10*, 78-87.
15. Bennis, W., & Nanus, B. (1985). *Leaders: The strategies for taking charge*. New York: Harper & Row.
16. Johnson, D., & Johnson, F. (1997). *Joining together: Group theory and group skills*. Boston: Allyn and Bacon.
17. Napier, R., & Gershenfeld, M. (1993). *Groups: Theory and experience* (5th ed.). Boston: Houghton Mifflin.
18. Corey, G. (2000). *Theory and practice of group counseling* (5th ed.). Pacific Grove, CA: Brooks/Cole.

19. Yalom, I. D. (1975). *The theory and practice of group psychotherapy* (2nd ed.). New York: Basic Books.

20. Forsyth, D. T. (1990). *Group dynamics* (2nd ed.). Pacific Grove, CA: Brooks/Cole.

21. Yalom, I. D. (2005). *The theory and practice of group psychotherapy* (5th ed.). New York: Basic Books.

22. Ahlberg, K., & Nordner, A. (2006). The importance of participation in support groups for women with ovarian cancer. *Oncology Nursing Forum, 33*(4), 52-51.

## 부가 자료원

### 인터넷

American Psychological Association. Available: http://www.apa.org. (Provides extensive material for group work within group therapy and support group venues.)

International Association for Facilitators. Available: http://www.iaf-world/org. (Provides a journal titled *Group Facilitation: A Research and Applications Journal.*)

Center for Continuing Education in the Health Sciences. Available: http://www.hitchcock.org/pages/ceb/cce.html. (Provides information about a collaborative effort with Dartmouth-Hitchcock Medical Center.)

Local county and state Web sites. (These often offer information such as different local support groups and facilitator training opportunities.)

# 제 7 장

# 발표 방법 선정

Keely S. Rees, Ph.D., CHES
Malcolm Goldsmith, PH.D., CHES

## 저자의 말

세련된 발표 기술을 갖는 것은 매우 중요하다; 그러나 수년간에 걸쳐 발표의 가치를 높이는 것은 우리가 선정한 발표의 준비 단계와 방법임을 알게 되었다. 교육자로서 우리는 학생들에게 보건에 대한 내용뿐만 아니라 종종 화술도 가르친다. 그 다음 우리는 학생들에게 다양한 현장에서 발표를 요구하며, 발표에 사용할 방법의 계획, 구조화 및 준비의 중요성을 강조하고 있다. 이것은 때때로 능숙한 전문가에게도 어려운 과정이다. 보건사업을 수행하고 있는 다양한 학교와 지역사회 현장에서, 인구의 변화와 교육 기술의 등장은 의미 있는 발표의 준비에 더 많은 시간을 투자하도록 요구하고 있다.

## 서론

보건교육자들은 그들이 근무하는 거의 모든 현장에서 정보를 전달하기 위해서 발표를 이용하고 있다. 방법은 보건교육자가 정보를 어떻게 제공하는가에 관한 것으로, 전통적인 정의는 정보, 목적, 수업 자료를 전파하기 위해서 교사, 발표자, 연설자에 의해 특별하게 행해지는 체계적인 접근 혹은 절차이다.[1] 방법은 또한 중재, 수업, 발표의 구체적인 일부분을 지칭할 수도 있다.[2] 본질적으로, 정보가 얼마나 잘 전달되고 유지되는지를 결정하는 것은 바로 발표 방법이다. 지난 몇 년간, 교육 분야는 내용, 현장환경,

청중에 근거하여 어떠한 유형의 발표 방법이 성공적이고 적절한 것인지를 검토하여 밝혀내고 있다. 이러한 조사 결과는 보건교육자들이 그들의 발표에 적합한 방법을 선택하데 있어서 필수적인 것이 되었다.

학교나 지역사회세팅, 소규모 혹은 대규모 집단, 또는 다양한 내용에 걸쳐 발표가 전달되든지 간에, 보건교육자들은 먼저 어떠한 정보가 전달되어야 하는지와 이후 이 정보를 어떻게 하면 가장 잘 제시할 수 있는지에 역점을 두어야 한다. 선정된 방법은 수업 계획, 의제 혹은 워크숍의 전반적인 목적과 목표에 일치해야 한다. 보건 교육 발표 준비 단계의 이러한 구성 요소가 종종 간과된다. 내용 혹은 정보는 역량 있고 역동적인 발표자의 세련된 방법으로 전달될 수 있지만, 제시된 보건 자료가 의미 있고 안목 있는 방식으로 제공되지 않는다면, 청중들은 학습 과정에 덜 참여하게 될 것이다. 보건교육자는 청중 혹은 학생들이 학습할 것이라는 기대 하에 정보를 전달할 수 있지만, 그들이 학습과정에 참여한다면 이러한 지식을 실제적 기술로 바꿀 가능성이 훨씬 더 많아진다. 이번 장은 목표 청중, 발표의 내용, 현장 환경과 목표, 이론적 관점에서 발표 방법을 고르는 것의 중요성, 보건교육자가 특정한 방법을 사용함으로써 얻을 수 있는 것에 근거하여 적절한 방법을 선택하는 법을 다룬다.

### 지역사회 사례 1

시골 군지역 건강부서의 새로운 보건교육자인 Natalie는 지역의 공립학교 교사들과 협력하여, 학기 중 내내 수많은 건강 문제에 관한 일련의 필수적인 연수교육을 제공하기 위해 고용되었다. 대략 150명의 교사들이 매 9주마다 연수교육에 참가하게 될 것이다. 그녀의 첫 번째 발표는 지역사회 고위험 청소년 집단의 약물남용과 폭력적 행동과 관련해서 교사들이 인식하고 있어야 하는 것에 대한 것이었다.

6개월 전, Natalie는 약물남용과 운동능력과의 관련성에 대하여 고등학교 코치들을 대상으로 발표하였으며, 그녀는 거의 모든 자료가 준비되었다고 느꼈다.

하지만 그녀는 교사들과 공유할 수 있는 추가적인 고위험 청소년을 다루는 자료를 찾기 위해 인터넷을 검색하였다. 발표 전날 밤, 그녀는 스스로에게 자신은 "압박하에서 가장 잘 일했던" 유형이라 이야기하면서, 열심히 발표를 준비하였다. 그녀는 자신이 격식 없는 워크숍 분위기를 만들기 위해서 참가자들을 소규모집단으로 나눌 수 있을 것으로 생각하였다. 그러나 도착하자마자, 그녀는 150명의 교사 모두 학교 강당에 있다는 것을 알게 되었다. 그녀는 소형마이크를 이용하여 무대에서 이야기해야 했고, 교사들은 캄캄한 방 안에서 극장형식으로 앉아있었다.

말할 필요도 없이, Natalie의 첫 번째 연수교육은 제대로 진행되지 않았다. 교사들은 낮잠을 자고, 소규모로 이야기를 하거나, 시험지를 채점하고 있었다. 그녀에 대한 평가는 부정적인 의견이 많았으며, 몇몇만이 건설적인 비판이었다. 얼마나 실망이었던가! Natalie는 청중들이 그녀가 사용한 발표 유형 -격식을 차린 강의- 때문에 몰입하지 않았다는 것을 알았다. 교사들은 지루하고 좌절감을 느꼈으며, 어떠한 새로운 기술이나 정보도 배우지 못했다. Natalie는 스트레스 관리와 대처기전에 중점을 두기로 예정된 다음번 교사 연수교육을 어떻게 잘 준비할 수 있을까?

## 발표 방법을 선정하고 실행하는 단계

많은 보건 교육 프로그램에서, 단순히 가르치는 방식 때문에 교육자가 매우 인기 있지만, 제한된 학습이 발생하는 경우가 존재한다. 그러나 재미있거나 인기 있는 교습 방법을 선택하는 것이 목표 청중에게 최고의 관심을 항상 유발하는 것은 아니다.

적절한 교육방법을 선택하는 단계는 프로그램이 의도하는 목적이나 목표를 달성하는 데 있어 제일 우선이 되는 과정이다. 교육방법이 재미있을 수 없다고 말하는 것이 아니라, 방법의 선택은 이론적 및 윤리적 요소를 반영하는 기획 과정의 일부이어야 한다는 것이다. 다음 단계들은 보건교육자들이 프로그램 목표를 강화하고, 표적화된 목표를 달성하고, 윤리적 행동 강령이 준수되는 것을 보장할 수 있는 발표방법을 선정하는데 도움이 되는 필수적인 것이다.

### 목표 집단의 유용성과 요구도를 이해하라

보건 교육과 증진 프로그램 기획에 대한 유용성과 요구도를 평가하는 것이 중요하다는 사실은 여러 문헌에 잘 나타나 있다[3-6]. 보건 교육 전문가의 책임성에 대한 주요 영역중의 하나로, 요구도 평가는 발표기획을 포함하여 프로그램 기획의 근간을 제공한다.

요구도 평가는 적절한 발표 방법의 선택을 돕기 위해 여러 방식으로 사용될 수 있다. 가장 먼저, 요구도 평가는 목표와 방법의 선택을 조화시키는 방향을 제공할 수 있다. 예를 들어 요구도 평가 동안에 수집된 자료에서 지역 사회 아이들과 청소년의 천식 문제를 드러낼 수 있다. 자료는 또한 직장을 갖고 있는 많은 부모들이 종종 자기 관리 기술이 부족한 아픈 아이들을 학교로 보내고 있음을 드러낼 수 있다. 컴퓨터 기반과 경험적 문제 해결과 같은 아이들과 부모들이 함께 배울 수 있도록 하는 발표 방법은 여러 가지 목표를 달성할 수 있다.

> **Did You Know**
>
> 배우는 사람은
> 강의를 통해서 5%,
> 독서를 통해서 10%,
> 시청각 자료를 통해서 20%,
> 시연을 통해서 30%,
> 토론을 통해서 50%,
> 실습 훈련을 통해서 75%,
> 다른 사람을 교육시키거나 학습한 내용을 즉시 사용함으로써 90%를 유지한다.
>
> 출처: Cohen, M. (1991). A comprehensive approach to effective staff development: Essential components. Presented at Education Development Center, meeting for Comprehensive School Health Education Training Centers, Cambridge, MA.

평가는 또한 다중 지능학습이론(Multiple Intelligence of Learning; MIL)으로 측정되는 것과 같이 해당 집단의 학습 양식을 더 잘 이해하기 위해 사용될 수 있다[7]. 이러한 유형의 평가는 발표자가 개개인의 선호 학습 방식(예, 시각적, 운동 감각적, 언어적, 대인적, 개인 내, 논리적-수학적, 음악적, 혹은 자연주의적)을 이해할 수 있도록 도움을 주고 있다. 파악된 학습 양식에 적절한 방법은 다음 발표 계획에 통합될 수 있다. 청중의 능력, 혹은 그들이 이미 이해하거나 관여하고 있는 것에 중점을 두는 것은 교육자에게 방법과 발표를 계획하는 데 있어 중요한 안목을 제공할 수 있다. 예를 들어, 오늘날의 청소년은 기술에 능숙하기 때문에, 웹-강화 활동, 비디오 스트리밍, 휴대용 컴퓨터의 사용을 통합하는 것은 전반적인 세미나, 수업 혹은 훈련을 강화할 것이다. 교육자는 또한 목표 청중의 다른 요구에 좀 더 적절하게 부합하는 방법을 선정하기 위해서 평가를 사용할 수 있다. 예를 들어, 평가 척도와 목록의 적절한 사용은 참가자와 교육자 모두가 학습에 대한 안목을 얻을 수 있게 도울 뿐만 아니라, 학습자를 동기화하고 프로그램 방향을 안내하는 역할을 할 수 있다. 조사와 평가는 또한 적절한 방법의 선택에 영향을 줄 수 있는 문화적, 지리적, 종교적 혹은 다른 선호를 밝혀줄 수 있다.

참가자의 건강 행태에 영향을 주는 환경적, 사회적, 문화적 요인의 파악은 종종 표면적인 유용성과 요구도 평가의 일부이지만, 이러한 정보는 또한 목표 청중과 관련된 문헌을 검토함으로써 파악될 수 있다. 조사될 수 있는 구체적인 사회적, 문화적 및 환경적 요인은 사회 및 동료의 영향, 지원 체계, 가용 자원, 지식 및 교육, 건강력, 접근 가능성, 지불 능력, 문화 및 하위 문화적 규범, 환경적 영향 등을 포함한다. 다른 요구도 평가 자료와 함께 이런 요인들에 대한 지식은 의미 있는 목적과 목표를 개발하고, 방법 선정을 이끌기 위해 사용되어야 한다.

예를 들어, 성매개감염성질환(STIs)의 발생률이 매우 높으면서 증가하고 있는 지역사회에서, 대상 집단의 하나는 12세에서 24세까지의 청소년과 젊은 성인이 될 수 있다. 사회적, 문화적, 환경적 요인에 대한 조사는 어린 아동에 대한 감독의 부재, 나이가 많은 청소년의 데이트에 대한 압박과 노출, 학교에는 단지 금욕 교육 프로그램들만 있고, 콘돔에 대한 제한된 접근 및 의료기관과 치료에 대한 접근의 어려움이 존재하는 환경을 드러낼 수 있다. 그 이상의 평가는 대상 집단의 대부분이 그들의 행태에 의해 성매개감염성질환에 걸릴 수 있는 위험을 인식하거나 심각한 건강상의 결과를 인지하지 못한다는 것을 드러낼 수 있다.많은 사람들이 오럴 섹스만을 즐기면서 성매개감염성질환은 오로지 삽입을 통해서만 걸리는 것이라 믿을 수 있다. 몇몇은 성매개감염성질환의 위험에 대해서 알지만 누가 그러한 병에 대해 걸렸는지 구분할 수 있다고 믿는다. 이러한 경우, 성매개감염성질환의 위험에 대한 단순한 교육적 알림은 행태에 영향을 주는데 충분하지 않다. 이러한 주제를 다루기 위해 개발된 발표는 신화, 잘 알려지지 않은 사실, 및 안목을 목표로 하는 다양한 발표 방법을 통합할 필요가 있다. 실제의 사례 연구를 강조하고, 역학적 자료를 분석하고 성매개감염성질환에 대한 노출을 감소시키는 기술 개발을 돕는 발표가 사용될 수 있다. 사람들이 치료를 받고 접촉을 논의하는 것에 대해 편안하게 생각하고 지식을 얻을 수 있도록 실제로 참가하는 방법 역시 도움이 될 수 있다.

### 방법의 선택을 이끌기 위한 의미 있는 목적과 목표를 개발하라

목적은 프로그램의 바람직한 성과에 대한 일반적인 진술이다. 목적은 주로 장기적이며 모든 목표가 초점을 맞춰야 하는 궁극적인 방향을 제공한다. 목적과 목표의 설정은 참석자들이 수업시간에 가져가기를 바라는 것이 무엇인지를 발표자가 정확하게 결정할 수 있게 한다. 어디로 가야 할지에 대한 계획이 없다면, 발표자가 집단에 체계적으로 영향을 미칠 가능성은 매우 낮다. 의미 있는 목적과 목표 개발의 실패는 또한 발표자가 발표의 영향을 효과적으로 평가할 수 없는 상황을 만들게 된다.

목표와 발표 방법의 관계는 보건교육자가 발표의 일부인 관련 내용(정보)과 기술을 평가하도록 요구한다. 잘 작성된 목표는 목표 청중과 발표자 모두에게 무엇이 기대되는지를 명확하게 한다. 목표가 개발되고 나면, 보건교육자는 성공적으로 이를 달성할 수 있는 방법을 알 필요가 있다. 이론적으로, 발표자의 업무는 상대적으로 단순하다: 보건교육자는 참가자가 바람직한 목적을 달성할 수 있도록 필요한 구성요소를 어떻게 제공하는가? 현실에서, 발표자의 업무는 다음과 같은 아주 많은 변인 때문에 매우 복잡하다. (1) 목표의 소유 (참가자 혹은 교육자), (2) 프로그램의 지속시간(일회성 대 지속적), (3) 목표의 복잡성, (4) 개별 참가자의 능력과 경험, (5) 프로그램의 구조(예, 개별, 집단 혹은 집단의 구성), (6) 참가자의 태도(예, 강요받은 참가자 대 자유 선택, 자기-효능감), (7) 참가자의 학습 양식(예, 다중 지능, 문화적 영향).

많은 대학 학생들이 어렵다고 느끼는 업무에 대한 의미 있는 비유를 찾는다면 요리를 들 수 있을 것이다. 목표는 누군가가 성공적으로 지침을 준수하고 6단 케이크를 굽도록 가르치는 것이다. 몇몇 사람들의 경우, 제빵 지침을 따르는 것은 간단한 일이다. 몇몇은 빵굽기를 시도할 때 문제점을 지닐 수 있다. 발표자는 케이크 굽기를 가르치는데 어떠한 방법 혹은 방법들이 사용되어야 하는가를 결정해야 한다. 이전에 기록된 변수들의 재검토는 발표자가 이러한 변수들이 선택된 방법에 어떠한 영향을 미칠 것인지를 결정하는데 도움이 될 수 있다. 따라서, 학생들이 정말로 케이크를 굽길 원할 때, 이러한 변수 중에서 어떠한 것이 이들의 노력에 영향을 미칠 것인가? 예를 들어, 발표자가 오직 학생들에게 제빵을 가르칠 시간이 30분밖에 없다면, 이것이 최종 결과에 영향을 미칠 것인가? 이 케이크가 6단이라는 사실이 과제에 영향을 미칠 것인가? 참가자가 계란도 요리해본 적이 없다면, 이 사실이 선택된 방법에 영향을 미칠 것인가? 학급에 30명이 있다면, 교육자는 수업을 다르게 실행해야 하는가? 개인이 수업에 참여하도록 강요받았다면, 참가자는 발표에서 무엇을 다르게 해야 하는가?

이러한 질문들은 어떤 변수들이 보건교육 발표와 발표를 위해 선정된 방법에 영향을 미치는지를 결정할 때 보건교육자들에 의해 제기될 수 있다. 처음으로 천식을 진단받은 사람에게 합병증을 예방하고 삶의 질을 즐기기 위하여 천식에 적응하는 방법을 가르치려고 노력하는 보건 교육가의 어려움을 생각해보자. 어떠한 변수 혹은 요인이 목표와 이후 발표 방법의 선택에 영향을 미칠 것인가? 제빵의 예를 살펴보면, 시간의 문제, 근면한 태도, 수업 규모, 천식의 복잡성 등이 고려해야 하는 일부 변수들이다.

## 지역사회 사례 2

첫 번째 연수교육에서의 부정적인 경험을 깊이 생각한 후, Natalie는 두 번째 훈련에서 연수교육이 달성하고자 하는 목적이 무엇인지에 대해 학교 관계자들과 소통하고, 스트레스와 대처 기제에 대해 교사들이 이미 알고 있는 것이 무언인지를 평가해야겠다고 결론지었다. 덧붙여, 그녀는 추정보다는 교사들에게 영향을 미치는 문화적 및 사회적 요인을 평가하였다. 그녀는 군 지역 건강부서 직원이었기 때문에 지역의 이환율과 사망률에 대해 쉽게 접근할 수 있었다. 그녀는 또한 학교의 사회적 분위기와 관련하여 학교 행정 관계자와 이야기를 하였고, 교실에서 교사들이 구체적으로 경험하는 스트레스 유형을 더 잘 파악하기 위해 교사들과 시간을 보냈다. 이러한 배경 정보는 그녀가 교사들에게 도움이 되는 스트레스에 대한 정보와 그들이 배울 수 있는 대처 기술의 유형을 파악하는데 도움이 되었다.

### 적절한 발표 방법을 파악하고 선택하라

목표, 내용, 방법 간의 연관성을 파악하는 것이 중요하다. 목표는 달성해야 할 업무를 표현한다. 내용은 목표를 달성하기 위해서 참가자들에게 전달해야 할 정보를 나타낸다. 방법은 내용을 전달하고 따라서 참가자들이 목표를 달성할 수 있도록 돕기 위해 중요한 전략이 된다. 발표 개요 혹은 계획은 이러한 개념을 압축하고 발표의 방향을 제

목표청중: 연수교육 참여 교사
주제: 스트레스 관리

목표

1. 참가자들은 교사와 학생이 경험하는 네 가지 공통적인 스트레스 문제를 파악할 것이다. (지식)
2. 참가자들은 교사로서의 역할에 스트레스가 어떻게 영향을 미치는 지를 논의하고, 이 프로그램에 참여하길 원하는 두 가지 이유에 대해 토의함으로써 프로그램에 대한 동기를 확인할 것이다. (태도)
3. 참가자들은 스트레스 관리 계획을 개발할 것이다. (기술)

핵심내용

1. 스트레스의 정의
   스트레스 원의 유형
   스트레스의 영향
   대처 전략
   스트레스 예방하기
2. 가능한 동기
   더 많은 에너지 갖기
   신체 이미지 개선하기
   자존감 향상시키기
   건강 위험 감소하기
   기대수명 개선하기
   통증 완화하기
3. 대처기술의 요소
   다양한 유형의 기법
   마사지 치료
   음악 및 이완 훈련
   운동
   횡격막 호흡
   명상 기술
   일기쓰기

**방법들**

| 방법 | 내용초점 | 교육용보조자료 | 시간 |
|---|---|---|---|
| 강의/토론 | 스트레스 정의<br>스트레스의 영향 | 인쇄물 | 30 |
| 브레인스토밍/<br>강의 | 교사 및 학생 수행에 스트레스가<br>미치는 영향<br>스트레스 감소를 위한 동기 | 프로젝터 | 15 |
| 파워포인트/음악 | 과부하 스트레스 | 컴퓨터 프로젝터 | 10 |
| 휴식 | | | 10 |
| 소집단 작업 | 스트레스 관리 전략<br>스트레스 관리 기획 | 방습지 | 25 |
| 집단 논의 | 전략 실행에 대한 잠재적 방해물 | | 15 |
| 마감 | 학습된 핵심 개념 | | 15 |

그림 7-1 발표 개요

공한다. 그림 7-1은 10주 스트레스 관리 프로그램의 최초 수업시간을 위한 발표 개요의 견본을 제공하고 있다.

발표 방법은 프로그램을 고안할 때 교육자에게 굉장한 유연성을 제공한다. 목표가 된 내용을 다루고 목표를 달성하기 위한 많은 방법이 존재한다는 것을 인식하는 것이 중요하다. 때로 교육자들은 선택된 발표 방법 중 하나 또는 그 이상에 반응하지 않는 학습자 혹은 청중들을 대하게 된다. 유연해지고 학습 목표에 부합하는 대안적인 방법을 미리 준비함으로써, 교육자는 원래의 방법을 대안적 방법으로 신속하게 대체할 수 있을 것이다. 표 7-1은 보건교육자가 활용할 수 있는 다양한 발표 방법을 기술하고 있다.

사용된 방법의 유형을 변경하는 것 이외에 방법의 순서를 변경할 수 있다. 보건교육자는 프로그램에 다양한 것을 추가하는 방법을 선택해야 한다. 청중의 주의를 유지하기 위해서 한 가지 방법(강의, 비디오, 집단 작업)의 과도한 사용을 피하는 것이 현명하다. 기술에 초점을 둔 방법은 참가자가 기술에 기반한 활동에 대처하기 위한 적절한 도구(예, 지식, 관찰)를 지닌 후에 해야 한다. 그러나 이는 사전 테스트로 활용하는 기술에 기반한 활동을 교육자가 먼저 시도할 수 없다는 것이 아니다. 한 예로 건강한 식습관에 대해 가르칠 때 이러한 상황이 발생할 수 있다. 먼저 발표자는 건강한 식단에서 바람직한 것에 대해 가르칠 것이다. 발표자는 식료품점에서 혹은 외식할 때 상표를 읽고 건강한 음식을 선택하는 기술을 가르칠 것이다. 활동은 계획된 혹은 선택된 식사 및 이후 청중들이 음식의 선택을 얼마나 잘 했는지를 알아보기 위해서 영양성분에 대해 분석된 식사를 포함할 수 있다. 추가적으로 교육 받은 이후에 이루어진 새로운 선택과 비교하기 위해서, 현재의 식습관을 평가하기 위한 사전 테스트를 적용할 수 있다. 이 사례에서 발표자는 상표를 분석하기 위해 도구 목록, 강의, 집단 작업, 개별 혹은 짝 지은 식사 계획 및 이러한 계획들을 수행할 기타 방법 등을 사용했을 것이다.

논리적으로 순서화된 지침이 존재하지만, 다양한 발표 방법을 준비하고, 집단의 역동에 맞춰 조정하고, 방법의 순서를 시험적으로 실행하는 것을 두려워하지 않도록 하는 것이 교육자에게 유익하다. 이러한 지침을 따름으로써, 발표자는 자신의 목표를 달성할 가능성과 학습자 혹은 청중의 마음을 끌 가능성을 증가시킬 것이다.

방법은 효과적으로 다양한 목적을 수행할 수 있다. 일차 목적이 목표의 달성을 지원하는 것에 있는 반면에, 방법은 기술을 다루고, 교실 분위기에 영향을 미치고, 관계에 영향을 주고, 학습 양식을 목표로 하고, 감정을 다루기 위해 또한 선택될 수 있다. 신입 혹은 능숙한 교육자들이 이러한 구체적인 발표 문제를 다루는 방법을 상기하고 있는 것은 도움이 된다. 표 7-2는 구체적인 상황에서 사용될 수 있는 예를 제공한다.

표 7-1 잠재적 발표 방법

| 방법 | 초점 | 성격 및 논평 |
|---|---|---|
| 평가 혹은 도구 목록 | 요구, 태도, 행동, 관심, 기술의 평가 | 신속한 검토와 현장 평가 제공 ; 신뢰성과 타당성 문제에 대해 조심해야 함 |
| 시청각 | 카세트, 슬라이드, 프로젝터, 포스터, 디스플레이, 책 | 다중 지능을 위한 작업 |
| 브레인스토밍 | 집단 참가; 아이디어의 신속한 도출 | 토론을 피한다; 전체적인 참여를 추구 |
| 사례 연구 | 실제 사건의 검토 및 비평 | 분석적 사고를 도와줌 |
| 평가 혹은 도구 목록 | 요구, 태도, 행동, 관심, 기술의 평가 | 신속한 검토와 현장 평가 제공 ; 신뢰성과 타당성 문제에 대해 조심해야 함 |
| 시청각 | 카세트, 슬라이드, 프로젝터, 포스터, 디스플레이, 책 | 다중 지능을 위한 작업 |
| 브레인스토밍 | 집단 참가; 아이디어의 신속한 도출 | 토론을 피한다; 전체적인 참여를 추구 |
| 사례 연구 | 실제 사건의 검토 및 비평 | 분석적 사고를 도와줌 |
| 컴퓨터 기반 | CD-ROM, 소프트웨어 프로그램, 인터넷 기반 업무, 채팅방 | 다중 지능을 목표로 함; 역동적일 수 있음; 정확성을 입증할 필요가 있음; 훈련이 필요할 수 있음 |
| 중요사건 기록 | 사례 연구와 유사하지만 종료가 없음; 만들어 낼 수 있음 | 비판적 사고와 문제 해결 기술 제공 |
| 토론 | 주제의 양측 면 모두 탐색(예: 약물 법, 낙태, 10대의 권리, 건강관리, 광고) | 구조적으로 할 때 효과가 가장 좋음 |
| 시연 | 기술의 시각적 수행 제공(예: 응급처치, 자기 관리, 컴퓨터 기술, 요리) | 시각적인 학습자를 도와줌; 기술 개발을 도와줌 |
| 극화 혹은 촌극 | 대본이 짜여지거나 혹은 개선될 수 있음 | 적극적인 참가자와 연습이 뒷받침 될 때 효과가 가장 좋음 |
| 실험 | 수업시간에 하거나 혹은 혼자서 행할 수 있음 | 단순한 것부터 복잡한 것까지 다양함; 윤리적 문제 |

표 7-1 잠재적 발표 방법 (계속)

| 방법 | 초점 | 성격 및 논평 |
|---|---|---|
| 어항법 | 작은 안쪽 원의 참여자는 주제에 대해 논의; 외부 원의 참여자는 비평하거나 동참할 수 있음 | 토론의 변형 |
| 게임 | TV게임을 모방하거나 혹은 독창적으로 할 수 있음 | 자료의 유익한 검토; 재미있음 |
| 대규모 집단 토의 | 강의의 후속 혹은 일부; 구조화되거나 비-구조화될 수 있음 | 질문을 허용; 학습을 점검할 기회 |
| 강의 | 지식; 태도 | 1차원적; 언어적 학습자 |
| 문제 해결 | 동료 압박, 갈등, 스트레스와 같은 딜레마에 초점 | 문제 해결 모델을 사용하는 것을 도와줌 |
| 역할 연기 | 참가자들은 시나리오를 실연; 전적으로, 부분적으로 구조화되거나 혹은 전혀 구조화되지 않을 수 있음 | 역할이라는 것을 상기시킴; 자발적; 과정이 필요함 |
| 문장 완성 | 참가자들은 건강 함의를 지닌 문장을 완성 | 과정 중에 추적논의의 필요함 |
| 기술 연습 | 시연의 후속;<br>도움이 되는 학습자 짝짓기 | 피드백 제공; 적절하게 순서를 짜야 함 |
| 소규모 집단 논의 | 참가자들은 강의 혹은 대규모 집단 논의 이전이나 이후에 주제에 대해 토의 | 명확한 지침을 가져야 함; 도움을 주기 위해 집단 주변으로 이동함; 초점을 잃지 않아야 함 |
| 가치 명확화 | 참가자들이 한 쪽 의견을 선택하거나 우선 순위를 정함 | 다양한 딜레마에 대한 우선순위를 명확하게 하도록 도와줌; 종종 상황적 |

표 7-1과 표 7-2에 기재된 것보다 많은 발표 방법이 존재한다. 사용되는 방법의 유형은 오직 발표자의 독창성 부족에 의해 제한된다. 발표자로서 독창적인 것은 선천적인 재능이기 보다는 노력의 결과이다. 발표자는 자료를 제시하고, 청중을 참여시키기 위한 다양한 방법을 생각해야 하고, 어떤 것이 효과가 가장 좋은지를 알아보기 위해 다양한 방법을 시도해 보아야 한다. 발표자는 또한 프로그램의 공식적 및 비공식적 평가의 결과뿐만 아니라 요구도 평가에서 얻은 안목을 활용해야 한다. 방법은 항상 "좋거나" 또는 "나쁜" 것이 아니라, 청중의 역동적인 구성과 발표자가 회원들과 관계 맺는 방

**표 7–2 특별한 상황을 위한 발표 방법**

| 방법 |
|---|
| 청중에게 활기를 주기 위한 방법<br>– 시청각, 컴퓨터 기반, 토론, 시연, 어항법, 게임, 역할연기, 촌극 |
| 갈등 혹은 태도에 직면하기 위한 방법<br>– 사례 연구, 중요사건 기록, 토론, 어항법, 역할연기, 촌극, 가치의 명확화 |
| 문제 해결을 돕기 위한 방법<br>– 브레인스토밍, 사례연구, 컴퓨터 기반, 중요사건 기록, 시연, 실험, 문제 해결, 문장 완성, 소규모 집단 논의 |
| 감정에 도달하기 위한 방법<br>– 시청각, 사례 연구, 중요사건기록, 어항법, 역할 연기 |
| 기술을 개발하기 위한 방법<br>– 컴퓨터 기반, 시연, 실험, 게임, 문제 해결, 역할 연기, 기술 연습 |
| 인지적 사고를 강화하기 위한 방법<br>– 브레인스토밍, 중요사건기록, 토론, 실험, 게임, 대규모 집단 논의, 강의, 문제 해결, 소규모 집단 논의 |
| 다중 지능에 적합한 방법<br>– 시청각, 컴퓨터 기반, 시연, 역할 연기, 기술 연습, 촌극 |
| 대인관계 기술을 쌓기 위한 방법<br>– 토론, 게임, 집단 실험, 역할 연기, 촌극, 소규모 집단 논의 |

### 지역사회 사례 3

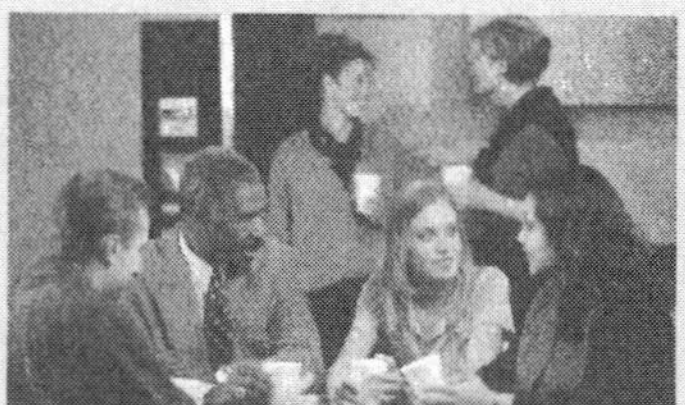

교사들을 위한 스트레스에 대한 연수교육 발표 준비를 돕기 위해서, Natalie는 인터넷에 접근하는 것뿐만 아니라 교사 및 학교 행정 담당자와 이야기를 나누어야겠다고 결심하였다. 그녀는 또한 지역의 건강 부서, 보건 기관 및 다른 동료들과 같은 지역 사회 내 다른 자원에 기대하였다.

식이다. 연령, 성별, 참가 동기, 인종, 시간과 같은 요인은 방법의 성공에 영향을 줄 잠재력을 갖고 있다.

### 방법 프로그램의 실행을 도와주기 위한 자료를 수집하라

방법의 성공적인 개발과 실행은 필수적인 자료에 대한 접근을 필요로 한다. 이러한 자료들은 사고에 대한 영감을 제공하고, 방법 그 자체(예: CD 시청각 자료)가 될 수 있으며, 방법에 대한 보조자료(예: 인쇄물, 소책자, 자료)가 되거나 전달된 내용이 정확하고 최신의 것인지를 보장하는 것을 도울 수 있다. 많은 자료들이 지방, 지역, 주, 및 국가적 수준에서 활용 가능하다. 보건 교육 교재는 보통 참고자료원의 목록을 부록으로 제공한다.

**표 7-3 도움이 되는 발표 자료원의 웹주소**

Center for Research on Learning and Teaching
http://www.crlt.umich.edu/tstrategies/teaching.html

PBS Teacher Source
http://www.pbs.org/teachersource/health_fitness/high-nutrition.html

Center for Application of Prevention Technologies
http://www.modelprograms.samhsa.gov/template_cf.cfm?page=model_list

Health Finder
http://www.healthfinder.gov

Health Teacher
http://www.healthteacher.com

Guidelines for Health Education and Risk Reduction
http://aepo-xdv-www.epo.cec.gov/wonder/prevguid/p0000389/p0000389.htm

Association for Supervision and Curriculum Development
http://www.ascd.org

Wired for Health
http://www.wiredforhealth.gov.uk

보건교육자는 자료가 정확하고, 최신이며, 청중에 적합한지를 점검해야 한다. 자료의 정확성을 결정하는 것이 때때로 어렵지만, 저자의 신뢰성, 동료의 검토의견, 유사한 자원과의 일치 정도를 통해 결정될 수 있다.

인터넷 자료의 급증과 광범위한 사용은 잠재적 문제와 기회를 동시에 제공한다. 모든 이가 웹사이트를 만들 수 있고 이를 "과학적 건강 연구소"로 이름 붙일 수 있다는 사실은 주의가 필요함을 정당하게 만든다. 따라서, 웹에서 찾은 정보는 이전에 언급한 것과 동일한 기준을 사용하여 정확성과 적절성에 대해 평가해야 한다. 표 7-3은 발표 방법에 대한 자료를 담고 있는 많은 유익한 웹사이트에 대한 링크를 제공하는 URLs를 기재하고 있다.

### 방법의 효과를 평가하라

발표 방법에 대한 참가자들의 피드백은 매우 중요한 요소이며, 특히 개선해야 할 부분에 대한 정확한 정보를 얻을 수 있다는 점에서 필수적이다. 발표의 목표와 내용, 방법이 적합한가에 대한 피드백은 반드시 수집해야 한다. 여기서는 다루지는 않으나, 영향 목표의 평가 데이터를 수집하는 것 또한 매우 중요하다. 데이터를 수집할 때는 '예' 또는 '아니오'의 단답형 질문은 피하는 것이 좋고, 발표 방법에 대한 주관적인 의견을 구하는 것이 도움이 된다. 이러한 과정 평가는 주로 객관적 평가와 주관적 평가로 이루어진다. 그림 7-2에는 발표 방법에 대해 과정 평가를 진행하기 위한 예시 항목이 제시되어 있다.

평가를 완벽하게 수행하면 참가자들의 요구는 물론이고, 발표에 사용된 다양한 방법의 효과와 관련 참가자들의 의견을 정확하게 파악할 수 있다. 평가 결과가 애매모호하게 나오는 경우가 종종 있으므로 교육자들은 이를 해석할 때 주의를 기울여야 한다. 예를 들어, 25명의 객관적 평가서를 검토할 때, 발표 방법에 대해 훌륭했다고 대답한 사람이 5명, 형편없다고 대답한 사람이 5명, 보통이었다고 대답한 사람이 15명이었다고 가정해보자. 이러한 경우에는 주관적 의견을 들어볼 필요가 있다. 만족스러운 부분 및 불만족스러운 부분, 그리고 개선이 필요한 부분에 대해 자세히 알 수 있기 때문이다. 이와 더불어 발표자는 자기반성을 하고 동료평가(peer evaluation)를 활용해야 한다. 솔직한 평가를 열린 마음으로 받아들이면 개선 방법을 찾을 수 있을 것이다.

• **발표 방법을 객관적으로 평가하기 위한 질문**

다음 기준에 따라 아래 항목에 대해 점수를 매겨주십시오.

5 전적으로 동의
4 동의
3 보통
2 동의하지 않음
1 전적으로 동의하지 않음

_______ 사용된 방법은 자료를 쉽게 이해하는 데 도움이 되었다.
_______ 사용된 방법은 __________ 분야의 능력을 향상시키는 데 도움이 되었다.
_______ 사용된 방법은 내가 원하는 학습 스타일과 일치했다.
_______ 사용된 방법은 발표에 꾸준히 집중하는 데 도움이 되었다.
_______ 사용된 방법은 학습 과정에 참여하는 데 도움이 되었다.
_______ 사용된 방법은 질문을 하고 추가 정보를 찾을 수 있었다.
_______ 내가 원하는 수준에서 진행되었다.
_______ 발표가 진행되는 동안 제공된 자료들이 내용을 이해하는 데 중요한 역할을 했다.
_______ 강사가 프로그램 과제를 완수할 수 있도록 명확한 지침을 제공했다.
_______ 사용된 방법은 프로그램의 목표를 완수하는 데 크게 도움이 되었다.
_______ 사용된 방법은 참가자들의 요구를 이해하고 있는 것 같았다.

• **발표 방법을 주관적 평가하기 위한 질문**

아래 항목에 대한 의견을 말씀해 주십시오.

이 프로그램에서 가장 도움이 되었던 학습 경험은 무엇이고, 그 이유는 무엇인지 설명해 주십시오.

이 프로그램에서 가장 불필요했던 학습 경험은 무엇이고, 그 이유는 무엇인지 설명해 주십시오.

이 프로그램에서 사용된 방법을 개선하기 위해 제안하고 싶은 점은 무엇입니까?

그림 7-2 발표 방법에 대한 과정 평가 예시 항목

또한, 평가는 에뮬레이션(emulation)을 통해 발표를 보다 효과적으로 수행할 수 있도록 해준다. 기존의 문헌에서 발표 기반 프로그램을 찾아보더라도 대상이 유사한 청중을 기반으로 하거나, 대상자들의 요구에 맞춰 효과적으로 수정한 것이라면 전혀 문제될 것은 없다. 공중보건 문헌들은 검증을 거친 프로그램들로 가득 차 있다. 보건교육자들은 이것을 참조하여 기존의 방법을 개선시켜 나가야 한다.

### 지역사회 사례 4

Natalie는 처음 진행하는 발표에도 불구하고 평가 작업을 한 것이 뿌듯했다. 발표가 끝난 후, 과정평가 시간을 가진 덕분에 발표를 개선할 수 있는 방법에 대한 귀중한 정보를 얻을 수 있었다. 평가 내용을 확인 한 뒤 약간 의기소침해졌지만, 일주일이 지나고 보니 솔직한 의견과 제안이 고맙게 느껴졌다. 같은 분야의 멘토와 동료들로부터 조언을 구할 수 있는 기회도 되었다. 평가 과정은 다음 발표의 방향을 정하는 데 매우 중요한 역할을 했다.

## 발표 방법을 선정하기 위한 요령과 기술

경험이 최고의 교사인 것은 맞지만, 다양한 전략을 세워두면 발표를 성공적으로 수행하는 데 도움이 될 수 있다. 이 섹션에서는 발표를 통해 배운 교훈과 학습 경험을 발전시켜 원하는 결과를 얻고 참가자들의 호평을 받을 수 있는 4가지 전략에 대해 알아보겠다.

### 방법을 내용, 전문 분야 및 참가자들의 요구에 부합시켜라

내용과 맞는 적절한 방법을 선정하기 위해서는 먼저, 전달하고자 하는 정보가 무엇인지, 발표가 어느 정도 수준까지 들어갈 것인지, 참가자들이 어떤 발전 단계를 보일 것인지를 확실하게 알아야 한다. 보건 분야는 공적인 부분부터 사적인 부분까지 그 내용이 매우 다양하므로 교육자들은 참가자들과 자료에 가장 잘 어울리는 발표 방법이 무엇인지 알고 있어야 한다. 예를 들어, 성교육 분야의 교육자들은 개인 정보의 중요성과 이에 대한 신념, 태도를 다루는 자료를 가르치게 된다. 이러한 프로그램에서는 발표를 가볍게 시작해서 점점 심층적으로 들어가야 한다. 교육자는 부적절한 발표 방법으로 참가자들을 놀라게 하는 일이 없도록 해야 한다.

### 지역사회 사례 5

Natalie는 첫 번째 발표에서 실수를 저질렀다. 상호작용, 원활한 토론, 및 소그룹 활동도 불가능한 어두운 강당에서 강의식으로 발표를 진행한 것이다. 활발한 참여를 통해 수업 시간에 활용할 수 있는 중요한 요령을 배우고 싶어서 참석한 교사들은 실망이 이만저만 아니었다. Natalie는 다음 발표에서는 참가자들의 요구에 맞는 방법과 내용을 선택하면 교사들로부터 높은 호응을 얻을 수 있을 것이라고 느꼈다.

어떤 문화나 집단에서는 충분히 수용이 되지만, 다른 집단에서는 절대로 용납되지 않는 발표 방법도 있다. 건강 정보는 개인의 가치, 신념, 문화적 차이, 지리적 사안 및 기타 개인적 특성 등과 밀접한 연관을 가진다. 따라서 참가자 대다수가 존중하고 수긍할 수 있는 방법을 사용하는 것은 전적으로 교육자의 책임이다. 프로그램을 잘 준비하기 위해서는 사전 계획을 세우고 요구 평가를 수행해야 한다.

개인의 인종적 · 민족적 배경 외에도 고려해야 할 문화적 사안이 많다. 종교적 신념, 성별, 연령, 가족 사항, 장애 유무, 성적 취향, 언어 능력, 지리적 위치, 정치 성향 등이 여기에 해당된다. 보건교육자가 참가자들에 대한 많은 정보를 알고 있을수록 원활한 발표를 진행할 수 있다. 강의나 시청각 교육(예: 비디오, 컴퓨터를 활용한 발표, 프로젝터) 같은 전통적인 방법은 주로 지식을 늘리려는 목적이 강하다. 참가자들의 능력을 향상시키고 태도를 개선하여 궁극적으로 이들의 행동을 변화시키고 싶다면, 이들이 학습 과정에 참여할 수 있도록 실험적 활동을 포함시켜야 한다. 전통적인 수업 방식에 지나치게 의존하는 것은 참가자들이 누릴 수 있는 학습 기회를 제한하는 것이다.

보건교육자들은 발표 방법을 선정할 때 자신의 성격과 전문 분야도 고려해야 한다. 뿐만 아니라, 교육 현장에서 자신이 수행하고 있는 역할도 생각해야 한다. 조력자인지, 교사인지, 워크샵 리더인지, 아니면 이들 중 여러 가지 역할을 함께 맡고 있는지 인지하고 있어야 한다. 수행하고 있는 역할을 고려하여, 전달하려는 정보 유형과 적합하게 수업이나 발표 내용을 수정할 수 있다.

보건교육자는 청중의 규모와 요구도 알아야 한다. 해당 수업 및 프로그램을 찾아온 이유는 무엇인지, 그들의 요구사항은 무엇인지, 어떤 것을 기대하고 있는지 알아야 한다. 교육자에게 참가자들에 대한 사전 정보가 언제나 미리 제공되는 것은 아니기 때문에 유연성을 가지고 대안책을 준비해야 한다. 집단 토론보다 소그룹 토론이 어느 때에 더 효과적인지 알아야 한다. 발표를 설계할 때는 확신이 있고 능숙하게 구사할 수 있는 방법, 내용이나 참가자들에 따라 새롭게 시도해보는 방법 등 2가지 이상의 방법을 염두에 두어야 한다. 이렇게 미리 준비를 하다보면 새로운 방법들에 능숙해지고 실제 발표 자리에서도 자신 있게 새로운 방법을 구사할 수 있게 된다. 새로운 방법을 처음 시도할 때는 그 효과가 입증된 방법을 함께 사용해야 심리적인 부담감을 덜 수 있다. 자신 있는 방법에서 시작해서 새로운 발표 기법들을 붙여 나가는 것이 발표 목록을 늘릴 수 있는 가장 좋은 방법이다.

### Did You Know

학교나 지역사회에서 어떤 발표 방법을 구사할지 결정할 때는 참가자들의 학습 스타일을 기준으로 삼아야 한다.

**청각형 학습자**

- 읽어주는 것을 좋아함
- 큰 소리로 읽는 것을 좋아함
- 암기를 통해 내용을 익히는 것을 좋아함
- 다른 사람의 이야기를 듣는 것을 좋아함

**시각형 학습자**

- 읽기나 필기, 워크시트를 활용해 배우는 것을 좋아함
- 형광펜을 사용해 중요한 내용을 강조하는 것을 좋아함
- 정보를 시각적으로 표시해주는 것을 좋아함
- 컴퓨터나 프로젝터 같은 멀티미디어 자료를 활용하는 것을 좋아함

**신체활동형 학습자**

- 여러 곳을 돌아다니며 새로운 정보를 배우는 것을 좋아함
- 휴식 시간을 자주 갖는 것을 좋아함
- 리듬이나 음악을 통해 배우는 것을 좋아함
- 다양한 환경에서 배우는 것을 좋아함

**지역사회 사례 6**

Natalie는 첫 발표 이후에 강연이나 강의식으로 정보를 전달하는 것이 그다지 편하지 않다는 것을 깨달았다. 두 번째 발표 때는 조금 더 격의없이 워크샵 스타일로 교사 교육을 했는데, 이러한 방식이 훨씬 편했다. 첫 발표에서 150명이나 되는 교사들 앞에서 자신이 강사로서 소질이 없음을 뼈저리게 실감했던 것이 결코 유쾌한 경험은 아니었다. 하지만 그 덕분에 대중 앞에서 강연을 해야 할 때 자신에게 더 맞는 방법이 무엇인지 알게 되었다. 앞으로는 전통적인 강의 형식의 자리에서도 컴퓨터 프로그램이나 프로젝터, 메모 카드 같은 것을 활용해 좀 더 편하게 발표를 진행할 수 있을 것이다.

### 방법 선정에 있어 참가자들을 참여시켜라

사람들은 자신이 학습과정에 동참하고 있다는 생각이 들 때 더욱 적극적으로 참여하는 경향이 있다. 이렇게 참여도를 높이면 지식을 강화하고 태도를 개선할 수 있으며, 결과적으로 행동을 변화시킬 수 있다.

교실 같은 전통적인 발표 공간은 권위적인 리더와 닮았다. 어떤 내용을 배우게 될지, 또 어떤 내용을 배우지 않을지가 일방적으로 결정된다. 보건교육은 단순히 사실을 전달하는 자리가 아니다. 따라서 참가자들을 학습과정에 참여시키는 것이 무엇보다 중요하다.

### 자료를 정리하라

자료 정리에 발표의 성패가 달려있다. 자료를 정리할 때는 다음과 같은 3가지 사항을 따르는 것이 좋다. 첫째, 보건교육자 내/외부에 탄탄한 네트워크를 구축한다. 자료나 아이디어가 언제, 어떻게 프로그램에 필요하게 될지는 모를 일이다. 전국, 도, 지방 및 지역 단위의 조직 연락처를 알아내거나, 이메일 주소록을 가지고 있거나, 전화번호부를 활용하면 자료 및 다른 교육자에 대한 네트워크를 쉽게 구축할 수 있다. 둘째, 정리와 업데이트 및 관리가 용이하도록 인쇄 자료나 학습계획안, 기타 참조 자료에 대해 파일 시스템을 만들어둔다. 정말 필요했던 자료를 못 찾아서 헤매 다녔던 경험은 없는가? 자료를 마구 쌓아두면 정리는 힘들어지고 쉽게 찾을 수도 없게 된다. 셋째, 자료에 우선순위를 매긴다. 예를 들어, 우편이나 이메일, 팩스로 자료가 도착하면 우선순위에 따라 정리를 한다. 며칠 후에 검토할 것, 버릴 것, 동료에게 전달할 것 등으로 나눈다.

### 편안한 분위기를 조성할 수 있도록 방법들을 배열하라

보건교육자는 방법을 구사할 때 순차적으로 접근해야 한다. 즉, 참가자들이 서로를 자연스럽게 알아갈 수 있도록 순차적 방법으로 진행하는 것이다. 수업이나 그룹 토론을 처음 시작할 때에는 참가자들이 서로 익숙해지는 데 도움이 되는 방법과 활동을 사용해야 한다. 어느 정도 분위기가 편해졌다 싶으면 다른 방법을 추가하면 된다. 예를 들어, 이제 막 만나서 서로 모르는 사람들을 모아 놓고 역할극을 하면 제대로 진행이 되지 않을 수 있다. 건강이라는 주제는 개인적이기도 하고 논란의 소지도 많기 때문에 일반적으로 사람들은 대답을 할 때 머뭇거리기 마련이다. 교육자는 서로를 존중하고 신뢰하면서 적극적으로 참여할 수 있도록 편안한 분위기를 만들어줘야 한다. 일단 편안한 분위기가 조성됐다 싶으면 이제는 토론이나 역할극, 문답시간과 같이 보다 적극적인 참여를 유도하는 활동을 통해 수업을 진전시켜 나가면 된다. 참가자들은 정신적으로나 육체적으로 편안함을 느낄 때 적극적으로 활동에 참여할 것이다.

기본 원칙이나 수업 규칙을 정하는 것은 참가자들의 순차적 참여를 도와주는 중요한 활동이다. 이런 활동을 수업 및 프로그램 초반에 진행하여 규범을 세워두면 참가자들이 교육자는 물론이고 다른 참가자들에게 책임감을 느끼도록 할 수 있다. 기본 원칙을 정하는 것은 편안한 분위기를 조성할 수 있을 뿐 아니라, 프로그램이나 수업 진행의 기준을 세우는데 도움이 될 수 있다. 예를 들어, '다른 사람의 생각이나 의견을 무시하거나 거부해서는 안 된다'는 기본 원칙을 세울 수 있다.

## 발표 방법 선정과 적용 시 장애물 극복하기

발표가 제대로 진행되지 않았을 때 그 이유를 곰곰이 생각해보면 분명 문제를 야기한 몇 가지 장애물이 있을 것이다. 신뢰가 부족하거나 진행 시간에 문제가 있으면 발표를 하는 사람이나 듣는 사람이나 스트레스가 생길 수 있다. 여기에서는 이러한 문제들을 극복할 수 있는 방법에 대해 알아보겠다.

### 신뢰를 구축하라

신뢰는 참가자들이 발표의 내용을 믿는 데 있어 더 없이 중요한 요소이다. 보건교육자는 신뢰가 부족하면 발표가 원활하게 진행되지 않는다는 점을 명심해야 한다. 참가자들과 신뢰 관계를 구축하기 위해서는 먼저 기본 원칙을 세우는 것이 중요하다. 기본 원칙을 세우면 심리적으로 편안한 분위기를 조성할 수 있다. 뿐만 아니라, '서로를 알기 위한' 다양한 활동을 발표에 포함시켜 화기애애한 분위기를 만들면 참가자와 교육자 간에, 그리고 참가자들 간에 신뢰를 구축할 수 있다. 해당 교육에 알맞은 발표자를 선정하는 것도 신뢰 구축에 도움이 될 수 있다.

### 시간을 현명하게 사용하라

어떤 방법이나 활동을 진행하는 시간이 너무 짧거나 길어도 스트레스를 야기할 수 있다. 인쇄물로 진행되는 활동의 경우 대체로 15~20분이 할당되지만, 실제로는 10분 만에 끝나기도 하고 30~40분이 걸리기도 한다. 이런 시간문제를 극복할 수 있는 가장 좋은 방법은 유연성을 갖는 것이다. 각 방법이나 활동에 5분 정도의 여유 시간을 두면 도움이 될 수 있다. 시간이 남으면 추가 활동을 진행하고, 시간이 모자라면 지금까지의

| 시간 | 내용 | 방법 / 활동 | 필수 자원 | 지원 |
|---|---|---|---|---|
| 오전 9:00 ~ 9:25 | 인사, 소개하기 | Four-squares 활동 | 두꺼운 포장지, 매직펜, 테이프 | 면담 |
| 오전 9:25 ~ 9:45 | 강조 개요 | 컴퓨터로 작성한 발표 | 컴퓨터 배포 인쇄물 | 프로젝터용 슬라이드 |
| 오전 9:45 ~ 10:10 | 대처기술 정보 | 미술치료를 이용한 설명, 긴장완화 기술, 음악 | 그림도구, 시디 플레이어, 콤팩트 디스크(CD) | 칠판 |

그림 7-3 발표 시각표의 예

내용을 요약 정리하면 된다. 주어진 시간을 제대로 활용하려면 다음 활동으로 넘어갈지, 아니면 기존 활동을 계속 진행할지 판단하는 것이 중요하다. 초보 보건교육자라면 시계나 타이머를 사용해 시간을 적절하게 배분해야 한다. 타임라인이나 시간 관리 매트릭스를 사용해 발표가 시작되어 끝날 때까지 소요되는 시간을 얼추 계산하면 시간 문제를 크게 줄일 수 있다. 그림 7-3에는 발표 시각표의 예가 나와 있다.

## 기대되는 결과

발표의 성패는 결국 프로그램 목표 및 목적을 달성했느냐에 따라 판단되겠지만, 다른 성과물들도 주목해볼 만한 가치가 있다. 다음과 같이 4가지 측면에서 현실적이면서도 바람직한 성과를 거둘 수 있다.

### 목적 및 목표를 달성하라

발표의 주 임무는 목표 및 목적 달성이다. 목표는 현실적이어야 하고, 지식 습득, 정서적 변화, 능력 개발에 초점을 둔 단기적 목표와 행동 변화, 건강 상태 개선에 초점을 둔 장기적 목표로 나눌 수 있다. 초보 교육자에게 가장 어려운 일 중 하나는 참가자에게 필요한 변화 수준을 판단하는 것이다. 발표가 성공적이었다고 평가하려면 참가자들 중 몇 퍼센트가 지식을 제대로 습득해야 할까? 3일 동안 지식 위주의 프로그램을 진행해서 성병 발생률을 낮추겠다는 것처럼 비현실적인 목표를 설정해서는 안 된다.

### 건강상태를 개선하라

보건교육자는 프로그램 참가자들의 장기적 변화를 꾀하는 동시에 단기적 프로그램들을 다양하게 진행해야 한다. 범이론적 모델(단계적 모델)[8] 같이 효과적인 이론에 따라 프로그램을 진행하면 단기적 프로그램이 장기적 변화로 이어지도록 할 수 있다. 사람에 따라 '행동' 단계로 나가는 데 몇 년이 걸릴 수도 있다. 하지만 단기적 프로그램들은 참가자들이 행동을 고려하거나 준비하도록 하는 데 중요한 역할을 할 수 있다. 흡연자에게 흡연의 위험성에 대해 조기 교육을 한다고 예를 들어보자. 이 사람은 해가 갈수록 금연에 대해 많은 말을 듣고 금연과 관련된 정보도 많이 얻게 될 것이고, 따라서 금연을 행동으로 옮길 확률도 높아진다. 범이론적 모델이 제시하듯이 변화가 서서히 진행된다고 볼 때, 태도 변화를 교육하는 프로그램들에 지속적으로 참여하다보면 실질적인 변화가 일어날 것이다. 프로그램들을 통해 주변의 흡연 유혹을 떨쳐내고, 금연을 단행하며, 다른 사람의 금연을 도와줄 수 있는 방법을 배울 수 있다.

참가자들의 건강 상태가 확실히 개선되었는지 확인할 수 없는 경우도 많다. 하지만 보건교육자가 변화를 이끄는 과정에 동참을 한 이상, 적어도 한 사람은 건강 상태가 개선되지 않겠는가? 최소한, 발표형식의 교육을 통해 건강에 대한 인식을 높이는 실질적 성과를 거둘 수 있을 것이다.

### 프로그램 참여를 증가시켜라

발표에서 거둘 수 있는 가장 중요한 초기 성과라면 아무래도 참가자들을 더 큰 프로그램으로 유도할 수 있다는 것이다. 예를 들어 몇 년 전, 어느 지역 병원의 간호사들이 다이어트 프로그램을 실시했다. 16주로 계획된 이 프로그램은 시작 첫 날부터 TV 방송을 탔고 100명이 넘는 참가자들이 몰려들었다. 그러나 안타깝게도 프로그램에 끝까지 참석한 사람은 4명에 불과했다. 간호사들은 참가자들의 의견을 전혀 반영하지 않고 프로그램을 계획했고, 결과적으로 참가자들을 프로그램으로 유도하는 데 실패했다. 이처럼, 초기 발표는 프로그램으로 참가자들을 유도하는 데 주력해야 한다. 물론 참가자가 아무도 없다면 목표와 방법이 어떻든 전혀 신경 쓸 일이 없겠지만 말이다.

### 발표자로서 자신감을 증가시켜라

보건교육자에게 매우 중요한 발표 성과 중 하나는 전문가로서 발돋움할 기회를 얻는 것이다. 보건교육자는 실제로 강연을 할 수 있는 기회를 잡기가 매우 어렵다. 따라서 새롭게 입문한 교

**Did You Know**

건강 정보를 전달하는 데 사용할 방법이나 전략을 세울 때는 서로 다른 문화를 가지고 있는 참가자들의 요구를 고려하는 것이 중요하다. 다문화 접근방식은 다음과 같은 이점이 있다.

- 학생들의 문화에 맞는 학습 환경을 조성하면 학습 및 목표 달성에 도움이 된다.
- 차별이나 편견, 고정관념에서 벗어난 환경에서 배우게 되면 학생들이나 참가자들의 만족감은 더욱 커진다.
- 다문화 접근방식을 학습이나 학교, 또는 지역사회에서 사용되는 방법에 적용하면 학생이나 참가자들이 자기 개념을 확실히 세울 수 있다.
- 문화를 고려한 전략이나 방법, 프로그램을 사용하면 학생들이나 참가자들이 건강 정보를 내면화하고 전반적인 건강 상태를 개선하는 데 도움이 된다.

출처: Association for the Advancement of Health Education (1994). Cultural awareness and sensitivity: Guidelines for health educators. Reston, VA: Author, p. 2.

육자들은 주어진 발표에서 성장의 기회를 모색해야 한다. 잘하는 부분과 개선해야 할 부분에 초점을 맞춰서 매일 매일 발표에 임하다보면 자신감을 높일 수 있을 것이다. 인생의 모든 일이 그렇듯, 발표도 연습하고 노력할수록 만족이라는 열매를 맺을 수 있다. 대학 입시생들 중에는 교실에서 진행되는 발표에 참여하는 것을 싫어하는 학생들이 종종 있다. 하지만 많은 보육교육자들이 연습과 되먹임에 대한 학생 평가를 몇 달 또는 몇 년 후에야 학교에 보고한다. 발표 기술을 향상시키기 위해서는 연습이 필요하다. 믿을만한 선생님이나 강사의 지도하에, 교실에서 다른 친구들과 연습하는 것 보다 더 좋은 방법은 없다. 뿐만 아니라, 발표자는 철저한 계획과 솔직한 평가를 통해 목표를 달성하고 적절한 방법을 통해 효과적인 발표를 수행할 수 있다는 자신감을 얻을 수 있다.

## 결론

Natalie의 예에서 확인했듯이 발표를 준비할 때 기본적인 단계를 무시하거나 간과하기가 쉽다. 학교에서 강연을 하든, 지역사회에서 강연을 하든 관계없이 보건교육자는 충분한 시간을 가지고 정보를 어떻게 전달할 것인지 결정해야 한다. Natalie는 발표에서 해서는 안 될 행동과 문제가 생겼을 때 대처하는 방법 등 중요한 교훈을 배웠다.

정기적으로 발표를 하는 사람들이라면 누구나 잊고 싶을 정도의 실수를 한 경험이 있을 것이다. 발표에서 '별로 기억하고 싶지 않은' 실수를 경험했던 사람들에게는 한 가지 공통점이 있다. 발표 주제나 참가자, 참가자들의 학습 스타일에 대해 계획이나 준비가 부족했다는 것이다. 경험이 많은 교육자들도 발표 능력을 개선하기 위한 최고의 방법은 연습뿐이라고 입을 모은다. 그리고 기회가 오면 주저하지 말고 다양한 사람들 앞에서 발표를 해보고, 내용이나 흐름, 효과에 대해 다른 사람들에게 평가를 부탁하며, 필요에 따라 발표 방법을 계속해서 개선하고 바꿔야 한다고 조언한다. 본 장에서는 효과적인 발표 방법을 개발 및 실행하기 위한 전략을 살펴보았다. 이러한 전략을 제대로 알고 있어야 참가자들의 다양한 요구를 만족시키고, 현재 및 향후에 직면하게 될 여러 문제를 처리할 수 있다.

## 핵심용어

계획(plan): 수업 주제, 학습 목표, 전달하려는 내용, 사용되는 방법 및 발표 활동을 포함한 세부 개요

목표(objective): 학습자가 어떤 수업이나 발표, 정해진 학습 시간에 달성해야 하는 전반적인 목적에 도달하기 위해 사용되는 특정한 단계나 절차

방법(method): 교사, 발표자 및 강연자가 정보나 목표, 수업 내용을 전달하기 위해 사용하는 체계적인 접근방식, 절차 또는 전략

## 참고문헌

1. Morris, W. (Ed.). (1981). *The American heritage dictionary of the English language.* Boston: Houghton Mifflin.
2. Gilbert, G. G., &: Sawyer, R. G. (2000). *Health education: Creating strategies for school and community health* (2nd ed.). Sudbury, MA: Jones and Bartlett.
3. Anspaugh, D.J., Dignan, M. D., & Anspaugh, S. L. (2000). *Developing health promotion programs.* Boston: McGraw-Hill.
4. Green, L. W., & Kreuter, M. W. (1999). *Health promotion planning: An educational and ecological approach* (3rd ed.), Mountain View, CA: Mayfield.
5. McKenzie, J. F., & Smeltzer, J. L. (2001). *Planning, implementing, and evaluating health promotion programs* (3rd ed.). Boston: Allyn and Bacon.
6. Gilmore, G. D., & Campbell, M. D. (2005). *Needs and capacity assessment strategies for health promotion and health education* (3rd ed.). Sudbury, MA: Jones and Bartlett.
7. Armstrong, T. (1994). *Multiple intelligences.* Alexandria, VA: Association for

Supervision and Curriculum Development.

8. Prochaska, J. 0., Redding, C. A., & Evers, K. E. (1997). The transtheoretical model and stages of change. In K. Glanz, F. M. Lewis, & B. K. Rimer (Eds.), *Health behavior and health education: Theory, research, and practice* (2nd ed.). San Francisco: Jossey-Bass.

## 부가 자료원

### 인쇄물

Forbes-Greene, S. (1993). *The encyclopedia of icebreakers: Structured activities that warm-up, motivate, challenge, acquaint and energize.* San Diego, CA: Pfeiffer & Company.

Hedgepeth, E., & Helmich, J. (1996). *Principles and methods for effective teaching: Teaching about sexuality and HIV.* New York: New York University Press.

Pfeiffer, J. W. (Ed.). (1989). *The encyclopedia of group activities: 150 practical designs for successful facilitating.* San Diego, CA: Pfeiffer & Company.

Tackman, D. L. *Hands-on health*: Creative teaching strategies. New York: Glencoe McGraw-Hill.

West, E. (1997). 201 *icebreakers, group mixers, warm-ups, energizers, and playful activities.* New York: McGraw-Hill.

제 8 장

# 효과적인 발표

Heather M. Wagenschutz, M.A.
Jason Rivas, M.P.A.

## 저자의 말

많은 사람들이 대중 앞에서 연설하는 것을 두려워하는 것은 당연하다. 이러한 두려움을 완전히 가라앉히지는 못하더라도(저자 역시 아직까지도 대중 앞에 서면 가슴이 두근거린다), 미리 인지(awareness), 준비(preparation), 연습(practice)을 함으로써 발표자는 자신감을 얻을 수 있고, 이는 발표 자체를 훨씬 더 즐거운 것으로 만들어준다. 저자가 8장에서 기대하는 것은 전문가들이 자신들의 발표 능력을 향상시킬 수 있는 토대를 마련할 수 있도록 하는 것이다. 간단하게 말하면, 우리 모두는 좀 더 나아지기위해 일을 하고 있으므로 더 나은 대중연설가가 되기 위해 배우는 과정으로 인해 의기소침해 질 필요가 없다. 세련된 발표자는 힘과 설득력을 가질 수 있으므로, 공중보건과 보건교육의 영역에서 긍정적인 변화를 일으키는데 도움이 될 수 있다.

## 서론

첫 인상은 대개 오래 지속되는 경향이 있다. 많은 보건교육자들에게 있어서 자신의 인상을 심어 줄 첫 번째 기회는 공식적인 발표를 통한 경우이다. 그래서 보건교육자들에게 숙달된 발표기술은 필수적인 것이다. 대중연설(public speaking)은 개인과 지역사회 건강상태에 직접적으로 영향을 미치는 개념(concepts)과 계획(ideas)에 감동

(impress)과 설득(persuade), 그리고 납득(sell)시킬 수 있는 기회를 제공한다. 대중연설은 어려운 것이지만 그것을 적절히 기획(plan)할 때는 즐거운 것일 뿐만 아니라 엄청난 내적, 외적인 보상을 얻을 수 있다. 많은 경우에서 보건교육을 통해 특정 인구집단을 대상으로 정보를 제공해 주어야 하기 때문에 보건교육자에게 효과적인 발표기술은 필수적이다. 이러한 기술은 발표할 때 느끼는 불안감을 줄여줄 뿐만 아니라 청중에게 교육목적에 맞는 적절한 내용을 전달할 수 있는 가능성도 증가시킨다. 대중연설을 효과적으로 하기 위해서는 발표 준비와 발표자의 발표연설 기술에 대한 노력을 포함하여 여러 가지 요소를 갖추어야 한다. 발표를 준비하기 위해서는 시간을 투자해야 한다. 그러나 효과적인 준비와 의사전달 기술은 발표자와 청중 모두에게 긍정적인 경험을 만들 수 있다. 세심한 계획과 준비를 통해 보건교육자는 대부분의 상황에서 효과적인 발표를 할 수 있다.

## 효과적인 발표를 하기 위한 단계

건강과 관련된 다양한 주제에 대해 즉석에서 발표할 수 있는 사람은 거의 없다. 대중들 앞에서 말을 잘하는 천부적인 능력을 타고 난 사람이라 할지라도 때로는 기술 개발이 필요한 경우가 있다. 이제 갓 시작하는 경우이든, 수년간의 경험이 있는 경우이든, 아니면 이미 노련한 전문가의 수준에 이르렀든 간에 확실한 준비는 필수적이다. 여기에는 청중과 발표형태를 파악하는 것 등이 포함된다.

### 발표를 위한 준비(Prepare for the Presentation)

발표 계획 전의 첫 단계는 청중의 일반적인 특성, 주제, 그리고 청중이 기대하는 것에 대해 파악하는 것이다. 청중은 학교의 어린 학생, 개인의 행동변화에 대한 세미나에 참석한 사람, 워크숍에 참석한 전문가, 지역사회 단체의 회원 또는 특정 단체를 위해서 일하는 자원봉사자 등이 있을 수 있다. 각자의 집단은 나름대로의 특정한 요구사항이나 기대치가 있다. 원하는 반응을 이끌어내기 위해서는 청중의 나이, 직업, 종교, 태도, 신념, 분위기, 감정 등에 대한 정보를 사전에 알아두는 것이 필요하다.[1]

발표 효과는 발표 장소(예를 들어 회의실, 강당, 교실, 지역문화센터 등)가 어디인지에 따라 영향을 받게 된다. 발표하기 전에 보건교육자는 참석대상자가 누구인지, 어느 수준 정도까지 말해야 할지, 그리고 발표에 할당된 시간이 어느 정도인지를 알아 두어야 한다.

훌륭한 발표자는 상황에 맞추어 발표를 할 수 있어야 한다. 예를 들어, 혈액에 의한 감염성 질환에 대한 같은 종류의 정보를 제공하는 경우라 하더라도 공장에 가서 혈액으로 전염되는 질병에 대한 발표 준비를 하는 것과 보건소의 보건진료원을 위한 것은 접근 방법이 많이 달라야 할 것이다. 발표자는 청중의 구성, 지식수준, 그리고 태도를 고려할 때 더 적응을 잘 할 수 있을 것이다.[2] 사전에 정보를 모아 준비를 한 발표자는 그렇지 않은 경우보다 청중과의 관계 형성을 더 잘하고, 더 좋은 인상을 남기며, 청중의 요구에 더 잘 부응할 수 있다.

### 지역사회 사례 1

Rachel은 지역 교정시설에 있는 20명의 여성을 대상으로 여성 건강에 대하여 2시간동안 강의를 해 달라는 부탁을 교정시설 감독관으로 부탁받았다. Rachel은 발표를 준비하면서 대학에 근무하는 여성들을 대상으로 효과가 있었던 자료들은 모았지만, 정작 이번 발표 대상자들의 특성을 고려하지 않은 채 준비를 하였다. 발표를 위하여 시설에 도착하였을 때, 발표를 듣는 대상자 중 2명은 글을 읽을 수 없었고, 상당수는 스페인어만 사용할 수 있는 수준이었다. 그러한 상황에서 Rachel이 준비한 것들은 - 대학 여성을 대상으로 강의한 자료들 - 이들에게 너무 어려운 내용이었으며, 대학의 젊은 여성들에 비하여 이들은 대부분 나이가 많고 감금된 여성들이어서 자료들이 적절하지 못하였다. 만약 Rachel이 청중의 특성을 파악하고 고려하는 시간을 가졌더라면 그의 발표는 더 효과적이었을 것이다.

### 여러 가지의 발표 형식에 대한 이해(Understand different presentation settings)

발표 형식에는 공식적, 준공식적, 비 공식적 등의 세가지가 있다. 각각의 형식은 공통점도 있지만 차이점도 분명하다.

### 공식적(Formal)

격식을 갖춘 발표는 미래의 건강증진을 위한 노력에 관하여 보건위원회에서 연설하거나 입법부의 오찬 회의에서 발표하는 것과 같이 조직적인 행사를 중심으로 이루어진다. 복장은 발표를 산만하게 만들지 않토록 보수적이며 단정해야 한다.

격식을 갖춘 발표에서는 보통 발표자의 단상을 바닥보다 약간 높게 하든지 무대 위에 놓는다. 청중의 수는 50명에서 100명 사이 혹은 그 이상으로 많은 편이다. 참석자들 중에서는 영향력이 큰 사람이 많으므로 많은 것들의 성패가 달려 있는 경우가 종종 있다. 격식을 갖춘 발표에서 확실한 인상을 남긴다면 목적 달성을 위해 지지와 도움을 많이 얻을 수 있을 것이다.

### 준공식적(Semiformal)

준공식적인 환경의 예는 직원 연수교육, 교육 또는 행동변화의 워크샵, 학교에서 말하는 것 또는 지역사회 포커스 그룹 등을 포함한다. 준공식적 발표의 환경은 일반적으로 공식적인 발표보다는 훨씬 더 편안하다. 예를 들면, 청중의 집중력을 증진시키기 위해 의자는 둥근 형태나 U 모양의 형태로 배열할 수 있다. 그룹크기는 40-50명을 넘지 않도록 한다. 보건교육과 관련된 전문용어(예: 역학적인 발생률과 유병률. 건강사정과 보험, 심혈관계질환 위험감소전략들)는 참석자들이 혼란스러워하거나, 겁을 먹거나, 지루하지 않도록 가급적 사용하지 않는다. 공식적 환경보다는 덜 엄격하여야 하며 흥미있는 유머를 사용하도록 한다.

전문가들은 준공식적 연설이나 발표에 대해 그 중요성을 과소 평가하거나 다소 덜 엄격한 기준으로 접근하기 쉽다. 공식적 발표를 준비하는데 주어지는 같은 양의 시간과 에너지가 준공식적 발표에도 소비되어야 한다. 그러므로 준공식적인 것은 적은 노력과 에너지를 의미하는 것이 아니라 훨씬 더 많이 할 수 있는 큰 기회를 의미하는 것이다.

### 비공식적(Informal)

비공식적인 발표는 훨씬 더 많이 편안한 분위기 때문에 많은 양의 기쁨과 아주 적은 양의 스트레스가 제공되어 진다. 전형적인 비공식적 시나리오는 한 달에 한번 동료들

간에 이룬 목표를 나누는 부서 간 모임이나 7,8학년의 포커스 그룹토론을 포함한다. 방은 이전에 언급되어진 방법 내에서 조절되어야 하며, 만약, 필요하다면 도착하는 것에 따라 변화되어 질 수 있다. 그룹크기는 보통 25명 이하로 구성되도록 한다. 대부분의 비공식적 발표에서 발표자는 복잡한 단어, 문구, 그리고 문어체 어법 사용을 최소화해야 한다. 대개는 진행을 도와주는 유머나 활동을 포함한 대화적 접근방법이 가장 좋다. 비공식적 발표는 발표자에게 청중을 알 수 있는 기회도 제공한다. 그러나 비공식적 분위기에 현혹되지는 말아야 한다. 비공식적 발표는 보다 덜 엄격하기 때문에 발표자가 발표스타일에 있어서 자유로움을 가진다. 그러나 비공식적 발표가 효과적이 되기 위해서는 충분한 준비시간이 필요하다.

발표가 공식적이든, 준공식적이든, 비공식적이든 간에 효과적인 발표자의 태도는 일반적인 것이다. 즉, 사려 깊고, 진실하며, 신뢰할 수 있고, 열정적이며, 유머스럽고, 주제에 숙달된 발표자는 자기중심적이며, 관심 없고, 정직하지 못하고, 잘못된 정보를 가진 사람보다 훨씬 더 청중의 관심을 사로잡고 유지할 수 있다(표 8-1에 효과적인 발표의 특성을 보라).

### 표 8-1 효과적인 발표의 특성

- 사려깊음(Considerate): 잘 듣고, 개념과 의견을 명확하게 하고, 청중에 반응하는 것은 발표자가 자신못지 않게 청중의 이해력을 가치있게 보는 것으로 여겨진다.
- 진실(Genuine): 정보를 구성할 때 거짓된 인사치레를 하거나 다소 과장된 단어를 사용한다면 청중들은 발표자가 아첨을 하고 있다고 여길 수도 있다.
- 믿음(Trustworthy): 좋은 발표자는 정직하며 성실하고 신뢰할 수 있는 정보를 줌으로써 청중에게 신뢰감을 준다. 만약 자료들이 오래되었거나 다소 논쟁이 되고 있는 것이거나 하면 청중들은 들었던 것을 무시하게 된다.
- 열정(Enthusiastic): 발표자가 발표내용에 대하여 약간의 흥분을 보이면서 열정적이라면 청중들은 더 관심을 두게 된다. 열정적인 발표는 청중들이 자기들이 듣고 있는 정보가 흥분을 주고 관심을 주고 중요한 것으로 여길 수 있도록 하는 데 도움을 준다.
- 유머(Humorous): 적절한 유머는 주제를 개인 것으로 만들어 주고 청중들에게 어려운 주제를 쉽게 받아들일 수 있도록 해준다.
- 숙달(Proficient): 발표되는 주제에 대한 준비와 숙달은 세밀함과 발표에 대한 공감을 받아낸다. 주제에 대한 풍부한 정도는 청중의 관점에서는 신뢰감과 믿음을 증대시킨다.

발표 시작단계(The presentation opening)

발표를 시작하기 전 발표자는 먼저 청중에게 인사를 하여야 한다. 인사를 하는 방법은 발표의 방식에 따라 좌우된다. 예를 들면 발표자는 청중이 방에 들어갈 때 할 수도 있다. 이와 대조적으로 전문적인 회의에서 기조연설자로서 청중을 만나는 것은 간단히 참석에 대한 감사 표시를 함으로 인사를 하면 된다.

발표의 소개는 청중의 관심을 모으는 기회, 나머지 발표의 분위기, 첫인상을 만드는 기회를 제공한다. 소개는 발표를 하게 만들어준 사람에게 감사를 표시할 수 있는 좋은 시간이다. 발표할 수 있게 초대되어지는 것은 영광이며 소개시간은 발표기관에 감사를 표시할 수 있다. 게다가 소개는 청중의 특별한 관심을 알 수 있는 시간을 제공할 수 있으며 발표의 주제에 대한 관심을 불러일으킬 수 있다.[3]

"첫 인상을 만드는데 절대로 두 번의 기회는 없다" 라는 속담은 발표자가 어떻게 발표를 시작해야 하는 지를 직접적으로 알려주는 적절한 것이다. 청중은 발표 시작 1분 내에 주제와 발표자에 대한 결론을 그려낼 것이다. 그러므로 발표자는 발표 시작에 대해 주의 깊게 계획하여야 한다. 유머, 적절한 이야기, 그리고 청중의 질문 등과 같은 몇몇 기술들이 사용되어져야 한다.

유머(Humor)

대부분의 청중들은 환경에 상관없이 유머 특히 어색함을 누그러뜨리기 위한 말이나 행동을 좋아한다. 사실 유머는 세련된 연설자의 큰 자산 중 하나일 수 있다. 웃음을 좋아하는 사람들, 그리고 청중의 인정을 좋아하는 연설자는 웃음과 연관이 있다. 효과적인 유머는 흥미 있고, 관련 있고, 비하하지 않아야만 한다. 청소년들의 예측되지 않는 특성에 대한 농담은 청소년들로부터 고무된 반응을 받지 못할 수 있다. 그러나 부모의 별난 점에 대한 농담은 공통적인 이해의 맥락을 보여줄 수도 있다. 유머는 항상 농담의 사용을 의미하지는 않는다. 분명한 일화나, 만화는 동등한 효과를 가질 수도 있다. 사실 프로그램을 시작하는 시간 전에 주제와 관련된 만화를 보여주는 것은 처음의 재미있는 반응이 이끌어지는 동안 청중들이 무엇이 토론되어질 지에 대한 이해를 도울 수 있다.

부정적인 측면에서 보면 유머는 청중이 웃어야 한다는 의무감이나 일반적인 불편함이 생길 수 있으므로 어떤 면에서는 좋지 않을 수 있다. 왜냐하면 발표자와 청중간의 친밀한 관계가 형성되는 것은 하나의 과정이며, 창의적이고 안전한 유머는 발표자가 이미 신뢰를 쌓은 발표기간의 중간지점이나 마지막 지점이 훨씬 더 가치가 있을 수 있다.

### 관련있는 이야기(Relevant stories)

이야기하는 것은 연설자와 청중이 연결되는 것을 도와줄 수 있다. 많은 연설자는 관련된 뉴스나 사건, 짧은 개인적인 이야기로 발표를 시작한다. 예를 들면, 영양과 관련된 프로그램에서 주의를 사로잡기 전 발표자는 제한된 수입에서 음식을 선택하도록 했을 때 나이든 사람이 직면하는 어려움을 회상할 수도 있다. 이야기들은 전문적이거나 개인적인 관점으로부터 주제와 관련된 익숙함을 표현한다. 참여자들이 연설자나 이야기 또는 현재 사건과 관련된 것을 쉽게 발견할 때 주제와 강한 관련성을 가지는 경향이 있다.

### 청중에게 질문하는 것(Posing questions to the audience)

질문하는 것은 관심을 모으는 효과적인 방법이다. 예를 들면 "현재 매년 8,000명의 어린이에게 발생하는 가정내 사고는 어떤 것일까요?" 라는 질문을 하는 것은 그것이 특별한 반응을 요구하는 것이기 때문에 청중이 주제에 집중하도록 도와준다. 일반적으로 질문할 때 반응에 대한 시간을 고려한다. "가정에서의 사고를 없애기 위해 우리는 어떻게 해야 할까요?"라는 질문은 반응을 요구하지는 않지만 오히려 청중이 쟁점에 대해 숙고하는 것을 기대할 수도 있다. 이러한 방법들은 주제와 관련해서 간접적으로 관심을 집중시키며 청중의 내적인 참여를 도와준다.

## 발표를 전달하기(Deliver the presentation): 효과적인 기술 사용하기

효과적인 발표는 연습되어지고 배워지는 기술의 사용을 포함한다. 효과적인 연설자들은 그 기술들을 이해하고 그것을 그들에게 유리하게 사용한다. 효과적인 몸짓언어(비언어적 신호 ; nonverbal cues)는 발표자와 청중의 연결을 도와주며 내용이 전달되어지게 한다.

### 목적과 내용을 아는 것(Know the purpose and material)

발표자는 발표의 중심목적을 유념해야 한다.[3] 그것은 납득, 가르침, 고취이다. 각각의 테마는 다른 결과는 예상하고 다양한 접근을 요구할 수도 있다. 이것의 발생을 보장하는 한가지 방법은 발표가 전개되는 동안 "그래서 어떻다는 것인가요?"라는 질문이다. 예를 들면 발표자는 다음가 같이 말할 수도 있다. "제2형 당뇨병을 앓고 있는 미국인의 수가 향후 10년동안 빠르게 증가할 것입니다." 그래서 어떻다는 것인가? 이것은 보건교육자에게 무엇을 의미하는 것인가? 이것은 고등학교학생들 또는 직장인에게 무엇을 의미하는 것인가? 효과적인 발표자는 발표의 방향(direction)을 만들기 위해 그들의 청중과 이것들이 어떻게 연관되는 지를 보여줄 것이다. "그래서 어떻다는 것인가?"를 먼저 고려한 예를 보면 "향후 10년 내에, 제2형 당뇨병은 빠른 속도로 증가할 것이다. 건강관리 종사자들에게 이것은 관리가 안 되는 환자와 관련된 비용이 치솟는 것을 완화하는 노력을 위해 우리는 군과 도시의 건강그룹들과 더욱 친밀하게 일해야 하는 것을 의미한다."

발표목적에 대한 이해와 더불어 발표되어질 내용에 친숙해지는 것도 중요하다. 이것은 특히 광범위한 건강주제나 개념에 대해 이야기해야 하는 보건교육자에게 해당된다. 발표자는 발표 전에 발표해야 하는 개념의 내용에 대해 갱신하는(update) 시간을 가져야 한다. 청중이 질문을 할 수도 있다. 그리고 그들의 특별한 관심이 다루어져야 할 것이다. 발표자는 질문에 잠재적으로 거짓 정보의 가능성이 있는 답을 하여서는 안 될 것이며, 오히려 청중들이 정확한 답을 알 수 있도록 하고, 그 답을 발표자에게 얘기할 수 있도록 하여야 할 것이다. 이메일의 출현은 이러한 과정이 신속하고 쉽게 이루어지게 하였다.

### 몸짓언어의 해석(Understanding body language)

능숙한 발표자는 몸과 목소리(비언어적, 언어적)가 대상 청중에게 전달되는 내용에 대해 알고 있어야 한다. 예를 들면, "조심해"라는 말에 대한 이해의 부분은 사람의 움직임과 음색, 그리고 얼굴표정으로부터 온다. "조심해"라고 이야기하고 경고의 표현을 하려고 하는 동안 몸은 빠르게 움직이고 톤은 높게 소리를 지르고, 눈은 휘둥그레진다. 상황은 청중에 대해서 완료되어진다. 이러한 구성은 단지 완전한 소리보다 더 의사소통을 제공한다. 발표자는 감정을 소리에 연결하고, 감정은 발표의 동력을 만드는데 도울 것이다.

말에 의해 이해되는 것이 단지 7%라면 나머지 93%는 목소리의 음색이나 음높이, 얼굴표정, 그리고 버릇으로부터 온다.[4,5] 본질적으로 "의미는 마음에서 시작해서 몸으로 흐르고 그 다음 동작과 톤과 표현의 상징을 통해 청중으로 흘러간다."[5] 얼마나 의사소통 되어지는 메시지가 말하는 것만큼 중요한가.

### 지역사회 사례 2

Rachel은 주정부 보건국에서 후원하는 컨퍼런스에 참석하였다. 그녀는 발표를 듣기 위하여 참석하였을 때, 주제 발표자가 청중들과 눈을 마주치지 않고 아무도 없는 하늘에 한 번씩 시선을 두곤 하는 것을 보았다. 또한 한쪽 구석에 서서는 의기소침한 자세로 자기의 노트를 보곤 하였다. 또한, 그에게 할당된 발표시간이 지나서 청중들에게 질문을 듣는 시간이 부족함을 또한 보았다. 질문을 받는 것이 없을 때 과연 상대방이 이해를 한 것을 어떻게 알 수 있을 것인가? 발표자가 준 정보의 가치 또는 중요성과 상관없이 Rachel은 그의 특이한 발표자세로 인해 당혹스러웠다. 발표자가 신경이 날카로워져 있을까? 아니면 주제 발표에 관심이 없는 것일까? 그것도 아니면 발표되어 전달될 진정한 메시지를 인지하지 못하고 있는 것일까? 발표 시 보인 이상한 행동 자세들은 정작 가치 있는 발표내용을 무가치하게 만들 수 있다

비언어적 신호(Nonverbal cues)

개인과 그룹. 청중에게 주어지는 비언어적 신호는 얼굴표정, 몸동작, 그리고 다른 제스쳐들이다. 비언어적 신호는 부드러운 발표 내에서 발표자가 말 뒤에 숨겨진 의미를 재확인하기 위한 강연을 지원한다. 보통 청중들이 발표자에게서 받는 첫 인상은 그들이 나타나는 방법 즉 자신만만해 보이는 것, 바닥을 응시하는 것, 또는 물건들에 안절부절 못하는 것이다. 전달은 발표를 만족하는데 있어 중요하다.[2] 발표 전달에 있어 중요

한 비언어적 신호는 자세, 눈 맞춤, 몸 움직임, 그리고 얼굴표정들이다.

- 자세(Posture): 좋은 자세는 자신감과 전문지식을 전달한다. 적절한 자세는 약간 어깨에 힘을 주고 머리는 뒤로 젖히며 자신만만해 보이는 것이 필요하다. 어깨 너비로 발을 벌리고 서고 손은 허리부분에, 그리고 무게를 앞꿈치쪽에 집중하며 서 있는 발표자는 청중에 주의를 기울이는 것처럼 보인다. 의자에 앉아 있거나 연단이나 탁자 뒤에 서 있는 발표자가 만약 강단주위로 움직이기 시작한다면 어색하게 보일 수도 있을 것이다. 무대 중앙에서 앞에 아무것도 없이 서 있는 것은 강한 첫인상을 만든다. 중요한 것은 발표의 형태에 따라 자세를 적용하는 능력이다. 공식적 발표에서의 똑바로 서있거나 극기적인 자세는 비공식적 발표에서는 긴장한 것으로 보이거나 어색하게 보일 수도 있다. 유사하게, 탁자에서 편하게 있는 것(그룹을 지지하는 것이 가능한)은 비공식적 상황에서는 적절할 수도 있지만 공식적 상황에서는 부적절할 것이다.
- 눈 맞춤(Eye contact): 눈맞춤이 부족한 것은 불신, 불안, 소심성, 자신감의 부족, 두려움, 또는 지루함을 보여줄 수도 있다. 이와는 대조적으로 적절한 눈맞춤은 자신감을 나타내며 개인적인 입장에서 청중과 발표자를 연결시킨다. 눈맞춤을 효과적으로 사용하려면 발표하는 동안 다양한 청중과 간단하게(1-2초) 눈맞춤 하는 것이다. 발표자는 긴 발표기간 동안 한 개인에게 초점을 맞추는 것이 아닌 청중을 전체적으로 보고 무작위적인 개인에게 주기적으로 초점을 맞추는 것에 주의를 기울여야 한다. 직업인터뷰이든 아니든, 10-12명의 소그룹에서 발표를 하든, 큰 강단에서 발표를 하던 간에 기술적인 눈 맞춤은 발표를 하는데 있어 차이를 만들 수도 있다. 청중 개개인은 발표의 부분으로 느끼기를 원한다. 눈맞춤의 효과적인 사용은 이러한 연결을 가능하게 할 것이다.
- 몸 움직임(Body movement): 몸 움직임은 친밀함, 따뜻함 그리고 친절함에 다른 정도를 만들 수 있다. 자연스럽게 움직이는 발표자는 청중들에게 엄청난 수준의 편안함을 보여주며 주제에 대한 청중의 높은 수준의 관심을 유지하는 경향이 있다. 팔과 손의 동작은 감정들을 표현하는 적절한 방법들이다. "우리가 무엇을 할 수 있을까요?"라고 질문하는 동안 팔과 손을 흔드는 것은 팔을 연단에 가만히 놔두거나 몸 옆에 가만히 놔두는 것보다 훨씬 더 영향을 준다. 무엇을 가리키거나 "Okay"라고 표

시하는 동작은 주장을 명백히 하거나 분명히 하는 것을 도와준다. 그러나 발표자가 동작 뒤에 의도를 가지지 않는다면 비효과적이다. 각 동작에 대해 주의 깊게 안무를 하는 높은 수준의 각본은 발표자를 자연스럽지 못하게 보이게 할 수도 있다. 동작이 수준을 높이는 것보다 오히려 집중이 안되게 할 수도 있다. 팔 동작의 과도한 사용은 과다활동이나 신경과민을 전달할 수도 있다. 유사하게, 왔다 갔다 서성이는 것은 청중들이 질질 끌리는 목소리를 듣게 함으로서 초조하게 할 수도 있다. 효과적인 발표란 생각의 흐름을 자연스럽게 중지할 때까지 한 곳에서 계속 서 있을 수 있는 것(개념의 마지막)과 정보의 흐름을 방해함이 없이 발표자가 움직이는 것을 포함한다. 일반적으로 발표자는 생각이 마쳐지게 될 때까지 자세를 바꾸는 것을 피해야 한다. 유사하게 발표자는 모든 움직임이 멈춰지거나 발표자가 확고히 자세가 잡힐 때까지 새로운 생각을 시작하지 말아야 한다.

- 얼굴표현(Facial expressions): 얼굴표현은 글로는 표현되지 않는 상황으로 청중에게 관심을 가지게 할 수 있다. 예를 들면 질문 마지막에 눈썹을 올리는 것은 반응을 원하는 것을 보여준다. 예를 들어 영아의 최근 예방접종률을 읽는 동안 얼굴을 찡그리는 것은 접종률을 향상시키고자 하는 필요성을 보여줄 수 있다. 발표자의 정직성은 얼굴표정들을 통해 청중에게 전달될 수 있다.

  어떤 발표자는 지속적으로 불행하다는 것을 나타낸다. 어떤 사람들은 지루함을 나타내는 경향이 있다. 이러한 발표자는 대중연설에서 가장 효과적인 얼굴표현 중의 하나인 웃음의 사용에 실패한다. 진심어린 웃음은 따뜻함, 성실, 애정 그리고 공감(sympathy)을 표현할 수 있다. 정보가 너무 진지하지만 않는다면 웃음은 청중을 얻는데 크게 도움이 될 것이다.

### Verbal cues 언어적 신호

발표자가 말하는 방식은 발표자의 의견이나 신념을 청중에게 결론에 대해 직접적인 영향을 준다. "목소리는 융통성과 복잡함을 지닌 도구" 이기 때문에 말속에 포함된 감정은 발표자가 말하기 전에 고려되어야 한다.[1] 발표자가 무엇인가를 말하거나 어떻게 말하는 것은 발표자가 깊게 생각을 하고 하는 것이다. 발표자는 그들이 청중에게 전달하고자 하는 내용을 어떻게 정확하고 분명하게 전달할 것인가를 숙고하여야 한다. 간결

한 언어적 의사소통은 개인, 그룹, 또는 회사의 최종 결정에 아주 강하게 영향을 끼칠 것이다.[5]

주요한 언어적 신호들이 있다.: 말의 강조, 음높이, 음색, 속도, 크기 그리고 단어의 사용이다. 적절한 언어적 신호의 사용은 청중과 발표자를 깊은 수준까지 연결되게 도와준다. 좋은 발표자의 특성은 목소리의 다양성, 중요개념을 억양으로 강조하는 것 그리고 음량은 통해 주의를 모으는 것이다.[5]

- 말의 강조(Word accentuation): 말의 강조는 특히 중요한 단어나 구절을 청중이 알게 하기 위해 어떤 단어를 강조하는 과정이다. 효과적인 발표자는 청중들이 의식적으로 이 계획을 알아챔이 없이 중요한 단어나 절들을 강조하기 위해 중간에 속도를 천천히 한다. 말의 강조에 따르는 짧은 절은 일반적으로 중요한 핵심으로 이끄는 것을 도와준다.
- 음 높이(Pitch): 음 높이는 목소리 옥타브와 관련이 있으며 고음과 저음 사이를 오락가락할 수 있다. 말의 강조와 같이 음률의 다양성은 핵심을 강조할 수 있다. 예를 들어, 음률을 올리고 내리는 것은 의심스러움 또는 불확실성(예: 나도 그렇게 생각한다)을 나타낼 수 있다. 절의 끝에 높은 음색을 내는 것은 불확실성이나 의구심을 보여준다.(예: 그들이?). 낮은 음률은 보통 지지를 대표한다(예: 그것은 마쳐질 수 있다). 음률의 다양성은 발표자가 정서적인 반응 또는 지지를 끌어내기를 원하는 상황에서는 유용한 기술이다.
- 음색(Tone): 음색은 음 높이가 나타내어지는 패턴으로 구성된다. 단순히 반복적인 말투나 단조로운 말투는 청중들을 멍하게 만들 수 있다. 단조로운 말투로 이야기하는 것은 아무리 흥미로운 주제라 하더라도 관심을 유지시키기는 어렵다. 발표를 연습할 때 발표자가 그들의 목소리를 녹음하여 말투의 변동을 들어보는 것도 유용할 것이다.
- 속도(Pace): 속도는 발표의 가속과 감속이다. 때때로 발표자는 강한 호기심을 불러일으키거나 긴장감을 조성하기 위해 연설의 속도를 늦출 것이다. 순간적으로 속도를 높이는 것은 흥미를 증가시킬 수 있다. 그러나, 너무 빨리 말하는 것은 단어와 발음을 알아듣지 못하여 청중들이 혼란스러워 질 수도 있을 것이다. 발표자는 박자가 청

중들이 편안함을 느낄 수 있도록 해야 한다. 만약 청중들이 혼란스러워하거나 불안해한다면 발표자가 무엇을 말했는지 반복해서 물어보거나 무엇을 놓쳤는지 이해하기 위해 그들끼리 이야기하게 하라. 그러면 속도가 너무 빨랐을 수도 있다. 발표자는 청중에게 속도가 적절한지, 혼란스럽지는 않은 지 또는 불만인지 물어보기를 원할 수도 있다.

- 크기(Volume): 앞에 언급된 언어적 신호들은 만약 발표자가 충분히 소리를 크게 하지 않는다면 중요하지 않을 것이다. 음량은 발표자가 어디에서 발표하느냐에 따라 (예, 크거나 작은 방, 실내와 실외) 증가하거나 감소 되어져야 한다. 발표자는 청중들에게 음량이 적절한지를 항상 물어보아야 할 것이다. 만약 적절하지가 않다면 발표자는 "가까이 움직이세요" 라고 청중들에게 요청하기 보다는 수정을 하여야 한다. 발표자의 음량이 만족스러운 지를 확실 하는 것은 청중의 책임이 아니다. 이것은 청중들이 들을 수 있는지, 청중들이 적응할 수 있도록 음량을 변화하는 것이 나은 지에 대해서 주시하는 것은 발표자의 역할이다.

청중의 구성을 아는 것은 적절한 음량을 계획하는데 도움이 될 것이다. 나이 든 집단은 높은 음조나 부드러운 소리에 대한 청력은 감소될 것이다. 적절할 음량은 또한 방의 구성과 구조에 따라 달라질 것이다. 긴 방들이라면 발표자는 뒤쪽에 앉아 있는 사람들도 들을 수 있게 하기 위해 방의 뒤쪽까지 그들의 목소리가 도달하여야 한다. 길이는 짧지만 넓은 방이라면 발표자는 음량을 줄이고 방의 양쪽에 앉아 있는 사람들이 들을 수 있도록 하기 위해 발표할 때 몸을 더 자주 돌려야 할 것이다. 만약 발표하는 것을 들을 수 없다면 참여자들은 극도로 좌절할 것이며 무시함을 느낄 수도 있다.

- 단어의 사용(Use of words): 발표자가 고려해야 할 마지막 언어적 신호는 단어들의 사용이다. 이것은 단어의 선택과 적절한 문법의 사용을 포함한다. 형편없는 문법과 부적절한 단어의 선택은 청중들에게 발표자에 대한 부정적인 인상을 남길 것이다. 연설 중간의 많은 문법적인 오류는 청중들을 산

**Did You Know**

청중들은 삽화가 사용된 발표에서 그들이 들었던 것 이상을 기억한다. 요약된 언어로 발표를 한다면 평균적인 청중들은 기억을 잘 못한다. 그림 등(예를 들어 악어, 우산, 장미, 상어등) 이용한 발표를 한다면 추상적인 단어(예를 들어 패러다임(paradigm), 구성(configuraton), 일반명(generic), 예방(prevention))들 보다 더 쉽게 기억을 할 수 있을 것이다.

출처: Business communication Resources. http://www.westwords.com/Guffey/did4.html.

만하게 할 수도 있고 발표의 개념으로부터 주의를 산만하게 할 수도 있다. 유사하게 사투리 또는 특정분야의 전문용어를 사용하는 것은 청중들에게 오해를 일으킬 수가 있다.

연습은 언어적 비언어적 신호에 대한 관심을 고조시킨다. 이렇게 하여 진짜 발표에 있어서는 반드시 긍정적 인상을 가지게 할 것이다. 대중연설과 교육에 있어서 많은 과정들은 학생발표자들이 동료 앞에서 연습하기를 요구한다. 이렇게 하여 학생발표자들은 그들이 사용한 발표기술들을 피드백 받을 수 있다. 다른 사람들이 받은 언어적 비언어적 메시지에 대한 인상은 학생발표자들과 함께 토론되어질 수 있으며 차후의 발표들은 이러한 의식에 의해 향상될 것이다. 도표 8-1과 같은 발표를 향상시키는 양식을 사용하는 것은 발표기술을 연습하고 평가할 때 도움이 될 수도 있다.

### 종료: 발표의 마지막(Bring closure: end the presentation)

전체 발표에서 가장 짧은 순간이 마칠 때이다. 효과적인 끝맺음은 선물을 포장할 때 마지막 리본 매듭을 맺는 것과 같다. 그런데 덜 절제된 끝맺음은 앞서 진행된 것을 퇴색시킬 수 있다. 효과적인 끝맺음은 청중들에게 도전의식을 제의하는 것, 발표의 주된 것을 정리한 것, 앞으로 청중들이 해야 할 것 등을 포함한다.[6,7]

#### 청중의 도전의식(Audience challenges)

청중들에게 만들어지는 도전의식은 발표에 대한 찬성의 의미를 높이는 것일 수 있다. 그들은 변화가 요구되어지는 상황에서 특히 잘 할 수 있을 것이다. 예를 들면, 앞으로 지역의 자원봉사단체에서 한달에 적어도 10시간정도는 봉사를 하거나, 지역의 심장병 발생률을 15%정도 감소시키고자 할 것이다. 도전의식은 행동변화를 촉진시킨다.

#### 발표의 주된 점을 기억(Reminders of Past Points)

앞서 제기한 것처럼 발표가 질문 또는 일화로 시작할 수 있다. 주제를 청중들이 기억하게 하는 하나의 방법이 앞서 사용된 질문에 대한 답을 정리하는 것 또는 일화의 결과를 보여주는 것이다. 적절히 계획되면 결론은 더욱 더 명확해질 수 있다.

| | 최우수 (Excellent) | 우수 (Good) | 보통 (Fair) | 불량 (Poor) |
|---|---|---|---|---|
| **내용 (Content)** | | | | |
| 시간 (Timely) | | | | |
| 정확성 (Accurate) | | | | |
| 연구기반 (Research based) | | | | |
| 조직 (Organization) | | | | |
| 의견 (Comments): | | | | |
| **구조(Structure)** | | | | |
| 효과적인 시작 (Effective opening) | | | | |
| 부드러운 전개 (Smooth transitions) | | | | |
| 효과적인 끝맺음 (Effective closing) | | | | |
| 효과적인 질문/답변시간 (Effective question /answer period) | | | | |
| 의견 (Comments): | | | | |
| **전달(Delivery)** | | | | |
| **비언어적 기술 (Nonverbal skills)** | | | | |
| 눈 마주침 (Eye contact) | | | | |
| 얼굴표현 (Facial expression) | | | | |
| 몸짓 (Gestures) | | | | |
| **목소리 (Voices)** | | | | |
| 크기 (Volume) | | | | |
| 음률 (Pitch) | | | | |
| 속도 (Pace) | | | | |
| 말의 강조 (Word accentuation) | | | | |
| 톤 (Tone) | | | | |
| **단어 사용 (English Use)** | | | | |
| 문법 (Grammar) | | | | |
| 단어선택 (Word choice) | | | | |
| **삽화 (Visual Use)** | | | | |
| 양상 (Appearance) | | | | |
| 독해력 (Readability) | | | | |
| 조화 (coordination) | | | | |
| 상대성 (Relevance) | | | | |
| 의견 (Comments) | | | | |

그림 8-1 발표 평가틀

자료원: Stout, V. J., 와 Perkins, E. A., (1987). Practical management communication. Cincinnati: South-Western Publishing.

### 청중에 대한 행동 요구(Call to action)

효과적인 발표자는 다양한 아이디어와 주제를 통하여 청중들의 집중을 이끌어내고 그들을 인도할 수 있다. 결국은 그러한 결론이 어떻게, 왜 만들어졌는지에 동의를 만들어내고, 왜 그러한 행동이 중요한지를 알게 한다. 예를 들어, 좌석에서 안전벨트를 매어야 하는 행동은 "안전벨트 착용! 안전벨트 착용을 기억하는 것은 우리가 연간 30% 이상 치명적인 사고를 예방할 수 있다. 건강보험, 생명보험 가입률은 천천히 감소할 것이며, 치명적인 사고발생률은 떨어지기 시작할 것이다." 로 요구되어질 수 있다. 이러한 끝맺음의 목적은 청중들에게 발표의 목적에 부응하도록 참석을 촉진시키는 결과를 만들어 낸다.

#### 지역사회 사례 3

최근 Rachel은 지역단체인 10대 청소년 임신예방센터의 대표가 발표하는 유나이티드웨이(United Way) 연찬회에 참석해 달라는 요청을 받았다. 발표자는 폭력과 가난에 둘러싸여 있는 14세 임신한 소녀의 실제 이야기로 시작하였다. 매우 효과적인 발표시작 이후 본론에서는 가난한 지역의 위험에 노출된 10대들에 대한 새로운 접근에 중점을 두고 발표하였다. 발표 끝에는 다시 발표시작에 언급한 이야기로 돌아가 발표를 마무리하였다. Rachel은 그 발표가 10대의 임신예방에 도움이 되었다는 희망과 감동이 남았다.

### 청중에 대한 반응: 질의응답 시간

발표를 하고난 뒤 질의응답 시간을 갖는 것은 청중에게 관심을 불러일으키고 발표 내용에 대한 이해 정도를 확인하기 위한 효과적인 수단이 된다. 발표자는 청중의 질문에 대해 적절하고 정확하게 대답하면서 편안하고 자신감 있는 태도를 취해야 한다. 일반적으로 발표자는 질의응답을 하는 사람과 시선을 맞추어야 한다.

질의응답 시간을 갖는 것이 소규모 집단에서는 상대적으로 수월하지만, 더 큰 규모의 모임의 경우에도 있어야 한다. 발표자는 가능하면 미리 질문을 예상하여 그에 대한 응답을 준비하는 것이 좋다. 때로는 청중 중에서 발표자에게 질문을 하는 것을 겁을 내는 사람도 있다. 이 경우에 대비해 질문을 미리 적어서 청중 중에서 호의적인 사람에게 그 질문을 하도록 요구하는 것이 도움이 될 수도 있다. 이 방법은 질문을 꺼리는 청중들이 좀 더 적극적으로 참여할 수 있는 길을 열어주는 것이 된다. 청중에 대해 발표자가 응답을 해 주는 것이 다른 사람들도 질문을 자유롭게 할 수 있도록 영향을 미친다.

**Did You Know**

듣는 사람은 초점이 세 가지를 초과할 경우 기억을 잘 하지 못한다. 세 가지를 초과하여 생각을 강요할 경우 평균적인 청자는 기억에 문제를 일으키며 전형적으로 맨 처음과 맨 마지막의 발표 내용을 가장 빨리 기억을 한다. 가능하면 발표자는 발표를 할 때 세 가지의 주제 내에 국한하는 것이 필요하고 가장 중요한 점을 맨 처음과 맨 마지막에 두는 것이 좋다.

출처: Business Communication Resources. Available: http://www.westwords.com/Guffey/did4.html.

## 효과적인 발표를 위한 요령과 기술

효과적인 발표 기술과 함께, 발표자는 메시지의 전달 효과를 감소시킬 수 있는 부정적인 발표 습관에 대해서도 신경을 기울여야 한다. 그러나 사람의 습성은 뿌리가 깊은 경우가 많아 그것을 고치기가 쉽지 않다. 경험 많은 발표자나 동료, 혹은 지도교수 등이 잘못된 점을 지적해 줌으로써 발표 능력과 습관을 고쳐갈 수 있을 것이다.

### 주의를 분산시키는 버릇을 줄여라

효과적인 언어적 및 비언어적인 수단 외에도, 발표자는 주의를 분산시키는 언어적 및 비언어적 버릇을 파악해야 한다. 예를 들어, 발표자가 생각을 하는 과정이나 잠시 중단을 할 때 중간에 습관적으로 불필요한 단어나 어구를 끼워 넣는 경우가 많다. 예를 들어 '음~', '에~', '자~', '아시다시피' 등과 같은 것들은 청중을 자극하고 주의를 분산시키는 작용을 한다. 이러한 말들을 많이 사용하면 청중은 전달하고자 하는 정보로부터 주의가 멀어지면서, 불필요한 사족이 다음에는 언제쯤 나올까하고 예측하기 시작한다. 이러한 버릇을 없애기 위한 연습을 통해, 불필요한 말을 사용하지 않고 생각을 끄집어 낼 수 있도록 스스로를 훈련할 수 있다.

주의를 분산시키는 또 다른 버릇은 장신구, 머리카락, 수염, 혹은 기타 물품을 계속

| 주의를 분산시키는 버릇 | 관찰된 횟수 | |
|---|---|---|
| 사족 단어 | ______________ | 단어: ______________ |
| 개인 소지품을 만지작거림<br>(예: 머리타락, 넥타이) | ______________ | 물건: ______________ |
| 필기구를 만지작거림 | ______________ | 물건: ______________ |
| 옷, 장신구를 새로 고침 | ______________ | |
| 바닥이나 방 뒤쪽에 시선을 고정함 | ______________ | |
| 왔다 갔다함 | ______________ | |
| 주머니에 손을 넣음 | ______________ | |
| 서있는 자세가 불량함 | ______________ | |
| 목소리가 작음 | ______________ | |
| 속도(너무 빠르거나 늦음) | ______________ | |

그림 8–2 주의를 분산시키는 버릇의 체크리스트

표 8–2 주의를 분산시키는 일반적인 버릇을 극복하기 위한 방안

| 버릇 | 극복방안 |
|---|---|
| 사족 | 생각이나 문장이 끝날 때 입을 다물고 그 다음 소리를 내는 것을 삼간다. 생각이나 문장이 넘어가는 사이 부분에 집중을 하여 관련성이 없는 짧은 핵심 사항을 말하는 연습을 한다. |
| 개인 물품을 만지작거림 | 설명을 하는 동안 팔과 손을 사용한다. 손을 발표의 일부분으로 활용하면 청중의 시선을 빼앗고 주의를 분산시키는 것을 줄일 수 있다. 발표 내내 시선의 한 쪽은 손을 지켜볼 수 있도록 애쓴다. 열쇠나 동전을 가지고 놀지 않도록 주머니를 비운다. 마킹펜이나 분필을 쓴 후에는 탁자위에 놓아두어 손을 활용할 수 있도록 한다. 머리카락이 안면이나 눈을 가리지 않도록 미리 정돈한다. |
| 시선을 방 뒤쪽이나 바닥에 고정하고 시선을 맞추지 않음 | 눈을 청중 쪽으로 향한다. 특히 새로운 생각을 시작할 시점에는 더욱 그렇다. |
| 왔다 갔다함 | 발표장의 미리 정해놓은 지점에 걸어가서 끝날 때까지 그 자리에 머문다. 청중은 발표자의 움직임에 시선을 따라다니는 것이 피곤한 일이라는 것을 알아야 한다. |

만지작거리는 것이다. 목걸이에 손가락을 끼워 돌린다든가, 머리카락 사이에 손을 끼운다든가, 머리카락을 계속 귀 뒤로 넘기는 등의 행동은 주의를 분산시키게 된다. 발표자는 대체로 자신의 행동을 의식하지 않지만, 청중은 예리하게 인식을 하고 이러한 행동에 의해 짜증을 느낀다. 거울이나 동료 앞에서 연습을 하거나 발표 장면을 비디오로 찍어 분석해 보면, 주머니에 손을 넣는다거나, 주머니 안에서 동전이나 열쇠를 가지고 소리를 낸다거나, 분필이나 화이트보드 펜을 문지르는 등의 주의를 분산시키는 버릇들을 파악하는데 도움이 된다. 그림 8-2와 같은 체크리스트를 이용해 동료가 그러한 버릇들을 찾아내 줄 수 있다. 표 8-2에 일반적인 버릇들과 그에 대한 교정 방법을 제시하였다.

### 흔히 하는 실수에 대해 주의를 기울여라

주의를 분산시키는 버릇 외에도, 발표자가 저지를 수 있는 실수는 많다. 이러한 일반적인 실수에 주의를 기울임으로써 성공적인 발표의 가능성이 높아진다.

발표자가 흔히 저지르기 쉬운 실수들은 다음과 같다.[4]

- 별 쓸모 없는 것, 지루한, 자료를 제대로 준비 못한 점 등에 대해 미리 사과를 하는 것: 정보의 성격으로 인해 모든 발표자가 같은 수준의 흥미를 유발할 수는 없다. “이 발표 내용이 정말 따분할 것이라는 알고 있으므로 가급적 빨리 진행하도록 하겠다.”는 식으로 시작하는 것은 바람직하지 못하고 청중들에게 발표내용이 재미없고 쓸모없을 것이라는 생각이 들도록 한다. 오탈자, 최근 데이터의 누락, 유인물 배부하는 것을 잊은 것, 나태함 등에 대해 청중에게 사과해서는 안된다. 영상 자료가 효과적이지 못하다고 생각되면 사용하지 말아야 한다. 산만하거나 읽기 어려운 자료를 사용하는 것 보다는 구두로 정보를 전달하는 것이 낫다.
- 목적이 없는 것: 발표자는 자신의 발표 목적에 대해 잘 알고 있어야 한다. 더욱이 발표자는 자신이 발표하는 내용에 대해 믿음이 있어야 한다. 열정은 곧 설득력으로 이어지고 설득력은 변화를 의미한다.
- 다른 청중들에게 같은 발표를 하는 것: 청중에 따라 각자 다른 필요도를 가지고 있으므로 자료를 갱신하거나 수정하지 않고 같은 발표를 하는 경우 효과가 떨어질 수 있다.

예를 들어, 고등학교 고학년에게 실시하는 영양교육을 같은 내용으로 노인들에게 실시할 경우 효과는 떨어질 수 밖에 없다.

- 너무 많은 내용을 다루는 것: 발표자는 발표의 주된 목적에 초점을 맞추어야 한다. 이것은 특히 데이터나 그래프를 제시할 때 더욱 그러하다.
- 모든 화면에 나오는 모든 글을 일일이 읽는 것: 발표자가 화면을 보기 위해 청중으로부터 등을 돌리지 않도록 발표 내용의 복사본을 발표자 앞에 놓아두는 것이 필요하다. 또한 화면의 문장은 적절하게 읽을 수 있는 수준으로 작성하여야 한다.
- 사전 연습없이 발표하는 것: 즉흥적인 발표가 청중에게 깊은 인상을 주기는 어렵다. 완벽함은 연습을 통해서만 이루어진다.
- 시작 시간과 끝나는 시간을 맞추지 못하는 것: 발표자가 늦게 나타나든지 할당된 시간을 넘기는 경우에 청중은 실망감을 느낀다. 필요한 경우 동료(혹은 발표장의 모니터 요원)에게 부탁하여 시간이 다 되었을 때 신호를 보내주도록 부탁을 한다.
- 길고, 깊은 한숨을 내쉬는 것: 이러한 것은 청중에게 발표자가 그 자리에 온 것에 대해 흥미가 없다는 것으로 보인다. 청중들도 결국 발표자와 같은 기분을 느낄 수 밖에 없다.

### 발표 디자인에 초점을 맞추어라

발표 디자인을 결정하는 데는 청중의 종류에서부터 전달해야 하는 내용의 종류에 이르기까지 고려해야 할 요소가 매우 많기 때문에 훌륭한 발표 디자인을 위한 한가지 처방을 제시하는 것은 매우 어렵다. 이로 인해 대부분의 보건 전문가들은 발표 자료를 개발하기 위해 많은 시간을 보내야 한다. 발표 자료를 만드는데 이용할 수 있는 소프트웨어에 대해 많은 전문가들은 두 가지 방법 중의 하나로써 접근한다. 소프트웨어에 포함된 수많은 디자인과 형식의 선택 사항에 대해 당혹감을 느껴서 디폴트로 설정된 사항에만 매달려 다양한 옵션을 아예 무시해 버리든지, 아니면 모든 가능한 디자인과 소프트웨어로써 할 수 있는 모든 것에 대해 흥미를 느껴서 피카소가 된 것 같은 느낌으로 독특한 음향 효과를 첨가한다든지, 슬라이드 화면 전환을 다양하게 한다든가, 특이하고 움직이는 클립아트를 사용한다든가 하는 등의 따라하기에는 어느 수준 이상이 요구되는 경우이다.

불행한 사실은 요즘의 발표를 보면 대부분이 청중 모두가 예상할 수 있는 수준 정도에 머무르고 있으며, 발표자의 구두 발표를 보완하기 위해 의도한 시각적인 효과 역시 진행을 방해하지 않을 정도이다. 그러나 몇 가지의 기본적인 디자인 법칙만 알고 있으면 보건전문가들은 밋밋하고 예측가능한 발표를 피하고, 청중을 사로잡아 발표장을 나간 후에도 오랫동안 기억에 남을 능력을 갖출 수 있다. 디자인을 하는 과정은 자기 자신, 자신이 속한 조직, 자신의 명분을 바깥에 있는 다른 모든 것들로부터 분리할 수 있는 기회로 생각해야 한다. 이것은 청중에게 발표하고자 하는 주제에 대한 열정을 보여주고, 청중 역시 그러한 열정을 경험할 수 있도록 하고자 하는 시간이다. 발표자는 청중들이 최선을 기대하면서 자리에 꼼짝않고 있을 것으로 생각하지만 실제 상황에서는 그보다는 기대 수준이 훨씬 낮다. 다음의 몇 가지 법칙을 따른다면 발표자는 청중들이 기대하는 이상으로 발표 자료를 준비할 수 있을 것이다.

법칙 1: 부족한 것이 넘치는 것보다 낫다.

학회장이나 회의에서 파워포인트를 이용해 발표를 할 때 총알과 같이 정신없이 빠른 속도로 진행하거나 슬라이드마다 글자를 깨알같이 적어놓고 발표자는 그것을 한줄 한줄 일일이 읽어나가는 것을 흔하게 볼 수 있다. 청중들은 발표 내용을 따라잡으면서 발표자가 슬라이드 내용을 단지 읽고 있다는 것을 깨닫게 되고, 오히려 발표자보다 앞서 읽어나가면서 발표자와 청중 간에 일체감이 사라지는 상황이 초래된다. 이러한 단절 상황으로 말미암아 청중은 발표자가 말하는 것의 일부를 듣기만 하고, 자기 나름대로의 결론을 내리는 일이 초래된다.

작은 글씨가 빽빽이 들어가 있는 슬라이드는 발표자가 발표 요령을 잘 모르든지 아니면 자기 스스로가 발표 내용을 잘 모르고 무엇을 이야기해야 할지 몰라 연설을 위한 일종의 지원방책으로 이용하기 위한 경우이다. 크기가 작고 많은 분량의 글자를 이용하는 또 다른 이유는 실제로는 그 반대임에도 불구하고 글자가 많을수록 설득력이 더 있을 것 같다는 믿음 때문이다. 그러나 크기가 큰(예를 들어 30 포인트) 글씨를 사용함으로써, 발표자는 가장 비중이 크고 이해하기 더 쉬운 핵심 사항만을 신도록 스스로를 압박하게 된다. 글자 수를 줄여 발표자가 의지할 데를 줄임으로써 청중에게 그냥 읽어 주는 것이 아니라 각각의 핵심사항에 대해 상세하게 설명을 해주는 것이 되고, 이것은 청중이 모든 것을 경청하고 주의를 집중할 수 있도록 해준다. 이때 궁극적으로 한 가지의 질문이 남게 되는데 즉, 청중이 슬라이드를 단지 읽어 보기만 하면 이해가 되는데 발표자가 그 자리에 있어야 하는 이유는 무엇인가? 하는 것이다. 슬라이드 자체가 발표자의 임무가 아니라 전반적인 메시지를 전달하는 역할을 하는 것이다. 슬라이드는 단지 핵심적인 사항을 강조하고 발표자의 육성을 시각적으로 보완하는 기능을 할 따름이다. 발표자로부터의 상황에 맞는 설명이 없다면 단지 글자로만 써진 슬라이드는 청중에게 매우 제한된 정보만을 전달할 수 밖에 없다.

법칙 2: 이미지는 모든 것이다.

싸구려 같이 보이는 클립아트는 사용하지 않는다. 발표자료 제작용 소프트웨어에서 번들로 제공하는 이미지의 대부분이 그러하다. 수많은 발표자료 중 눈에 두드러지는 좋은 디자인을 하는 것은 누구나 다른 어디에서 이미 봤음직 하거나 사용했던 적이 있는 클립아트로써는 극히 어려운 일이다. 클립아트에 관한 진실은 우리가 사용하는 이미지의 대부분이 대부분의 발표자가 나타내고자 추구하는 전문가적인 느낌이 부족하고, 대부분 발표자가 자신의 발표자료를 큰 고민을 하지 않고 만들었다는 인상을 준다는 것이다. 사용하는 이미지는 유일한 것이어야 하고, 질이 높아야 하고, 강력한 힘을 전달할 수 있어야 한다. 이 문제를 해결하기 위한 한 방법으로써 로열티를 별도로 물지 않고 이미지를 판매하는 인터넷 사이트를 찾아보는 것이다. 이들 이미지는 전형적으로 개당 1달러에서 5달러 사이에 판매하고 있으며 저장하여 나중에 다시 사용할 수 있다. 디자인이 잘 된 발표자료를 이용함으로써 발표의 목적을 달성하는데 도움이 있다면 이 정도의 금액을 투자하는 것은 고려할만 하다.

발표 슬라이드에 포함할 이미지를 선택할 때는 일관성을 유지하는 것에 중점을 두어야 한다. 모든 사진이나 그림은 비슷한 외관과 느낌을 주어야 한다. 일관성이 떨어지는 영상물은 디자인에 혼란을 초래한다. 또한 슬라이드 내에 사용하는 글씨체의 형태나 수에 대해 지나치게 열정을 쏟을 필요가 없다. 꾸불꾸불하거나 화려한 다양한 형태의 글씨체들이 디자인에 포함되어 있고, 또한 파워포인트에만 있는 것도 아니다. 그러나 글씨체는 뚜렷이 구분을 할 수 있는 것이어야 하고 발표장의 앞과 뒤에서 청중들이 잘 알아볼 수 있어야 한다. 핵심은 청중이 스크린의 예쁜 글씨체가 아닌 발표자에게 집중하도록 해야 한다는 것이다. 또한 슬라이드의 색상도 고려해야 한다. 글자와 배경의 색 간에 대비가 지나치게 높거나 낮을 경우 청중을 짜증나게 만들고 결국 흥미를 떨어뜨린다.

청중은 서커스 구경을 하러 온 사람들이 아니다. 굴러 떨어지고, 춤을 추고, 흔들거리는 글자들은 오직 주의를 분산시키는 역할 밖에 하지 못한다. 비록 지루할 것 같은 생각은 들지만, 디폴트로 설정된 원래의 글씨체와 형식을 그대로 사용하는 것이 바람직하다. 같은 원칙이 슬라이드가 넘어갈 때도 적용된다. 발표를 하는 것은 슬라이드를 넘기는 교묘한 기술을 보여주는 시간이 아니다. 디폴트 방식을 그대로 사용하든지 매우 간단하게 변형한 방법을 사용한다.

법칙 3: 독창적이어야 한다.

슬라이드 내의 디자인 요소(큰제목, 소제목, 본문, 영상)의 배열에 대해서, 소프트웨어에서 제공해 주는 틀(template)을 그대로 따라야 한다는 사고방식을 가진 경우가 종종 있다. 그러한 틀은 발표자가 경직된 배열을 만들도록 만든다. 즉, 모든 페이지 상단에는 제목이 붙어야 하고, 총알같이 글씨가 박힌 본문이 있어야 하고, 영상물은 본문의 오른쪽 혹은 왼쪽에 자리잡아야 하는 등이다.

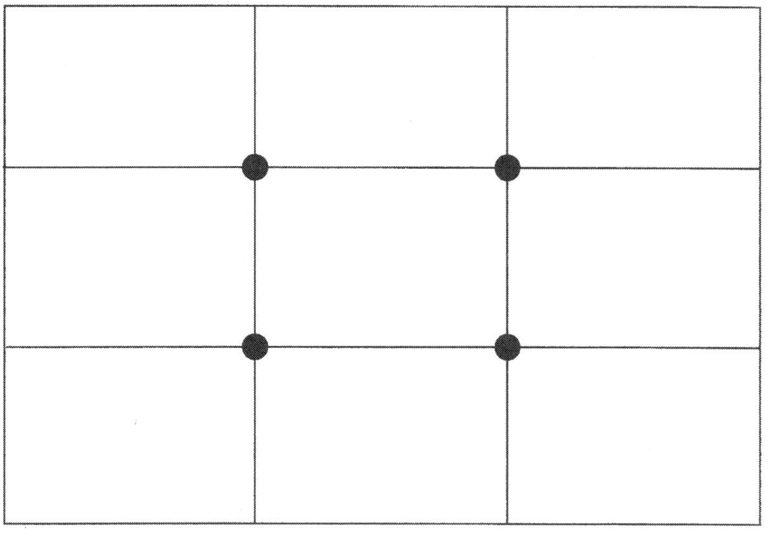

그림 8-3 3등분의 법칙

하나의 사실은 많은 전문가들이 이렇게 미리 프로그램으로 만들어진 틀에 따라 슬라이드를 만드는 것이 최선의 선택은 아니라는 것이다. 발표자로서 명심해야 할 것은, 발표자의 임무는 강연을 하는 것이고, 그것에는 구두로 발표하는 것에 대해 고유한 시각적 보조 자료 창조를 위한 시간을 투자하는 것도 포함되어 있다는 것이다. 독창성 괜찮은 수준으로 얻기 위해서는 사진가나 화가들이 말하는 소위 "3등분 법칙(rule of thirds)"을 따르는 것만으로도 가능하다. 발표 슬라이드 제작시에 이 법칙을 적용할 때는 다음과 같다: 우선 슬라이드를 수직과 수평으로 각각 3등분 하는 것을 머릿속에 그려넣는다(그림 8-3). 슬라이드에 넣을 중요한 모든 디자인 요소들은 파워포인트(power points)라고 불리는 각 선이 교차하는 점 위에 위치하도록 한다. 디자인 요소들을 화면의 중앙에 직접 놓거나 다른 위치에 흩어놓는 것 대신에 이러한 파워포인트 근처에 놓는 법칙의 배경이 되는 논리는 이것이 더욱 흥미를 유발하고 강력하게 시선을 유도한다는 것이다. 요소들을 파워포인트 중의 한 지점을 따라 수직 혹은 수평으로 배열할 수도 있다.

파워포인트(PowerPoint) 내에서도 3등분의 법칙에 따라 이러한 배열을 만들어 낼 수 있다. 그림 8-4의 보기에 의하면, 글자는 위쪽의 1/3 지점의 수평선을 따라 수평으로 배열되었고 달리기를 하는 여자는 오른쪽 수직선을 따라 배열되었다. 청중들은 처

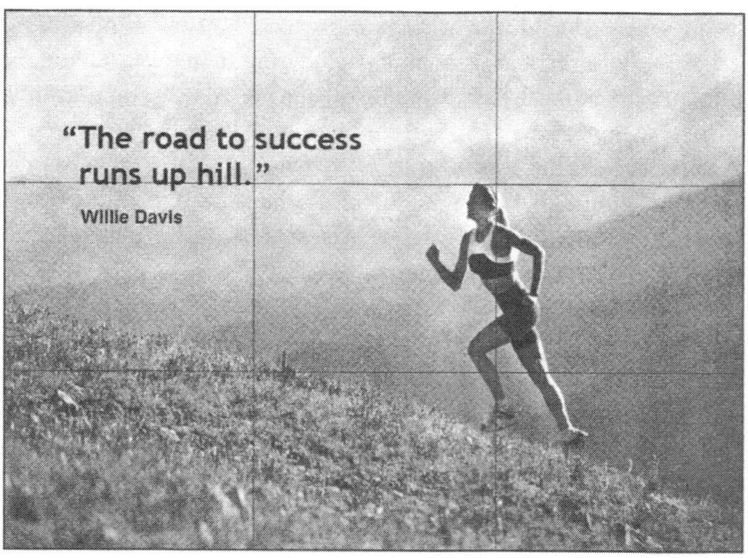


그림 8-4 3등분의 법칙을 적용한 사례

음에는 일단 여자를 보게 될 것이고, 시선은 자연히 이 여자가 움직이고자 하는 방향을 따라 움직여 글자에 이르게 된다. 따라서 글자와 이미지 간의 연결이 이루어진다.

이상과 같은 세가지 법칙을 따름으로써 보건전문가는 대부분의 다른 동료들과 차별화가 이루어지고 좀처럼 얻기 힘든 우수한 발표자의 반열에 들어갈 수 있다.

### 토의 안내서를 준비하라

토의 안내서는 발표 효과를 높이는데 도움이 될 수 있다.[8] 이 안내서는 간단한 개요 설명과 함께 발표와 관련된 대화의 핵심사항 혹은 토의를 위한 질문으로 구성할 수 있다. 이 지침을 통해 중요한 주제와 메시지를 강조하고, 필요한 경우 과학적 사실과 같은 근거가 되는 정보를 제공하고, 관련되는 활동을 제안하고, 추가 정보에 대한 자료원 목록을 제공한다. 이를 통해 청중들에게 발표의 개요, 대화 내용을 메모하기 위한 편리한 도구, 정보를 발표장으로부터 집으로 가져갈 수 있는 길을 제공한다. 토의 안내서에는 발표자에게 연락할 수 있는 방법(예, 주소, 전화번호, 이메일)을 적어놓음으로써 청중이 차후에도 발표자에게 궁금한 사항을 물어볼 수 있도록 할 수도 있다.

## 효과적인 발표를 위해 장애물 극복하기

철저한 준비와 사전에 심사숙고를 하는 것이 효과적인 발표를 방해하는 장애물을 극복하는데 도움이 될 수 있다. 불안감을 덜어낼 수 있는 기법을 미리 연습하고 발표 동안에 일어날 수 있는 문제점들을 예측함으로써 이러한 많은 문제점들을 줄일 수 있다.

### 발표시 불안감을 줄여라

대중 앞에서 말을 하는 것이 두려운 것은 누구에게나 마찬가지이다. 많은 발표자들은 발표 전이나 발표하는 동안 불안감을 느껴본 경험이 있을 것이다. 불안을 극복하는 핵심 사항은 준비를 하고 더 좋은 발표를 하는데 도움이 되는 기법을 이용하는 것이다. 무대 공포증 혹은 울렁증은 손바닥에 땀이 나고, 몸이 덜덜 떨리고, 입이 바짝 마르는 증상으로 나타난다. 이러한 불안감을 줄이기 위해 다음과 같이 다양한 기법들을 이용할 수 있다.[9]

- 정리한다: 발표순서와 내용 등에 대한 정리를 잘 해두면 발표 자료에 대한 자신감도 생기고 발표하는 동안 집중을 할 수 있다.
- 상상한다: 열정과 자신감을 가지고 발표하는 것을 상상하고, 발표 순서에 따라 마음속으로 전 과정을 그려본다.
- 연습한다: 발표연습만큼 훌륭한 대안은 없다. 동료들에게 평가를 해주도록 부탁하는 것도 도움이 된다.
- 심호흡을 한다: 심호흡은 긴장감을 완화하고 근육을 이완시켜 준다.
- 이완에 집중한다: 발표에 대한 긴장을 생각하지 말고 이완을 하는 방법에 집중한다. 의도적으로 좀 더 편한 주제로 생각을 바꿈으로써 긴장감으로 가득한 생각과 불안감을 마음으로부터 지우도록 한다.
- 긴장감을 푼다: 의도적으로 전신의 근육을 뭉쳤다가 풀어주는 행동을 반복적으로 하여 발표 전에 긴장감을 풀어준다. 이 활동을 하는 동안 심호흡을 해준다.
- 움직인다: 몸짓을 하거나 움직이는 것은 긴장감을 해소하는 한 방법이 될 수 있다. 긴장을 심하게 하고 있을 때 몸을 움직여보면 긴장감이 많이 해소되는 것을 느낄 수 있을 것이다.
- 시선을 맞춘다: 시선을 맞추는 것은 청중으로부터 배제되고 있다는 느낌을 줄이는데 도움이 된다. 또한 발표자가 어떤 사람과 일대일로 대화를 하고 있는 듯한 느낌을 가지도록 해주어서 수많은 청중으로부터 받는 위압감을 줄여준다. 한 개인을 청중들과 연결시킴으로써 사람들이 이해를 잘하고 있다는 확신을 가지도록 해준다.

### 기계(또는 기술)가 제대로 작동하지 않는다고 너무 안달하지 마라

기술을 사용하는 것은 발표를 좀 더 활기 있도록 하는 한 방법이다. 발표용 소프트웨어(예, 파워포인트), 적절한 어구의 인용, 음악 등은 차원을 더 보태준다. 그러나 가끔 시청각 자료들이 제대로 작동을 하지 않는 경우가 있다. 도표가 올바르게 나타나지 않거나, 음악이 때맞추어 나오지 않거나, 마이크가 꺼지거나, 컴퓨터가 오작동하는 일들이 생긴다. 이러한 경우는 상황에 맞추어 다시 조절하여 계속 진행하는 것이 최선의 방법이다. 만일 마이크가 꺼졌다면 발표장을 돌아다니면서 더 큰 목소리로 말한다. 컴퓨터가 작동을 멈추는 경우를 대비해 주요 생각과 핵심 사항을 담은 유인물을 가져간다. 컴퓨터가 재부팅이 되지 않는 경우에는 유인물을 나누어 주고 해당 부분부터 진행을 계속 한다. 문제를 해결하기 위해 너무 오래 매달리거나 지나치게 사과를 할 필요는 없다. 왜냐하면 이러한 것은 실수를 오히려 증폭시킬 따름이고 발표 수준을 더 깎아버리기 때문이다.

### 다루기 힘든 청중에 대비한다

청중들 중에는 의도적이거나 혹은 비의도적으로 발표의 부정적인 영향을 찾아내는 것을 즐기는 사람이 있다. 이러한 것은 특히 성교육이나 환경문제와 같이 논란의 여지가 있는 경우 더욱 그러하다. 이러한 참석자들은 여러 가지 이유를 통해 추가적으로 이목을 끄는 요구를 한다. 그로 인한 첫 번째 반응이 부딪히는 것을 두려워해서 권위를 포기해 버리는 것이다. 이것은 청중들로 하여금 발표자의 능력에 대한 인식에 영향을 줄 수도 있다. 다음에 나오는 세부 사항들은 발표자들이 접할 수 있는, 분위기를 산만하게 만드는 여러 형태의 청중에 대한 것들이다.

### 지역사회 사례 4

Rachel이 지역의 대학에서 영양에 대한 프로그램을 운영할 때, 수강생 중에 영양사가 되기 위해 공부하고 있는 한 남자가 있었다. 프로그램 전반에 걸쳐 그 남자는 Rachel을 방해하고, 그녀가 말하는 것에 대해 번번이 토를 달았다. 그 남자는 질문을 하기위해 여러 번 손을 들었고 영양 연구에 대한 개인적 경험을 설명하곤 했다.

Rachel은 이러한 상황에서 자신을 통제할 수 없을 지경에 이르고 있다는 것을 느꼈다. 다른 수강생들이 이 "전문가"와 경쟁하는 것을 포기함에 따라 발표에 대한 참여는 줄어들었다. 강의 시간이 끝나갈 즈음에 다른 수강생들은 매우 짜증이 났고 그 남자에게 조용히 해 주기를 요구하기에 이르렀다.

논쟁자

주의를 산만하게 하는 한 형태가 논쟁을 하는 것이다. 논쟁자는 청중들에게 발표자가 자신보다 능력이나 지식이 떨어진다는 것을 증명해 보이고자 시도한다. 논쟁자는 질의응답 시간이 될 때까지 조용히 앉아 있을 수도 있고, 첫 시작부터 무례하게 끼어들 수도 있다. 일반적으로 논쟁자에게는 말을 할 수 있도록 허용을 해 주어야 한다. 그러나 이 사람의 견해를 이해하기 위한 시간을 갖는 것이 발표자의 개인적 견해와 신념을 바꾼다는 의미는 아니다. 그것은 인내와 모든 청중들에 의한 참여를 높인다는 의미이다. 논쟁자는 발표자가 과열된 논쟁에 참여할 의도가 없음을 확인하고는 마음이 평온해지면서 자신이 인정받았다는 느낌을 가질 수 있다. 논쟁자를 인정하는 것은 "나는 그러한 것까지 미처 생각을 못했습니다. 좋은 의견을 내어주셔서 감사합니다," 혹은 "정말 흥미로운 지적입니다."와 같은 방법을 사용할 수 있다. 대부분의 경우에서 논쟁자들은 단지 자신의 말을 들어주기만을 원하는 경우가 많다.

**Did You Know**

"정치적으로는 올바른" 표현이라 할지라도 청중에 따라서는 불쾌하게 받아들일 수도 있다. 예를 들어 노동부의 한 설문조사에 의하면 흑인 가구의 44%가 그냥 black으로 불리는 것을 원했고, 반면에 28%는 African American으로 불리는 것을, 12%는 Afro-American으로 불리는 것을 더 좋아했다. 이 조사에서는 미국 인디언의 거의 반이 American Indian으로 불리는 것을 좋아했고, 37%는 Native American으로 불리는 좋아한다는 결과도 있었다.

출처: Business Communication Resources.
Available: http://www.westwords.com/Guffey/did4.html.

전문가

여기서 전문가란 자신의 전문 지식 수준이 발표자를 뛰어 넘는 것으로 느끼는 개인 혹은 그룹을 말한다. 그들은 자신이 말하는 것에 대한 인정을 받기 위해 자신의 자격증이나 수년간의 경험을 알리면서 발표 내용에 대한 언급을 시작한다. 원래 전문가란 잘한다는 것을 의미한다. 전문가는 자신의 적성에 맞는 주제가 발표될 때 흥분을 하고 어느정도 지나치게 열성적인 경향이 있다. 전문가들 중 많은 사람이 발표자에 버금갈 정도로 유용한 정보를 풍부하게 가지고 있다. 그러나 전문가가 발표를 방해하고 장악을 하도록 허용을 한다면 발표자는 금방 신뢰감을 상실하게 될 것이다. 따라서 다른 사람들도 참여를 할 수 있도록 전문가들을 부드러운 방법으로 설득을 해야 한다. 이때 가능한 대응책들은 다음과 같다: "당신은 확실히 많은 것을 알고 계십니다. 나에게 많은 도움이 되었습니다. 나의 발표 내용에 대한 평가는 일단 마음 속으로만 해주시고, 그리고 내 발표가 끝난 후에 추가나 수정을 할 사항에 대해 논의를 하면 어떻겠습니까?" 혹은 "당신은 이미 나의 발표 수준까지 올라와 있기 때문에, 나는 그렇지 못한 다른 사람들을 위해 주력을 하고 싶군요. 당신이 이해해 주실 것으로 믿습니다." 이러한 것이 전문가에 대한 개인적 공격이 아니라 존중을 해 주는 것임을 믿도록 해 준다. 발표는 대부분 전문가가 아닌 청중 전체의 요구도에 맞추어야 한다.

### 경청하지 않는 청중

발표에 장애가 되는 또 다른 예는 청중이 발표를 제대로 듣지 않는 경우이다. 이러한 경우는 발표자에게 신경이 쓰이게 된다. 제대로 듣지 않는 사람은 발표를 통해서 일반화하고 해석하고자 하는 부분의 많은 것을 놓치게 된다. 잘 듣지 않는 청중은 주의가 쉽게 산만해지므로 발표 중간중간에 관련있는 인용문, 동영상, 눈길을 끌만한 그림 등을 끼워 넣는 것이 좋다. 발표가 짜임새가 있을수록 잘 듣지 않는 청중까지 포함하여 더 많은 청중에게 다가갈 수 있다. 반면에 짜임새가 없는 발표의 경우 논리 전개가 중간에 건너뛰므로 잘 듣지 않는 청중에게는 더욱 어렵게 느껴지게 된다. 발표의 개요를 정리하여 유인물로 나누어 주거나 화면에 비추어 주든지, 토의 안내서를 나누어 주면 발표의 진도에 따라 올 수 있도록 하는데 도움이 된다.

## 기대되는 결과

그렇다면 "완벽한" 발표는 어떤 느낌으로 다가올까? 발표자는 목적대로 성취를 하였다는 것을 알 수 있을까? 연습과 빈틈없는 조직적인 가술을 통해 어느 정도의 완벽성은 가능할 수 있지만 실제로 완벽한 발표라는 것은 있을 수가 없다. 아무리 잘하는 연설도 향상의 여지는 있기 마련이다. 그러나 발표가 목표에 달했는 지에 대해서는 말할 수 있는 방법이 있다.

청중이 발표를 통해 즐거움과 함께 많은 것을 배우고 있다면 뭔가 특별한 행동을 보일 것이다. 이 경우는 대개 발표하는 동안 사람들이 자리에 가만히 앉아있고, 옆 사람과 이야기를 하지 않고, 발표자를 뚫어지게 쳐다보고 있을 것이다. 이것은 거의 최면이 된 듯한 상황이다. 고등학생이나 대학생 시절에 강의를 시종일관 재미있게 하던 강사를 떠올려 보라. 화장실에 가고 싶거나 물을 마시고 싶다던가 하는 것조차 잊어버리게 된다. 이 장의 전반에 걸쳐 논의하였듯이 능숙한 발표자는 청중이 무엇을 필요로 하며 그들을 어떻게 충족시켜 줄 수 있을지 알고 이에 준비가 되어 있다. 발표를 매끈하고 전문가답게 하는 것은 연구와 짜임새와 연습에 달려있다.

경험으로 봤을 때 발표가 끝나고 무기명으로 설문조사를 하는 것을 제안한다. 이러한 간단한 평가를 통해 발표자는 청중의 인식 정도를 파악할 수 있다. 청중의 의견과 생각을 측정하기 위해서 리커트 척도를 이용한 조사를 사용할 수 있다. 설문은 이 장의 전반을 통해 강조한 중요한 사항들, 즉 발표자의 준비정도, 지식, 전문성, 흥미, 체계성, 프로그램에서 제공하는 정보의 질 등에 대해 질문하되 문항 수가 10개를 넘어서는 안된다. 발표 후 설문조사를 하는 것은 그 "결과"를 통해 추측을 할 수 있고, 앞으로의 노력을 위한 가치있는 통찰력을 제공해 줄 수 있다.

## 결론

철저한 발표 준비와 대중 연설 기술을 배우는 것은 보건교육자에게 필수적이다. 대중연설이라고 해서 반드시 많은 군중과 단상을 의미하는 것은 아니다. 그 의미 안에는 보건 교육의 메시지를 공유하기 위한 다양한 기회를 포함한다. 대상과 장소가 무엇이든간에 능숙한 발표자일수록 청중들은 자신들의 건강을 유지하는데 도움이 되는 정보를 흡수할 가능성이 높아진다.

효과적인 대중 연설은 배울 수 있는 기술이다. 사실 교육자들은 현재의 연설 기술의 수준에 관계없이 누구나 향상될 수 있는 여지를 가지고 있고 향상시켜야 한다. 이것은 많은 준비와 연습이 필요하다. 그러나 그 비용에 비해 얻을 수 있는 득이 더 크다.

## 핵심용어

말의 강조(word accentuation): 발표하는 동안 어떤 단어를 강조하는 과정

몸짓언어(body language): 발표하는 동안 메시지를 전달하기 위한 방법의 하나로서 의도적이든 비의도적이든 팔다리나 신체의 일부를 이용하는 것

버릇(mannerism): 발표하는 동안 청중으로 하여금 신경이 쓰이도록 하는 습관 혹은 지속적으로 행하는 특징적인 행동 방법

속도(pace): 발표 속도가 빠르거나 느린 정도

음높이(pitch): 발표자가 발표하는 동안 사용하는 음색의 높이와 깊이

음색(tone): 발표자 목소리의 음질

자세(posture): 발표하는 동안의 신체 위치

크기(volume): 발표자 목소리의 음량 혹은 음의 풍부함

# 참고문헌

1. Reid, L. (1972). *Speaking well* (2nd ed.). New York: McGraw-Hill.
2. Whitman, R. J., &. Foster, T. J. (1987). *Speaking in public*. New York: McMillan.
3. National Press Publications. (1993). *Powerful presentation skills: A quick and handy guide for any manager or business owner*. Hawthorne, NJ: Career Press.
4. Peoples, D. A. (1988). *Presentations plus: David Peoples' proven techniques*. New York: John Wiley &. Sons.
5. Whalen, D. J. (1996). *I see what you mean*. Thousand Oaks, CA: Sage Publications.
6. Miller, N. E. (1946). Speech introductions and conclusions. *Quarterly Journal of Speech, 32*, 181-183.
7. Bradley, B. E. (1981). *Fundamentals of speech communication: The credibility of ideas* (3rd ed.). Dubuque, IA: William C. Brown.
8. Center for Substance Abuse Prevention. (1994). *A discussion guide can enhance your presentation*. Washington, DC: National Clearinghouse for Alcohol and Drug Information.
9. Mandel, S. (1987). *Effective presentation skills*. Los Altos, CA: Crisp Publications.

# 부가 자료원

## 인쇄물

Dale, P. (2000). *Speech communication made simple: A multicultural perspective.* White Plains, NY: Addison Wesley Longman.

D'Arcy, J. (1998). *Technically speaking: A guide for communicating complex information.* Columbus, OH: Battelle Press.

Holcombe, M. W. (1990). *Presentations for decision makers.* New York: Van Nostrand Reinhold.

Peoples, D. A. (1992). *Presentations plus: David Peoples' proven techniques* (2nd ed.). New York: John Wiley & Sons.

Rae, L. (1997). *Using presentations: In training and development.* London: Kogan Page.

Wilder, C. (1990). *The presentations kit: 10 steps for selling your ideas.* New York: John Wiley & Sons.

## 인터넷

Creating Online Presentations. Available: http://www.microsoft.com/education/tutorial/online/ pptHome.asp.

Making Presentations. Available: http://careerplanning.miningco.com/cs/presentations/.

Presentations Online. Available: http://www.presentationsonline.com.

Presentations.com. Available: http://www.presentations.com.

Toastmasters International. Available: http://www.toastmasters.org.

Virtual Presentation Assistant. Available: http://www.ukans.edu/cwis/units/coms2/vpa/vpa.htm.

제 9 장

# 유인물의 개발과 선정

Katherine Delavan Plomer, M.P.A.
Robert J. Bensley, Ph.D.

## 저자의 말

캐시: 저는 지난 10년간 보건 교육사로 지내왔으며, 그 대부분은 건강정보이해능력(health literacy)과 보건 부문에서 활동했습니다. 건강정보는 많은 사람에게 혼란스럽거나 어려운 것으로 여겨질 수 있습니다. 지금과 같은 정보시대에 보건교육전문가는 광범위하고 다양한 층의 독자들에게 광대한 양의 정보를 명확히 분류하여 전달하는 중요한 역할을 하고 있습니다. 요즘은 정보접근이 용이한 이들과 그렇지 못한 이들 사이의 격차가 두드러지고 있습니다. 필요로 하는 건강정보를 얻지 못하는 불상사가 발생해서는 안 됩니다. 그리고 누구나 스스로에게 필요한 정보를 놓치지 않고 얻는 것은 매우 중요하며 유인물은 정보가 필요한 이들에게 정보를 제공하는 훌륭한 수단입니다. 보건교육전문가는 읽기 쉬운, 독자 중심의 유인물을 개발하고 제공하는 중요한 역할을 수행하며, 이런 활동을 통해 독해력, 언어적 능력, 다른 기타 장벽과 상관없이 그들의 삶의 질을 향상시키는 것을 주 목적으로 합니다.

## 서론

유인물은 보건교육에 있어 중요한 역할을 수행하는데, 전단지에서 브로셔, 포스터, 뉴스기사, 달력, 즐겨 찾기, 책 등과 같이 다양한 형태가 있다. 유인물은 보건 전문가가 질병과 자가관리에 필요한 정보를 제공하고 중요한 예방적 건강정보를 전달하여 사람이 자신의 건강을 향상시키려는 노력을 기울이게 하는 동기를 부여해주는 유용한 도구이다. 최근 신기술이 널리 이용되고 있어 웹에서 정보를 손쉽게 접근할 수 있음에도 불구하고 유인물은 건강교육에 있어 중요한 위치를 차지하고 있다. 유인물은 집으로 가져갈 수 있는 형태로 메시지를 전달하고 있으며, 대화를 통한 의사소통을 강화하는 역할을 하기도 하고 독자적으로 정보를 제공할 때도 여전히 효과적이다.

단어를 활자화하여 게재하면 독자에게 전달되어, 여러 번 읽혀지기도 하고 버려질 수도 있다. 우리는 날마다 텔레비전, 라디오, 인터넷, 광고게시판과 다른 매체에서 많은 메시지에 노출되고 있다. 이런 자극을 고려할 때, 어떻게 하면 보건교육전문가는 필요한 사람에게 메시지를 전달할 수 있는 유인물을 개발할 수 있을까? 어떻게 디자인하면 유인물이 효과적이고, 제 역할을 수행하고, 독자에게 동기를 부여할 수 있을까?

이번 장에서 대상자에게 필요하고 유용한 유인물을 만드는데 필수적인 몇 가지 중요한 주제를 다룬다. 유인물을 만드는데 가장 기본이 되는 규칙은 보건교육자료를 간단명료하게 작성하여 메시지와 행동 단계들이 눈에 띄게 하는 것이다. 다른 중요한 규칙으로는 대상집단에게 사전평가를 받는 것이다. 그들은 이런 자료들이 효과가 있는지 없는지 판단해준다. 사전평가와 대상집단이 유인물 제작에 참여하는 지 여부가 자료를 이용하게 될 것인지 버리게 될 것인지 결정하는 요인이 될 수 있다.

## 유인물의 종류

유인물은 다양한 형태로 표현되는 매체이다. 대상집단, 자료의 목적, 프로그램의 필요성과 분량이 보건교육전문가가 자료의 종류를 결정하는 요소가 된다. 가장 흔한 유인물 종류로 팸플릿, 전단지, 포스터, 소식지를 들 수 있으며, 종류별로 목적이 다르며, 목표로 하는 독자에게 도달하기 위해 두 종류 이상의 유인물을 결합하여 활용하기도 한다.

### 팸플릿

팸플릿은 건강교육정보를 유포하는 가장 기본적이고 흔한 방법 중 하나이다. 팸플릿은 발표자료를 보충해주고, 건강박람회에서 정보를 제공하며, 건강문제를 가진 사람이나 관심이 있는 사람에게 우편으로 발송되기도 하며, 또한 의원, 학교, 지역문화센터,

지역기관에서 교육자료의 근거자료로 활용되기도 한다. 팸플릿은 교육 도구로서 유용하게 이용되고 있는데 이는 배포가 쉽고, 특정한 독자를 위해 맞춤형 제공이 용이하고, 다른 프로그램으로는 정보를 받지 못한 사람에게도 정보제공이 가능하기 때문이다. 팸플릿은 개인적으로 물어보기 어려워하는 민감한 주제에 대한 정보도 습득할 수 있게 해준다. 또한, 팸플릿은 교육 메시지를 저장할 수도, 한번 이상 반복해서 읽을 수도, 다른 이에게 다시 전달할 수도 있게 해주는 매체이다.

### 전단지

전단지는 한 쪽의 문서로서 보통 일회적인 행사, 활동, 서비스를 알리는 홍보물로 사용된다. 독자의 관심을 끌기 위해 전단지는 삽화나 눈에 확실하게 띄는 표제에 기대어 다른 광고지들과 차별화하고, 독자들이 좀 더 자세히 들여다 보게끔 한다. 전단지는 개개인에게 배포된다. 전단지 개발은 비교적 저렴하며, 누가, 무엇을, 어디서, 어떻게, 언제 등에 관한 정보를 대중에게 제공하여 대중이 행사에 참여하도록 촉진하는 쉬운 방법이다.

### 포스터

포스터 역시 한 쪽의 문서이나 전단지보다 오래 사용할 수 있도록 개발된 유인물이다. 포스터는 색을 이용하고 크기가 커서 일반적으로 비용이 더 비싸다. 포스터는 건강정보에 대한 인지 수준을 올리고 제한된 양의 건강정보를 알리는데 좋은 유인물이다. 지역문화센터, 의원, 병원, 보건부서, 일터, 학교 등에서 전시를 위해 널리 이용한다. 포스터는 주로 그림이나 도표와 활자화한 강력한 메시지를 결합하여 구성하며 행동을 촉진하고자 직접적으로 메시지를 전달하는데 매우 효과적이다. 맞춤형 포스터를 제작, 인쇄하는 것도 더 쉬워졌다. 예를 들면, 학교에서 자기 학생들의 체육활동 사진을 실은 신체 활동에 관한 포스터를 제작할 수 있다.

### 소식지

소식지는 특정 집단과 정기적으로 의사소통을 한다는 점에서 다른 유인물과는 차별화된 차이점이 있다. 소식지는 주로 1) 특정집단에게 정보를 제공하는데(예를 들어, 당뇨병 환자들에게 최신 당뇨병 소식을 알려주고, 또는 구성원에게 일터 안전문제에 대한 안전제휴를 알리기), 2) 인지도를 향상하는데 (예를 들면, 지역에서의 인체면역결핍바이러스(HIV)나 에이즈에 대한), 3) 서비스나 프로그램의 판촉 (예를 들면, 보건부의 서비스나 행사), 4) 기금모음 (예를 들면 자선조직에서 과거 기부자에게 최신정보를 보내기 등)의 목적에 사용한다. 소식지는 뚜렷하게 구분된 대상을 가지고 있고, 공유하려는 정보에 대한 특별하게 관심을 갖은 개인에게 보낸다는 점에서 유용한 교육 도구이다. 소식지는 독자에 맞춘 의사소통이 가능하게 하고 독자에게 참여기회를 줄 수 있다. 예를 들면, 대상 독자가 초대되어 기사를 기고하고, 편지를 쓰고, 다룰 주제에 대한 제안을 할 수 있다.

### 비전통적 자료

유인물을 사용하는 다양한 독창적인 방법들이 있다. 사진소설(fotonovela)과 달력이 그런 자료이다. 예를 들면, 사진소설은 사진과 대화를 이용해 이야기를 전달하는데 만화책과 유사하다.[1] 사진소설은 건강메시지를 즐겁게 함께 나누는 방법이다. 사진소설은 실제 생활의 구체적 상황이나 감정적 또는 민감한 주제를 묘사하도록 설계되었다.

달력의 경우 사람이 날짜나 휴일과 관련하여 알고자 하는 정보와 건강에 유용한 정보를 결합한 것이다. 이런 메시지는 특정 달 내내 제시되었다가 그 해 다른 달에 이 메시지를 잘 기억하고 있는지를 확인하기 위해서 다시 제시되기도 한다. 예를 들면, 유방암, 자궁경부암 검진 프로그램을 알리고자 할 때 연관단체 구성원의 사진을 월별 달력사진에 활용하려고 찍고, 동기를 유발하는 메시지를 개발하고, 암 검진의 중요성을 알리는 사실과 인용글을 추가하여 매력적이고, 지속적으로 활용할 수 있는 매우 대중적인 건강교육도구를 만든다.

유인물 응용에 대한 제약은 없으며, 즐겨 찾기, 깔개, 범퍼 스티커, 쇼핑백, 냉장고 자석, 그리고 만화책에 활용할 수 있는 여지가 남아 있다. 유인물 활용에는 창의력이 필요하다.

## 유인물 개발순서

### 문안을 작성하기 전에

교육 자료의 첫 단어를 쓰기 전에 많은 토론과 계획이 우선되어야 한다. 교육자료를 개발한다는 것은 관련 인력의 시간과 프로젝트 자원의 투자이다. 문안을 작성하기 전에 유인물이 꼭 필요하다는 것과 시간, 인력, 자원을 유인물 개발에 투입한다는 것이 보장되어야 유인물의 개발이 목적 달성에 기여할 가능성이 높아진다.

유인물을 개발하기 전에 검토할 질문들은 다음과 같다.

- 왜 이 자료가 필요한가?: 자료 개발에 대한 필요는 여러 이유로 생기는데, 이용가능 한 자료가 없는 경우, 요구도 조사 결과에 따라 새로운 자료가 필요한 경우, 이용가능한 자료가 시류에 뒤쳐지는 경우, 자료가 특정 독자에게 적합하지 않는 경우, 이용가능한 자료가 너무 비싼 경우, 새로운 건강문제가 나타난 경우이다(예: 조류독감).
- 유인물이 목표인구집단에 다가가는 최선의 방법인가?: 비디오, 시디-롬, 인터넷, 라디오, 또는 텔레비전은 보건지식을 전달하는 또 다른 방법이다. 유인물 이용 여부는 다른 방법들과 비교 검토한 후 결정해야 한다.
- 유인물이 어떻게 프로그램의 기존 목적과 서비스에 부합할 것인가?: 유인물이 프로그램의 서비스를 촉진하고 제공정보를 보완하는가 아니면 그 자체 또는 일부가 교육적인 도구로 배포되는가? 예를 들어, 영양 프로그램에서 포스터는 프로그램 서비스를 홍보하는데 쓰일 수 있으며 그 자체가 건강한 식이를 위한 기본적인 정보를 줄 수도 있다.
- 기존 유인물이 필요를 충족시킬 수 있는가 아니면 새 자료가 개발되어야 하는가?: 이 질문은 기관의 안팎에 있는 기존 자료를 조사하면 대답할 수 있다. 예를 들면, 심장질환에 관한 일반적인 팸플릿은 미국심장협회와 같은 비영리조직이나 미국 국립 심장, 폐, 혈액 연구소(NHLBI) 등 정부기관, 그 외 영리 회사에서 구할 수 있다.

새로운 자료를 개발할 지 아니면 기존 자료를 개정할 지를 결정하면, 자원에 대한 내부 평가를 통해 예산, 시간, 인력, 외부자원 등이 과업을 완수하기 위해 충분한지 확인해야 한다.

### 자료개발

우리는 일반적으로 질병관리지식, 서비스 제공장소에 대한 정보, 건강 문제에 대한 관심, 특정 주제에 대한 개인적인 흥미 등 욕구충족을 위해 건강정보를 읽는다. 유인물은 대상집단과 독자의 요구를 고려할 때 효과적일 수 있고, 유인물이 매력적이어야 독자들이 동기부여가 되어 정보를 읽게 되고, 잘 디자인되어야 핵심메시지가 잘 드러날 수 있다.

다음의 7 단계를 따르게 되면 더 쉽게 유인물을 구성하고 기획할 수 있다.[2,3]

1. 대상집단을 명료하게 규정
2. 대상집단에 대한 정보 수집
3. 제품의 목적과 목표를 수립
4. 내용과 시각자료 개발
5. 내부검토와 평가
6. 사전평가와 필요한 경우 수정
7. 자료 배포

#### 1단계: 대상집단을 명료하게 규정

문안을 작성하기 전, 대상집단의 문화, 흥미, 그리고 욕구를 명확하게 파악해야 한다. 대상집단을 규정할 때 많은 요소들을 고려해야 한다. 예를 들면, 프로그램에 따라 제공받을 대상집단이 정해지기도 하고 개인이나 집단에서 정보의 개발을 요청할 수 있다(예: 유방암 생존자들이 자신들의 건강관리를 위한 식이요법, 운동요법에 대한 유인물을 요청하기도 한다). 고려할 다른 요인으로는 주어진 건강문제에 있어 누가 가장 취약한 가(예: 주사 마약 사용자들은 인체면역결핍바이러스/에이즈에 대한 고위험군이다)와 누가 이전에 개발된 정보를 받지 못했는가(예: 베트남여성은 자궁경부암 조기발견 건강진단에 대해 잘 모르는데 이는 문화적으로나 언어학적으로 적절한 자료가 없기 때문이다)이다. 자료 개발자는 이와 같은 자료를 받을 필요가 있는 사람이 누구인지를 결정해야 한다.

**지역사회 사례 1**

헤더(Heather)는 웨스트 나일 바이러스가 새로 부상되는 건강문제인 지역의 보건부에서 일을 하고 있다. 그녀는 지방 건강정보 캠페인에 대한 안내책자를 개발하는 업무를 맡았다. 독자는 지역사회 전체이지만 바이러스성 합병증 발생 위험군은 대부분 50세 이상이다.

2단계: 대상집단에 대한 정보 수집

유인물을 잘 개발하기 위해서는 대상집단에 대하여 가능한 한 상세한 정보를 수집해야 한다. 독자들의 인구학적 특성, 요구, 흥미, 관심사, 지식, 가치, 태도, 신념, 행동변화 장애요인, 변화 동기요인, 문화적 습관, 그리고 언어선호도를 알아내면 고객 중심적 메시지와 설득력있는 자료를 개발할 수 있다. 수집된 정보는 유인물의 목적과 목표를 설정하는데 뿐만 아니라 문서 레이아웃과 메시지 표현 방법을 선정하는데 결정적인 역할을 한다.[2,4]

연령, 성, 교육수준과 같은 지역사회 인구통계 변수는 센서스 자료, 정부문서, 보고서, 주 보건부 또는 지방정부 보건부 통계나 다른 기관에서 수집한 통계에서 추출할 수 있다. 의료 및 공중보건 자료원에 대한 문헌검색을 하면 역학 자료와 건강 중재에 관한 정보를 구할 수 있다. 대상집단의 지식, 태도, 행동에 대한 일반적인 정보는 행동과학과 사회과학 문헌 고찰을 통해 얻을 수 있다. 지역신문이나 소식지에 게재된 정보 역시 대상집단에 대한 배경조사에 도움이 된다.[1]

지역 자료는 지역사회 구성원에 대한 초점 집단 면접, 심층면접과 설문조사를 통해 추가적으로 얻을 수 있다. 이런 자료를 수집하면 대상집단의 특정한 욕구나 특성을 정확하게 이해할 수 있다. 이런 지역 데이터를 수집하면 자료를 사람의 욕구에 맞춤으로써 독자의 욕구에 더 적절하고 잘 부응할 수 있게 된다.

### 지역사회 사례 2

미국에서 웨스트 나일 바이러스는 비교적 새로운 보건문제이기 때문에, 헤더는 이 문제를 가진 다른 지역사회에서 어떠한 일들이 일어났는지 알아야 할 필요가 있다. 주민들이 이 문제에 대해 어떠한 것을 알고 있고 어떠한 것을 모르는가? 조치를 취할 때 장애요인은? 어떤 메시지가 효과적인가? 그녀는 다른 지역사회의 캠페인에 대해 알기 위해 문헌조사를 수행했고 바이러스 유행 양상을 더 알기 위해 그리고 어떤 정보가 이용가능한지를 알기 위해 바이러스 자체에 대해 정보검색을 했다. 지역사회 노인 집단의 지식과 행동에 대해 더 자세히 알기 위해 그녀는 두 개의 노인 센터에서 초점 집단 면접(FGI)을 시행하였다.

표 9-1 웨스트 나일 바이러스 브로셔를 위한 표본 목적과 목표

- 목적: 지역사회의 구성원이 웨스트 나일 바이러스가 어떻게 전파되는 지와 어떻게 하면 감염의 위험을 줄일 수 있는지를 배운다.
- 지식목표: 독자들이 모기에 물리는 위험을 줄이기 위한 두 가지 방법을 알게 한다.
- 지식목표: 독자들이 모기의 개체 수를 일정 수 이하로 줄이는 방법을 최소 하나 이상 알게 한다.
- 행동목표: 독자들이 밤 시간 옥외 활동을 할 때 모기 퇴치방충제를 쓰게 한다.

#### 3단계: 제품의 목적과 목표를 수립하기

목적과 목표를 설정하면 유인물의 방향성을 명료하게 할 수 있고 독자들이 '알 필요가 있는 것'과 '알면 좋은 것'을 구분할 수 있다. 목적과 목표를 설정하는 과정은 대상집단에 대해 조사하여 파악한 내용을 토대로 결정할 수 있다. 대상집단에게 효과적인 동기부여 요인은 무엇인지? 지식의 격차가 있는지? 변화의 장애요인은 무엇인지? 목적과 목표 설정에 실패하면 유인물의 초점이 명료하지 않고 너무 방대해서 사람의 욕구를 충족하지 못하게 된다. 목표의 수는 제한되어야 하며, 지식들이나 원칙보다는 대상자

가 변화되고자 하는 사항에 집중해야 한다(표 9-1 참조). 즉, 대상자가 알고자 하는 정보 또는 유용히 생각하는 정보를 많이 제공하고자 하는 것이다. 대상자가 알고자 하는 정보에 집중하면 메시지가 더 명료해지고 자료에 노출된 사람의 행동 변화를 더 많이 이끌어 낼 수 있다. 예를 들면, 홍보 브로셔에서 좋은 콜레스테롤(HDL-Cholesterol)과 나쁜 콜레스테롤(LDL-Cholesterol)이 어떻게 다른지를 강조하다 보면 콜레스테롤 수치를 어떻게 낮추는지 또 왜 낮추어야 하는 지에 대한 메시지는 사라져 버릴 수 있다. 이 단계에 대상집단을 개발에 참여시키게 되면 목적과 목표를 보다 적절한 내용으로 만들고 또 성취가능하도록 만드는데 도움이 된다.

### 지역사회 사례 3

헤더는 브로셔를 개발할 때 그녀를 도와줄 자문단을 구성했다. 웨스트 나일 바이러스에 대해 많은 정보가 이용가능 했으나 모든 것을 포함하기에는 공간이 부족했기에 그녀는 브로셔에서 제공할 정보의 우선순위를 선정하고 목적과 목표를 설정해야 했다. 그녀와 자문단은 웨스트 나일 바이러스가 무엇인 지와 지역사회주민이 자신과 지역사회를 어떻게 보호할 수 있는 지를 설명하는 것이 가장 중요하다고 결정했다. 그들은 더 세부적인 정보에 대해서는 웹에 링크를 걸어 사람이 직접 찾아 볼 수 있게 하였다.

#### 4단계: 내용과 시각자료 개발

목적과 목표를 선정하면 내용을 개발할 수 있다. 이 단계에서 대상집단을 참여시키는 것은 매우 중요한데, 이를 통해 개발된 유인물의 질을 크게 향상시킬 수 있고, 후에 수정에 소요되는 시간을 감소시킬 수 있다. 이 단계에서 메시지를 가장 잘 전달하는 방법을 결정해야 한다. 대상집단의 참여를 이끌어 내는 촉발요인은 무엇일까? 장애요인은 무엇일까? 이번 장에서는 행동변화단계이론과 모형을 통합하고 이론의 원리에 근거한 메시지를 어떻게 고안할 지에 대해 결정하는 것이 핵심이다. 개발단계에서는 또한 자료의 레이아웃과 표현방식을 결정해야 한다.

대부분 공중보건자료는 독해능력이 제한되어 있는 독자들을 고려하여 개발해야 한다. 2003년에 출간된 미국성인정보이해능력조사(National Adult Literacy Survey)에서 약 50%의 미국인구가 독해능력에 제한을 가지고 있다고 보고하였다.[5] 건강정보이해능력(Health Literacy)은 개인이 충분한 설명에 근거해서 건강관련 결정을 내리는데 필요한 건강정보를 읽고, 이해하고 활용할 수 있는 능력이다. 2003년 교육통계 국립센터(National Center for Education Statistics)에서 발표한 연구에 따르면 성인 7,500만명 이상에서 건강정보이해능력이 기본이거나 기본 이하였다.[5] 교육수준은 독해능력 측정을 위한 수단으로 가장 많이 쓰이는데, 사람은 자신이 수료한 최종학력의 한 단계 이하 수준의 독해능력을 가졌다. 평균적인 사람은 8학년의 독해능력을 가지고 있고, 5명 중1명은 5학년 이하의 독해능력을 가졌다.[3] 그러므로 일반대중을 위해 자료를 개발할 때, 4-6학년 독해능력을 가진 사람을 대상으로 해야 하고 그 중 최상이 7-8학년이라고 볼 때 가장 적합한 자료를 개발할 수 있다.[6-9]

### 지역사회 사례 4

헤더는 지역 조언자들의 자문을 받아서 브로셔의 내용과 시각자료를 개발하기 시작했다. 대상집단은 일반적인 지역사회 주민으로 고령자에 좀 더 초점을 맞추기로 했기 때문에 다양한 이미지가 필요했다. 그녀는 초점집단을 통해 노령 지역주민들이 자신들이 사는 반-건조성 기후에서는 비교적 모기의 개체 수가 적다는 것과 모기퇴치방충제를 쓰는 것이 불편할 뿐 아니라 일일이 기억하고 사용하지 못하기 때문에 자신들이 위험에 처한 사실을 인지하지 못한다는 것을 알아냈다. 헤더는 건강믿음모형을 이용하여 모기가 1마리든 1천 마리든 그 수와 상관없이 감염된 모기가 있다면 웨스트 나일 바이러스에 감염될 위험이 있다(인지된 가능성)는 것을 알게 하고; 불편하더라도 곤충퇴치방충제를 쓰면 심각한 감염을 예방하는데 효과적이다(인지된 이익)는 것을 인지시키며; 그들이 곤충퇴치방충제를 사용하고 긴 팔 셔츠와 긴 바지를 입음으로써 대비할 수 있다(자기 효능감)는 것을 알게 하려 한다.

특정 층을 대상으로 높은 수준의 저술도 가능하지만, 지식인층들도 간단하고 직접적이면서 잘 쓰여진 메시지를 더 선호한다. 4학년 독해 수준으로 자료를 작성하는 것이 4학년 아동들에게 적합한 자료를 만드는 것은 아니다. 이렇게 하면 어린아이를 위한 글을 쓰게 된다. 독해능력 수준을 낮춘 글 쓰기가 실제로 의미하는 것은 문장의 길이를 줄이고 익숙하지 않는 용어는 설명하고, 좀 더 쉽고 친숙한 단어로 쓰도록 조정하여 자료를 더 단순하게 만드는 것을 의미한다.

독해수준을 판정하기 위한 가독성 평가 방법이 많이 소개되어 있다. 문서작성 프로그램도 가독성 평가 도구를 내장하고 있다. 또한 문서의 가독성 평가를 위해 온라인 검사를 사용할 수도 있다. 대부분의 가독성 공식(예: SMOG, FOG, 그리고FRY)은 문장의 수와 한 구절 내 다음절 단어의 수를 비교하는 시스템에 근거를 두고 있다. 짧은 단어로 구성된 짧은 문장을 여러 개 가진 자료는 독해가 쉬운 것으로 판정되어 점수가 산출된다.

**Did You Know**

가독성을 향상시키는 것 즉, 쉬운 말로 글 쓰기는 단순히 좋은 것이 아니라 그 이상이다–가독성 향상은 이제는 연방정부에서도 필요하다. 1998년 6월 1일 클린턴 대통령은 모든 연방 규정과 서면자료는 쉬운 말로 써야 한다고 공표했다. 다음과 같은 지침이 대통령 비망록에도 들어 있다: 통상적으로 매일 쓰는 단어를 이용하고, '너' 또는 다른 대명사를 이용하며, 능동태로 쓰고, 단문을 이용하라. 쉬운 말로 글 쓰기 지침과 대통령 비망록의 사본은 http://www.plainlanguage.gov 에서 찾을 수 있다.

가독성 공식은 인쇄된 자료가 얼마나 읽기 쉬운가 또는 어려운가를 보여주는 측정방법이다. 하지만 가독성 공식이 완전한 것은 아니다. 가독성 공식은 하나의 측정방법이 될 수는 있지만, 교육용 자료를 평가하는 유일한 방법은 아니다. 가독성 공식은 문맥, 언어사용의 정확성, 스타일의 명확성, 디자인, 또는 독자의 경험을 고려하지 않는다.[3] 가독성 공식과 사전평가와 같은 다른 방법과 자료 적정성 평가(Suitability Assessment of Materials; SAM)와 같은 다른 도구를 결합하면 자료를 읽기에 얼마나 쉬운지 또는 어려운지를 알 수 있다. 자료 적정성 평가는 내용, 독해능력 요구수준, 그래픽, 레이아웃, 타이포그래피, 학습 자극과 동기부여, 그리고 문화적 적합성 6가지 범주에서 유인물을 검토하고 점수를 부여하는 체계적인 방법을 제공한다. 이 도구는 6개 범주 각각에 대해 우수(superior), 적절(adequate), 부적합(not suitable)으로 자료를 판정하여 제공한다.[3]

유인물의 공간제약 때문에 새로 개발하는 자료는 독자들이 추가적인 정보를 탐색할 수 있는 웹 주소 정보를 포함해야 한다. 따라서 이해하기 쉽고 또 이용하기 쉬운 웹 사이트를 먼저 탐색하고 점검하는 것이 중요하다. 또한 웹 사이트는 쉽게 생기고 사라지고 주소가 바뀌기 때문에 자료를 갱신하거나 재인쇄할 때마다 주소를 지속적으로 점검하는 것이 중요하다.

#### 5단계: 개발팀의 검토 및 평가

개발된 자료에 대한 사전평가 이전에 개발팀의 철저한 검토가 필요하다. 자료의 철자, 맞춤법, 논리적 오류를 잡아내는 교정을 해야 한다. 이후 공동개발자, 보건교육전문가, 그래픽 전문가들이 자료의 정확성, 철자, 문법 그리고 디자인에 대한 검토도 반드시 필요하다. 또한 필요하다면 관련 전문가는 자료가 현재의 상황에 잘 부합하는지, 정확한 내용을 담고 있는지 검토해야 한다. 예를 들면, 흉부암에 대한 유인물을 암 연구자나 암 학회에 내용 검토를 의뢰하는 것이 이에 해당된다.

유인물 평가 체크리스트는 개발자들이 유인물 개발과정의 중요 과정을 요약해주고 지켜나갈 수 있도록 돕는다. 특별한 자료평가를 위한 체크리스트도 있지만 자료개발에 일반적으로 사용되는 표준적인 체크리스트도 있다.

**지역사회 사례 5**

헤더는 브로셔를 미리 시험해 보기 위해 서둘러 자료 개발을 수행하였다. 그녀는 노인회관을 방문하여 설문과 인터뷰를 통해 브로셔의 내용이 이해하기 쉬운지, 그림이 적절했는지를 확인하였다. 또한 지방 방송국이 개최하는 지역사회 건강박람회를 방문하여 브로셔에 대한 평가 설문을 받았다. 그녀는 SMOG 가독성 공식으로 브로셔를 검토한 후에는, 지역의 문학 동아리를 방문하여 10달러의 식료품 상품권을 각각 지급하고 자료의 읽기 쉬움 정도를 평가 받았다.

6단계: 사전평가와 수정

보통은 자료의 개발 시간이 부족하기 때문에 개발과정에서 사전평가를 종종 생략하고 있다. 그러나 대상집단에게 자료를 미리 시험해보는 것은 자료개발에 매우 중요한 과정이다. 사전 평가를 통해 자료가 이해하기 쉽게 작성되었는지, 대상집단의 요구와 문화적 특성까지도 잘 반영되고 있는지 확인해야 하기 때문이다.[2] 이외에도 사전평가에서 많은 다양한 요소들을 검토하여야 한다. 예를 들면 자료가 매력적인지, 독자가 주요 메시지를 잘 이해하는지, 주요 메시지를 수용할 수 있었는지, 어떤 면으로든 자료가 모욕적이거나 불쾌하진 않았는지 등을 고려하여야 한다. 자료 제작자가 이러한 사실들을 모두 사전에 인지하는 것은 매우 어렵다. 자료가 대상집단에게 잘 수용될 수 있는지에 대해서는 오직 대상집단만이 평가 가능하다.

사전평가를 할 때 고려해야 하는 요소들은 다음과 같다.[3]

- 매력: 독자들이 알고 싶어하는 내용인가? 색감이나 이미지, 배치 등이 적절한가? 자료가 독자들의 관심을 끌지 못하게 되면, 추후에도 읽기를 꺼려할 것이고 버려질 것이다.
- 이해도: 내용물은 이해하기 용이한가? 핵심메시지가 명확하지 않거나 이해가 어렵다면, 자료는 유용하게 사용될 수 없다. 일반적인 용어를 사용하고, 잘못 이해될만한 단어들을 수정해야 한다.
- 자기효능감: 독자들이 지침을 따를 수 있을 것이라고 생각하는가? 많은 건강 지침들이 알면서도 지켜지지 못하고 있는데, 그 이유는 지침이 독자들에게 비현실적으로 느껴지기 때문이다. 예를 들어, 교육이 담배의 해로움에만 집중되어 있다면, 여러 차례 금연을 시도했던 흡연자에게는 당혹감만을 느끼게 하여 금연을 시도하는 데에는

별로 도움이 되지 않을 것이다.

- 문화적 수용성: 불쾌한 메시지는 없는지? 가장 적절한 표현인지? 한 문화권에게 친숙하게 수용된 메시지가 다른 문화권에서는 전혀 다르게 받아들여 질 수도 있다. 이와 유사하게 한 집단에서 권고할만한 것이 다른 집단에는 그렇지 못한 경우도 있다. 예를 들어, 백인 대상집단을 위한 저지방요리책은 리프라이드 빈(refried beans)[1)]이나 타말레(tamales)[2)] 같은 라틴 전통음식에 대한 대안적인 요리 내용이 포함되지 않으면 라틴계 대상들에게는 소용이 없을 것이다. 개발자들은 상상하지 않던 내용들이 불쾌하게 받아들여지는 것에 대해 놀랄 수도 있는데, 이와 같은 일이 벌어지지 않게 하기 위해서는 대상집단의 사전 평가를 시행하는 것 이외의 방법은 없다.
- 설득성: 독자들이 메시지를 실행해야겠다고 느끼는가? 메시지는 독자들에게 적절한가? 예를 들어 자료의 메시지가 독자들이 '지금부터는 운전을 할 때 안전벨트를 착용해야겠다'는 생각을 들게 하는가?

사전평가는 개인조사, 표적그룹 그리고 서면 피드백 양식을 통해 수행될 수 있다. 만약 서면 피드백 양식을 사용한다면, 이 양식도 질문이 명확한지 필요한 피드백이 가능한지에 대한 사전평가를 받아야 한다. 모든 질문은 응답자 편견을 발생시키지 않도록 자연스러운 말로 쉽게 표현되어야 한다. 이상적으로 25~50명 이상의 대상집단이 자료를 평가해 보는 것이 좋겠지만, 5~10명 정도라도 사전평가는 반드시 수행해야 한다. 사전평가를 할 때에는 자유롭게 응답할 수 있는 개방형 질문을 포함시키는 것이 좋다.[2] 개방형 질문은 메시지가 본래의 의미대로 이해 되었는지를 알 수 있게 해주고, 질문에 포함되지 않은 관점에 대한 추가적인 정보를 얻을 수 있도록 한다. 객관식인 폐쇄형 질문도 질문이 특정한 범위만을 포함하고 있는 경우에는 더욱 유용하다(표 3-3). 이러한 사전평가를 통해 자료가 많이 수정되었다면 다시 한번 사전평가를 수행하여야 한다.

---

1) 멕시코 북부지역의 요리로 콩을 삶아서 튀겨서 만들며 가정적에서는 주 요리로 제공하고 미국의 멕시코 레스토랑에서는 멕시코 북부지역의 요리로 콩을 삶아서 튀겨서 만들며 가정적에서는 주 요리로 제공하고 미국의 멕시코 레스토랑에서는 곁들임 요리로 제공한다. (역자주)

2) 옥수수 반죽 사이에 여러 가지 재료를 넣고 익히는 멕시코 요리로 만두와 비슷하다. (역자주)

표 9-2 개방형 질문의 예시

1. 유인물을 받으신다면 어떻게 사용하시겠습니까?
2. 유인물이 소개하는 내용을 실천하실 것입니까? 실천하는 또는 실천하지 않는 이유는 무엇입니까?
3. 유인물에 사용된 색상들은 어떠하십니까?
4. 이 유인물에서 생각나는 단어 3개를 말씀하여 주십시오.
5. 당신의 가족이나 친구들에게 이 유인물이 유용할 것이라고 생각하십니까?
6. 이 그림에 대해서 어떻게 생각하십니까?
7. 유인물을 개선하기 위한 당신의 생각을 서술하여 주십시오.

표 9-3 폐쇄형 질문의 예시

이 포스터는 누구를 대상으로 만들어졌다고 생각하십니까? (해당 항목에 O표 하시오)

1. 지역주민 전체
2. 지역주민 특히 십대들
3. 십대들
4. 기타 ______________ 집단

출처: National Cancer Institute. (1989). Making health communication work: A planner's guide (NIH Publication No. 89-1493). Bethesda, MD: National Health Institute.

7단계: 자료 배포

자료를 최대한 많이 전달할 수 있는 방법은 무엇일까? 예를 들어, 유인물이 병원 로비에 비치될 브로셔인가? 비치된다면, 그것이 대상집단에게 잘 전달될 수 있을까? 홍보나 사업기간 내에 모두 배포될 수 있을까? 포스터나 광고지가 독자들 눈에 잘 들어올까? 건강박람회나 다른 문화이벤트에서 대량으로 배포될 수 있을까? 기관의 웹사이트에서도 다운로드 받을 수 있을까? 다운로드가 가능하다면 다운로드 절차를 간편하게 해야 하고, 나이가 많은 사람 혹은 인터넷속도가 느린 지역에서도 다운로드 받을 수 있는 조치가 필요하다. 그러므로 자료의 개발 계획에는 대상집단이 쉽게 자료에 접근할 수 있는 가장 좋은 배포 방법이 포함되어야 한다.

**지역사회 사례 6**

헤더는 피드백의 내용에 따라 수정된 브로셔를 보건사업 부서 동료들에게 보여주고, 문법과 철자오류를 다시 한번 점검하였다. 그녀는 문체, 문맥 등에 관한 피드백을 제공하는 체크리스트를 그들에게 나눠주고 평가를 부탁하였다. 그녀는 자료에 모든 정보를 게재하지는 못 했기 때문에 부족한 부분을 독자들이 직접 찾아볼 수 있는 웹사이트 정보를 브로셔에 포함시켰다.

## 유인물을 효과적으로 만들기 위한 요령과 기술

대부분의 보건자료들은 일반적인 다양한 대중들을 대상으로 하고 있다. 효과적인 유인물의 열쇠는 쉽고 명료하게 만들어 대상집단과 쉽게 소통할 수 있게 만드는 것이다. 자료의 모든 요소 – 내용, 레이아웃, 서체 선택, 그래픽, 가독성 등은 문서가 매력적인지 또는 읽기 용이한지에 영향을 미친다. 따라서 보건교육전문가들은 자료 개발의 많은 시간을 자료의 디자인과 레이아웃에 투자한다. 각각의 사업들이 모두 특별하겠지만, 개발된 자료가 대상집단에게 매력적이고 명료하며 적절하기 위해서는 다음과 같은 몇 가지 원칙만은 꼭 지켜져야 한다.

### 적절한 분량의 결정

인쇄물에 포함시킬 정보에 우선순위를 매기는 것은 자료를 효과적으로 배포하기 위해 매우 중요한 과정이다. 독자들이 받아들일 수 있는 능력에 비해 전달해야 하는 정보가 너무 많기 때문이다. 그리고 (원고를 새로 서술해야 하는 것이라면) 어떠한 내용이 중요한지에 대한 서로 다른 관점들이 종종 충돌할 수 있다. 다음의 지침들은 어떤 내용들을 생략하고 강조해야 하는지에 대한 기준을 제시하고 있다.

- 목적과 목표를 제한한다: 계획 단계부터 목적과 목표의 우선순위를 정해야 하며, 1~2개정도로 그 핵심이 맞춰져야 한다. 하나의 자료에 너무 많은 자료를 넣으려 한다면,

독자들이 어떤 정보도 기억하기 힘들 것이다.[2,3,10]

- 중요한 내용부터 서술한다: 문서에서 가장 중요한 내용은 처음에 서술하고 자료의 끝까지 지속적으로 강조한다. 독자들에게 잘 전달될 수 있도록 내용을 논리적으로 배치한다.[3,11,12]
- 중요부분을 요약한다: 문서의 끝에는 핵심을 요약하여 제시한다. 특히 많은 양의 정보가 제시되었을 때에는 반드시 요약이 있어야 한다. 요약은 독자들이 다시 한번 주요 메시지가 무엇인지 알 수 있게 하고 행동단계를 강화하는데 도움이 된다.[2-4]

### 레이아웃에 신경쓰기

인쇄물에는 글과 그림을 배치해야 하는데 이 두 가지의 균형을 유지 하는 것도 매우 중요하다. 잘 만들어진 레이아웃은 독자들의 관심을 끌 수 있고 자료를 잘 이용할 수 있도록 돕는다. 다음의 지침들은 효과적인 레이아웃 구성에 도움을 줄 것이다.

- 독자들이 관심을 가질 수 있는 표지를 만든다: 대부분의 사람들이 표지를 보고 수 초 이내로 읽을 것인지 말 것인지를 결정한다. 표지가 독자들의 마음을 끌지 못하거나 내용에 대한 기본적인 정보를 충분히 전달하지 못한다면 독자들은 읽지 않는다.
- 항상 충분한 흰 여백을 남긴다: 만약 자료가 너무 여유 없이 작성되면 독자들은 단시간내에 내용을 파악할 수 없다. 원고, 그림, 박스나, 선, 표 등은 물론 여백까지도 균형있게 배열되어야 한다. 흔히 원고의 분량을 늘리기 위해 여백을 줄이는 실수를 한다. 그러나 여백을 줄이기 이전에 불필요한 표현이나 늘어진 원고를 정리하여야 한다. 내용을 줄이기 어렵다면 인쇄용지의 크기를 키우는 것을 먼저 고려해야 할 것이다.[2,3,13]
- 별도의 제목을 사용하여 강조한다: 적절한 제목 아래 체계적으로 정리된 정보는 독자들의 시선을 보다 효과적으로 유도할 수 있다. 또한 제목은 독자들이 관련성 있는 정보들을 보다 쉽게 찾아볼 수 있도록 돕는다.[2,3,10,12]
- 중요 요점에 기호나 숫자 같은 글머리를 사용한다: 이러한 글머리는 독자들에게 중요한 내용이 무엇인지 알리고 중요성이 떨어지는 부분을 읽지 않고 넘어갈 수 있도록 해준다. 각 글머리는 5~6개정도가 적당하고 그 이상을 기술하려면 내용을 분리하는 것이 낫다. 또한 이러한 글머리는 단계적인 정보를 보다 쉽게 이해시켜준다.[2-4,10]

- 전체 정렬이 아닌 좌측 정렬을 한다: 독자들은 좌측 정렬된 글에 익숙하다. 오른쪽 정렬이나 전체 정렬 된 글은 독자들의 시선이 다음 행으로 넘어가는 것을 어렵게 만든다.[3,4,10]
- 넉넉한 행간을 둔다: 분리된 문단에는 이중의 행간을 띄우는 것이 좋다.[3]
- 수직 인쇄보다는 수평인쇄를 한다: 사람들은 왼쪽으로부터 오른쪽으로 읽는 것에 익숙하다. 수직 인쇄된 자료는 독서경험이 많은 사람도 읽기 쉽지 않다.[11]
- 한 줄 원고를 피한다: 한 줄 원고는 해당 문단에서 떨어져 다른 페이지에 한 줄만 제시된 원고이다. 이러한 한 줄 원고를 피하기 위해 최소 두 줄 이상의 원고가 서술될 수 있도록 해당 문단을 다음페이지로 넘기는 등의 식으로 레이아웃을 조정한다.
- 'Z'패턴을 사용하여 중요한 자료를 배열한다: 대부분의 독자들은 오른쪽 눈이 우성이기 때문에 왼쪽으로부터 처음 시야를 고정시켜 오른쪽으로 넘어와 대각선으로 내려가는 'Z' 모양으로 시선을 움직인다. 그러므로 중요한 내용을 왼쪽 위, 덜 중요한 내용을 오른쪽 아래에 위치시킨다.

인쇄, 글자체에 대한 지침

글자체나 글자의 크기가 적당하지 않으면 읽기에 불편하다. 이러한 인쇄 및 글자체의 선택에 대해 서술하는 문헌들이 많다. 인쇄 글자체에 대한 기본적인 지침은 다음과 같다.

- 최소 12포인트 이상의 글자를 사용한다: 보통 12~14포인트가 가장 좋다. 더 큰 글씨는 중요한 내용의 강조, 제목 등에 사용한다(그림 9-1). 이보다 작은 글자는 읽기 힘들다.[2-4,12]
- 하나의 유인물에는 1-2개정도의 글자체만 사용한다: 셋 이상의 글자체를 사용하면, 더 흥미롭고 재미있게 보일 수는 있지만 문장을 읽는 데는 도움이 안 된다. 두 가지 글자체를 사용해야 한다면 같은 계열의 세리프(serif) 글자체(글자의 끝이 갈라지는 글자체)[3)]와 산세리프(sans serif) 글자체(글자의 끝이 갈라지지 않는 글자체)를 함께 쓰는 것

3) 세리프는 로마자 활자의 글씨에서 획의 시작이나 끝 부분에 있는 작은 돌출선을 의미한다. 세리프 글자체는 이런 세리프를 가진 글자체로 명조체가 대표적이다. 산세리프는 세리프가 없다는 의미이다. 산세리프 글자체는 세리프를 없앤 단순화한 글자체로 고딕체가 대표적이다. (역자주)

이 가장 좋다(그림 9-2).

- 산세리프 글자체 보다는 세리프 글자체를 사용한다: 물론 산세리프 글자체는 제목 등에 사용하면 좋지만 본문은 부드러운 느낌을 전달하는 세리프 글자체가 읽기가 편하다. 산세리프 글자체는 전문적이거나 공식적인 느낌을 전달 할 때 적합하다(그림 9-2).[3,10,11]
- 단순한 글자체를 사용한다: 화려한 스크립트 글자체 등은 대다수 독자들이 읽기 어렵게 느끼기 때문에 가능하면 사용하지 않는다. 스크립트 글자체는 부드럽거나 섬세한 표현 또는 품위 있는 느낌을 전달할 때 사용한다. 물론 스크립트 글자를 사용할 때에는 글자크기를 좀 더 크게 하여야 한다.[3,12]

| 12 point | 14 point | 16 point |
|---|---|---|
| 18 point | 24 point | |

그림 9-1 일반적인 글자체크기

| SERIF (with feet) | SANS SERIF (without feet) |
|---|---|

그림 9-2 세리프, 산세리프 글자체

- 검은색 인쇄를 사용한다: 인쇄에는 여러 가지 색이 사용 가능하지만, 흑검정색이 가장 명확하다. 흑검정색을 사용하지 않는 경우에도 어두운 계열의 색상(감청색, 암녹색, 검붉은색)을 사용한다. 인쇄 색상은 인쇄종이 또는 배경과 대조가 되어야 한다. 가장 잘 보이게 하기 위해서는 흰색 또는 밝은 배경이 좋다.[11-13]
- 대문자, 굵은 글씨, 흘림체는 주요 단어나 내용을 강조할 때에만 사용한다: 이러한 글자체는 요점을 강조할 때 쓰는 도구이다. 만약 여러 단어에 이러한 글자체를 한꺼번에 적용한다면 읽기도 어렵고 강조하는 목적도 달성하지 못한다. 영어문장을 모두 대문자로 기술해서도 안 된다. 대문자만으로 처리된 문장은 읽기도 어렵고 "소리치는" 느낌을 전달한다(그림 9-3).[2-4,12]

다음 두 문장 중 어느 문장이 읽기 쉬운가?

THIS IS AN EXAMPLE OF USING ALL UPPERCASE LETTERS, WHICH DO YOU THINK IS EASIER TO READ, THIS PARAGRAPH OR THE ONE IMMEDIATELY FOLLOWING?

This is an example of using mixture of upper- and lowercase letters. Which do you think is easier to read, this paragraph or one immediately preceding it?

그림 9-3 영어문장에서의 대문자 및 대소문자 혼용의 비교

- 밑줄이나 쿠리에(courier) 글자체[4]는 피한다: 밑줄이나 쿠리에 글자체는 구식 타자기에서 주로 사용되었다. 밑줄은 인쇄소에 흘림체로 인쇄되어야 할 부분을 나타낼 때 쓰였으며, 쿠리에 글자체는 구식 타자기의 표준 글자체이기 때문에 자료가 예전 것으로 오해 받을 수 있다.
- 중요한 부분에 화살표, 동그라미, 박스 등 그림 요소를 사용해서 강조한다: 중요 문장 등은 강조하기 위해 박스 또는 동그라미 안에 넣는다. 화살표는 독자들에게 중요한 부분임을 알려주는 좋은 표시이다.[2-4]

### 적절한 그림 선택

적절한 그림 자료가 삽입된 교육자료는 보다 효과적이다. 분명한 그림은 복잡한 설명이나 절차를 쉽게 이해할 수 있게 한다. 추후에 다시 내용을 효과적으로 기억할 수도 있게 한다. 또한 글로만 작성된 것보다 흥미롭다. 그러나 이러한 효과에도 불구하고 교육 목적과 연관되지 않는 그림과 삽화는 독자들을 더 혼란스럽게 만들 수 있다.[12]

그림을 사용하면 많은 분량의 원고를 단순하게 표현하여 원고의 양도 줄일 수 있고 독자들을 중요한 요점에 집중하게 한다.

4) 쿠리에 글자체는 글자가 차지하는 공간의 높이와 너비가 동일한 고딕체의 글자체로 IBM에서 타자기에 채용한 이후 보급되어 모니터 스크린의 표준자형이 되었다. 가장 유명한 서체는 12 point Courier New로 2004년 1월까지 미국 정부의 표준자형이었으며 이후 14포인트 Time New Roman으로 교체되었다. (역자주)

- 메시지를 효과적으로 전달할 수 있는 그림을 사용한다: 그림은 독자들의 이해도를 높이고 행동 변화를 효과적으로 이끌어 낸다. 그림은 원고를 이해하는 것이 어려운 사람들을 보다 쉽게 이해시킨다. 그러므로 관련된 글 근처에 그림을 배치하여야 한다. 메시지에 적합하지 않은 그림을 포함시켜서는 안 된다. 예를 들어 10년쯤 전 사진들이 포함되면 자료의 내용도 매우 오래되어 가치 없는 것으로 오해될 수도 있다.[2,4,11,12,14,15]
- 간단한 그림을 사용한다: 불필요한 상세한 그림 묘사는 이해를 어렵게 한다. 그림자나 기타 상세한 상황을 모두 포함하는 복잡한 그림은 이해도가 떨어지고 자료 본래의 목적을 흐리게 할 수 있다.[3,4,12,15]
- 그림에는 해설을 첨부한다: 그림이 의미하는 바를 그림 밑에 추가하는 것이 이해도를 더욱 높인다(그림 9-4).[2,3,14,15]

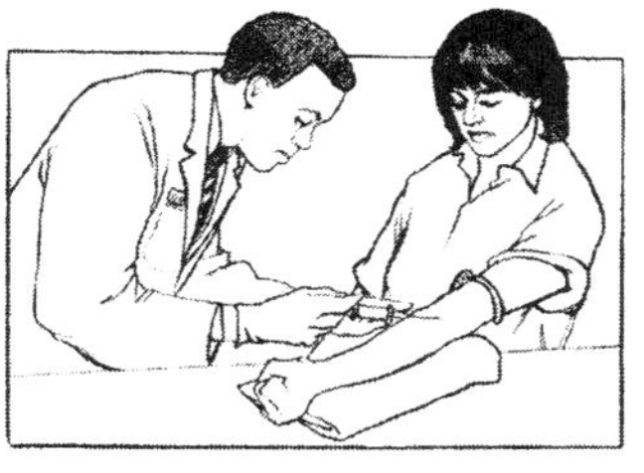

의사는 B형 간염여부를 확인하기 위하여 약간의 혈액을 채취합니다.

그림 9-4 그림의 해설 사례

출처: National Institute of Diabetes and Digestive and Kidney Diseases. (1997). What do I need to know about hepatitis B? (NIH Publication 97-4229). Bethesda, MD: National Institutes of Health.

- 대상집단에게 적합한 그림을 사용한다: 일반인을 대상으로 한다면 그림은 긍정적인 건강행동을 묘사해야 합니다. 이상적으로는 자료에 서술되었던 건강행동을 실천하는 사람이 나타나야 한다.
- 대상집단의 문화를 반영하라: 그림은 현실적이고 긍정적인 방식으로 묘사되어야 한다. 그러나 사람들이나 행동에 대한 고정관념 또는 선입견을 피하는 것도 매우 중요하다. 예를 들어 모든 가족들에게 양친, 남매, 강아지가 있고, 모든 어머니가 가족을 돌보는 전업주부는 아니다. 따라서 그림들이 대상집단에게 맞지 않는 고정관념을 가지고 있는 것은 아닌지, 대상집단에 의해 사전평가를 통해 점검해야 한다. 표 9-4는 그림의 적절성을 평가하는 도구를 소개하고 있다.[2,3,10,12]

**표 9-4 그림과 삽화의 체크리스트**

- 필요성: 이 그림은 그 자체로서 자료의 목적을 전달하기 위한 필수요소인가? 필요 없는 것은 아닌가?
- 내용적합성: 그림에 너무 많은 정보가 포함되어 있는 것은 아닌가? 내용에 견주어 그림의 형식은 적합한가?
- 친숙성: 독자들은 그림을 이해할 수 있는가?
- 전체적인 레이아웃과의 조화: 그림의 크기, 인쇄, 여백 그리고 색상들이 전달하고자 하는 개념과 조화를 이루는가?
- 하나의 주제: 그림이 두 개 이상의 생각이나 주제를 전달하고 있는 것은 아닌가?
- 크기: 그림의 크기가 자료의 유형, 글자, 그리고 전달하고자 하는 개념에 적절한가?
- 그림제목: 그림에 제목을 붙였는가? 제목은 그림에 비해 너무 작지는 않은가?
- 불필요한 요소의 삭제: 교육 목적과 일치되지 않는 내용은 삭제되었는가?
- 문화적합성: 그림은 현재 대상집단의 문화를 잘 반영하고 긍정적인 방식으로 표현했는가?

출처 adapted from Rohret, L & Ferguson, K, J (1990) Effective use of patient education illustrations. Patient Education & Counseling, 15, 73–75.

- 인지가 가능하도록 그림을 사용한다: 그림은 대상집단에게 인지할 수 있도록 사용되어야 한다. 예를 들면 어떤 사람들은 폐의 위치를 설명하는 문맥 내에 그림이 위치하지 않으면 폐에 대한 그림을 알아볼 수 없다.[2,3,12]
- 그림 주변에 충분한 여백을 사용한다: 역설적이게도 그림 주변에 충분한 여백이 있어야만 시선이 자연스럽게 그림에서 글자로 이동할 수 있다. 또한 글자가 그림을 둘러싸고 있는 것도 읽기에 불편하다.
- 그림 크기를 변화시킨다: 그림이 항상 같은 크기를 유지하면 지루하게 느껴진다. 그러나 그림 크기를 다양하게 변화시키면 흥미를 더할 수 있고 무엇이 더 중요한지도 알기 쉽다. 그림의 크기는 항상 중요도와 일치시켜야 한다.[12]
- 그래픽은 페이지의 마지막 부분에 배치한다: 그림이 페이지 중간에 떠다녀서는 안 되며, 페이지의 모서리에 위치시킬 때에 그림과 원고의 균형이 맞춰진다.
- 주의 깊게 음영을 사용한다: 컬러 인쇄를 사용할 수 없을 때는 회색 음영을 사용한다. 그러나 검은 바탕에 흰 글씨를 쓰는 것이 아니라면 20% 이상의 음영을 사용해서는 안 된다. 이러한 방법은 자주 사용해서는 안 되며, 핵심주제를 강조할 때만 사용한다.

### 가독성에 영향을 미치는 요인들

한 문건을 읽기 쉽게 하기 위해서는 정보가 적절한 수준으로 쓰여지는 것 외에 몇 가지 추가로 고려해야 할 내용들이 있다.

- 상용어를 사용할 것: 적절한 단어를 선택하게 되면[예를 들어, 정맥 내 약물 투여(injection) 대신에 주사(shot), 그리고 인플루엔자 대신에 독감이라는 말을 사용하게 되면] 사람들은 그 문건에 대한 이해를 훨씬 더 잘 하게 된다(표 9-5)[2,3,10]. 가능한 한 흔히 사용하는 단어를 사용해야 읽기 쉬운 문건이 된다. 일반적 원칙으로 가급적 글자수가 적은 단어를 사용하는 것이 좋다.
- 구체적인 언어를 사용할 것: 전달하는 언어가 분명하고, 명료할수록, 전달하고자 하는 내용이 더 명확해 진다. 가능한 한 권고사항을 분명히 또박 또박 적어야 한다. 예를 들어 "아이가 열이 나면 전화하세요" 보다는 "아이의 열이 39°C를 넘어가면 의사에게 연락하세요" 라고 하는 게 의미 전달이 더 분명해 진다.[2,3,10]
- 대화체를 사용할 것: 대부분 글쓰기에서는 삼인칭을 사용한다. 그러나 정보를 개개인에 맞추고, 그리고 해당 독자를 겨냥해 직접 내용을 전하기 위해서는 이인칭인 당신을 사용하는 것이 효과적일 수 있다. 예를 들자면, "숨이 차면, 당신은 하던 운동을 멈추어야 합니다".[2,3,10,11]

**Did You Know**

사람들은 단 7초 만에 팸플릿을 읽을 지 말 지 결정한다.

- 전문용어를 설명할 것: 전문용어, 특히 의학용어는 사람들에게 친숙하지 않고, 그 의미를 이해하기 힘들다. 이러한 전문용어가 사용되지 말아야 하는 건 아니지만, 항상 그 의미가 분명히 설명되어야 한다. 예를 들어, 맘모그램(mammogram)은 유방암 검진 관련해서 이해해야 하는 중요한 용어이다. 따라서 맘모그램은 "유방 방사선 검사…" 와 같은 식으로 기술하여야 있다.[2-4,12,14]
- 능동태로 기술할 것: 수동태보다는 능동태로 문장을 기술하라(표 9-6). 생생하고, 능동태로 문장을 기술해야 독자는 자신들에게 무얼 기대하는 지, 그리고 어떤 행동이 필요한 지를 분명히 알게 된다.[2-4]
- 문장을 짧게 쓰기: 가능한 한 문장을 짧게 써야 한다. 문장이 너무 길거나, 너무 많은

내용을 담고 있으면 혼란스러울 수 있다.[2-4]

표 9-5 쉽게 읽히기 위해 자주 사용하는 단어로 교체

| 단어 | 대체어 |
|---|---|
| 발암물질 | 암의 원인 |
| 고혈압 | 혈압이 높다 |
| 박테리아 | 세균 |
| 정맥 내 약물 투여 | 주사 |
| 임상의 | 의사 |

표 9-6 능동태와 수동태

- 능동태: 과일과 야채를 하루에 다섯 차례 섭취하세요.
- 수동태: 다섯 차례 과일과 야채가 매일 섭취되어야 합니다.
- 능동태: 건강을 위해 일주일에 세 번 운동하세요.
- 수동태: 건강을 위해서는 운동이 규칙적으로 되도록 하세요.

- 비속어는 조심스럽게 사용할 것: 속어는 때대로 적절하지 않을 수도 있고, 경우에 따라 일부 사람을 화나게 할 수 있기에 조심스럽게 사용해야 한다. 이와 달리 속어가 오히려 대상 집단에게 친숙하게 전달될 수도 있고, 따라서 그런 경우 속어를 사용하는 것이 오히려 도움이 되기도 한다.
- 독자와 주고받기: 독자들은 그 문건에 자주 접할수록, 더 잘 기억하고, 거기에 담긴 정보를 더 잘 받아들이게 된다. 따라서 독자가 뭔가 쓸 수 있게 하거나, 표시할 빈 칸을 남겨두거나, 답을 해야 하는 질문을 던지는 등 독자를 위한 공간을 남겨두는 것이 좋다(그림 9-5).[2,3,10]

**나는 유방암 위험이 높은가?**

**당신이 만약 아래의 질문들 중 하나라도 '예' 라고 답하면 유방암에 걸릴 위험이 높을 수 있다*.**

- 나는 가족(어머니, 할머니, 자매)중에 유방암에 걸린 사람이 있다.
- 나는 과거에 유방암이나 난소암에 걸린 적이 있다.
- 나는 월경을 12세 이전에 시작하였다.
- 나는 55세 이후에 폐경하였다.
- 나는 많은 양의 방사선(X 선, 방사선치료)에 노출된 적이 있다.
- 나는 "유방암 유전자"를 가지고 있다.

*이런 위험인자를 하나 이상 가지고 있지 않더라도, 당신이 유방암에 걸릴 위험은 가지고 있을 수 있다.

그림 9-5 독자와 주고 받기

## 특이사항에 대한 별도 고려

### 노인층

흔히 노인들은 시각, 기억, 그리고 만성질환으로 인한 문제점을 가지고 있을 수 있는데, 이러한 문제점들은 유인물의 이해도를 감소시킨다.[16] 노인층을 대상으로 글을 쓸 때 특히 글씨 크기는 중요하다. 일반적 기준은 12 포인트로 시작하여 40세 이후 10년 증가할 때 마다 한 포인트씩 크게 하는 것이다. 예를 들어, 유인물이 퇴직자(50-79세)를 대상으로 한다면, 적절한 글씨 크기는 14에서 16 포인트가 될 것이다. 개인의 시력이 감소함에 따라 큰 글자를 써야 한다.

색깔도 조심스럽게 정해야 한다. 노인들은 검은 배경에 밝은 글자는 읽기 어려워한다. 글자와 종이배경 사이의 대조가 뚜렷한 색깔, 가능하면 밝은 배경에 검정색의 글자를 선택해야 한다.[17] 약자, 진부한 표현, 속어, 그리고 비유적인 언어는 피하라. 화살, 밑줄, 원, 그리고 색깔과 같은 신호들은 가장 주요한 정보로 관심을 이끄는데 도움이 된다. 노인들은 다양한 건강수준, 문화, 그리고 연령을 가지고 있기 때문에 그들에게 맞는 다양한 그림요소들을 사용해야 한다.[16]

### 다양성

다양한 인종에 접근하기 위해서 유인물을 문화적으로 적절하게 만드는 것이 무엇보다 중요하다. 예를 들면, 백인에게 호소력 있는 유인물에 대해 특정 인종 집단은 무관심해 하거나, 이해하기 어려워하고, 그들의 문화적 믿음에 반한다고 생각한다. 서로 다른 인종 내에서도 인구집단의 차이는 크다. 이러한 집단에 대해 아는 것은 대상집단에게 의의가 있는 적절한 유인물을 개발하는데 중요하다. 많은 건강메시지가 어설픈 번역, 문화적으로 특이한 동기부여를 하지 못하고, 그리고 유인물의 개발과 평가에 있어 대상 집단을 참여시키지 못함으로 해서 소수집단 구성원에게는 전달되지 못하고 있다.[18]

유인물을 다른 언어로 번역하는 것은 쉬운 일이 아니다. 영어로 유인물을 개발한 뒤 번역하기 보다는, 가능한 한 대상으로 하는 그 집단의 언어로 메시지가 개발되어야 한다. 영어를 한 자 한 자 말 그대로 번역하게 되면, 종종 유인물의 의미를 잃어 버리게 된다. 번역이 필요하면, 서로 다른 인종의 언어 또는 대상 집단의 방언을 모두 사용하는 팀이 그 유인물을 평가하여야 한다. 건강교육자가 정확한 교육자료를 만들기 위해서는 세 가지의 전략이 있다. 첫째, 역 번역- 유인물을 한 언어로 번역한 뒤 독립적으로 원래의 언어로 다시 번역하는 것, 둘째, 탈중심화(decentering)-유인물을 동시에 양 언어로 번역하고 동일한 의미를 가질 때까지 수정하기, 셋째, 광범위한 사전평가.[18]

**Did You Know**

영어 자체는 명료하게 작문하기는 가능하나, 때로는 이해하기 힘들 때가 있다. 다음의 예를 보면 알 수 있다.

The bandage was wound around the wound.
(붕대가 상처를 둘러싸고 있다.)

After a number of injections my jaw got number.
(여러 번의 주사 끝에 내 턱은 더 얼얼해졌다.)

I had to subject the subject to a number of tests.
(나는 그 사람을 여러 차례 검사받게 하였다).

영어는 가장 배우기 어려운 언어 중 하나임이 분명하다.

### 인터넷 기반 유인물

인터넷에 있는 엄청난 양의 건강 관련 정보는 해당 전문 분야에서 교육 자료를 찾고 있는 보건 교육자에게는 그 분야가 지역사회이든, 학교 또는 직장이든, 너무 소중한 보물창고다. 인터넷의 매력은 찾아낸 게 그 무엇이든 즉각 출력하고, 복사해서, 나눠 줄 수 있다는 데 있다. 그런데 그런 과정에서 고려해야 할 중요한 내용 몇 가지가 있다.

- 저작권 침해: 교육 목적으로 웹 사이트에서 찾은 내용을 사용하는 것이 저작권에 대한 제한을 위반하는 것은 아닌지 그 사이트의 저작권 규정을 찾아서 읽어 보아야 한다. 만약 그러한 규정을 찾을 수 없다면, 그 사이트의 관리자에게 e-메일을 보내 비상업적으로 사용해도 좋다는 허가를 요청해야 한다.
- 광고: 많은 웹 사이트는 팝업 창, 배너 광고, 그리고 다소 미묘한 문자광고가 넘쳐나고 있다. 이러한 다양한 광고를 하고 있는 문건은 사용하지 않아야 한다. 그러한 광고로 인해 내용에 대한 주의가 분산될 뿐 아니라, 해당 기관이 그 광고에 나열된 서비스나 생산품을 홍보하는 것처럼 보일 수 있기 때문이다.
- 스크롤링: 컴퓨터 화면 내에 수직 또는 수평의 스크롤 바가 보이는 인터넷에서 얻은 유인물은 제대로 출력되지 않을 수 있다. 해당 쪽의 맨 위 또는 맨 아래에 있는 글자들은 잘려 나갈 수 있고, 단락이 제대로 나누어지지 않을 수 있다. 항상 "미리 보기"를 하여 실제 출력되는 것이 원래 의도했던 것인 지 확인하여야 한다.
- PDF 파일: 출력에는 PDF 파일이 좋다; 사실, 배치나 서식에 신경 쓸 필요 없이 전산 문건을 효과적으로 출력할 수 있는 것이 PDF 파일이 갖는 주 기능이라 할 수 있다.

## 유인물 개발 과정에서 장애물 극복하기

유인물을 개발하는 과정에는 정말 많은 어려움이 있을 수 있다. 흔히 접하는 어려움은 시간과 비용이다. 이외에도 겉으로 분명히 드러나지 않는 어려움을 들자면, 유인물 사전평가를 해 줄 수 있는 사람을 찾는 것과 적절한 그림을 찾아내는 것이라 할 수 있다. 이러한 어려움을 이겨내는 데는 다음과 같은 전략이 있다.

### 시간 관리

"팸플릿" 또는 "신속 소식지" 와 같은 유인물 개발은 있을 수 없다. 종종 명쾌하고, 잘 정리된 문건들은 만들기 쉬워 보여도 실제는 많은 시간이 걸려 개발된다. 무엇보다 현실적이어야 하고, 유인물 개발과 사전평가에 충분한 시간을 할애하여야 한다. 유인물 개발을 위한 시간표를 짤 때 다음과 같은 요인들을 고려해야 한다.

- 개발과정에 적용대상집단이 많이 포함되어 있을수록, 유인물 개발팀은 더욱 커질 것

이고, 개발에 걸리는 시간은 길어질 것이다.

- 유인물에 대한 인증과정을 알고 있어야 한다. 내부 검증과 요구사항, 그리고 제대로 된 인증절차로 인해 개발에는 상당한 시간이 소요된다.
- 사전평가 과정에 시간이 걸린다. 사전평가를 위한 문항의 개발, 유인물 평가를 도울 사람을 찾는 것, 그리고 평가된 내용을 포함하는 데는 시간이 많이 소요된다. 특히 사전평가 과정을 통해 큰 수정이 사소한 부분에 까지 필요하게 되었다면 더욱 그러하다.
- 컴퓨터의 출판 프로그램에 익숙하지 않다면, 시간을 더 늘려 잡아라. 단순 브로셔도 개념을 잡고, 조사하고, 개발해서, 사전평가하고, 출력해서, 그리고 배포하기까지 수 주에서 수 개월 걸릴 수 있다.

개발과정은 거의 대부분 예상보다 시간이 더 오래 소요된다. 시간관리를 위해서는 분명한 작업계획을 갖는 것이 중요한 전략이 될 수 있다. 유인물을 창작하는 데 필요한 단계가 무엇인가? 이를 위한 시간표가 무엇인가? 밟아야 하는 단계별로 시간을 설정하고, 그 시간을 지키도록 하라. 누가 무엇을 하는 지 아는 것 또한 시간관리에 중요하다: 누가 유인물 내용을 개발하는가? 누가 유인물 레이아웃을 결정하는가? 만약 여러 사람이 한 작업을 하고 있다면, 일정을 조정하고, 서로 지속적으로 대화할 수 있도록 해야 한다. 만약 기관 내 주요인사들이 그 유인물을 승인해야 한다면, 그 과정을 반영하여 시간표를 만들어야 한다. 사전평가 설문문항 개발을 시작하고, 개발이 완료될 때까지 기다리지 말고 사전평가 대상자를 사업 초기부터 빨리 찾아내야 한다.

**Did You Know**

미국에는 최소한 329개 언어가 사용되고 있다. 미국 일부 도시에서는 주민의 60% 미만이 영어를 할 줄 안다.

출처: Smith, S., & Gonzales, V. (2000). All health plans need CLAMS: Culturally and linguistically appropriate materials. Healthplan, 41(5), 45–48.

### 적정한 비용 관리

건강교육 유인물을 고안할 때 비용이 주요 제한 요인일 수 있지만, 엄청나게 비싼 돈을 들이지 않고도 결과물이 전문적이고 그럴 듯하게 보이게 할 수 있다. 한 가지 전략은 색상을 한 두 가지로 국한하는 것이다. 인쇄물의 비용은 색상이 추가될수록 엄청나게 상승하게 된다. 흰 종이에 검은 색의 인쇄물이 가장 비용이 적게 든다. 결과물의 전체 모양과 내구성을 좋게 하기 위해서는 질 좋은 종이를 사용해야 한다. 흰 색이 너무 평범해 보이면, 옅은 색의 바탕에 검정색을 시도해 볼 수 있다. 보기 좋은 가장자리와 디자인이 미리 인쇄된 견본 종이를 이용할 수도 있다.

유인물 레이아웃을 어떻게 하는 것이 좋은 지를 배우면 비용 절감에 도움이 된다. 사무용 컴퓨터 소프트웨어는 비교적 배우기가 쉽지만, 배우는 데 시간이 꽤 걸린다. 만약 시간이 비용보다 중요하다면, 유인물 제작을 외주하는 것도 좋은 대안이 된다.

### 사전평가 대상자 찾기

유인물의 사전평가를 도와 줄 독자를 찾는 일은 쉽지 않다. 개발중인 유인물의 내용에 따라, 가장 정확한 평가를 위해서는 대상집단과 동일한 특징을 지닌 대상이 필요하다. 예를 들어, 미국 흑인을 위해 만들어진 당뇨에 관한 자료는 미국 흑인이 평가해야 한다. 주로 미국 흑인 환자를 대상으로 진료하는 의원은 이런 일에 참여하고자 하는 사람들을 알고 있을 수 있다. 관심 있는 이들을 위한 광고전단을 두거나, 사람을 찾기 위해서 사무직원에게 도움을 요청해라.

다양한 집단(예를 들어 경로당, 학교, 성인교육시설, 의원)의 지역사회에서 협력자를 찾아내야 한다. 종종 이들 지역에 유인물 사전평가에 관심이 있는 이들이 있을 수 있다. 돈, 식품교환권, 또는 자그마한 감사의 선물이 되었던, 유인물 평가에는 가급적 물질적 대가를 지불해야 한다. 사전평가 참가자가 자신들의 시간과 평가가 소중하게 사용된다는 느낌을 주어야 한다. 또한 그들이 시험의 대상이 된 것이 아니라, 효과적이고 적절한 유인물을 만들기 위해서 그들의 평가가 필요했음을 설명해야 한다.

### 적절한 시각적 요소 또는 그림 포함하기

문화적으로 적절한 건강 관련 그림을 찾는다는 건 쉽지 않고, 시간이 많이 걸린다. 클립아트는 여러 소프트웨어를 통해 구하거나 적당한 가격에 살 수도 있다.

사진, 클립아트, 그리고 다른 그림은 인터넷에서 공짜로 또는 돈을 지불하고 내려 받을 수 있다. 만약 특정 그림이 필요하면, 인근 대학이나 미술학교에 연락해 필요로 하는 걸 만들어 줄 수 있는 학생이 있는 지 알아 볼 수 있다. 만약 재원이 넉넉하다면, 미술가나 다른 전문가를 고용할 수도 있다.

### 지역사회 사례 7

헤더는 지역사회에 나눠 줄 브로셔를 가지고 있다. 컬러 브로셔를 만들기에는 비용이 충분하지 않았기에, 그녀는 옅은 색에 검은 활자를 선택하였다. 브로셔는 해당 부서의 웹 사이트에 PDF로 올려놓아 컴퓨터를 가진 이들이면 누구나 쉽게 다운 받아 출력할 수 있게 하였다.

## 기대되는 결과

적절히 개발한다면, 유인물은 정보를 제공하고, 행동 변화를 불러오고, 그리고 독자가 필요로 하는 서비스를 받게 하는데 효과적일 수 있다. 개발 과정은 시간이 필요하고, 내용, 폰트, 체제, 가독성, 그리고 문화적 적절성 등과 같은 세부사항에 대해서도 주의가 필요하다. 이 장에서 제공한 단계별 접근, 조언, 그리고 기술은 유인물 개발을 위한 유용한 틀을 제공한다. 보건교육전문가들은 이러한 단계를 통해 유인물 개발에 다음과 같은 것들을 성취할 수 있다.

### 요구에 부응하는 유인물

이 장의 앞 부분에서 토의되었듯이, 개발 작업을 시작하기 전에 주요 문제에 질의하고 답하는 시간을 갖는 것은 중요하다. 이러한 사전 질문은 유인물 이외의 다른 대안을 먼저 고려해 볼 수 있도록 하여, 프로그램의 목적과 서비스에 반드시 필요한 유인물을 만들 수 있게 한다.

### 명료하고 이해가능한 유인물

개발과정상의 매 단계는 유인물 개발을 안내할 중요한 정보를 제공한다. 대상이 되는 독자에게서 정보를 모으고, 그 결과물의 목적과 목표를 개발하는 과정을 통해 보건교육전문가는 그들이 도달하고자 하는 집단을 이해하게 되고, 개발된 유인물의 분명한 의도를 알게 된다. 대상이 되는 독자와 연계하여 내용과 그림교재를 개발하고, 개발된 유인물을 내부적으로 평가하고, 외부적으로 사전평가를 하게 되면, 정확하고, 명료하고, 동기를 부여하는, 그리고 독자 중심적인 유인물을 개발할 수 있다.

### 독자 중심적이고 문화적으로 적절한 유인물

유인물을 개발하고, 사전평가를 수행함에 있어 대상이 되는 집단의 구성원을 포함하는 것은 지극히 중요하다. 문화적으로 적절하고, 독자의 수요, 기호, 그리고 동기부여에 잘 맞추어져 있는 유인물을 만들어 내는 것은 가장 중요하다. 대상 집단의 구성원으로 사전평가를 거치게 되면, 그 유인물은 더욱 잘 수용될 수 있고, 지역사회가 그 결과물을 자신들의 것으로 받아들이게 된다. 또한 대상 집단의 구성원을 포함하게 되면 보건교육전문가는 그 지역사회를 더 잘 이해하고, 좋은 관계를 형성하게 되어, 미래의 사업을 위해 함께 일 할 수 있는 기회를 얻게 될 것이다.

## 결론

활자화된 건강교육 유인물을 고안하거나 선택하는 것은 보건교육전문가의 중요한 일이다. 최신 장비 기술의 확장에도 불구하고, 인쇄는 한물간 구식의 기술이 아니다. 아직도 컴퓨터나 인터넷에 접하지 못한 이들이 많기 때문이다. 보건의료연구가 건강과 건강 행위에 관한 새로운 정보를 밝혀냄에 따라 활자화된 건강교육 자료는 신속히 구식이 되어 버리기 때문에, 유인물 개발과정과 평가는 계속 반복 진행된다. 기술은 정보에 대한 접근성을 향상시키고, 보건교육전문가가 자료를 배포할 새로운 수단을 제공해 준다.

유인물 개발은 보건교육전문가로 하여금 그들의 지식과 기술을 여러 방면에서 활용하기를 요구한다. 행위변화이론과 사회적 마케팅, 그리고 건강정보교류의 원칙에 관한 지식은 유인물의 내용과 메시지 선택에 도움을 준다. 포커스 집단을 이끌고, 모임을 활성화하는 기술은 유인물 개발을 위해 대상 독자에게서 조언을 얻어내고, 팀 활동을 같이 하는데 중요하다. 문서를 창작해내기 위해서는 글쓰기, 디자인, 그리고 가독성 평가에 기술을 요한다. 활자로 된 문서를 개발하는 것은 보건교육전문가가 중요한 건강정보를 일반인과 소통하기 위해 그들의 많은 기술을 활용할 수 있는 방법이라 할 수 있다. 유인물 개발은 즐거움일 수 있고, 보건교육전문가의 일에 대한 보상의 일부분이 될 수 있다.

## 핵심용어

가독성(readability): 문건이 얼마만큼 읽기 쉬운가는 학력, 글씨체의 명료함, 레이아웃, 디자인, 그리고 단어와 같은 요인에 달려 있음

가독성 공식(readability formula): 한 사람의 대략적인 읽기 수준을 계산하는 데 보통 사용되는 수학 공식. 이 공식은 한 문장 안에 다음절 글자의 수와 관련된 문장의 수를 고려한다.

건강정보이해능력(health literacy): 적절한 건강 관련 결정을 하기 위해 기본적인 건강정보를 이해하는 개인의 능력

대상집단(Intended audience): 유인물을 전파하고 의도한 인구집단. 다른 말로는 목표집단(target audience)라고 함

레이아웃(layout): 문자나 그림의 배치

사전평가(pretest): 유인물이 이해할 만하고, 보기 좋고, 문화적으로 적절한 지 확인하기 위해 개인 인터뷰, 포커스 그룹, 또는 문서를 통해 대상이 되는 독자에게서 검토받는 과정

시각적 요소(graphics): 시각보조도구, 예를 들어 글자와 함께하는 문서에 사용되는 도해, 밑줄 긋기, 사진, 상자, 화살, 그리고 그림

클립 아트(clip art): 저작권 보호에 해당되지 않는, 있는 그대로 사용해도 되는 그림들

폰트(font): 글자의 형태

# 참고문헌


1. AMC Cancer Research Center. (1994). *Beyond the brochure: Alternative approaches to effective health communication.* Atlanta: Centers for Disease Control and Prevention.
2. National Cancer Institute. (1994). *Clear and simple: Developing effective print materials for low-literate readers* (NIH Publication No. 95-3594). Bethesda, MD: National Institutes of Health.
3. Doak, C. C., Doak, L. G., & Root, J. H. (1996). *Teaching patients with low literacy skills* (2nd ed.). Philadelphia: J. B. Lipincott Company.
4. National Cancer Institute. (1989). *Making health communications work: A planner's guide* (NIH Publication No. 89-1493), Bethesda, MD: National Institutes of Health.
5. National Center for Education Statistics. Available: http://www.nces.ed.gov/NAAL.
6. Davis, T., Bocchini, J., Fredrickson, D., Arnold, C., Mayeaux, E. J., Murphy, P., Jackson, R., Hanna, N., & Paterson, M. (1996). Parent comprehension of polio vaccine information pamphlets. pediatrics, 97, 804-810.
7. Estey, A., Musseau, A., & Keehn, L. (1994). Patient's understanding of health information: A multihospital comparison. *Patient Education and Counseling, 24,* 73-78.
8. Weiss, B. D., & Coyne, C. (1997). Communicating with patients who cannot read. *New England Journal of Medicine, 337,* 272-273.
9. Root, J., & Stableford, S. (1999). Easy-to-read consumer communications: A missing link in Medicaid managed care. *Journal of Health Politics, Policy and Law, 24,* 1-26.
10. Doak, L. G., Doak, C. C., & Meade, C. D. (1996). Strategies to improve cancer

education materials. *Oncology Nursing Forum, 23,* 1305-1312.

11. Farrell-Miller, P., & Gentry, P. (1989). How effective are your patient education materials? Guidelines for developing and evaluating written educational materials. *The Diabetes Educator, 15,* 418-422.
12. Hussey, L. C. (1997). Strategies for effective patient education material design. *Journal of Cardiovascular Nursing, 11,* 37-46.
13. Siebert, L., & Ballard, L. (1992). *Making a good layout.* Cincinnati, OH: North Light Books.
14. Cory, J., Bottum, C., & Haddock, C. (1995). Evaluating print health education materials. *Cancer Practice, 3,* 54-56.
15. Rohret, L., & Ferguson, K. J. (1990). Effective use of patient education illustrations. *Patient Education and Counseling, 15,* 73-75.
16. Murphy, P., Davis, T., Jackson, R., Decker, B., & Long, S. (1993). Effects of literacy on health care of the aged: Implications for health professionals. *Educational Gerontology, 19,* 311-316.
17. Canadian Public Health Association and National Literacy and Health Program. (1998). *Creating plain language forms for seniors: a guide for the public, private and not-for profit sectors.* Ottawa, Ontario: Author.
18. Sabogal, F., Otero-Sabogal, R., Pasick, R., Jenkins, C., & Perez-Stable, E. (1996). Printed health education materials for diverse communities.: Suggestions learned from the field. *Health Education Quarterly, 23,* 123-141.

# 부가 자료원

## 인쇄물

AMC Cancer Research Center and Centers for Disease Control. (1994). *Beyond the brochure: Alternative approaches to effective health communication.* Atlanta; Centers for Disease Control and Prevention. A free copy is available at http://www.cdc.gov/nccdphp/dcpc/publica.htm#breast or bycalling 770-488-4751.

Centers for Disease Control and Prevention. Office of Communication. (1999). *Simply put* (2nd ed.). Alanta: Author.

*Culture, health and literacy: A guide to health education materials for adults with limited English literacy skill.* Guidebook available for free from World Education, 44 Farnsworth St., Boston, MA 02210-1211. Phone: 617-482-9485.

*The health and literacy compendium: An annotated bibliography of print and Web-based health materials for use with limited literacy adults.* Guidebook available for free from World Education, 44 Farnsworth St., Boston, MA 02210-1211. Phone: 617-482-9485.

National Cancer Institute. (1994). *Clear and simple: Developing effective print materials for low-literate readers* (NIH Publication No. 95-3594). Bethesda MD: National Institutes of Health. To order a free copy call 1-800-4-CANCER. Publication T936.

## 인터넷

Federal government's guide to plain language writing. Available: http://www.plainlanguage.gov.

# 제 10 장

# 대중매체와 일하기

Miachael Young, Ph.D., FSSSS, FAAHB

## 저자의 말

나는 30년 이상 보건교육 담당 교수로 활동하였다. 지역사회 보건교육사업을 조정하는 역할을 맡은 대학원생으로 시작하여 현재 교수로서 재직 중인 나는 대중매체와 일할 기회가 많았다. 예를 들면, 다양한 사업을 대중에게 알리고 교육 워크샵에 참가자를 모집하기 위하여 매스컴(media outlet)에 관련 자료를 제공하였다. 또한 지역신문사에 지속적으로 지역사회 교육자료를 제공하였고 심지어는 성상담 컬럼을 쓰기도 하였다. 게다가 나는 라디오방송 종사자들과 함께 주단위로 배포되는 공익광고(public service announcements)를 제작하였고 라디오와 텔레비전의 토크쇼에 초대 손님으로 초청되기도 하였다.

나는 다양한 상황에서 인터뷰를 하였는데, 가끔은 기자들이 우리가 상이나 표창을 받은 사실을 대중에게 알리고 싶을 경우 인터뷰를 요청하기도 하였다. 어떨 때는 기자들이 나를 보건교육 전문 분야에서 생긴 상황에 대하여 배경정보 또는 논평을 제공하는 사람으로 보기도 하였다. 내가 논란이 많은 상황에서 중요한 역할을 맡고 있었기에 기자들이 나와 인터뷰를 하기 원했던 적도 여러 번 있었다. 게다가 나는 특집기사를 제안하거나 특정 이슈를 조사하는 사람들을 격려하는 목적으로 편집자에게 편지를 보내기도 하였다. 마지막으로 특정 이슈에서 나의 의견이 널리 알려질 수 있도록 매체 의견란(paper's opinion page)에 글을 쓰기위해 편집자에게 편지를 보내기도 하였다.

이 장은 독자 여러분들에게 대중매체와 일하는 비법을 제공하는데 그 목적이 있다. 나는 대중매체 종사자들과 일하는 기자는 아니지만 지금까지 얻은 경험과 내가 배운 것을 공유할 수 있는 기회를 갖게 된 것이 기쁠 뿐이다. 이 장의 내용이 여러분과 기관들에게 대중매체와 일하는데 있어 도움이 되길 바란다.

## 서론

왜 지역사회 보건교육자는 대중매체와 일하기를 원하는 것일까? 거기에는 중요한 건강문제에 대하여 대중을 교육하고, 그들의 활동을 널리 알리고, 특정 건강문제나 그에 대한 걱정거리와 관련된 일정 유형의 행동을 취할 수 있도록 사람들을 격려하는 것과 같이 다양한 이유가 존재한다. 때때로 공개모임의 개최 장소와 일시와 같은 일상적인 정보가 공유된다. 또 어떤 때에는 논란이 많은 주제로 인하여 대중매체에 노출되기도 한다. 단지 이러한 이유 때문에 대중매체의 주목을 받는 것이 필연적으로 좋은 것은 아니다. 가능한 한 기관이 대중매체의 호평을 받을 수 있도록 대중매체와 함께 일하는 법을 배우는 것은 중요하다. 유명한 쟁점사항으로 진전시키는데 있어 대중매체는 강력한 동맹군임을 기억하자.

**Did You Know**

벤 프랭클린(Ben Franklin)은 프랭클린 난로, 이중 초점 렌즈, 서머타임과 전기쇼크 치료 뿐만 아니라 신문 사설(newspaper editorials)을 개발하였다.

이 책의 다른 장에서는 사회마케팅, 건강문제 의사소통, 매체를 통한 지지, 그리고 제도적 실천과 관련된 문제들을 다루고 있다. 이용된 매체 방법과 도구들은 동일하다. 특히 이 장에서는 공익광고, 보도자료, 편집자에게 보내는 편지, 대중매체에서의 자료표, 인터뷰 그리고 기자회견 자료집과 관련된 기술에 대하여 다루고 있다. 또한 이 장에서는 다른 매체 수단들과 함께 일하는 비결들, 성공적인 사례와 그렇지 않은 것들을 다루고 있다.

## 대중매체 활용 단계

이 장 저자의 아버지는 주요 항공사 중 하나에서 엔진 정비공으로 근무하였다. 가정에서는 많은 시간을 가족용 차량과 트럭의 정비에 투자하였다. 그는 가끔 그의 작업에 필요한 올바른 도구의 중요성을 이야기하곤 하였다. 그의 공구함에는 많은 도구들이 있고 그것들을 어떻게 하면 잘 사용할 수 있는지 알고 있었다. 훌륭한 정비공은 해머와 스크루드라이버만 이용해서 엔진을 정비하려고 노력하기보다는, 오히려 정비 작업에 필요한 제대로 된 도구를 갖고 있는가를 확인할 필요가 있다고 하였다. 정비공에게 좋은 조언 역시 매체와 일하는 사람들에게도 마찬가지이다. 이 절에서는 매체 공구함에 있어야 할 도구들과 매체경로와 일하는데 있어 가장 잘 이용될 수 있는 방법들을 살펴볼 것이다.

매체와 일하는데 있어 다양한 경로가 있는데, 이 모든 경로는 통합적인 건강증진 노력 안에서 이용되어져야 한다. 각 경로를 이용하는 단계는 정비공이 다양한 도구를 활용하는 것만큼이나 다양하다. 라디오, 텔레비전, 신문 등은 보건교육자가 접근가능한 전형적인 매체경로이다. 이 3개의 매체는 보건교육자가 공유해야 하는 정보에 관심을 두고 있지만, 정보를 공유하는데 이용되는 도구는 다양하다.

### 인쇄매체와 일하기(Work with Print Media)

신문, 라디오, 텔레비전 등은 상호 보완적이지만, 매체 사용 시간과 감각 측면에서 차이가 있다. 신문은 볼거리에 초점을 맞추고 읽을거리를 포함하고 있는데, 이는 청각 학습보다는 매우 다른 방식의 학습이다. 이와 같이 건강정보를 공유하는데 있어서 다양한 종류의 도구가 필요한 것이다.

### 보도자료(News Release)

보도자료는 단체의 활동에 대한 정보를 제공하는데, 라디오, 텔레비전, 신문, 지역 잡지들이 보도자료를 소비한다. 예를 들어, 단체는 새로운 위원회 또는 간부들, 수상 또는 특별한 활동을 알리기 위해 이러한 매체들을 이용할 수 있다. 간혹 단체들이 그들의 존재, 활동, 구성원에 대하여 지역사회가 인지할 수 있도록 보도자료를 제공하기도 한다. 단체들은 간혹 특정 사건들을 발표하기도 한다(그림 10-1과 10-2 참조). 단체들은 성명서를 만들거나 논쟁을 하기도 한다.

보도자료는 1장 내지 2장 분량의 2행 간격으로 타이핑된 문서이다. 보도자료는 정보원, 연락할 수 있는 사람, 웹페이지 및 이메일 정보, 보도자료 제공 일시 이외에도 표제와 줄거리가 있다.

- 표제: 표제는 보도자료의 전반적인 개념을 제공하고 대문자로 타이핑되어야 한다. 효과를 극대화하기 위해 표제는 1~2줄로 제한되어야 한다. 언론매체가 내가 제공한 표제를 사용한다는 보장은 없지만, 표제를 제공하지 않는 것은 자기 자신에게 쓰는 초대장에 불과하게 된다. 매체가 줄거리를 정확히 반영하는 표제를 사용한다면 그것은 괜찮다. 만약 표제가 잘못되면 그 표제는 실제로 당신의 조직에 해로움을 끼칠 것이다. 매체가 올바른 표제를 작성하도록 도와줘라: 적절한 표제를 제공하라.
- 줄거리: 줄거리는 보도자료의 내용물이고 새로운 소식이나 특집기사가 될 수도 있다. 새로운 소식은 성명서에 대한 정보를 제공하거나 독자가 찾는 관심있는 활동에 대한 이야기이다. 특집은 주요 관심사나 표제이다. 예를 들어 암 연구에서의 돌파구나

> 일시: 2008년 4월 18일
>
> 긴급보도
>
> Re: 성생활 과학연구회–리틀락에서의 대륙 중심부 지역 연례주주총회
>
> 올해 대륙중심부 지역–성생활 과학연구회(the Society of the Scientific Study of Sexuality(SSSS)) 연례 주주총회는 5월 19–21일간 리틀락의 엑셀시어 호텔(the Excelsior Hotel)에서 개최될 예정입니다. 총회의 주제는 "성이란 무엇인가?"입니다. 이 총회는 대학 교수, 학생, 공립학교 교사, 상담사, 치료사와 보건전문가에 큰 기회를 제공할 것입니다. 또한 성과학과 성생활 교육 분야의 선두에 있는 사람들과 만나서 토론하는 좋은 기회가 될 것입니다. 킨지연구소(Kinsey Institute)의 소장인 팀 터튼(Tim Turton)이 토요일 시상식 연설을 맡을 예정입니다. 성생활 과학연구회장을 역임한 뛰어난 연구자인 데니스 알바(Denis Albar)와 칼라 베인스(Carla Barnes)가 대회에서 연설할 예정입니다. 수많은 국내 저명한 성과학자들이 대회 프로그램에 참여할 예정입니다. 여러 명의 연자가 아칸소주에서 참석할 예정이며, 아칸소주립대학의 존 윌슨(John Wilson), 짐 앤더슨(Jim Anderson)과 제나 콘도(Jenna Condor); 미국시민자유연합의 아칸소주 지회(the Arkansas chapter of the American Civil Liberties Union); 아칸소주 보건부의 로드 프랄(Rod Prahl); 그리고 아칸소주 하원의 앰버 택(Amber Ptak)이 참석할 것입니다.
>
> 등록정보를 포함한 예비 프로그램을 동봉하니 찾아가십시오. 참가자는 5월 1일 전까지 등록시 25달러를 절약할 수 있습니다. 대회와 보도자료에 대한 질문은 대회 공동의장인 아칸소주립대학의 마이클 영(Michae Young) 박사에게 전화 501–575–5639번으로 직접 할 수 있습니다.
>
> XXX

그림 10–1 짧은 보도자료 예시

생명에 영향을 미치는 다른 연구의 결과에 관계된 보도자료는 1면 기사와 주요 특집의 근거가 될 수 있다.

보도자료 줄거리는 저널리즘의 기본을 따르고 있다. 보도자료의 첫 문단은 누가, 무엇을, 언제 그리고 어디서란 질문에 답하는 내용이다. 줄거리는 기자의 시각을 통해 작성되어야 하고, 기자는 신문에 실리기에 적합한 방식으로 자료를 정리한다. 중요한 부분을 줄거리의 첫 부분에 적고 덜 중요한 부분은 줄거리의 뒷 부분에 적어야 한다(가장 중요한 정보를 첫 문단에 적고 가장 중요하지 않은 부분을 끝 문단에 적는 방식의 역삼각형 접근방법을 이용하는 것이다). 보도자료가 신문 지면의 제약으로 줄어들어도 가장 중요한 메시지는 전달될 것이다.

발신: 미국응급구조학회(American First Aid)
이글 드라이브 123번지(123 Eagle Drive)
북항, 마이애미 49670(Northport, MI 49670)
paxson@afe.org
연락: 레베카 팍슨(Rebekah Paxson)
전화: (312) 456-2367
팩스: (312) 764-2938
일시: 2008년 10월 15일

긴급보도

무료 응급처치/심폐소생술 교육 프로그램 이용가능

미국응급구조학회는 무료 응급처치/심폐소생술 교육 프로그램을 제공하고 있다. 총 10개 교육 프로그램이 이용가능하고 각 프로그램 교육대상자는 12명으로 제한된다. 교육은 2008년 6월 6일 토요일부터 시작하여 하루 8시간동안 진행될 예정이다. 등록은 선착순이다. 더 많은 정보나 프로그램에 대한 것은 전화 (312) 456-2367 또는 이글 드라이브 123번지 미국응급구조학회 방문을 통해 제공된다.

그림 10-2 짧은 보도자료 예시

특집기사의 내용은 보도자료 보다 더 많은 정보를 담고 있다. 편집자는 기사를 써야 하는지를 결정하는 사람이기 때문에 특집기사는 편집자의 관심을 얻어야 하고 편집자가 줄거리에 매료되도록 해야 한다. 목적은 모든 줄거리가 인쇄되는 것이다. 그러나 언제나 그렇게 되지는 못한다. 간혹 편집자는 제출된 기사의 일부분만을 사용하기도 한다. 가끔은 그 목적이 신문에 제출된 특집기사를 싣는 것에 있는 것이 아니라 기자들이 스스로 특집기사를 쓸 수 있도록 격려하는 것에 있기도 한다(그림 10-3 참조).

기자와 편집자는 사람들에게서 "당신의 신문사/방송국은 …에 대한 내용을 실어야 한다"는 전화를 많이 받게 되고 일부는 기자와 편집자가 관심이 있는 내용이기도 한다. 간혹 흥분하여 전화하기도 하고, 매체를 통해 부당행위나 범법행위가 노출되기를 바라기도 한다. 사실에 근거하지 않는 감정적인 전화들이 대부분이다. 신문사가 주제에 대한 기사를 싣는 것이 어떻게 가능한 것인가?

### 편집자에게 보내는 편지(Letters to the Editor)

편집자에게 보내는 편지는 사람들이 지방신문에서 가장 많이 읽는 부분 중 하나이다. 편집자에게 보내는 편지는 사람들에게 정보제공, 의사표현 또는 지역사회 전체에 감사의 뜻을 전하는 통로를 제공한다(그림 10-4 참조). 단체를 대표해서 편집자에게 보내는 편지를 작성하는 것은 여러 상황에서 적절한 선택이 될 것이다. 편집자에게 보내는 편지는 시민들을 고용하는 단체가 특정 문제에 대해 시민 개인이 단체를 대표하기 원하지 않는 상황에서 개인이 시민으로서 의견을 제시할 기회를 제공하기도 한다. 편집자에게 보내는 편지는 기자가 해석하거나 편향되게 제시하지 않고 줄거리를 얘기하는 드문 사례를 제공한다.

신문은 보통 문서의 길이에 대한 지침 등 제한이 있다. 이 지침은 신문의 편집자란에 실려 있거나 신문의 편집부에 연락하면 얻을 수 있다.

2008년 8월 28일
매트 데보(Matt Devoe)
이글 레코드사(Record Eagle)
가덴톤, 미시간주(Gardenton, Michigan)

데보씨에게:

이 편지는 귀 신문사가 금욕 플러스(Abstinence Plus)에서 출판한 가덴톤 학교 지구(Gardenton School District)에서 시행하는 지역 금욕교육사업의 자료 이용에 대한 특집기사를 내도록 요청하기 위함입니다. 긍정적 반응(전문학술지에 출판된 평가논문에 의해)을 보인 국내 유명한 금욕 교육과정의 훈련된 보건교육자 및 공저자로서, 수많은 주정부와 연방정부의 찬사를 받은 사업 책임자로서, 가덴톤 학교 지구에 거주하는 납세자로서 저는 이 자료들을 사용하는 것에 깊이 염려되는 바입니다. 제가 염려하는 것은 아래 부분에 요약하였습니다. 시에쿠스 자료표(SIECUS Fact Sheet)와 피임 평가 학술지(Contraception Evaluation)–피임효과에 초점을 맞춘 학술지–에 실린 논문을 찾아보시기 바랍니다.

- 금욕 플러스에서 출간한 자료는 전국적으로 유명합니다. 그러나 그 자료는 의학적으로 부정확하고, 공포 분위기 조성 전술로 일관하고, 행태학적 효과를 보인다는 전문 학술지에 실린 논문이 부족하다는 사실이 알려져 있습니다.
- 청소년 임신 관리국(the Office of Youth Pregnancy)에서 지원하는 사업에서 한 번 금욕 플러스 자료가 이용되었습니다. 주 대법원에까지 간 법정소송에서 합의된 일부 사항으로서 청소년 임신 관리국은 그 사업에서의 이용이 제안된 자료를 검토하는 과정 중에 있습니다. 현재 자료는 의학적으로 정확해야 하고, 종교에 중립적이어야 하며, 낙태에 대해서도 중립적인 입장을 취해야 한다는 것입니다. 금욕 플러스의 자료는 청소년 임신 관리국 지원 사업에서 사용이 더 이상 승인받지 못하는 상황입니다.
- 부정확한 정보의 사례: 금욕 플러스 교육과정인 "나를 성숙한 인간으로 바라봐 줘"(Look At Me Grow)는 "훈련되고 적절하게 콘돔을 사용하는 경우에도 인간면역결핍바이러스의 전파 위험이 15–20%에 이른다"는 콘돔에 관한 교육과정과 "콘돔 효과에 대한 철두철미한 검토 보고서"(a thorough review of condom effectiveness)에 기반하여 콘돔은 이성간 성관계로 인한 인간면역결핍바이러스 감염 위험을 단지 60%만 감소시킬 수 있다는 주장이 포함되어 있습니다. 게다가 교육과정에서 작성된 대가족계획클리닉(a large family planning clinic)의 보고에 따르면 "응답자의 80%가 콘돔이 찢어지거나 벗겨지는 경험을 했다."는 내용이 발표되기도 하였습니다. 의학적 정확성에 대한 주정부 보건부의 표준을 제시하는 피임 평가 학술지(Contraception Evaluation)에서는 임신 예방을 위해 지속적이고 정확하게 콘돔을 이용하는 커플의 2%가 콘돔을 사용하는 시점의 연말에 임신을 하였다고 말하고 있습니다. 이는 콘돔 사용 횟수의 0.02%에서 사용법이 실패한 것으로 인한 실패율입니다.

  피임 평가 학술지(Contraception Evaluation)는 또한 혈청학적 소견이 다른 커플 간 콘돔 사용의 인간면역결핍바이러스 전파 예방을 실패할 경우는 매우 낮다고 여러 연구 결과를 인용하여 기술하고 있습니다. 다른 연구결과를 살펴보면 콘돔을 지속적으로 정확하게 사용하는 커플 간 실패율은 0%이고, 다른 연구에서는 매우 낮은 실패율을 보인다고 하였습니다(편지에 동봉된 것을 보시기 바랍니다).
- 공중보건학적 관점에서 이 자료의 접근방식은 부정확하고, 무책임하고, 위험합니다. 청소년 임신과 성병을 예방하기 위해 설계된 사업은 금욕을 강조해야 합니다.

  사람들은 콘돔이 100% 효과가 있지 않다는 것을 이해할 필요가 있습니다. 또한 콘돔이 효과가 있기 위해서는 가끔이 아니라 매번 사용해야 한다는 것을 이해할 필요가 있습니다. 그러나 콘돔이나 다른 피임법이 효과가 없고 도움이 되지 않는다는 메시지를 전달하는 것은 성생활과 다른 위험한 성행태에 열중하는 사람들로 하여금 그들 자신을 보호하는 것을 단념시키는 것입니다. 결국에는, 콘돔을 구하고 사용하는 것이 불편하고 효과가 없다면 왜 신경을 쓰는 걸까요?

이와 같이, 의학적으로 부정확하고 필요한 보장을 못하는 근거에 기초하여, 가덴톤 학교 지구와 잭슨군(Jackson County)의 다른 학교 지구에서 이 사업을 철수시키기 위하여 당신의 신문사가 이 교육과정에 대한 특집기사를 싣는 것에 대하여 고려하시기를 정중하게 요청하는 바입니다.

올림.

존 베리, 보건학석사 (Jonh Berry, M.P.H.)
5번가 1382번지 (1382 5소 St.)
마이애미주 가덴톤 49203 (Gardenton, MI 49203)
일과 중 연락처: 712-289-3982
일과 후 연락처: 712-892-0382
이메일: jberry@jacksonco.mi.gov

그림 10-3 특집기사 편지(feature story letter)

## 지역사회 사례 1

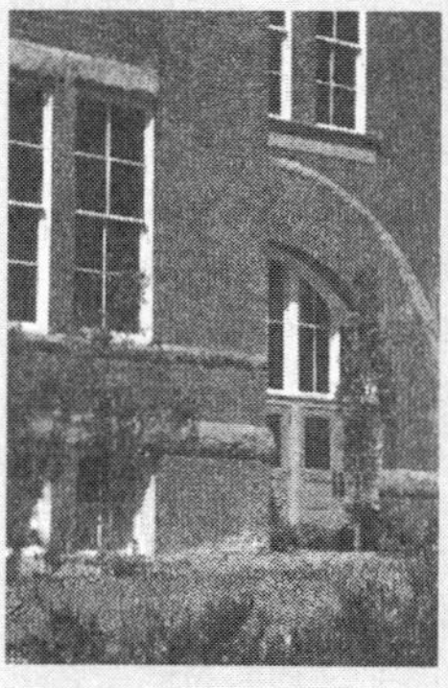

John은 중등학교 지구 경계에 위치한 지역 학교 지구에서 진행하는 금욕 교육사업에 대하여 걱정하고 있다. 그는 우려되는 사항을 사업 책임자와 지역 교육청장에게 (학교 위원회 위원에게 복사본을 전달하면서) 전달하였지만 아무 효과가 없었다. 그는 금욕에 기반한 교육과정의 공동 책임자를 맡았었고 다수가 그 분야의 전문가로 인정하는 사람으로 금욕 교육에 풍부한 경험을 지니고 있다. 그러나 문제의 학교 지구는 다른 교육과정을 실행하기로 결정하였고, 그 과정은 매우 주관적이고 정확한 정보에 기반하지 않는 것이었다.

많은 사람들은 John의 항의를 단순히 "불쌍한 패배자"의 사례로 치부해 버렸다. 그는 이 문제에 대하여, 제공 가능한 사실에 기반한 정보를 이용하여, 지역 신문사의 도움을 요청한다면 현재 교육과정이 폐지되고 학생들에게 정확한 정보를 제공할 수 있는 교육과정이 자리잡을 수 있도록 학교 당국에 압력을 행사할 수 있다고 생각하였다.

John은 다른 주에서 신문사 기자로 있는 친구에게 전화를 하였다. 그 기자는 John에게 편집자에게 보내는 편지를 쓸 것을 제안하였다. 또한 편집자에게 전화를 하거나 이메일을 보내 편집자로 하여금 편지에 대하여 알 수 있도록 하고 편지를 수신했는지를 확인하기 위해 전화를 하면서 어떤 기자가 그 내용을 다루도록 배정됐는지를 확인해 달라고 요청하였다. John은 마음을 흔드는 편지를 썼고(그림 10-3 참조), 기자는 특집기사를 작성하였다.

사설(Guest Editorials)

또 다른 방안은 사설을 통해 이룰 수 있다. 많은 지방 신문사는 특정 주제에 대한 견해를 기사로 쓸 수 있는 기회를 제공하고 있다. 국가 캠페인(예, 국가 음주운전/마약복용 중 운전-12월(National Drunk/Drugged Driving-December))에 대한 지역의 관점은 좋은 예가 된다. 전형적으로, 이러한 의견은 더 많은 인쇄공간이 필요하다. 그 공간에 사설을 실을 수 있다면 우선 자신의 관심사항이 사실임을 보여주기 위하여 편집자에게 연락하라. 제출 지침과 기한에 대한 정보를 얻어라. 그 내용이 지침에 맞게 준비되었는지를 확인하라. 신문사는 여전히 가용가능한 지면의 공간에 기반하여 내용의 일부분을 삭제할 수 있다. 정보가 준비되면 앞서 기술한 것과 동일한 저널리스트적 기술을 이용하라.

2008년 5월 28일
편집자
노스웨스트 아칸소주 타임즈 (Northwest Arkansas Times)
파예테빌, 아칸소주 72701 (Fayetteville, AR 72701)

편집자에게:

저는 타임즈(Times)에 실린 "건강한 흡연"에 관한 사설을 읽었을 때 이를 믿지 못했습니다. 건강한 흡연을 하는 동물은 존재하지 않습니다. 흡연은 미국에서 예방가능한 질환과 장애의 1등 원인입니다. 흡연은 모든 폐암의 85%를 유발하고 또한 신체 다른 부위의 암 발생에 중요한 역할을 하고 있습니다. 모든 암으로 인한 사망의 30%는 최소한 흡연으로 인한 것입니다. 또한 만성폐쇄성 폐질환으로 인한 모든 사망의 82%는 흡연이 기여하고 있는 것으로 나타났습니다.
흡연은 흡연자 뿐만 아니라 간접흡연에 노출된 사람에게도 건강 위해요인입니다. 흡연자와 함께 사는 사람들은 증가된 건강위험에 노출되는 것입니다. 예를 들어, 남성 흡연자와 결혼한 여성 비흡연자의 폐암 발생률은 남성 비흡연자와 결혼한 여성 비흡연자보다 3.25배 높습니다. 임신 중

흡연은 수많은 태아의 건강문제와 관련됩니다. 게다가, 흡연자 부모의 아이는 호흡기 감염 빈도가 증가하고 아이가 성인이 됐을 때 폐기능이 감소합니다.
다시 반복하겠습니다. 건강한 흡연같은 것들은 없습니다. 그것은 자유국가입니다. 사람들은 흡연을 하는 지혜롭지 못하고 불건강한 선택을 할 권리가 있습니다. 그러나 사람들이 그들이 한 선택이 건강한 것이라고 자신과 다른 사람에게 강요해서는 안됩니다. 누구도 그들의 불건강한 행태와 관련된 위험에 비흡연자를 노출시켜서는 안됩니다.

올림,

마이클 영, 의학박사 (Michael Young, Ph.D.)
교수 & 책임자, 건강과학 프로그램 (Professor & Coordinator, Program in Health Science)
책임자, 보건교육사업청 (Director, Health Education Projects Office)

**그림 10-4 편집자에게 보내는 편지(Letters to the Editor) 예시**

## 지역사회 사례 2

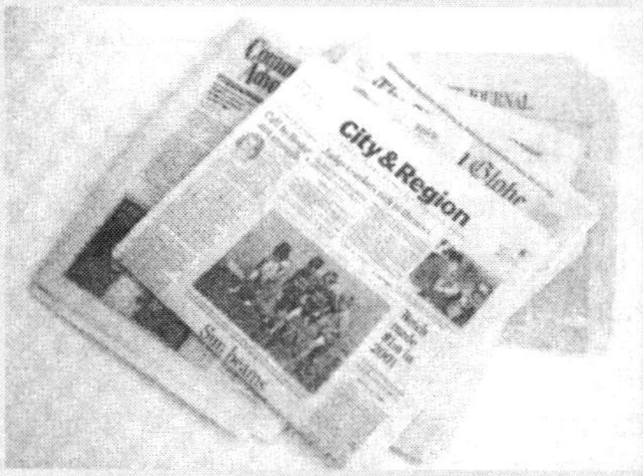

John이 신문사로 보낸 편지는 신문 교육란 1면의 특집기사로 작성되었다. 그는 신문사가 그가 공유한 주제를 훌륭하게 조사하고 철두철미하게 신문 지면에 작성하였다는 것을 알았을 때 매우 기뻐하였다. 기사가 나가고 1주일내로 신문사 편집진에게 보낸 편지에는 교육과정 선택 사안 주제가 반영되었다. 많은 지역주민들이 금욕 교육과정에 대하여 John만큼 걱정하고 있다는 것을 알 것이다. 신문사는 금욕 교육과정 지지자에게도 공정하게 편집자에게 편지를 보내는 기회를 제공하였지만 각각의 그러한 편지들은 동일 주장을 계속 반복한 것으로 비춰졌다. 교육과정에 반대하는 사람들로부터 받은 편지는 금욕만 있는 교육과정이 실행되면 안된다는 이유에 대한 다양한 견해를 밝히고 있다.

### 라디오 및 텔레비전과 함께 하기(Work with Radio and Television)

라디오와 텔레비전 거래 단위가 시간임을 기억하는 것이 중요하다. 시간에 구애받지 않는 인쇄매체와 달리 라디오와 텔레비전은 목표 시청자에게 넓은 범위의 정보를 제공하는데 있어 제약이 있다. 보건교육자는 대개 공익광고와 인터뷰(별도 매체 경로로 논의될 것이다)를 통해 이 매체들과 소통하고 있다.

#### 공익광고 (Public Service Announcements)

공익광고는 자선단체, 비영리기구와 지역단체들이 많이 이용하는 짧은 정보 소식이다. 공익광고는 대중 교육, 프로그램 또는 서비스 증진, 그리고 행태 또는 지역사회 변화에 필요한 자원 제공을 위해 라디오와 텔레비전에서 이용된다. 공익광고는 대중에게 메시지를 전달하는 가장 흔한 수단 중 하나이다. 어떤 공익광고는 청취자 또는 시청자의 감정적 반응을 유발하기 위해 기획된다. 다른 공익광고는 청취자에게 사건의 일시를 알려주는 것에 의식적으로 초점을 맞추며 그 결과 감정적 반응에 덜 의존적인 특성이 있다.

대부분의 모든 기관들은 한번쯤은 그들의 사업 노력에 대한 공익광고를 개발하고 이용한다. 공익광고는 상대적으로 개발과 이용이 용이하기 때문에 기관들이 대중과 메시지를 소통하는데 있어 표준 도구로 자리 잡았다. 어떤 공익광고는 개발되어 전국적으로 방송하고, 지역 방송에 선 보이기도 한다. 다른 공익광고는 국가기관이 개발하고 지역사회 단체들이 이용할 수 있도록 한다. 지역사회 단체는 간혹 자신을 알아볼 수 있도록 공익광고에 구호를 덧붙이기도 하며 지역 시장에서 방송시간을 확보하기 위하여 지역 매체들과 협력하기도 한다.

공익광고는 라디오와 텔레비전에 방송되는 광고, 두 가지 유형이 있다. 둘 중 라디오에 방송되는 공익광고는 대개 개발이 더 용이하고, 비용이 덜 들고, 방송시간 확보가 더 쉽다. 라디오 공익광고는 큰 소리로 읽히는 60초 미만 짧은 메시지로 구성되며, 8.5-11인치 크기 종이에 2행 간격으로 인쇄된다(공익광고 예시는 그림 10-5 참조).

- 정보원: 누가 발표자료를 보냈는가? 개인과 단체 둘다 확인해야 한다. 단체, 시정부, 주정부의 명칭과 우편번호는 첫 장의 맨 위에 위치해야 하며, 가능하다면 웹페이지와 이메일도 그렇게 해야 한다.

발신: 잭 홀리데이, 지역 교육자 (Jack Holliday, Community Educator)
지역 안전 파트너 (Community Safety Partners)
제퍼슨 1224번지 (1224 Jefferson)
칼라마조, 마이애미주 49001 (Kalamazzo, MI 49001)

방송 일시: 2008년 2월 18일
방송 시간: 30초

영(零), 영(零), 영(零) (Zip, Zero, Zilch)

운전하기 전 딱 한 잔만 마시는 것으로 당신은 단속에 걸릴 수 있습니다. 젊은 성인은 음주와 운전에 대해 모든 것을 알고 있다고 생각할 수 있지만, "영–영–영" 법을 알고 있을까요? 이 법은 만약 당신이 단속에 걸리면 알코올 수치를 측정한다고 적혀 있습니다. 측정을 거부하면 면허는 즉시 정지되고 6개월간 감옥에 가야 한다. 측정 결과 1잔의 맥주를 마신 것으로 나타난다면 운전면허는 30–90일간 정지되고 250달러의 벌금을 물게 될 것입니다.
미시간주에서 안전하게 운전하는 유일한 방법은 음주를 하지 않는 것입니다.
이 메시지는 지역 안전 파트너에서 작성되었습니다.

–끝–

그림 10–5 공익광고 예시

- 접촉한 사람: 접촉한 사람이 누구인가? 이 사람은 발표자료(정보원)를 보낸 사람과 다를 수 있다. 접촉한 사람의 성명, 제목, 전화번호, 이메일 주소와 팩스번호를 포함하여 파악하라.
- 발표 일시: 정보가 긴급보도용으로 준비되는지 또는 보도되어야 하는 특정 날짜가 있는가? 예를 들어, 노동절 여행에 대한 공익광고는 노동절 주말 전 및 주말동안 즉시 방송되어야 한다. 공익광고가 특정 일시에 방송되도록 기획됐다면 그 시간과 기간이 포함되어야 한다. 예를 들어, 어떤 공익광고는 청소년이 하교하거나 근로자가 통근하는 늦은 오후에 방송되는 것이 더 적절할 수 있다. 그러나, 언제나 방송시간 경쟁이 있다는 사실을 알아야 한다. 방송시간은 방송국이 팔아야 하는 것이다. 특정 시간대(예를 들어 아침 및 오후 출퇴근 시간)를 이용하는 것은 굉장히 제한되어 있다. 방송제한이 덜 한 공익광고는 이용을 더 많이 할 것이다.

텔레비전 공익광고는 더 넓은 주단위와 국가단위 캠페인의 일부분이거나 기관에 의해 지역적으로 개발될 수 있다. 이미 개발된 공익광고는 아무런 사전 준비 없이 만들어지는 것보다 더 이용이 쉽고 비용이 덜 든다. 대개 국가단위 캠페인 또는 기관에서 나오는 공익광고(예를 들어, 십대 임신 예방을 위한 국가 캠페인, 환경보호청, 또는 국립고속도로 안전청)는 지역적 접촉과 조치를 알아보게 하기 위하여 광고 말미에 메시지를 포함시킬 수도 있다. 반대로 지역적으로 공익광고를 개발하는 것은 그 주제가 특정한 지역의 요구, 인구집단과 문제들을 위해 특화되도록 할 수 있다. 간혹 지역적 특성이 텔레비전 공익광고에 나타난다. 지방보건당국의 직원이 자신의 공익광고에 주연을 맡는 아이디어를 좋아할지라도, 지역사회에 잘 알려진 사람을 쓰는 것이 더 나을 수 있다.

라디오와 텔레비전 방송국은 다양한 이유로 공익광고 방송에 관심이 있다. 주요 이유 중 하나는 연방방송통신위원회(Federal Communication Commission)에서 방송면허를 갱신할 때 방송국의 공공서비스 기여도를 평가하기 때문이다. 무료 방송시간을 충분히 제공하는 방송국은 방송면허 갱신을 받을 가능성이 더 높다. 게다가 대부분의 지역 방송국은 지역사회에 직접적으로 영향을 미치는 사건이나 주제에 대한 방송에 관심이 많으며, 시청자는 방송 청취가능 지역에 거주하고 있고 지역 활동과 주제에 대해서 관심이 있다. 예를 들어, 많은 이웃들이 무료 콜레스테롤 검진, 예방접종, 건강 설명회, 그리고 다른 건강증진 활동에 대한 정보를 얻기 위해 라디오와 텔레비전에 매우 의존하고 있다. 시청률 경쟁 중인 방송국은 호소력이 있고 유익한 정보를 제공한 공익광고를 방송하는 것에 매우 관심이 있다. 어떤 방송국은 그들 시청자에게 책임감을 느끼기 때문에 건강관련 공익광고 방송에 관심을 가진다. 긍정적인 건강행태를 장려하고 부정적인 건강행태를 알리는 공익광고를 통해 방송국은 지역사회 웰빙을 증진하는 메시지를 제공하고, 대중이 무언의 책임감을 느끼도록 지원한다. 마지막으로, 긍정적인 건강행태를 증진하도록 설계된 공익광고를 방송함으로써 (방송국은) 지역사회 호의를 이끌어 낼 수 있다. 청취자는 방송국을 가치 있는 서비스를 제공하는 지역사회의 선량한 일원으로 바라보게 된다.

**? Did You Know**

미국에서 발간되는 조간 일간지의 수는 지난 40년동안 2배 이상 증가하였다. 동일 기간동안 일요신문의 수가 꾸준히 증가한 반면 석간 일간지는 50% 감소하였다.

### 인터뷰 하기(Conduct Interviews)

매체는 주제에 대해 더 많은 정보를 얻거나, 쟁점사항에 답하거나, 자신들이 받은 정보를 추가조사하기 위하여 보건교육자와 접촉하기도 한다. 보건교육자와의 접촉은 전화, 라디오 또는 텔레비전을 통한 인터뷰 형태로 진행되기도 한다. 인터뷰는 공식적 또는 비공식적일 수 있으며, 전화, 라디오 현장, 텔레비전 방송국, 인터뷰 대상자 근무 기관 또는 방송국 외부에서 이루어질 수 있다.

매체와 좋은 관계를 유지하기 위해서는 유연성을 가지고 그들의 일정에 맞출 필요가 있다. 대부분 방송국은 빡빡한 마감시간에 맞춰 일하기 때문에 지체 없이 전화를 받고 방송국에 협조적이어야 매체와의 관계를 발전시킬 수 있다. 매체와 협력적으로 일하게 되면 미래에도 인터뷰 기회를 얻게 된다.

### 전화 및 라디오 인터뷰(Telephone and Radio Interview)

전화 인터뷰는 일반적으로 인터뷰 또는 특정 뉴스와 관련된 의견 표명을 요청한 기자에 의해 시작된다. 간혹 첫 전화는 방송 준비를 위한 인터뷰 시간을 정하기 위해 한다. 줄거리를 위한 자료를 모으는 기자는 신문사, 잡지사 또는 라디오나 텔레비전 방송국에서 올 수 있다. 인터뷰는 녹음될 수 있으며, 그 결과 기자는 향후 방송에 나올 인터뷰의 정확한 기록을 가지게 될 것이다. 마지막으로, 전화 인터뷰는 아마도 청취자의 전화 질문시간이 있는 생방송 라디오 쇼의 일부분으로 진행되기도 한다. 인터뷰 동안 단체를 널리 알리고 연락할 사람 이름과 전화번호를 제공하는 것을 기억하라.

### 전화 인터뷰(Telephone Interview)

전화 인터뷰에서 얻어지는 정보(실제는 오디오 테이프인)는 라디오나 텔레비전 방송에 이용될 수 있다. 전화 인터뷰처럼 텔레비전 인터뷰도 지역사회 사건에 충실한 지역방송 토크쇼의 게스트와 같이 간혹 앞서 마련되기도 한다(예를 들어, 지역 소식(Talk About Town) 유형의 쇼). 다른 때는 거의 주목받지 못한다. 인터뷰는 어느 기간동안 발전된 줄거리나 시리즈의 일부분이 되거나 방송국이 방금 통신사에서 받은 새로운 소식에 대한 지역의 반응을 알아내기 위한 노력이 될 수 있다.

### 지역사회 사례 3

John은 금욕 교육과정 문제가 신문과 텔레비전에 다루어지는 양을 보고 놀랐다. 사실, 그는 3개 지역 라디오 방송국과 1개 텔레비전 방송국에서 연락을 받았고 그들 모두 John과 인터뷰를 하고 싶어 했다. 3개 라디오 방송국 중 2개는 전화를 통해 인터뷰를 하였고 1개는 실제로 방송국에서 인터뷰를 하였다. 전화 인터뷰를 준비하면서 John은 모든 사실을 재확인하였고 문제와 관련하여 출판된 연구논문 사본을 준비하였다.

인터뷰동안 John은 그가 진실이라고 알고 있는 것을 표현하는지를 확인하였고 뒷받침할 수 없는 내용에 대해서는 표현하지 않도록 주의하였다. 그의 대답은 짧고 간결하였다. 각 라디오 방송국은 인터뷰에 응해준 것에 감사의 뜻을 전했고 John이 말한 그대로 방송을 내보냈다. John은 청취자 전화에 대한 대답을 준비하였지만 이뤄지지는 않았다.

텔레비전 특히 뉴스 프로그램은 초 단위로 측정되는 비디오 클립과 짧은 코멘트를 방송한다. 간혹 텔레비전 기자는 당일 늦게 방송될 예정인 인터뷰를 현장에서 촬영하기도 한다. 모든 인터뷰 장면을 보여주는 대신, 텔레비전 제작자는 어느 부분을 방송할지 결정을 할 것이다. 카메라에 담은 인터뷰 대상자가 많을수록 제작자가 골라야 할 자료는 더 많아지고 중요하다고 생각되는 자료가 방송될 가능성이 더 낮아지게 되는 것이다. 인터뷰는 중요한 정보가 담겨 있을 정도로 짧게 진행하는 것이 가장 좋다. 만약 인터뷰가 논쟁거리와 관련 있다면, 짧게 준비된 질문을 준비하는 것이 현명할 것이다.

텔레비전 인터뷰와 다른 유형의 인터뷰 간 가장 명확한 차이는 시청자 존재 여부이다. 전화 인터뷰는 목욕용 가운을 입은 채로 진행할 수 있지만 텔레비전 인터뷰는 그렇지 않다. 많은 텔레비전 인터뷰는 충동적으로 요청되기도 한다. 인터뷰 요청을 받은 전문가는 그러한 상황에서도 의상을 바꿔 입는 것이 가능하도록 준비한다. 남자들은 여벌의 셔츠와 넥타이를 사무실 옷걸이에 걸어 놓고 있을 수 있다. 여자들은 사무실 구석에 재킷과 멋진 블라우스를 가지고 있을 수 있다. 짧은 순간이라도 멋지게 보여야 한다는 것을 기억하자.

### 마지막 순간 인터뷰(Last-Minute Interview)

마지막 순간 인터뷰는 때때로 질문에 답변할 수 있는 전문가를 필요로 한다. 시간은 배경 연구에 허락되지 않을 수 있다. 갑자기 매체가 인터뷰를 요청한 경우 주제에 대하여 상황을 명확하게 인식하고 인터뷰의 길이를 갖는 것이 중요하다. 내가 친숙하지 않은 주제에 대해 사실에 근거한 정보와 전문가 의견을 구하는 경우 인터뷰를 거절하는 것도 괜찮다. 기자에게 초대에 감사함을 느끼고 있음을 알리고, 전문가 수준에 맞춰 더 적합한 주제를 알려주고, 기자의 요구를 더 잘 충족시킬 수 있는 다른 누군가를 소개해 주도록 한다.

### 기자회견 (Conduct a Press Conference)

기자회견은 때때로 주요 발표 내용을 가지고 열린다. 그것은 새 건물, 조직, 또는 지역에서 제공되는 서비스와 관련될 수 있다. 기자회견은 주요 사업, 기금 증가, 건강 또는 안전문제에서의 최근 통계치를 발표하기 위하여 열릴 수 있다. 모든 매체경로(예를 들어, 신문, 텔레비전, 라디오)는 기자회견에 초대된다.

준비된 발표내용은 배경자료 또는 첨부자료와 함께 매체에 제공되고 이용된다. 매체는 좋은 뉴스를 만들 때 도움을 줄 수 있는 추가적인 정보를 요청하기도 한다. 따라서 그 주제에 관련된 철저한 기본 지식을 갖추는 것이 중요하다. 기자회견 자료집은 보통 매체에 배포되고 주제에 대한 배경 정보를 포함하고 있다. 그렇기는 하지만, 기자의 질문에 총명하고 간단명료하게 답하는 것이 중요하다.

## 대중매체와 효과적으로 작업하기 위한 요령과 기술

### 대중매체 종사자들과 친해지기(Become Familiar with Media Personnel)

필요한 것을 얻기 위해서 대중매체를 활용하는 일에는 지역사회의 텔레비전, 라디오 및 신문에 관련된 인물들과 친숙해지는 것을 포함한다. 예를 들어, 지역신문의 일요판에 특집기사를 쓰고 편집하는 이가 누구인지를 알아두는 것은 유용하다. 이 때 그 사람의 이해와 관심에 대해서도 알아두면 역시 유용할 것이다. 특집기사 저자가 전국총기협회(National Rifle Association)의 지역협회 대표라면 어떻겠는가? 권총의 판매와 소유 제한을 홍보하는 기사에 대한 의견을 나누기에 과연 가장 적합한 인물일까? 지식은 일방통행적인 것이 아니다. 매체 종사자를 아는 것은 좋은 일이지만, 그가 보건교육자를 신뢰할만한 정보 제공 자원으로 인식한다면 더욱 좋을 것이다. 이러한 관계(Rapport)의 형성은 언론매체와의 접촉을 쌓아가는 데 중요한 통로를 제공해준다. 이런 관계형성은 양쪽 모두에게 이득을 주는 상황(win-win situation)이 될 수 있다.

매체 종사자들에게 신뢰할만한 자원이 되는 것은 또한 업무상의 관계를 강력히 발전시킬 수 있다. 매체 종사자들은 다양한 주제와 논점들을 알고 있을 필요가 있다. 항상 발생하는 변화들 가운데에서 늘 가장 중요한 것들이 무엇인지를 포착하는 것은 엄청난 일이다. 매체들은 최신 정보와 속보를 제공하기 위해서 많은 경우 신뢰할만한 정보원들에게 의존한다. 새로운 지견과 자원에 대한 정보를 이메일로 제공하면 매체들이 새롭고 혁신적인 정보를 찾기 위해서 소모하는 시간을 줄여줄 수 있다. 당신이 제공하는 정보가 정확하고 적절한가를 항상 확인하라. 잘못되거나 부정확한 정보는 업무상의 관계를 튼튼하게 발전시키는 데 해로울 수 있기 때문이다.

### 공익광고(PSA)가 방송될 기회를 늘리기

공익광고의 방송을 늘리기 위한 몇 가지 방법들이 있다. 여기에는 아래와 같은 것들이 포함된다.

- 공익광고는 짧아야 한다는 점을 기억하라; 대부분의 공익광고는 30초를 넘지 않는다. 방송에서 시간은 귀중한 원자재이고, 초단위로 추적된다. 일반적으로 시간 단위는 10-, 15-, 20-30, 45-, 60초로 구분된다. 따라서 공익광고에 포함될 내용은 매우 주의해서 선택해야 한다.
- 공익광고는 정확한 방식으로 쓰라. 처음에는 이 일이 어려운데, 학술적인 상황에서 자주 사용되는 기술(skill)이 아니기 때문이다. 공익광고를 교정해 줄 동료들과 목표

집단 구성원을 확보하라.

- 목표로 정한 방송국에 전화를 걸어서 공익광고 담당자에게 요청하라. 그가 공익광고에 대해서 알 수 있도록, 그리고 이 공익광고가 왜 중요한지를 설명하라. 그리고 해당 방송국에서 공익광고를 방송할 수 있는 가장 좋은 방법을 부탁하라. 담당자를 직접 찾아갈 수 없다면 이메일이나 팩스로 공익광고를 보내라. 해당 내용의 중요성과 원하는 방송 시간을 기재한 표지를 함께 보내라. 방송국들은 공익광고를 방송해 달라는 많은 요청을 받는다. 만일 공익광고를 위한 특정한 시간이 배정되어 있다면(예를 들면 할로윈 주간에는 할로윈 안전을 위한 공익광고가 배정된다) 최소한 6주 전에는 광고를 제출하도록 하라.
- 방송국들은 공익광고 테이프를 만드는 데 도움을 주는 기관들과 함께 일하기도 한다. 질 좋은 프로그램 제작과 특정한 방송시간의 구매를 위해 기금을 사용하는 것은 그만한 가치가 있다. 전체를 모두 기부로 해 달라고 요청하는 것보다는 일부라도 비용을 지불하는 것이 더 나은 방송시간을 확보하는 데 도움이 된다. 예를 들어 마약 교육 프로그램인 '승자가 되자 - 사용하지 않기로 결심하기'는 지역 경찰관들이 학교 상담 교사와 담임 교사들의 협조를 얻어서 아칸소 주의 공립학교들에서 시행하고 있다. 경찰관 및 교사들의 훈련과 지도자 매뉴얼, 학생 실습교재나 티셔츠 등의 필요한 물품을 구입하기 위한 기금이 이따금씩 생기곤 하였지만, 대부분의 경우에는 경찰관들이 물품구입을 위한 재정을 직접 모금하였다. 아칸소 주에 사는 젊은이들에게 마약반대 메시지를 제공하고 경찰관들의 재정 마련을 돕기 위하여, 이 프로그램

> "전국 대회 우승팀인 아칸소 대학교 레이저백(Razorback) 농구팀의 클린트 맥다니얼(Clint McDaniel)이, 여러분들이 농구코트에서, 교실에서 그리고 인생에서 승자가 되도록 격려드립니다. 승자가 되십시오; 사용하지 않기로 결정하십시오. 이 메시지는 아칸소 대학교의 '승자가 되자' 마약 교육 프로그램과 여러분 지역의 사법당국 그리고 이 방송국에서 제공해 드리고 있습니다."
>
> "아칸소 대학교 레이저백(Razorback) 미식축구팀의 제이슨 앨런(Jason Allen)입니다. 구장에서, 교실에서 그리고 인생에서 터치다운 점수를 획득하십시오. 승자가 되십시오; 사용하지 않기로 결정하십시오. 이 메시지는 아칸소 대학교의 '승자가 되자' 마약 교육 프로그램과 여러분 지역의 사법당국 그리고 이 방송국에서 제공해 드리고 있습니다."

그림 10-6 승리자가 되라(Be a Winner)

개발자들은 지역 라디오 방송국과 아칸소 주립대학의 운동부와 협조하여 몇 개의 짧은 공익광고 테이프를 제작하였다. 제작 비용 중 일부가 지불되었고, 라디오 방송국은 여러 개의 복사본을 만들었다. 이 테이프는 아칸소 주 내의 '승자가 되자' 사무실로 보내졌고, 지역 사무실은 이 테이프를 다시 각 지역 방송국에 보냈다. 공익광고를 무료로 방송해 달라고 요청하는 대신, 테이프를 제작한 방송국으로부터 방송시간을 구매하였다. 이에 호응하여 방송국은 지불한 비용의 세 배에 해당하는 시간을 배정해 주었다. 그림 10-6은 방송된 공익광고 중 두 개의 내용이다.

### 배포된 자료가 게재될 기회를 늘리기

배포된 보도자료가 게재될 가능성을 높이는 몇 가지 방법들이 있다.

- 배포 자료는 짧게 만들어라: 문장을 간결하게 쓰고 전문용어는 피하라. 익숙하지 않은 단어를 읽으려고 애쓰는 독자들을 상상해 보라. 오해의 소지가 있거나 부정적으로 해석될 수 있는 숨은 메시지를 담은 단어들로 독자를 혼란스럽게 만들지 마라.
- 내용을 설명하기 위한 표지글이 필요 없도록 뉴스 자료를 쓰라. 그 자체로 완전한 구성이 이루어져야 한다. 이 말은 표지글이 중요하지 않다는 뜻이 아니다. 배포 자료는 그 상태 그대로 인쇄되어도 내용이 합당해야 한다는 말이다.
- 편집자가 읽고 따라가기 좋게 자료를 만들어라. 여백을 넓게 두고, 행간도 2행 간격을 사용하라. 이 빈 공간은 편집자가 자료를 편집하기 쉽게 해 준다. 제출하는 이야기에서는 제목과 첫 문장 사이에 세 줄을 띄워라. 문단이 페이지에 걸쳐서 잘리지 않도록 하라. 한 문단이 한 페이지에 다 들어가지 않으면 다음 페이지로 넘겨라. 각 문단은 앞이나 뒷 문단과 별개로 독립적이어야 한다. 단정적인 내용에 대해서는 근거 문헌을 제공할 수 있어야 한다. 예컨대 아스피린이 심장 발작을 줄여준다고 표현하려면, 이를 뒷받침하는 연구 문헌을 함께 제공해야 한다. 응답을 바라는 배포 자료라면 마지막 문단에 연락처를 기입할 필요가 있다 (정보가 더 필요하시면 800-875-4422 톰 브로크마(Tom Broekema)에게 연락주십시오). 소통 기술이 발달함에 따라, 해당 기관의 누리집이나 관련 인터넷 정보를 제공하면 신뢰도를 높일 수 있다. 마지막에 "끝," "###,"이나 "XXX"를 쳐 넣으면 자료의 끝을 알아보기가 쉽다.

- 요청하는 게재 일자보다 일주일 이전에 전자메일을 보내지 마라. 신문들은 하루에도 수백 통의 배포자료를 팩스로 받는다. 전자메일은 원하는 상대가 내용을 받았음을 확인할 수 있게 해주고, 자료가 더 필요한 경우 기자가 당신과 접촉하기 편리하게 해준다.
- 보도자료가 실리기에 적절한 언론 매체에 전화를 하라. 전화 통화는 자료가 신문이 아니라 사람에게 보내졌음을 확인함으로써 관계를 맺는데 도움을 준다. 자료가 게재될 지를 결정하는 것은 "신문"이 아니라 신문사에서 일하는 사람이다.

### 인터뷰 기술(Interviewing skills) 증진시키기

성공적인 인터뷰 가능성을 증진시키는 몇 가지 방법들은 아래와 같다.

- 미리 인터뷰를 준비하라. 인터뷰 요청 전화를 받으면 전화하는 사람이 누구인지, 어느 기관인지, 인터뷰의 목적은 무엇인지를 확인하라. 당신이 속한 기관에서는 특정한 사람만이 언론접촉을 할 수 있도록 허용하는 정책을 갖고 있는지도 알고 있어야 한다. 배경 정보를 모으는 데 시간을 사용하라. 당신이 다시 전화하겠다고 요청하라. 처음 몇 번의 인터뷰는 상당히 스트레스가 된다. 그것이 정상적인 반응이다. 이완하도록 노력하고, 평상시처럼 행동하라. 당신이 말하는 어떤 내용도 방송에 나오거나 기사화될 수 있다는 것을 기억하라.
- 기자에게 적절한 배경정보를 제공하라. 대개 기자들은 그 주제에 대해서 적은 양의 정보를 가지고 있으며, 방송용 자료표에 쓰여져 있는 내용이 전부인 경우가 대부분이다. 대부분의 기자들은 적절한 정보가 제공되는 경우, 이러한 도움을 고마워한다.
- 누가 인터뷰를 진행하는지를 미리 확인하라. 그 사람과 친숙하지 않다면 인터뷰 전에 그가 진행하는 프로그램을 청취하거나 시청하라 (혹은 그가 쓴 기사를 읽어보라). 인터뷰의 틀과 형식에 익숙해지도록 하라.
- 대상 청중이 누구인지를 확인하라. 주로 십대들인가? 노인들인가? 고소득자들인가? 청중에 대한 정보는 방송국이나 신문사의 판매담당 부서에서 얻거나, 그 프로그램이나 신문기사에 친숙한 사람들과 토론해 봄으로써 얻을 수 있다.

- 가능한 한 많은 질문들에 답할 수 있도록 준비하라. 어떤 인터뷰 진행자는 미리 질문 목록을 주기도 하지만, 인터뷰 중에, 혹은 외부 질문자들에 의해서 다른 질문이 나올 수도 있다.
- 미리 준비한 자료를 가지고 이야기하는 것을 고려하도록 하고, 준비된 자료에서 너무 멀리 벗어나지 마라. 당신의 관심사에 집중하도록 하라. 그냥 내버려 두는 것이 나은 주제들에 대해서 이야기하지 않도록 주의하라.

대답을 준비하지 못한 질문들에 대해서 너무 놀라지 않도록 하라. 녹화하기 전에 기자와 미리 기본적인 규칙들을 정해 두는 것이 도움이 된다. 기자는 질문하기를 원하지만 당신은 다루고 싶지 않은 내용이 있다면 기자가 미리 그 내용을 알도록 하라. 기자가 동의했음에도 녹화 중에 질문을 한다면, 인터뷰가 끝났음을 정중하게 알려라. 제대로 답하지 못한 질문이나 당신은 방송되기를 원치 않는 내용들이 실제로는 방송되는 경우가 자주 있음을 염두에 두라.

- 인터뷰 중에 공유하게 될 중요한 요점 목록을 작성해 두라. 기자가 그 정보에 대해서 묻지 않는다면, 대화 중에 이를 언급하도록 노력하라.
- 잘 구조화된 참고 자료를 챙겨 두라. 중요한 것은 구조화된 자료여야 한다는 것이다. 뒤섞여 있는 자료들은 긍정적인 인상을 주지 못하며, 무언가 불확실하다는 메시지를 전하게 된다. 금방 찾아 볼 수 있도록 자료를 정돈해 두는 것이 유익하다.
- "좋은 질문이신데, 지금은 제가 답을 갖고 있지 못합니다. 좀 더 알아보고 다시 말씀드리도록 하겠습니다."라고 말하는 것을 두려워하지 말라: 잘 모른다고 말하는 것이 부적절하거나 부정확한 정보를 제공하는 것보다 훨씬 낫다.
- 마무리 발언을 준비하라: 일반적으로 인터뷰 진행자는 마지막으로 할 말이 있는지를 묻는다. 기관을 홍보하거나 인터뷰 주제에 대한 중요한 발언을 할 수 있는 기회를 최대한 활용하라.
- 인터뷰 시간에 늦지 마라: 매체에게 시간은 소중한 자산임을 기억하라.

**Did You Know**

연방 소통 위원회(Federal Co-mmunication Commoittee, FCC)는 독립적인 미 정부 기관으로 의회에 직접 보고하는 기관이다. FCC는 1934년 소통법에 의해서 설립되었으며, 주 간, 국가 간에 라디오, 텔레비전, 유선, 위성 등을 통해서 이루어지는 소통 규제를 책임지고 있다. FCC는 50개 주와 DC, 그리고 미국령들을 관할한다.

- 텔레비전 인터뷰라면 성공적인 옷차림을 갖추라: 이것은 보수적이고, 전문적으로 보이며 방송국 세트장의 다른 색깔들과 부딪치지 않는 옷차림을 의미한다. 희거나 너무 밝은 색, 패턴이 들어 있는 옷은 피하라. 장신구를 유의해야 한다. 지나친 장신구들은 소음을 내거나 스튜디오 조명 때문에 반사가 생길 수 있다. 평소에 안경을 낀다면 그대로 착용하도록 하라.
- 텔레비전 인터뷰에서는 좋은 자세를 유지하도록 하라: 의자에 편안하게 앉되 구부정해지지 않도록 하라. 다리를 포개거나 바닥에 양발을 대고 인터뷰 진행자 쪽으로 약간만 몸을 숙이도록 하라. 손동작을 사용하지 않는 것이 좋은데, 텔레비전에서는 산만해 보이기 때문이다.
- 침착하고 전문적인 태도를 유지하라: 긴장된 반응은 전화나 라디오를 통해서 느껴지게 마련이다.

### 인터뷰 이후 활동들

인터뷰를 마친 다음에는 신문이나 텔레비전, 라디오에 말한 내용이 정확하게 나왔는지를 확인하라. 기자들이 정확하게 듣고 뉴스 안에 상황의 모든 면들을 분명하게 표현하는 경우도 있지만, 때로는 기자들이 모든 것을 뒤섞어버리기도 한다. 인터뷰 중에 사용된 내용들이 기관이나 개인의 실제 입장과 전혀 가깝지 않은 경우도 있다. 포함된 내용들을 정확히 이해하지 못한 상태에서 마감 시간에 쫓겨 기자가 실수할 수도 있다. 어떤 경우에는 기사에 나온 부분이나 방송된 내용이 전체 인터뷰를 전혀 반영하지 못할 수도 있다.

기자가 잘 해냈다면, 이를 알려주도록 하라. 기사에 문제가 있다면, 이 역시 알려주도록 하라. 정확한 관점이 방송되고 대중들에게 전해진 정보가 사실이어야 함은 중요한 일이다. 알려주지 않는다면 그들은 문제가 있었다는 사실을 전혀 알지 못할 수도 있다.

### 지역사회 사례 4

자신의 라디오 인터뷰를 청취한 후 John은 모든 기자들에게, 정보를 공유하고 해당 주제에 대해서 정확히 전달하고자 한 그들의 호의에 대해서 감사의 인사를 보냈다. 그는 기자 중 한 사람에게 회신을 받았는데, "메시지를 받았습니다. 선생님의 솔직한 태도에 대해서 정말로 감사해야 할 사람은 저임을 알려드리고 싶습니다. 괜찮으시다면 학교의 성교육에 관하여 제가 제작하려는 향후 프로그램을 위해서 선생님과 계속 연락하고 싶습니다."라는 내용이었다. John은 자신의 노력이 인정받은 데 대해서 긍지를 느꼈으며, 성교육 주제와 관련하여 연구에 기반한 지침을 제공할 수 있게 된 것에 대해서 기뻐하였다.

지난 몇 년간 내 이름이 아칸소 주의 신문과 라디오 및 텔레비전에 나온 적이 여러 번 있었다. 어떤 경우에는 상당히 긍정적인 상황과 관련되어 있었다. 예를 들면 프로그램이 수상했다는 소식, 워크샵 개최 공지, 연방 기금 수여 등이 있었다. 하지만 어떤 경우에는 뉴스가 전적으로 긍정적이지만은 않았다. 예를 들어 "주의회 의원 아칸소 대학 교수를 패주겠다고 위협하다."라는 제목이 아칸소에서 가장 큰 신문의 1면 머릿 기사로 실린 적도 있었다. 한 공식적인 모임에서 테이블 건너편에 앉았던 주 의회 의원이 토론을 방해하면서 "테이블을 가로질러 가서 너를 패버릴 준비가 되어 있다구"라고 소리쳤던 것이다. 그는 즉시 회의장 밖으로 내보내졌다. (지금은 전직이 된) 이 의원은 작동 중인 녹음기를 지닌 신문 기자가 그 자리에 있었고, 그의 모든 말들을 녹음하고 있다는 사실을 잊어 버렸거나 처음부터 몰랐음이 분명하다.

그 다음 2주 동안 거의 매일 하나 혹은 그 이상의 신문에 관련 기사들이 실렸다. 텔레비전의 인터뷰 요청도 들어왔다. 짧은 기간 동안 신문과 텔레비전이 이런 주제를 다루는 방식에 대해서 많은 것을 배울 수 있었다. 필자는 신문 기자들이 이 주제에 대해서 분명히 이해할 수 있도록 가능한 많은 정보를 제공하려고 노력하였다. 그들은 제공받은 정보의 극히 일부분만을 사용하여 기사를 만들었다. 그 기사들은 흔히 중요한 초점을 빼먹었다. 제공받은 정보를 포함하기는 했지만 항상 필수적인 정보를 포함하는 것은 아니었다. 텔레비전 인터뷰 중 하나는 1시간이 넘는 분량의 테이프를 녹화했는데, 그 중 실제로 사용된 분량은 15초 정도였다. 그 15초는 저자가 선택하고자 했던 부분은 아니었다.

### 자료표(Fact sheets)를 사용하라

자료표는 신문이나 잡지에서 매체의 지지를 확보하고, 특집기사를 얻기 위해 사용할 수 있는 도구이다. 매체 종사자들이 자신들의 관심에 바탕을 둔 이야기들을 항상 직접 조사하거나 탐구하지는 않는다. 대부분의 기사들은 신뢰할만한 정보원으로부터 제공받은 정보가 계기가 되어서 만들어진 결과이다. 자료표는 심층 조사를 위해서, 더 나아가서는 특집 기사감으로 고려되기를 기대하면서 언론사에 보내지게 된다.

매체 종사자들은 종종 특정한 주제에 대해서 조사해 보라는 전화나 편지를 받게 된다. 많은 경우 이러한 전화는 과도한 감정과 희박한 사실에 기반해서 이야기를 전하게 된다.: "학교에서 무슨 일이 벌어지는지에 대해서 기사를 써야 해요. 선생들이 아이들에게 가르치려는 것은 범죄라구요." 자료표는 어떤 상황에 대해서 사실적인 정보를 제공한다.

자료표는 공익광고나 보도 자료가 아니다. 자료표는 편집자가 기사에 대한 아이디어를 발전시킬 수 있게끔 구조화된 형태로 정보를 제공한다. 자료표는 이야기의 세세한 부분까지 제공하진 않지만, 아이디어와 향후에 더 길고 자세한 기사로 확장될 수 있는 정보를 제공한다. 편집자는 자료표를 토대로 해서 이 아이디어를 더 진행시키도록 기자에게 배당할지를 결정한다.

자료표는 기본적인 개념을 요약하고, 핵심 문제를 서술하며 가능한 대안을 제공하는 표제지와 함께 제공되어야 한다. 표제지와 자료표 모두 자료표 제공자(기관과 개인 모두)를 명시해야 하며 자료표와 관련하여 질문에 답할 사람이 누구인지도 명기해야 한다.

편집자에게 전화를 해서 자료표와 관련된 진행 상황을 확인하는 것도 중요하다. "지난 달에 파에트빌(Fayetteville) 고등학교에서 사용하는 절제 교육과정에 대한 자료표를 보내드렸는데요. 제 생각에는 이 교과 내용이 무책임하고 위험해 보입니다. 이 프로그램과 관련된 이야기를 조사하시도록 제가 더 해야 할 일은 없을까요?"

### 기자회견 자료집(Press Kit)을 사용하라

기자회견 자료집은 특정한 주제, 이야기나 사건에 대해서 매체나 관심을 가진 기관에 제공하는 준비된 정보 묶음이다. 기자회견 자료집은 일반적으로 기자 회견이나 정치 집회, 공공 행사 등을 위해서 준비한다. 새 박물관이나 도서관의 개관, 혹은 지역보건당국이 발표하는 에이즈(AIDS)나 간염에 관한 최신 지역 통계 발표 등을 위해서 준비할 수도 있다. 관심을 가진 모든 이들에게 동일한 내용이 배포되고, 개별적인 인터뷰나 추가 복사가 필요 없도록 기자회견 자료집을 준비해야 한다. 매체들에게 자료집을 제공함으로써 해당 기관은 배포되는 정보에 대해서 더 나은 통제력을 가질 수 있다.

> **Did You Know**
>
> 5,000개 이상의 신문을 인터넷을 통해 볼 수 있다.

기자회견 자료집에 어떤 내용이 포함되고 어떤 내용은 포함되면 안 되는지에 대해서 정해진 규칙은 없다. 일반적으로 자료표(Fact sheet)나 관련 기관, 주제와 핵심인물에 대한 질문과 답이 포함된 문서를 제공한다. 대중 집회의 경우라면 연설자가 말하려는 내용을 실제 그대로 기록한 문서 사본을 기자에게 제공할 수도 있다. 연자나 행사에 대한 5×7인치 이상의 흑백사진을 함께 제공할 수 있다. 당신이 속한 기관의 누군가가 기자 회견이나 행사의 주제와 관련된 논문을 가지고 있다면 별쇄본을 포함시키도록 하라. 기자회견이나 행사의 주제와 관련되어 있다면 기관 홍보물이나 다른 자료들도 포함시킬 수 있다. 활용 가능한 자료집을 준비하면 수많은 개별적인 정보 요구에 소요되는 추가 업무를 줄일 수 있다.

기자회견 자료집은 폴더에 넣어서 보기 좋게 제공한다. 기자들이 할 만한 질문들에 대해서 답을 주고 보기 좋은 폴더에 넣은 잘 준비된 정보는 당신의 기관에 대한 긍정적인 이미지를 제공해 줄 수 있다. 하지만 공들인 발표 스타일이 질 좋은 정보를 대신할 수는 없다. 기자들은 정보의 가치에 관심이 있다. 발표의 질적 수준을 유지하도록 노력하라. 반드시 비용이 많이 드는 것도 아니다.

## 대중매체와 작업 시 장애물 극복하기

이 책에서 서술하고 있는 다른 방법들처럼, 보건교육가가 언론매체와 함께 일할 때에도 많은 장애와 문제들이 존재한다. 이러한 문제들을 예측하고 극복하는 방법을 이해하는 것은 이 장에서 이야기하고 있는 매체와 함께 일하는 기술만큼이나 중요하다.

### 매체가 관심을 갖도록 하라

공익광고는 거의 사용되지 않고 보도 자료는 신문 기사로 결코 실리지 않는다면 어떻겠는가? 불행하게도 이것이 현실일 수도 있다. 매체들은 방송시간과 신문 지면을 요구하는 수많은 집단들의 집중포화를 받고 있다. 따라서 언론의 주목을 받기 위한 엄청난 경쟁이 있다. 공익광고 방송시간을 결정하는 방송국 사람이나 신문 지면을 정하는 사람과 개인적인 친분을 맺는 것은 성공 가능성을 높인다. 방송시간이나 인쇄 지면이 배당되어야 하는 어떤 주제가 실현되지 못할 경우에, 개방적이고 솔직한 관계를 맺는 것을 두려워하지 말라. 방송이나 신문 게재의 가능성을 높이기 위하여 어떤 변화들이 더 필요한지 찾아내도록 하라.

### 맥락에서 벗어난 언급을 제한하라

많은 경우에 인터뷰 대상자가 말한 내용 중 일부만이 실제로 방송되거나 게재된다. 불행하게도 맥락에서 벗어난 발언이나 인터뷰 대상자가 말하지 말았어야 하는 내용이 사용될 수도 있다. 매체들은 제한된 시간과 지면만을 가지고 있으므로, 경쟁적인 이야기 전체를 보여줄 수는 없다. 인터뷰 담당자에게 실제로 사용될 가능성보다 더 많은 정보를 제공하는 것은 중요한 것과 그렇지 않은 것을 선택할 기회를 제공하는 것이고, 결과적으로 기사에 실릴 내용과 그렇지 않을 내용에 대한 선택의 폭도 넓혀주게 된다. 논쟁적인 주제를 다룰 경우에는(특히 인터뷰 대상자나 그가 속한 기관이 직접적으로 논란에 관여되어 있을 경우에는) 간결하게 준비된 답변만을 사용하는 것을 검토하라. 가급적 질문을 받지 말고, 혹시 질문에 답하더라도 준비된 답변 내용에서 벗어나지 마라. 이러한 전략은 편집자에게 공유해야 할 정보를 한 묶음으로 주게 되어서 잘못된 발언이 방송되거나 인쇄될 확률을 줄여준다.

**Did You Know**

현대적인 라디오 방송은 1919년에서 1920년 사이에 펜실베니아(Pennsylvania) 윌킨스버그(Wilkinsburg)에서 프랭크 콘래드(Frank Conrad)가 자신의 집 뒷마당 창고에서 시작했다. 콘래드는 라디오를 통해서 광고를 처음 방송한 사람이기도 하다.

### 매체와 접촉하기 위한 시간을 만들어라

언론매체와 접촉하기 위하여 왜 귀중한 시간을 소비하는가? 결국 그건 기자들이 해야 할 일이 아닌가? 다른 활동들과 마찬가지로 서로 다른 여러 매체들과 일하기 위해 시간을 내는 것은 어려운 일이다. 보건교육자들은 바쁜 사람들이다. 하지만, 언론과 함께 일하는 것은 가치 있는 시간 투자이다. 제대로 관리하기만 한다면, 앞 장에서 언급했듯이 이 투자는 큰 이득을 제공해 줄 수 있다. 제대로 관리하지 못한다면, 이 투자는 긍정적인 결과를 가져 올 수 없다. 매체들과 미리 긍정적인 업무 관계를 맺어 두는 것은 대부분의 시간 낭비를 방지하는 데 필수적이다. 매체 종사자들의 시간도 동시에 고려하도록 하라. 새로운 정보를 가지고 그들과 접촉하되, 너무 많은 시간을 요구하지 않도록 주의하라. 그들과 정보를 나누고도 더 필요한 질문이 있다면 어떤 방법으로 하는 것이 가장 좋은지를 그들에게 알려주는 방식이 좋다.

## 기대되는 결과

언론 매체와 함께 일함으로써 기대할 수 있는 결과는 무엇인가? 어떤 행사가 방송되도록 하거나 특정한 내용을 배포하고자 하는 시도가 방송시간이나 신문 지면을 얻을 수 있으리라는 것은 합리적인 기대이다. 방송사나 신문사가 특정한 주장을 그대로 받아들여서 늘 무료 시간이나 지면을 제공하리라는 것은 비합리적인 기대일 것이다. 방송시간과 신문 지면은 귀중한 자산이며, 당연히 경쟁이 많다. 기자들과 좋은 관계를 구축할수록 중요한 정보 제공원으로 받아들여질 가능성은 높아진다.

> **Did You Know**
>
> 신문은 "기록의 출판"으로 여겨진다. 그래서 이상한 법적인 고지가 신문에 나기도 한다. 미 시간주에서 신문은 적어도 지면의 25%를 뉴스와 관련된 주제를 보도하는 데 사용되어야 한다고 명시하고 있다.

대중들에게 정보를 제공하는 방법으로 매체를 사용할 수 있다는 것은 합리적인 기대이다. 하지만 언론 매체만으로 개인들의 건강행태를 실질적으로 변화시킬 수 있다는 것은 비합리적인 기대이다. 그러나 포괄적인 접근의 한 부분으로서 언론 매체를 지속적으로 활용하고 신문, 라디오 및 텔레비전과 긍정적인 업무 관계를 개발시켜 나가는 것은 긍정적인 변화를 창조할 가능성을 높여준다.

마지막으로, 매체들의 보도가 당면한 논점, 특히 논쟁적인 이슈에 대한 지역사회의 관심을 증대시킬 것이라는 것은 합리적인 기대이다. 매체의 보도가 언제나 특정한 입장에 우호적일 것이라는 기대는 비합리적이다. 매체들은 지역사회에 뉴스가치가 있다고 판단하는 것들에 대해서 광범위한 보도를 하려고 하고, 동시에 다양한 견해들을 반영하는 자신들의 권리를 지키려고 한다. 그러므로 매체와 공유하는 정보가 신뢰할 만하고 정확하다는 것을 확인하는 것이 필수적이다.

## 결론

언론 매체와 함께 하는 작업은 다른 방식으로는 가능하지 않았을 광범위한 규모로 정보를 제공할 수 있는 기회를 개인이나 기관에게 제공해 준다. 제공되는 정보는 건강한 혹은 불건강한 행태에 대한 인식의 환기, 논쟁적인 이슈의 부각, 특정한 기관이나 주의 주장, 혹은 행사의 홍보 등을 목표로 하게 된다. 이 장에서 이야기된 도구들은 어떤 지역사회 보건교육기관에서도 사용될 수 있고, 어떤 방법은 다른 방법들보다 더 적용 가능성이 클 것이다. 더 안전하고 보다 건강한 삶을 촉진시키기 위하여 변화되어야 할 부적절한 사회적인 행태에 대해 사람들이 인식하도록 하는 데도 도움을 줄 수 있다. 대부분의 태도는 사회적인 문화에 깊게 뿌리박혀 있어서 매체를 통한 방법만으로는 변화하지 않는 것이 일반적이다. 하지만 공익광고나 뉴스의 효과적인 배포는 주의를 환기시킬 수 있고, 개인들이 의문을 제기하는 과정을 촉진할 수 있다. 적절한 매체의 활용은 입법가들과 대중 모두에게 영향을 미친다. 지속적인 매체의 활용 및 언론과의 긍정적인 관계의 개발은 변화에 영향을 미칠 가능성을 증가시킨다.

## 핵심용어

**공익광고(Public service announcement, PSA)**: 자선기관, 비영리기관, 지역사회 기관이 대중들을 교육하고, 프로그램을 홍보하며 행태나 지역사회의 변화를 위한 자원을 제공하기 위하여 사용하는 짧은 정보 방송

**기자회견 자료집(Press Kit)**: 특정한 주제, 이야기, 혹은 행사에 대하여 매체나 관심을 가진 기관들에 제공하는 미리 준비된 정보 묶음. 일반적으로 기자회견이나 특별 행사와 함께 준비한다.

**보도 자료(News(Press) release)**: 매체에게 기관과 그 기관의 활동에 대한 정보를 제공하는 한 두 페이지 분량의 서류. 언론 자료라고도 한다.

**자료표(Fact sheet)**: 기사를 개발하는 데 도움을 주기 위하여 구조화된 방식으로 특정한 주제나 상황에 대한 사실적인 정보를 제공하는 도구

# 부가 자료원


## 인쇄물

Mallory, C. (1989). *Publicity power: A practical guide to effective promotion.* Los Altos, CA: Crisp Puvlications.

Goldman, K. D., et al. Tools of the trade. *News & Views* (multiple volumes and issues). Society for public Health Education.

Goldman, K. D., & Schmalz, K. J. Rools of the trade. *Health Promotion Practice* (multiple volumes and issues). Society for Public Health Education.

## 인터넷

Center for the Advancement of Health. *Communicating health behavior science in the media: Tips for researchers.* Available: http://www.cfah.org/pdfs/research_tips.pdf.

Dupree, C. *Tips for press release writing and effective media relations.* Available: http://www.internetnewsbureau.com/tips/.

Federal Communications Commission. Available: http://www.fcc.gov.

제 III 부

# 지역사회 또는 정책 수준에서 방법과 전략의 적용



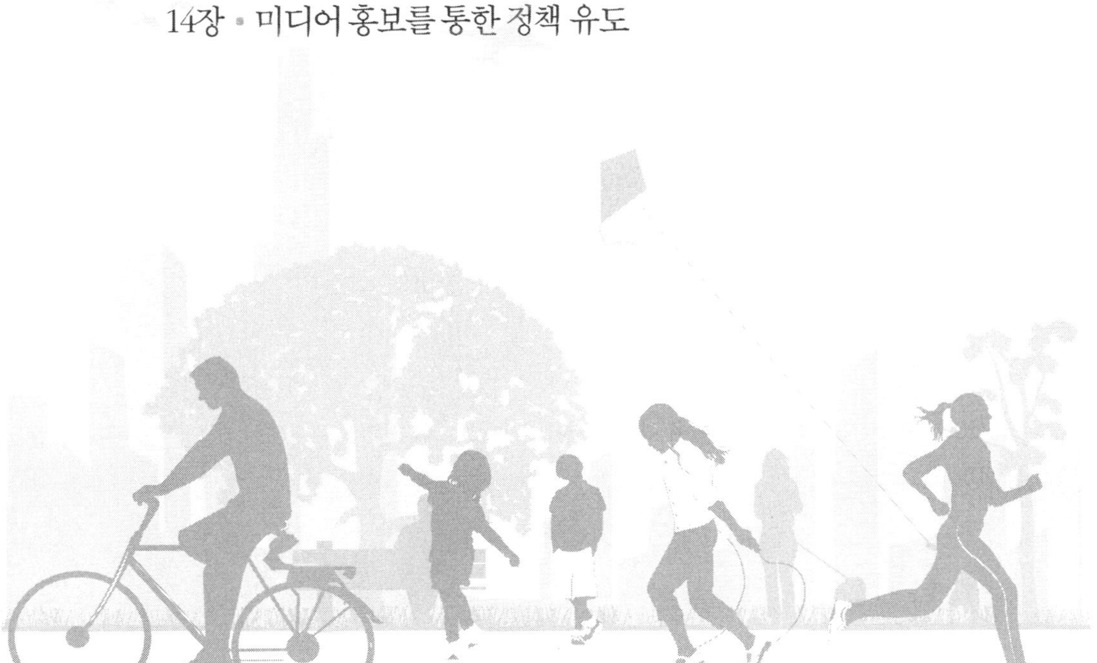

# 제 11 장

# 회의진행(Facilitating Groups)

Kathleen M. Roe, Dr.P.H., M.P.H.
Kevin Roe, M.P.H.
Frank V. Strona, M.P.H.

## 저자의 말

지난 25년동안 우리 각자는 국가의 여러 부문과 환경에서 다양한 집단들을 접하면서 회의진행의 능력과 기술을 배워왔다. 실제 보건교육에서 이런 면은 흥미롭고, 때로는 도전적이지만 항상 보람을 느낀다. 우리는 모임을 진행하거나 지켜보면서, 섬세하고도 문화적으로 적합한 회의 진행이 변화를 일으키는 힘이 있다는 것을 몸소 경험해 왔다. 진행을 통해서 탈진과 분쟁에 빠진 집단이 의사소통하고 생산성 있는 집단으로 바뀌는 것을 우리는 많이 봐왔다. 진행자가 큰 집단 안에서 사람들이 자신의 목소리를 내도록 돕고, 다른 사람들과 새로운 방식으로 협의하고, 참여적 민주주의에 기여하도록 돕는 방법을 봤다. 우리 각자는 우리의 지도력 수준을 끌어올릴 수 있는 진행 방법을 밝히기 위해 힘껏 노력해왔다. 우리는 회의 진행에 있어 우리의 정체성을 키울 수 있고, 다양한 집단을 통한 기회, 업무 또는 일반적인 관심에 대한 실행을 할 수 있다. 짧게 말해서, 우리는 이 장이 새로운 보건교육전문가들이 회의 진행하는데 있어 날개를 펴고, 자신의 경험들을 반영할 수 있기를 바란다.

## 서론

회의 진행은 보건교육전문가의 가장 기초적인 도구 중 하나이다. 다양한 실제 환경, 내용 영역, 그리고 인구집단에서 보건교육전문가들은 위원회와 분과위원회, 특별위원회, 태스크포스, 기획위원회, 자문위원회, 운영위원회, (위임)위원회, 이사회, 그리고 연합회같은 모든 종류의 제위원회에 포함되게 된다. 대부분의 위원은 직접 만나지만, 통신기술의 발달로 화상회의나 인터넷을 통한 의사소통을 하기도 한다. 회의 환경, 참석자, 목적과 정관 등은 다양하지만, 회의 진행 원칙은 동일하다.

진행은 "증진, 도움, 단순화 또는 일을 쉽게 하는 것"으로 정의할 수 있다.[1] 보건교육전문가의 진행 기술은 집단 의사소통과 협력을 증진시키고, 참석자들이 개별적으로 기여하고 일할 수 있도록 도우며, 과업과 집단 과정의 개념 및 조직화하여 그들이 접근 가능하고 달성 가능하고 의미있는 경험을 만들도록 돕고, 보상받고, 생산적이도록 한다. 효과적인 집단 회의 진행은 이론과 기술이다. 실제 원칙과 집중을 요구하고, 진행자의 직관에 의한 시각에 의존한다. 보건교육전문가는 때때로 참여, 결론, 민주주의와 다양성에 의한 전문적인 시행으로 인해 좋은 조정안을 만든다. 비록 보건교육전문가들은 이런 시행을 하고, 지도자나 성원들에게 중요한 기여점을 만들지만, 이번 장은 집단 회의 진행의 특별한 역할에서 이론과 실제에 집중한다.

**Did You Know**

미국의회의원협회(National Association of Parliamentarians, NAP)는 1930년에 설립되었는데, 세계에서 의회 의원의 가장 큰 전문 비영리단체이다. 이 조직은 미국의 모든 50개주를 포함하여 전 세계로부터 4,000여명이 넘는 의회 의원들이 회원으로 가입하고 있다. 이들의 홈페이지는 http://www.nap.org 이며, 의사진행과 Robert의 회의규칙(Robert's Rules of Order), 자원 카탈로그 및 향후 개최할 행사일정에 대한 정보를 제공한다.

회의진행은 보건교육전문가들이 성공적인 지역사회 변화 요원이 될 수 있는 방법 중 하나이다. 때때로 보건교육전문가들은 그들이 진행할 모임을 계획하고 소집한다. 다른 경우에 보건교육전문가들은 자신이 속해있는 회의의 진행자로서 선출되고 설득된다. 보건교육전문가들은 '외부' 진행자로서, 고요함을 가져오고, 조직하고, 포럼이나 회의에서 중립적인 목소리를 내는 사람을 초대한다. 역할이나 관계에 불구하고, 모임은 지휘, 지지, 또는 설득에 있어 매우 다양하다. 효과적인 진행자는 내용보다는 과정에 더 초점을 맞춘다. 사실, 진행자는 때로는 위원의 의견 교환과 진행을 위해서 토론 문제에서 그들 스스로를 분리시키기도 한다. 이는 항상 쉽지만은 않다. 하지만, 효과적인 진행자에게, 어떻게 조직이 함께 일하게 하는지는 그들이 무엇을 하고 결정하는지에 대한 내용보다 더 중요하다.

이 장은 많은 다양한 종류의 모임들을 진행할 때 도움을 주는 내용을 제시하고 알려준다. 첫째로, 보건교육전문가들이 주로 진행하는 모임의 형태와 그들에게 기대하는 역할이 묘사된다. 다음으로, 회의를 기획하고, 의제를 정하고, 순서를 배열하고, 다른 공식 회의에 참여하고, 결론을 도출하고, 논의가 지속되도록 하고, 회의를 평가하고, 적절하게 진행을 행하는 내용들이 요점에 따라 제공된다. 마지막으로, 회의 진행이 지역사회 건강과 긍정적인 변화를 자극하고, 육성하고, 기리는 방법이 기술되어 있다.

## 지역사회 사례 1

Jade Smith는 거의 20년 동안 지역사회 보건교육전문가로 일해 왔다. 어느 날 그녀는 여러 해 동안 진행되는 큰 규모의 지역사회 개발 프로젝트의 책임자로 일하던 동료인 Valerie로부터 전화를 받았다. 이 프로젝트는 기획위원회, 운영위원회, 자문단, 지역사회자문이사회 등의 모든 유형의 조직 업무를 요구받으면서 향후 3년 넘게 이 사업을 지원할 직원들의 회의를 지속적으로 주관해야 한다.

"Jade, 이 프로젝트는 참여적 과정을 취해야 하고, 마감일정이 꽉 짜여 있어. 회의 진행을 통해 나를 도와줄 사람이 필요해. 우리들은 많은 회의들을 함께 소화해야 하는데, 나는 항상 너의 집단 역동성을 조정하는 방법에 감탄해 왔어. 너 혹시 이 프로젝트에 참여할 기회를 가져보지 않을래?"

처음에 Jade는 망연자실해 하였다. 사실, 그녀는 수많은 회의들에 참석하였으며, 종종 비공식적인 진행자로 활동하였다. 그러나 회의 진행에 있어 그녀의 공식 훈련 정도는 대학원에서 집단 역동성 과정을 수학한 것이 전부였다. 하지만, Valerie는 흥미롭고 그럴싸한 연구비를 수주 받으면서도, 하나 이상의 프로젝트를 더 받으려고 고민 중이었다. 그래서 씩씩거리며, Jade를 어떻게 하면 자기편으로 만들까 생각하였다. 그런데, Jade가 "그래, Valerie. 나는 남 돕는 것을 좋아하잖아"라고 말했다.

### 집단의 유형

지역사회 보건교육 실무자들은 많은 형태의 모임들을 진행한다. 때때로, 보건교육전문가는 특정한 프로그램의 목적이나 지역사회 참여를 동원하기 위해 모임을 만들기도 한다. 몇몇 조직은 기금에 의해 조직되고, 어떤 조직들은 지역사회 요구, 또 다른 조직들은 조직적 혹은 지역사회 지도자들의 우선순위에 의해 만들어진다. 조직은 크거나 작을 수 있고, 몇 년을 지속되거나, 특별한 임무가 완료되면 해산되기도 한다. 조직 구성원들은 선출될 수도 있고, 임명될 수도 있고, 자발적으로 참여할 수도 있다. 조직은 책임, 조언규칙, 지정 일자까지 달성해야 할 임무 등을 감독해야 하고, 단지 생각이나 경험을 나누고 공유하는 형태를 갖기도 한다. 노련한 의사라고 해도, 이런 다양성은 회의 진행을 새롭고 흥미 있게 한다.

### 의사소통 및 의사결정 집단

의사소통과 의사결정을 위해 만들어지는 집단들은 조직적 단위와 지역사회 집단의 근간이다. 아래의 세부 항목들은 직원 모임과 다양한 종류의 위원회뿐만 아니라 각 모임에서의 진행의 역할을 소개하고 있다.

- 직원 모임: 직원 모임은 존재하는 조직에서 오랫동안 일하는 사람들의 의사소통이나 의사결정을 돕기 위해서 존재한다. 직원 회의, 부서 회의, 교수 회의, 그리고 그들의 관련 위원회 및 부위원회 회의는 모두 효과적인 진행에서 비롯된다. 효과적인 직원 모임 진행의 유일한 도전은 사무실 단결을 넘어 함께 집단을 끌어오며, 지위와 권위에의 차이에도 불구하고 참여자들을 격려하고 조직의 목적을 달성하고자 사업장의 한계점 내에서 일하는 것이다. 비슷하게, 효과적인 직원 모임 진행의 기여점은 비전, 연대감을 자극하고 육성하는 능력과 조직 내에서의 업무를 분담하여 수행하는 것이다.
- 상임위원회: 상임위원회는 조직이나 노력의 전반적인 업무와 생산성에 반드시 고려되는 핵심 하위집단이다. 자원 개발, 봉사활동과 구직, 그리고 평가는 조직에서 만들 수 있는 상임위원회의 예다. 상임위원회는 집단이나 조직에서 구성원들에 의해 조정되어야만 한다고 여겨지는 필수 기능에 따라서 다양해 질 수 있고, 시간에 따라 변할 수 있다. 상임위원회는 책임, 구체적인 목적, 그리고 업무에 대한 견해를 가져야

한다. 따라서 진행자는 부과된 임무에 직면한 집단을 도와줄 수 있는 집단과정을 구축하고 관리함으로써 위원회를 보조하며, 동시에 과업이 완수될 수 있도록 적절한 시간과 지원을 할당한다.

- 분과위원회: 분과위원회는 존재하는 위원회 중 가장 작은 형태의 모임이다. 예를 들어, 상임 봉사활동 및 고용위원회는 신규 채용, 지역 봉사활동, 그리고 홍보를 전담하는 3개의 분과위원회를 가질 수 있다. 분과위원회는 더 큰 위원회의 책임의 세부적인 구분을 맡는다. 효과적인 진행은 구성원들이 집중하고 더 큰 위원회와 연계될 수 있도록 돕는다.
- 전원위원회: 전원위원회는 일상적인 회의나 추가적인 시간이 필요할 때 현안 문제들에 대해 구성원들에게 논의할 기회를 제공하는 모임에서 활용한다. 이 형태의 회의는 정규 직원회의나 공식회의(지역 보건당국의 결핵관리사업에 참여하는 예방 직원) 또는 특별한 목적으로 인한 특별위원회(가족계획사업의 비용을 올려야 하는 지에 대한 논의) 등으로 이뤄질 수 있다. 전원위원회는 큰 조직에서의 공식성이나 규약에 관계없이 논의 주제에 관심이 있는 구성원들로 조직된다. 때때로 정부의 공청회 같은 회의를 제외하고는, 공식적 활동이나 의사결정에 사용되지 않지만, 단순히 결정이나 정책이 보류상태일 때 논의하기도 한다.

### 과업중심 집단(Task-Specific Groups)

특별위원회, 태스크포스, 위임단, 그리고 연합회는 일정 기간 동안 특정한 문제나 행동을 수행하기 위해 조직된다. 일단 일이 해결되면, 이 모임들은 해산된다.

- 특별위원회: 특별위원회는 일정 기간 동안 책임을 갖는다. 이런 형태의 위원회는 큰 조직을 위해 "신속 학습"에 대한 문제, 대안 탐사, 대안 개발의 형태를 띤다. 예를 들어, 의과대학의 보건교육 단위에서 보완하거나 완전히 수정해야 하는 판단에 대한 결정은 홍보자료를 검토함으로써 결정할 수 있다. 특별위원회, 2인 구성, 하계 인턴, 의사, 그리고 2명의 학생은 자료를 살펴보고, 다른 학교에서는 무엇을 하는지 조사하고, 고객과 마케팅 전문가에게 대안을 요청하고, 2달 안에 완전한 추천안을 만든다. 특별위원회의 구성원은 더 큰 조직에서 참여하고자 하는 모두에게 열려 있다. 그것의 진

행자는 임무 중심적이고 생산적으로 할 수 있도록 보조한다.

- 태스크포스: 태스크포스는 특별한 임무를 완수하기 위해 약간 긴 시간동안 구성된다. 구성원들은 현존하는 조직이나 보완적인 홍보, 관점, 자원 또는 에너지에 대한 분야에서 참여한다. 예를 들어, 초등학교에서 건강축제를 도와주는데, 헌혈캠페인에서 자원봉사자들을 모집하는데, 또는 전문적인 신임 제도를 위한 제안을 개발할 때 등에 태스크포스가 구성될 수 있다. 태스크포스 구성원들은 다양한 인력들로 구성된다: 이들은 업무를 수행한다. 진행자들은 구성원을 고용하고 임무를 완료하기 위한 자원에 대한 분배에 실제적 도움을 주는 전략적인 지도력을 제공한다. 일단, 정의된 목표가 달성되면, 태스크포스는 중단된다. 하지만 상위조직이 새로운 미래의 유사한 필요성으로 인해 태스크포스를 육성할 수 있다. - 또는 처음의 태스크포스를 다시 유지한다. 특별위원회와 태스크포스의 진행자들은 조직의 일이 더 큰 조직의 역사적인 기록의 일부가 되기 때문에 미래의 진행활동, 기여점에 대한 문서화 및 당시 참석자들의 안목을 알아야 한다.
- 연합회: 연합회는 정보의 공유, 인식의 개선, 사건의 발생 또는 문제에 대한 지지 등 특별한 목적을 위해 다른 여러 조직들이 뭉쳐 만들어진 더 큰 조직을 말한다. 연합회는 일단 중점 운동이 끝나거나, 몇 년간 지속된 후 해산할 수 있다. 진행자는 참여한 조직이나 소집된 요원(투자자, 기존 조직 또는 개별적 지원자)들의 선거나 선출로 뽑힐 수 있다. 연합회 진행자의 일차적인 임무는 연합회가 유지되고, 생산적이고, 목적을 달성하도록 적절하게 지원할 수 있도록 하는 것이다.

일반적으로 기존 조직의 구조와 목적에서 벗어난 특별한 작업이 필요할 때 위원회, 태스크포스, 연합회 등을 결성하게 된다. 그 작업이라는 것은 조사, 판단, 토의, 심의, 육체노동 등의 형태일 수 있다. 진행자는 최종 산물을 달성하는데 있어 전체적인 과정을 그려주기 때문에 집단이 성공을 성취하는데 중요한 역할을 한다. 책임, 자원, 시간관리가 SMART(strategic, manageable, achievable, realistic, and time-specific)(전략적, 관리할 수 있는, 달성가능한, 실제적인 그리고 구체적 기간이 제시된 방식으로)해야 한다; 그룹 포커스와 생산성의 창출과 유지; 업무가 끝났을 때 집단의 노력과 달성을 축하; 집단의 성과에 대한 평가를 지속적으로 권장; 그리고 미래의 집단의 구조와 지원을 위한 추천안을 만든다.

### 감시단 및 자문단

지역사회 건강에 대한 노력은 전문가의 정보와 지도에 달려있다. 예를 들어, 지역 보건부서는 새롭게 나타나는 건강문제에 대하여 서비스가 불충분한 지역에 대한 전략적인 중재안을 만들 책임을 지거나 지역사회 연합회는 자신들의 일반적인 영역을 넘어서는 내용에 대해서는 따지는 역할을 해야 한다.

- 감시단, 파트너 및 자문단: 자문단은 보건교육전문가들이 중요한 문제에 대해 알고, 지역사회 기반 보건사업이나 대안을 이해하는 사람들로부터 지도와 안내를 받을 수 있도록 해준다. 자문위원회는 지역 학교의 공적 활동에 대한 실행을 논의할 때(즉, 공립학교에서 탄산음료 자판기를 치우는 일), 지역사회 기반의 조사 활동을 감독할 때(즉, 가족 간의 유대감 측정이 필요할 때), 또는 지역 대학의 보건교육 교과과정에 조언을 주기 위해 필요할 수 있다. 구성원 개개인은 자문단에서 온 전문가나 대표에 의해 선택되고, 대체로 대상 집단에 몇몇 사람이 포함된다. 예를 들어, 의원에서 시행되는 새로운 베트남인 유방 및 자궁암 검진 봉사활동 프로그램은 베트남 지역사회 지도자, 다른 의원의 베트남 고객, 검진 제공자, 그리고 문화역량 전문가 등이 자문단으로 포함될 수 있다. 이와 유사하게, 보건교육 훈련센터의 자문위원회에는 지역 노동자, 최근 졸업생들, 그리고 프로그램 내용 분야의 전문가 등이 포함될 수 있다. 자문단이 프로그램의 설계나 실행에서 명확한 역할을 하지 않으면, 다른 집단에 비해 덜 공식적인 형태로 운영되게 된다. 진행자의 첫 번째 역할은 참여와 대화가 잘 되는 환경을 만들고, 그들의 생각이 추천안이 될 수 있도록 하여 모임을 돕는 것이다.

### 기획위원회

기획위원회는 때때로 정부에 의해서 프로그램 우선순위나 자원배분에 대한 방법을 얻으려고 하는 특별한 자문단이다. 예를 들어, HIV 예방 기획위원회는 HIV/ADIS와 관련되어 있는 모든 대표자를 모은다; HIV에 감염되어 살고 있는 사람; 도우미와 질병으로 친한 사람을 잃은 사람; 연구자; 보건교육전문가; 지역사회 조직의 직원; 그리고 학교, 사법부, 재정분야, 다른 HIV 예방사업의 전문가. 몇몇 기획위원회는 의사결정 권한을 가지고 있는 반면, 다른 기획위원회는 시장이나 보건부서의 장 같은 정책입안자에게 자문을 제공하는 역할을 갖는다. 기획위원회는 구체적인 책임, 공적인 운영 과정, 그리고 명확한 목적을 갖고 있다. 그들 업무의 최종 결과는 자신의 결정과 추천안이다. 예를 들어, CDC에서 권한을 갖고 있는 HIV 예방 기획위원회는 지역, 위험요인, 조직, 그리고 자신의 문화적 인식이 모두 반영된 5개년 예방 계획에 대한 책임을 지고 있고, 계획의 우선순위를 반영하여 보건부서와 협력하여야 한다. CDC는 HIV 예방 기획위원회의 주요 과정으로서 포함되는 계획, 동등성 및 대표성을 구체화한다. 효과적인 진행은 위원회가 목적을 달성하고 금전적인 요구를 충족시켰을 때 위원회의 참석과 동등성이라는 기본 원칙을 확립하고 지원한다.

### (위임)위원회(Commissions)

(위임)위원회는 공적인 조직체의 또 다른 형태로 조직이나 정부의 지도자에 의해 약속되고, 구체적인 문제점에 대한 추천안을 만드는 것을 책임으로 부여받는다. 예를 들어, 전문조직의 지도자는 어떻게 조직이 직원들의 다양성을 높일 수 있을까에 대한 조언을 원할 수 있다. 이럴 경우에 지도자는 전문가 위원회를 만들 수 있다 - 개인, 다양성, 그리고 전문가 집단에서 조직에 대한 통찰과 전문분야에 대한 상호보완적인 인력위원회는 미리 짜여진 일정에 맞춰 정기적으로 만난다(보통 1~2년). 문제점에 대해 논의하고, 대안을 찾고, 추천안을 발전시킨다. 위원회를 위한 자원은 지원하는 조직에서 제공한다. 조직화된 위원회의 위원장은 보통 회의를 진행하고, 직원들은 질문의 범위나 위원회 회의에서 의사소통을 관리한다. 어떤 위원회는 짧은 기간 지속되는 반면, 주 보건위원회 같은 다른 위원회들은 지역사회나 지역정부의 자원분배 과정의 일부분이다. 이런 형태의 회의를 진행하는 것은 세분화된 시간 안에서 상충되는 이익에 대한 교묘한 관리, 열렬한 변호, 그리고 심사숙고하는 의사결정을 포함한다.

### 운영위원회(Steering Committees)

운영위원회는 프로그램이나 계획을 감독한다. 어떤 운영위원회는 초기에만 활동하는 반면(예, 임상시설로 동료 자원봉사자들을 통합하는 업무), 다른 운영위원회는 상임위원회가 되어 프로그램의 진행을 감독한다(예, 전국천식연합회). 운영위원회는 하나의 큰 집단의 구성원으로 만들어지거나 지역사회를 대표할 할 수 있는 구성원들을 보충적으로 추가하여 만들 수 있다. 운영위원회의 진행자의 역할은 다른 종류의 관리 감독 위원회의 역할과 비슷하다.

효과적인 고문단, 기획위원회, 위원회 그리고 운영위원회는 구체적인 말로 표현하고, 정기적으로 만나고, 기존에 참여하던 조직의 위치에서의 구체적이고 중요한 책임을 수행한다. 그들은 진행을 통해 실제 참여하고, 주변 환경, 조직의 관점 유지, 그리고 자신이 하는 조언의 중요성과 역할의 한계를 설정한다. 진행자는 또한 위원회의 추천안과 차후의 프로그램 설계와 실행, 정책 결정 또는 자원 배분에 대한 가교 역할을 할 수 있다. 고문단, 기획위원회, 위원회 그리고 운영위원회의 효과적인 진행은 보건교육 전문가가 지역사회 기반 보건사업을 반영하고 지역사회의 관심, 필요, 수용능력 그리고 가능성을 반영할 수 있는 가장 강력한 방법 중 하나다.

### 지역사회 사례 2

몇 주가 지나서 Jade와 Valerie는 이 프로젝트에 참여하고 있는 다양한 집단들과 개인들을 만났다. Valerie는 고도로 경험이 풍부한 자문위원들로 구성된 공식모임에서부터 청년들, 지역사회 담당자들과 일반대중으로 구성된 비공식 모임들에 이르기까지 모든 것에 대한 회의를 진행할 필요가 있었다. Jade는 많은 모임들을 진행할 수 있는 자신의 능력에 대해 대단한 자신감을 나타내고 있었으나, 다른 역량을 위한 경험이나 숙련이 부족한 점을 깨닫고 있었다. Valerie의 동의로 Jade는 그녀의 동료인 Justin을 초청하여 이 프로젝트에 합류시켰다. Jade는 과거에 Justin과 일했던 적이 있는데, 진행 파트너로서 중요한 자질인 유머 감각, 어떤 누구와도 잘 지내는 능력, 전문성 및 통합성에 항상 만족하였다. Justin은 위원회 참여에 동의하였다. 그들이 함께 한다면, 그들은 지역사회 (잠재) 역량과 지도력에 기여할 뿐만 아니라 프로젝트의 목적과 목표를 달성하는 이 과정을 도울 수 있다고 느꼈다.

## 효과적인 회의진행을 위한 단계

효과적인 회의진행을 위해서는 어떤 기술이 필요할까? 일반적으로 말해, 모범적인 진행자들은 조직이 개인 단위로 회의를 하거나 전화 회의를 하던 간에 효과적인 회의, 생산적인 의제 개발, 회의록 정리, 회의의 진행형식 준비, 분위기 조성, 과업에 관한 집단 토론 유지, 회의 평가, 그리고 적절한 조절의 과제를 관리할 수 있는 것이다. 진행자들은 또한 집단의 참여 자격을 설정하고, 봉사활동 및 구인, 홍보회의, 주요 결정을 녹음하고 회의록에 기록, 그리고 평가를 진행해야 한다. 이런 업무를 위해 많은 자원들이 진행자를 돕도록 활용될 수 있다.[2-9] 세부적인 책임에도 불구하고, 진행자의 가장 중요한 목적은 조직의 자신감과 효과적으로 함께 일할 수 있는 능력을 키우는 것이다. 하나 또는 다수의 회의 참석자들과 의사소통 기술로 해결하는 과정에서 필요한 4단계의 효과적인 진행 방식이 이번 절에서 언급된다.

### 회의 계획

아래의 질문들이 진행자가 유용하고 생산적인 회의 계획을 시작할 수 있도록 도와줄 수 있다.

- 회의의 목적은 무엇인가?
- 누가 참여해야 하는가?
- 어디서 회의가 열려야 하는가?
- 모두가 참석하지 못하면 어떻게 해야 하는가?
- 회의가 언제 열려야 하고, 얼마나 오래 지속되어야 하는가?
- 현재 그 조직이 진행하고 있는 어떤 일에 이 회의가 어울리는가?

각 조직은 선호하는 회의 시각과 장소, 적절한 회의 시간, 그리고 최적 연설내용들이 다르다. 조직 내에서도 각각의 회의가 미묘하게 달라서, 주어진 책임에 따라 조직 개발이나 진행이 다르다. 진행자의 이런 섬세함이 조직내 회의의 적절한 구조와 목적을 만드는데 도움을 준다.

조직의 회의가 부적절하거나 불가능할 때, 아래 사항을 따라야 한다.

- 목적이나 임무에 대해 결정하는 것은 그들의 전문성 밖의 일이라고 조직이 결정할 수 있고, 회의를 다시 소집하기 전에 그 책임을 재정의하는 것이 필요하다.
- 회의에 허용되지 않는 즉각적인 행동이나 시간이 필요하다.
- 이유 없는 회의는 없다. - 미결이거나 급한 일이 아니면, 논의할 필요가 없다.
- 이번 회의가 비효율적일 수 있다. - 조직이 효과적으로 기능하기 전에 추가 인사모집, 교육 또는 분쟁 해결이 발생되는 경우가 있다.

회의 소집 여부를 결정해야 할 때 진행자의 판단은 결정적인 역할을 할 수 있다. 몇몇 경우에 진행자는 혼자 결정한다. 하지만, 대부분의 경우 진행자는 임원진 또는 집행진과 함께 결정한다. 만약 회의가 어려운 상황(예, 회원의 감소, 풀리지 않는 갈등 상황)에서 열리는 경우, 이들 집행진은 회의의 목적, 시기, 장소, 구조 그리고 의제를 기획하는데 있어 진행자의 핵심 파트너가 될 수 있다.

### 회의 의제 개발

회의 의제는 진행자의 가장 중요한 도구 중 하나다. 의제는 회의 동안 3가지의 기본 목적을 반영해야 한다; (1) 사건의 순서에 대한 확립, (2) 회의가 진행될 때 진행자를 위한 로드맵 제공, 그리고 (3) 논의를 제한하여 집중해서 결정적인 행동이 해결될 수 있도록 한다. 또한 의제는 짧은 몇 시간의 회의를 뛰어넘어 영향력을 미쳐야 한다. 이는 진행을 벤치마킹하여 조직의 책임으로 만드는 역할을 한다. 조직의 "필요한 것"과 "할 수 있는 것"의 행동과 신중함에 있다. 이는 조직의 문제와 대중적 생산력에 의사소통한다. 회의 전에 흥미있고 적절한 의제는 참석자들의 흥미와 열정을 유발시킨다.

진행자는 궁극적으로 의제에 책임이 있다. 하지만, 진행자는 의제 계획이 중요 조직 구성원(예, 운영위원회, 분과위원회 의장, 직원)들과 함께 개발되는 것이란 걸 알아야 한다. 의제 계획은 예정된 회의를 하기 전에 잘 개발되어야 한다.

대부분의 회의는 비교적 공적인 의제에 가장 잘 기능한다. 표 11-1은 표준적인 의제 요소를 나열했다. 추가적인 의제로 대중 발언, 소규모 조직 활동, 진행 안내, 그리고 회의평가 등이 있다. 일단 회의의 의제 형태가 결정되면, 개략적인 차후 회의 일정을 잡는 것도 도움을 준다. 이런 일관성은 3가지 목표를 가진다; (1) 위원회 구성원과 대중은 모든 회의가 계획에 따른다는 것을 확신한다; (2) 진행자는 일반적인 회의에 대한 사전 결정된 개략적인 일정을 갖고 있다; (3) 회의 참석자는 회의 진행의 흐름과 분위기, 분량에 익숙해지고 편안해진다.

표 11-1 핵심 회의 의제 요소

- 진행 순서
- 환영 및 안내
- (전)회의록의 검토와 승인
- 업무보고와 공지사항(문서나 구두로)
- 토론과 활동 목록(각각 별도로 기재)
- 새로운 사업(이번 회의를 위한 또는 미래를 고려한)
- 폐회
- 회의 휴회

논란이 적고 다루기 쉬우며 가치가 있는 의제를 먼저 채택하고 그 다음에 어려운 의제를 배치한다. 일단, 쉬운 결정사항이 내려지면, 참석자들은 자신감을 얻고 더 어려운 문제를 해결할 준비가 된다. 의제 중 사업 부분(즉, 자세한 설명, 실제 요소, 끝나지 않은 사업, 새로운 사업)은 회의 의제의 중간에 둔다. 이는 중요한 의제가 논의되기 전에 지각한 위원들을 배려하기 위해서이다. 어려운 문제들을 해결한 후 위원회는 더 가벼운 논의, 새로운 사업, 미래의 의제에 대한 논의를 하고 회의를 종료할 수 있다.

그 날 논의될 의제와 더불어 구체화된 시간 할당을 하는 것이 중요할 수 있다. 사전에 시간 안배를 해놓는 것은 진행자에게 회의에서 기관의 사업이 시간선상에서 수행되고 있다는 자신감을 준다. 잠재적인 의제 항목과 가용한 시간을 조화시키기 위해 몇몇 의제들은 다른 의제들보다 빨리 처리될 필요가 있고, 몇몇 의제들은 의제 항목에서 빠질 수도 있고, 또 다른 의제들은 다음 회의로 미뤄질 수도 있다. 구체화된 시간 안배는 또한 위원회 구성원들에게 무엇을 기대하는지 알 수 있게 한다. 그것들은 구성원들이 의제 설명회에 집중하게 하고, 토론에 함께 참여하게 하고, 왜 진행자가 항목을 뒤로 옮기거나 토론을 제한하는지를 알 수 있게 한다.

- 의제는 회의에 기여해야 한다(이는 실제로 많은 정부 영역에서 개최되는 회의의 요구사항이다). 사전 회의시간 안배의 몇 가지 목적이 있다.
- 참가자에게 주요 문제, 지연될 항목, 그리고 회의 중에 동참할 손님이나 특별 설명회에 대하여 소개
- 항목에 대해 소개하는 안내자에게 시간 제한을 상기시켜 전체 회의에서 역할을 알게 할 때
- 참석자들이 새로운 문제를 인식해서 회의 전에 필요한 조사를 수행할 수 있게 하기 위해
- 회의에 앞서 흥미와 열정을 유발
- 회의에 대한 공적 또는 조직적 안내와 행동, 회의 논점 제공

표 11-2 회의 의제별 시간 할당

| | |
|---|---|
| • 환영 및 소개 | 2 : 00 |
| • 의제 검토 | 2 : 15 |
| • 회의록 검토와 승인 | 2 : 25 |
| • 예산 검토 | 2 : 35 |

의제는 회의동안 수정될 수 있지만, 신중하게 준비되고 막바지에 다다른 민감한 문제이거나 조직적인 문제 또는 조직을 넘어서거나 지역사회를 넘어선다면 이는 다루지 않는 것이 좋다. 구성원들은 관심있는 항목이 회의에서 논의할 시간으로 주어지기 때문에 흥미를 갖는다. 게다가, 방문자나 손님들은 회의의 특정한 시간대에만 그들의 시간에 따라 참여한다. 의제가 수정되면, 참석자들은 조직 지도력과 진행에 대한 자신감을 잃는다. 회의에서 명확하고 논리적인 의제, 이해당사자의 참여와 원칙에 의한 운영 및 좋은 유머가 있다면, 이는 진행자의 가장 중요한 자산 중 하나이다.

회의록 정리

회의록은 공정하여야 하며, 무슨 일이 일어났는지에 대한 기록이 있어야 한다. 회의록

은 또한 정확하여야 하며, 회의 참석자 등이 회상할 때 또는 회의에서 일어났던 것을 이해하는 데도 이용될 것이다. 회의에서 일어났던 것, 날짜와 장소, 참석자, 다루었던 주제, 의사결정, 회의록 작성자 등의 기록문서가 짧은 보고에서 잘 이해되어야 한다. 정확한 회의록을 작성하는 데는 회의를 하는 동안 적극적이고 주의 깊은 청취가 요구되며, 이를 기록할 때 사용할 단어와 상세한 내용에 대하여 사려 깊은 주의가 필요하다. 이는 회의록의 문장과 톤이 간단명료하고, 치우치지 않고 정확하게끔 해준다. 대부분의 진행자들은 회의를 하는 동안 집단과정을 모니터하고 회의록의 작성이 매우 어려운 일임을 발견하게 된다. 공식적인 위원회는 이에 대한 특별한 책임에 대하여 비서 또는 별도의 기록자를 가질 수 있을 것이다. 또한 몇몇 위원회는 회의록에 대하여 책임을 가진 직원을 지원한다. 그러나 비교적 비공식적인 위원회는 참석자 중에서 회의록에 대한 작성 책임을 돌아가면서 진행할 수도 있을 것이다. 가장 중요한 세부 내용으로는 기록자에 대하여 누군가를 사전 임명하는 것이며, 회의를 하는 동안 동의를 얻어 내는 것이다. 만약 그 회의가 상세한 회의록을 원한다면 토론을 녹음하여 회의책임자가 참석자들에게 순환 회의 이전에 테이프에 대하여 확인할 수도 있다. 만약 좀 더 간단한 회의 또는 활동 중심의 회의가 선호된다면 기록자는 모든 필요한 정보를 회의를 하는 동안 노트와 수기 또는 랩탑 컴퓨터 등을 통하여 대부분의 자료를 얻을 수 있을 것이다.

몇 가지 회의록 유형이 있는데, 공식적인 유형은 특히 의사결정 회의에서 매우 유용하다. 만약 기관의 중요한 우선순위 또는 자원 할당이 결정되었다면, 그 집단은 상세한 토론 요약문과 의사결정과정의 기록을 제공하는 회의록을 필요로 할 것이다.

회의방법에 따라 회의 참석자의 개인 이름과 투표자 수, 반대, 기권자의 수 등이 기록되는 것이 필요하다. 그러나 어떤 회의에서는 그러한 상세한 토론 요약이 필요하지 않을 수 있고, 또 다른 회의에서는 활동 중심의 회의가 필요할 수도 있다.

그러므로 적절한 회의 유형의 선택은 회의 기획의 매우 중요한 부분이다. 진행자, 회의 직원, 의장은 회의의 궁극적 목적을, 이익집단과 관련자들은 결과에 대하여 알기를 원하는 것과 회의 참석자들의 욕구와 필요가 남겨져 있는 기록의 본질 등을 생각해야만 한다.

일단 회의가 끝나면 기록자는 회의록 초안을 준비하여야 하고, 검토를 위하여 진행자와 의장에게 돌려야 한다. 회의록 초안을 검토하는 과정이 매우 중요한데, 이는 공식적인 기록에 포함되는 자체가 필수적이고 정확성을 보장하기 때문이다. 특히 활동 중심의 회의의 경우, 가능하면 회의 수일 내에 모든 회의 구성원에게 배포되어야 하며, 이를 통하여 모든 참석자들은 다음 회의 전에 이전 회의의 내용을 상기할 수 있게 된다. 회의록이 배포될 때를 간과하고라도 차기 회의의 첫 번째 활동 중의 하나는 이전 회의의 회의록이 검토되어야 하고, 공식적인 승인이 있어야 한다.

#### 세부사항 준비

일단 회의가 계획되면 의제가 개발되고, 회의록은 정리되어야 하며, 이에 따라 효과적인 진행자는 공식 절차의 셋팅을 포함하여 세부적인 회의를 준비할 수 있다.

#### 셋팅

회의의 셋팅은 중요하다. 매력적이고 편안하고 적절한 셋팅은 참석자와 초대받은 참석자들을 고무시킨다. 방, 조명, 가구는 긍정적인 환경을 만들어 주며, 참석자들은 편안함을 느끼고 집중할 수 있으므로 생산성 있게 고무된다. 가끔 시청 또는 보건부서와 같은 공식적인 셋팅에서의 회의를 잡는 것은 중요하다. 또한 다른 시기에 사람들이 일하는 곳 또는 관찰자로서 주민이 쉽게 참석할 수 있는 집합소에서 회의를 잡는 것도 중요하다. 업무회의의 경우 책상과 적절한 업무 공간이 필요하다. 발표회의는 발표자의 가시성과 근접성이 요구된다. 토론회의는 회의실 책상을 둘러서 준비하는 것이 적절할지 모르나 만약 토론 주제가 좀 더 개인적이라면, 격식을 차리지 않는 형식이 성공적인 회의를 유도하는데 가장 적절할 수도 있다.

#### 참석자 신원

이름표, 명판, 명단 등 이러한 세부적인 것도 문제다. 참석자들의 신원을 확인하는 것은 사소한 일일지 모르지만, 회의 구성원들이 상호작용하는데 매우 중요한 영향을 줄 수 있다. 그러므로 모든 출력된 이름표, 명함은 특별히 선택되어야만 한다. 또한 진행자는 직원 또는 다른 관련자들이 참석자 신원을 확인하는 이름표 또는 다른 방법을 결정할 수 있게 도와주어야 한다. 예를 들면, 이름표의 순위가 회원 구성원의 신용도를 긍정적으로 구축할 것인지 또는 명성과 가정된 권위 사이에 불균형을 가져올 것인지?

참석자의 성(first name)을 굵은 체로 만들어 구성원 간의 대화를 촉진하거나 오히려 불편하게 할 것인지? 미리 인쇄된 명판이 내부적인 의사소통을 촉진할 것인지 아니면 조명되고 예상치 못하여 당황해 할 것인지? 명부와 그들의 접촉 정보가 위원회 내에서의 동등성을 유지할 수 있을지 아니면 직위 및 자원의 차이가 구성원 상호 간의 편안함에 영향을 줄지? 참석자 프로필이 모든 구성원이나 위원회에게 가치있게 인식될 수 있는 것인지? 회의 구성원의 어떠한 배경 정보가 업무 협동에 있어 가장 효과적인지? 그러나 옳은 답은 없다. 가장 적절한 결정은 문화와 목적, 위원회의 경험 등에 기초한다.

### 회의 분위기

회의를 시작할 때에 회의가 공식적인 것인지, 비공식적인 것인지, 따뜻한 분위기인지, 초청으로 이루어진 것인지, 심각한 것인지, 긴급한 것인지, 집중적인 것인지, 아니면 각자가 아이디어를 내어놓는 브레인스토밍(brainstorming) 방식인지 등에 따라 회의의 어조를 정하는데, 이는 회의가 진행될 때 회의 진행자의 행동과 인사말에 따라 알 수 있다. 회의장에 일찍 도착하여 모든 일이 제대로 준비되고 정해져 있는지를 살펴본 후 침착한 태도로 도착하는 사람들을 맞이하고, 회의 시작 전에 중요 사항이나 유동 사항에 대해 회의 참석자들에게 메시지를 전달하는 것 또한 모두에게 중요하다. 만일 회의가 시작되기 전에 회의 진행자가 서두르거나 불안해하거나 주의가 산만하다면 위원회 회의는 시작부터 어색해질 것이다. 반대로, 침착하게 회의에 착수하는 회의 진행자라면 회의 참석자들에 대해 준비가 되어 있으므로 첫 번째 참석자가 도착하는 순간 위원회 회의는 수월하게 시작된다.

예정된 시간에 정확하게 회의를 시작하는가 그렇지 않은가는 회의의 성격과 문화에 따른 문제다. 일부 위원회에서는 정확한 시간에 시작하여 정확한 시간에 마치는 것이 전통으로 되어 있다. 그러나 다른 회의에서는 좀 더 유연한 태도를 취해서 예정된 참석자 중 대다수가 출석하면 회의를 시작하거나 아니면 회의가 "실제로" 시작되는 시간이라고 통상 생각하는 시각(예를 들면 규정된 시간보다 15분 후)에 회의를 시작한다. 기관의 문화가 어떻든지 간에, 회의 진행자로서는 그들 기관의 규준을 의제 기획 시에 이해하여 각 항목마다 시간을 배분한 뒤 필요한 시기에 위원에게 자료를 배포함으로써 회의가 제때에 진행되도록 하는 것 또한 중요하다.

종료

회의 진행자나 시간을 기록하는 계시원(timekeeper)은 회의 시간을 지켜보고 있다가 회의가 남은 시간 내에 목표에 도달해야 할 때에는 회의 진행과정에서 위원에게 시간을 알려줄 책임이 있다. 회의가 정각에 종료하는 것은 대부분의 사람들에게 있어서 굉장히 중요하다. 시간을 넘긴 채 회의를 계속 진행한다면, 이는 참석자 개인에게는 다음에 처리해야 하는 업무를 지체하게 만들거나 회의가 끝나기도 전에 자리에서 일어서게 할 것이며, 어떨 때에는 회의 참석자들이 매우 관심을 가지고 있는 의제가 토의되기 직전에 자리를 뜨게 만들 수도 있다. 또한 회의는 종료시각 못지않게 종료방식 또한 중요하다. 회의 진행자는 회의에서 달성한 내용을 요약하고(만약 또 다른 회의가 예정되어 있다면), 사람들에게 다음 번 회의 시각과 장소를 알려준 뒤 그들의 참석과 참여에 감사의 인사말을 전함으로써 회의를 끝마칠 수 있다.

회의의 어조와 생산성을 증진시키는 다른 세부사항들은 다음과 같다.

- 회의 장소가 참석 예정자 모두에게 가능한지를 확인할 것
- 시청각 장비의 관리 미비로 인해 회의가 중단되지 않도록 회의 시작 전이나 휴식 시간에 시청각 장비를 테스트할 것
- 대규모 회의에서는 의사소통을 위해 (연단용 마이크나 탁상용 마이크가) 필요할 경우 마이크로폰을 사용할 것
- 참석자 전원이 완벽하게 회의에 참여할 수 있도록 회의의 정보와 안내가 담긴 인쇄물이나 책자를 제공할 것
- 회의의 날짜와 예산, 참석자의 습관 및 음식 선호도에 맞추어 적절한 다과를 준비할 것
- 특히 장시간의 회의일 경우 휴식시간을 정해둘 것
- 추가 자료물이나 회원의 전시품 진열 등을 위한 테이블을 준비할 것
- 조명, 소음, 온도 조절 같은 환경 조성에 유의할 것

회의에 적절한 분위기를 조성하기 위해 이처럼 겉보기에는 소소하게 보이는 세부사항에 주의를 기울이는 것은 매우 현명한 일이다.

화상 회의(Conference Call)나 인터넷 회의에 대한 고려

최근 10년 동안에는 위원이 실제 동일한 장소에 있지 않으면서 실시간으로 함께 회의를 할 수 있는 기술력이 향상되었다. 이는 한 명 혹은 그 이상의 참석자 때로는 참석자 전원이 유선전화, 이동전화, 인터넷 등을 통해 전화회의를 하는 방식이다. 이런 기술은 참석자로 하여금 회의의 발표를 듣고 보면서 집단 토론에 참여하게 한다. 인터넷 회의와 전화회의를 통해 많은 사람들이 회의에 참여할 수 있으며, 특히 사무용 장비를 갖춘 전문가들이 회의시 전화와 컴퓨터 사용 증가에 이바지하고 있다. 또한 이러한 기술은 사람들이 먼 거리에서도 회의에 참여하는 동시에 비용은 줄이고 회의에 필요한 여행 시간과 비용을 감소시킴으로써 회의의 참석과 참여에 기여한다. 그러나 모든 사람들이 인터넷과 화상 회의가 가능한 장비와 환경을 갖추고 있지 않다는 점에 주의해야 할 것이다.

화상 회의나 인터넷으로 집단 회의를 진행하는 것은 대부분이 직접적인 회의 진행과 매우 비슷하다. 그러나 다음과 같은 몇 가지 세부적인 고려사항이 적용된다.

- 회의의 시작 단계에서 인사말 소개를 편성할 것. 누가 전화 회의에 참여했는지를 주기적으로 체크할 것
- 참석자로 하여금 의사소통 기기를 사용하여 명확하면서 천천히 발언하게 할 것
- 사람들에게 전화에 주의를 기울이도록 요청할 것. 사람들은 종종 화상전화 회의 시에 여러 가지 일을 함께 하는데, 예를 들면 타이핑을 치거나 동료와 잡담하거나 간식을 먹는다면 그런 소리가 다른 사람들에게 들려서 회의에 혼란을 가져올 수 있기 때문이다.
- 스카이프(Skype)나 야후 메신저 또는 마이크로소프트 메신저 같은 프로그램 이용도 고려해 볼 것. 이런 프로그램들은 참석자가 회의 진행자에게 문자메시지를 전송할 수 있으며, 대개 무료이거나 가격이 저렴하고 대부분의 기술 플랫폼에서 운영이 가능하다.
- 회의 시작 전에 모든 참석자들에게 의제 등의 자료를 배부할 것. 이 때 서명란이나 전화번호, 패스워드 등이 포함되어 있는지를 확인할 것

## 효과적인 회의진행을 위한 요령과 기술

집단 회의를 진행하는 일은 굉장히 어려울 수 있다. 이는 개인으로 하여금 느긋하면서도 조심스럽고 확고하면서도 변화에 개방적이고 엄격하면서도 따뜻하고 지속적이면서도 유연할 것을 요구한다. 회의 진행자는 집단 회의 과정을 엄격히 지켜나가면서도 "도달하고자 하는 목표에서 눈을 떼지 말아야"한다. 가장 중요한 점은 회의 진행자가 위원이 업무에 대처하고 각자가 서로에게서 배우고 전체의 일부로서 더 광범위한 노력을 기울일 수 있도록 위원의 능력을 육성함으로써 기관의 새로운 창의적인 지도자가 되어야 한다는 사실이다. 회의 진행자가 기관이나 개별적인 개인이나 당장의 업무 혹은 예상치 못한 사건들에 대응하는 방식은 집단 회의의 효율성에 직접적인 영향을 끼친다. 따라서 유능한 회의 진행자에게는 재빠른 사고 능력과 큰 그림을 볼 줄 아는 능력, 미묘한 차이에 대한 이해, 자신 있는 행동 등이 요구된다. 실제로, 자신감에 넘치고 민감하게 반응하는 진행자는 위원에게 계속해서 비언어적인 메시지를 전달하여 자신처럼 침착한 태도로 서로가 응답하는 회의가 이루어지도록 한다.

일부 기초적인 보건교육 오리엔테이션은 이런 종류의 효과적이고 참여적이며 보상적인 회의 진행을 지원하고 있다. 이런 오리엔테이션의 핵심은 위원의 위력에 대한 믿음과 타인에 대한 관심, 연구적인 태도, 개방적이고 존중하는 상호작용, 능력 개발 수행, 유머 감각 등이다. 이에 더하여 몇 가지 다른 기본적 문제에 특히 주의한다면, 회의 진행은 더 확실히 성공하게 된다. 가장 중요한 점 중 하나는 포용적인 분위기를 조성하고 논제에 맞는 토론을 유지하며 회의를 평가하는 것이다.

### 집단의 힘에 대한 순수한 믿음을 가져라

회의 진행자는 종종 회의의 지도자이기도 하지만, 그들이 회의 진행을 위해 사용하는 전략과 기술은 지도자의 전략이나 기술과는 매우 다르다. 유능한 회의 진행자는 지도자와 마찬가지로 미래에 대한 확고한 비전과 문제에 대한 열의와 원인에 대한 해결 및 설득하는 기술을 갖추어야 한다. 그러나 진행자는 회의 진행 과정에서 그런 점들을 조심스럽게 유지해야 한다. 회의 진행자는 집단이 갖는 힘과 지혜를 신뢰한다. 이는 회의 진행자가 집단의 비전이나 전략 또는 의사결정과 그에 따른 지지에 아무런 영향을 끼치지 않는다는 말이 아니다. 하지만, 회의 진행자는 집단 회의의 결과보다는 과정에 더 주의를 기울여야한다. 이는 회의 진행자가 위원들이 공동 작업을 통해서 할 수 있는 일을 신뢰하고 그 구체적 결과에 대한 과정을 지원하려고 할 때만 가능하다. 토론의 내용을 제공하려고 하는 회의 진행자는 그런 때에는 "진행자 역할에서 한 발짝 벗어나 있음"을 인정하고 다시 진행자 역할로 돌아와야 한다.[7] 그러나 이처럼 진행자 역할에서 잠시 벗어나는 행동은 특수한 환경에서만 허용되어야 한다. 지나치게 자주 이런 행동을 하는 진행자는 진행의 역할과 장점을 왜곡하게 된다.

### 타인에 대한 순수한 관심과 탐구적인 태도를 가져라

효과적인 진행자는 집단이 바람직한 의사결정을 내리려면 참석자 모두의 적극적인 투입과 참여가 필요하다는 사실을 알고 있다. 회의 진행자는 모든 회의 참석자들의 태도와 시각에 진심으로 관심을 가져야 한다. 이는 특히 이전 회의에서 문제가 있다고 발견된 참석자나 관점을 회의에 포함시키고자 한다면 이는 어려운 일일 수도 있다. 그러나 진행자로서 보건교육전문가는 새로운 회의의 긍정적인 참석자를 위해서는 과거의 경험에서 미래의 관점으로 그 틀을 바꿀 필요가 있다. 새로운 참석자나 이미 친숙한 참석자 양 쪽 모두에게서 그들의 시각과 잠재성을 알 수 있는 가장 좋은 방법은 질문을 제기하는 것이다. 회의 진행자가 질문을 제기하는 탐구적 태도는 위원의 참여, 흥미와 잠재력을 조성한다. 질문을 하고 답변을 주의깊게 들음으로써 진행자도 참석자도 새로운 시각으로 새로운 방식의 공동 작업을 그려 본 뒤 건전한 공동체를 위한 새로운 전략을 생각해 낼 수 있다.[10] 또한 관심과 질문은 참여 위원 전체가 내린 의사결정을 잘못 이해하거나 혹은 결정에 반대하는 느낌을 갖지 않게 해준다.

진행자가 참석자 개개인에게 순수한 관심을 기울이고 모든 참석자 및 그들의 시각에 지속적으로 주의하는 일은 집단 회의 과정의 통합과 잠재력을 보호하는 것이다.

### 개방적이며 존중하는 인간관계를 유지하라

진행자가 갖추어야할 가장 중요한 특성 중 두 가지는 통합력과 신뢰성이다. 보건교육전문가의 정직성과 준비된 참여는 회의 진행자로서 갖추어야 할 상기 두가지 특성의 기초가 된다. 설령 가장 난처한 상황이라도 진행자는 목적을 달성하기 위해 참석자에게 강요하거나 참석자를 기만해서는 안 된다. 참석자들은 각자 서로를 재빨리 쳐다볼 것이다. 불성실은 역효과를 불러일으키는데, 왜냐하면 개인은 불성실을 예감하거나 아니면 불성실에 짜증을 내기 때문이다.[11] 조작은 회의의 위원들 간에 신뢰를 떨어뜨리고 자신감의 결여를 가져오므로 따라서 회의의 기능이 불가능해진다. 집단 회의를 진행하는 동안 진행자가 회의의 안팎에서 중립을 유지하는 일은 진행자의 통합력에 있어서도 중요하다. 왜냐하면 중립은 소문이나 비판적인 이야기 혹은 회의 내에서 일어나는 잡음을 피할 수 있기 때문이다. 보건교육전문가들이 다 알고 있는 것처럼, 위원들 간에 신뢰가 커지면 커질수록 배우는 능력도 향상되고, 그에 따라 회의의 효율성도 극대화된다.[12]

### 역량 개발에 대한 헌신을 지속해라

효과적인 진행자는 회의 위원들이 목적을 달성할 수 있도록 지원하거나 이를 돕는다. 목적이 상대적으로 단순할 경우에는 참석자들의 흥미도 높아지고 적절한 지원이 가능하며 능력을 개발하는 일도 쉽다. 이런 경우 진행자는 참석자로 하여금 그들이 쉽다고 느끼는 것이 실제로는 구체적인 기술과 책임, 집단 협력의 결과라는 사실을 깨우쳐 줌으로써 그들이 능력을 개발하는데 핵심적인 역할을 할 수 있다. 그러나 모든 회의 목적이 그렇게 단순한 것만은 아니다. 진행자는 문제가 발생하면 가장 중요한 작업을 수행한다. 이는 진행자인 보건교육전문가가 집단의 문제를 해결함으로써 집단을 "돕는다"는 뜻이 아니다. 진행자는 관련되는 다른 일을 도울 때 도움을 제공하는 방식에 있어서 극도로 주의를 기울여야 한다. 구성원 개개인에게는 자신에 대한 신뢰(self-reliance)(스스로의 생각에 따라 행동하는 능력)가 가장 중요하며,[13] 문제를 집단이 모여서 해결하는 것이 집단의 개발과 효율성에 중요하기 때문이다. 진행자가 행하는 적절한 도움에는 집단이 자신의 성공과 실패 모두에서 교훈을 얻을 수 있도록 하는 일도 포함된다. 예를 들어, 만약 보도 자료가 너무 늦게 전달되어 효과가 없었다면 진행자는 집단이 마감시한을 넘긴 사람을 비난할 것이 아니라 과정을 이해하고 문제를 막을 수 없었던 구조와 사회적 맥락을 분석한 뒤 다시는 그런 일이 재발하지 않도록 계획을 세우는 일을 도울 수 있다.

### 유머 감각을 가져라

효과적인 진행자는 과정이나 사람 혹은 문제점이나 집단의 반응 등을 즐기는데, 이는 건전한 유머 감각에 의해 뒷받침된다. 상황에서 유머를 발견하고 자신에 대해서도 웃을 줄 알며, 예기치 못한 일이 발생하는 것을 즐기고 심지어 진부한 상황에서도 재미를 찾는 것은 보건교육전문가가 어떠한 상황 하에서 어떠한 모임을 진행하는 데에도 도움이 된다. 삶과 사람과 회의를 즐기는 진행자는 집단 구성원의 참여 과정과 생산성에 대해 유연하고 관대하며 효율적인 지도자라고 할 수 있다.

진행자의 행동과 스타일은 집단 구성원의 상호작용과 생산성에 직접적인 영향을 끼친다. 소규모 집단 연구 분야의 저명한 학자 Richard Heckman은 자신의 저서 〈기능하는 집단(과 비기능 집단), Groups That Work (And Those That Don't)〉에서 회의 진행의 모델적 측면의 중요성을 예증했다. 자신의 잘못된 지도력 때문에 위원회가 겪어야했던 문제를 해결하면서 그는 다음과 같이 결론을 내렸다. "결국 다른 사람들에게 기대했던 행동을 나 자신의 행동으로 모델링함으로써 사람들이 불운한 프로젝트라고 생각하던 것에서 해방될 수 있었다."[12]

효과적이고 기술적인 회의 진행에는 조심성 있고 성실하며 유연한 진행자가 필요하다. 집단의 위력에 대한 신뢰, 타인에 대한 관심과 질문을 제기하는 연구적 태도, 개방적이고 존중적인 상호작용, 능력 개발 실행, 유머 감각 등 이 모든 것은 진행자가 갖추고 있으면 좋은 특성이다.

### 포용적 분위기를 조성하라

진행자는 특히 회의가 진행되는 동안에는 회의 참석자 가운데 가장 눈에 띄는 존재 중 한 명이다. 모든 위원들을 환영하고 회의에 참여시키며 의견을 존중하는 등 회의 분위기를 사로잡는 것은 진행자의 책임이다. 이는 다양한 집단이나 다문화적인 집단 또는 관심사가 서로 다른 집단이나 과거가 불운했던 집단일 경우에는 어려운 일일 수 있다. 때로는, 사람들의 이름을 기억하고 그들의 이름을 적절히 호명하며, 다음 회의에서도 그들을 기억하는 것과 같은 "사소한" 일에서 위력이 발생한다. 포용은 호명된 참석자나 호명되지 않은 참석자 모두에 대해 기울이는 진행자의 주의와 이름이 불리어지지 않은 참석자에 대해서도 (회의시간이나 휴식시간에) 그들의 의견을 묻는 진행자의 행동

## 지역사회 사례 3

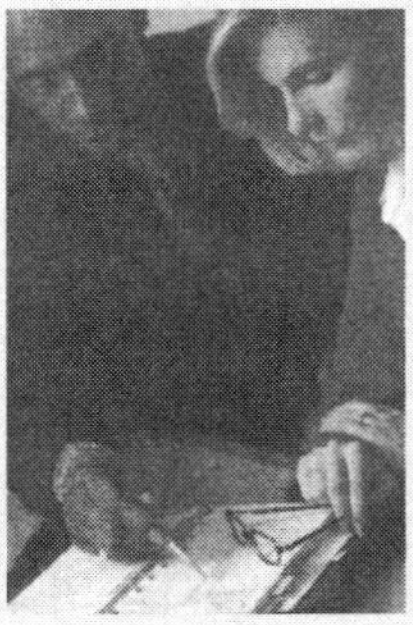

Jade와 Justin은 프로젝트 실행에 대한 브레인스토밍과 토의를 나누고 그들이 작업할 공동체 집단과 동료인 Valerie에 대해 이야기를 하면서 함께 시간을 보냈다. "저는 후원자가 지역사회 참여(community involvement)를 강조한다는 이유로 사람들이 회의에 동원되지 않았으면 해요"라고 Justin이 말했다.

"저도 그렇습니다. 저는 사람들이 집단 회의에 참석하여 무언가를 얻을 수 있기를 바랍니다"라고 Jade도 덧붙였다. "그게 새로운 접촉이건 새로운 정보건 혹은 격려나 재보증이건 아니면 사람들의 공동 작업으로 가능한 일이 무언가에 대한 생각이건 간에 말이죠."

"저는 목소리가 크거나 독단적인 사람만이 아니라 모든 사람들이 완벽하게 회의에 참여하기를 원해요." Justin이 말했다. "그리고 사소한 세부사항에서부터 중대한 의사결정에 이르기까지 우리가 한 모든 일이 공동체 집단의 능력을 강화했는지를 확인하고 싶어요."

"저는 위원회의 회의과정 속도에 좌절하지 않는다는 점을 말씀드리고 싶네요"라고 Jade가 말했다. "저는 회의 진행의 다양한 유형과 기술을 시험해 보고 싶거든요."

Justin은 잠시 생각에 잠겼다가 이렇게 말했다. "Jade, 이번 프로젝트의 정책에 대해 저를 좀 도와주셔야겠어요." Jade가 웃으며 대답했다. "저도 당신의 유머 감각이 필요해요. 당신의 유머는 제가 일을 제대로 처리할 수 있도록 도와주니까요."

으로 강화될 수 있다. 포용의 위력은 특히 정당한 운영 절차와 지속적인 진행이 뒷받침될 때 형성된다. 이 모두는 진행자의 지도력과 신중성, 진행 기술에 달려 있다. 특히 보건교육전문가는 이런 문제에 잘 대처해야 한다. 왜냐하면 이들은 회의 진행 업무의 다른 면에서 부닥치게 되는 문제점들과는 다르기 때문이다. 보건교육전문가는 개인을 편안하게 하고 절차상의 편견을 제거하며, 흥미를 자극하고 변화의 단계를 육성하는 법을 알고 있다. 포용적 진행은 개인뿐 아니라 집단에도 동일한 개념이다.

### 업무에 대한 토론을 지속하라

모든 집단은 회의가 시작되기 전에 미리 토론이 어떻게 진행되고, 의사결정이 어떻게 이루어지며, 표결이 어떻게 진행되고, 집단이 내외적으로 어떤 행동을 취해야하는 지에 대해 설명하는 운영 절차를 필요로 한다. 대부분의 의사결정 회의는 'Robert의 회의 규칙(Robert's Rules of Order)'[14]이 토론과 의사결정에서 유연하고 이해성 있는 프레임 워크를 제공한다는 사실을 발견했다. 간혹 일부 회의는 비공식적인 집단문화일 경우 이를 약간 수정한 'Bobby의 회의 규칙(Bobby's Rules)'을 사용한다.

일부 회의에서는 Robert의 회의 규칙과 Bobby의 회의 규칙이 양쪽 모두 합의에 대한 토론을 증진시키고 위원의 대화에서 개인의 의견을 강화하며, 보다 강력한 설득력을 갖춘 문화적 가정에 기반하고 있음을 발견했다. 이에 진행자는 이런 연관성을 민감하게 파악하여 구성원들의 토론과 의사결정 및 상호존중적인 참여를 증진시키기 위해 집단이 운영 절차를 개발하고 실행하도록 도와야 한다.

일단 운영 절차가 정해지면 진행자는 위원회의 토론과 결정에 집중하면서도 토론의 과정뿐 아니라 내용에도 주의를 기울여야 한다. 진행자는 회의실의 그 누구보다도 참석자들이 업무에 집중하고 업무 수행에 필요한 행동을 취하도록 할 의무가 있다. 특히 의사결정이 혼란스러워질 경우, 진행자는 참석자들이 여러 가지 방법을 사용하도록 도울 수도 있다. 예를 들어, 진행자는 참석자들의 연관 업무를 강조하고 할당된 시간과 바람직한 결과(예를 들면 토론이나 결정 등)를 구체적으로 설명함으로써 각각의 안건을 소개한다. 일단 안건이 논의되면, 진행자는 논의된 내용을 정기적으로 요약하여 구성원들이 똑같은 내용을 되풀이하지 않도록 하면서 회의가 부드럽게 종료되도록 이끈다. 참석자들의 추구 방향이나 대화 주제의 흐름을 잃었을 때에는 진행자는 자신의 혼란을 감추려하거나 방어적이 되어서는 안 된다. 그 대신에 참석자들에게 직접적으로 질문할 수 있다(예를 들면 "지금 회의 내용이 어디쯤 가고 있나요?"라거나 "누구, 현재까지 진행된 사항을 요약해주실 분 계신가요?" 등). 의제가 아닌 경우라도 짧은 휴식시간은 종종 유용하게 사용된다. 그 시간에 진행자는 동료와 상담하거나 위원회의 기록을 들여다 볼 수 있기 때문이다. 특히 토론의 요약은 휴식시간 이후에 참석자들이 다시 토론에 재집중하거나 혹은 다음에 진행될 행동 또는 대화를 조정하는데 효과적인 방법이다.

### 회의를 평가하라

진행자는 회의가 종료되기 직전에 몇 분의 시간을 할애함으로써 평가에 대한 유용한 정보를 많이 얻을 수 있다. 평가에 대한 가장 공식적인 방법은 참석자에게 서면 평가서를 나눠주고 이를 회의 종료 직전에 작성하도록 하는 것이다. 그림 11-1은 간단한 회의 평가서의 예를 보여준다. 이런 식의 간단한 조사는 회의에 따라서 전자 메일로 즉각 발송될 수도 있다.

이보다 덜 공식적인 평가방법은 회의를 마칠 때 따뜻한 마지막 인사말을 하는 것인데, 이 방법도 진행자에게 회의 과정에 대한 성찰을 제공해준다. 예를 들면, 회의가 성공적으로 끝났을 경우 진행자는 각 참석자들에게 회의의 경험에 대해 한마디씩 하도록 요청할 수 있다.

발표가 포함된 회의라면 테이블에 앉아있는 각 참석자들이 이번 회의에서 배운 점과 향후 업무에 도움이 될 만한 점에 대해 언급할 수 있다. 비록 힘들고 어려웠던 회의

오늘의 회의는… (척도 1~5점, 5점 = 매우 그렇다, 1점 = 전혀 아니다)

| | | | | | |
|---|---|---|---|---|---|
| • 생산적이었다 | 5 | 4 | 3 | 2 | 1 |
| • 중요했다 | 5 | 4 | 3 | 2 | 1 |
| • 잘 구성되어 있었다 | 5 | 4 | 3 | 2 | 1 |
| • 진행이 잘 되었다 | 5 | 4 | 3 | 2 | 1 |
| • 정보가 유용했다 | 5 | 4 | 3 | 2 | 1 |
| • 토론이 좋았다 | 5 | 4 | 3 | 2 | 1 |

• 오늘 회의에서 느낀 점을 3마디로 적어 주세요:

________________ ________________ ________________

피드백에 응해주셔서 감사합니다

그림 11-1 회의 평가 양식

라도 참석자들에게 회의에서 잘 진행된 세부사항에 대해 질문하거나 다음의 완벽한 회의 참여를 위해 요청되는 점 등을 질문하는 식의 간단한 1분 평가를 통해 정보 획득이 가능하다. "회의에서 느낀 점을 3마디로 기술해 주세요"라는 요청은 환기하는 질문으로, 이를 통해 그들이 이해한 실체와 맥락을 제공받을 수 있다. 이처럼 간단한 회의과정 평가 기술은 진행자에게 참석자의 경험에 대해 중요한 정보를 알려주고, 다음 번 회의에서의 개선이나 유지에 대해 풍부한 제안을 제공한다.

### 지역사회 사례 4

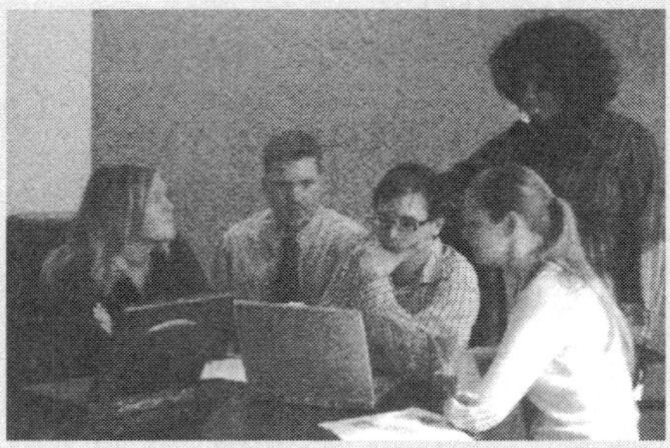

프로젝트를 진행하는 6개월 동안, Justin과 Jade는 자신들이 일에 푹 빠져 있다는 사실을 깨달았다. 그들은 매일매일 흥미를 느꼈고, 또한 업무를 진행하면서 여러 가지를 배웠다. 그들은 Valerie와 그녀의 직원인 Tracey와 주기적으로 만나서 이전의 회의에 대해 보고하고 다음 번 회의에 대한 계획을 짰다. 그들은 많은 시간을 들여서 위원회 회의를 준비했고 항상 많은 노력을 기울였다. 그들의 의제는 계획 실행에 대한 것이었으며, 위원회 구성원들은 붙임성이 있었고 직무가 분명했으므로 사람들은 지속적으로 참여했다.

그러나 그렇다고 작업이 결코 쉬웠다는 말은 아니다. "의원 담당자들이 공동으로 직무에 임하도록 하느라 힘들어요"라고 Jade가 하루는 이렇게 말했다. "그들은 본래의 목표에서 지나치게 빗나가 있어요. 그 회의에서 저는 잔소리꾼이자 시간 기록원일 뿐입니다!", "가장 중요한 의제에서 처음 두, 세 가지의 목표를 목록으로 만드는 건 어때요?"라고 Justin이 말했다. "그러면 사람들은 시간 내에 완전히 달성해야 하는 것이 무엇인지 알 수 있을 테고, 다른 의제가 아무리 흥미롭더라도 다른 의제들은 피할 거예요."

"그거 좋은 생각이네요"라고 Jade가 말했다. "또 다른 문제는 일부 자문단 소속 참석자들이 제가 각 아이템마다 나눠준 유인물을 흘려버리는 겁니다. 아무래도 제 조수에게 다음 번 회의에서는 필요한 유인물을 하나로 제본해달라고 해야겠어요. 그러면 그들은 유인물을 집으로 가져가서 다음 회의 때 가지고 올 수 있겠지요."

의제를 달성하는데 어려움을 겪고 있는 위원회 구성원의 브레인스토밍에 대해 의논하면서 Justin은 다음과 같이 제안했다. "다음에는 회원 중 한 명에게 시간 기록원이 되어 달라고 요청해보세요. 만약 당신이 시간 관리에만 집중한다면 회원들은 좋아하지 않을 거예요. 누군가 다른 사람이 시간을 관리하도록 한다면 당신은 회의 과정의 다른 면을 지켜보고 교육할 수 있지 않겠어요? 신입 위원이 더 큰 목소리로 말하도록 돕는 것도 포함해서요."

## 집단회의 진행 시 장애물 극복하기

회의진행은 중요하며 또한 보람이 있다. 그러나 이는 또한 극도로 도전적일 수 있다. 어떠한 집단이라도, 함께 의사소통하고 일하는 법을 배울 때, 그 목표를 달성할 때, 그리고 내부적 차이를 받아들일 때, 도전에 직면할 것이다. 심지어 가장 성공적인 집단에서 조차도 광의의(예. 개인적인, 문화적인, 조직적인, 사회적인, 정치적인) 측면에서 여러 가지 장애 요인들이 있을 수 있다. 마주칠 수 있는 가장 일반적인 진행에 대한 도전은 균등하지 않은 참여, 형편없는 회의 출석률, 기술, 갈등과 극도의 피로로 인해 야기되는 혼란이다. 이러한 도전들은 각각 이 소절에서 설명할 것이며, 그 후에 도전을 극복하고 집단에 혜택이 되는 경험을 사용하는데 유용하다고 우리가 알게 된 특정한 전략을 소개할 것이다.

### 참여를 장려하라

회의 참석자들이 회의 내에서 다양한 수준의 연설 수준을 가지는 일은 결코 드문 것이 아니다. 어떤 구성원들은 전문 지식, 지위, 나이 또는 다른 구성원에 대한 방식에 겁을 낼 수도 있다. 어떤 참가자들은 다른 이들에 비해 더 또는 덜 준비되어 있을 수도 있다. 또한 위원회 구성원들 사이에 다양한 수준의 위험 또는 취약성이 있을 수 있다. 상호 인간적인 의사소통, 침묵, 차이 및 존중의 사용에 있어서 어떤 사람들은 이해하지 못하는 문화적 차이가 있을 수 있다. 어떤 구성원들은 회의 과정에 열정적으로 참여하는 반면, 다른 이들은 그저 참석하라는 지시 때문에 그 곳에 있을 수도 있다. 그러므로 참석자들의 생활과 직업의 현재 진행 중인 모든 "배경" 역학을 증가시켜라, 그러면 위원회 구성원들이 회의에서 다양한 방법으로 참여하는 것이 놀라운 일이 아니다.

**Did You Know**

유명한 인류학자 중 하나인 Margaret Mead는 집단의 권력에 대해 매우 유명한 말을 남겼다: "사려 깊고 헌신적인 소수의 시민들이 세상을 바꿀 수 있음을 의심하지 말라. 실제로, 그것이 지금까지 세상을 바꿔온 유일한 방법이다."

진행자에게 가장 중요한 참석의 문제는 (1) 차이를 인정하고 의사소통을 장려하는 과정을 정립하는 것, (2) 모든 구성원들이 가장 편안한 방법으로 참여하도록 권장하는 최근의 역동성을 모니터링 하는 것, 그리고 (3) 회의 과정이 가능한 한 많은 참여와 위원의 조언으로부터 혜택을 받고 있는지 확인하는 것이다. 유연한 진행자가 집단 회의에서 균등하지 않은 참여를 극복하는 데 도움이 되는 몇 가지 특정한 전략이 있다.

- 회의를 시작할 때 분명한 목표로서 전원 참석을 명시하라.
- 회의 초반에 소개 또는 어색한 분위기를 누그러뜨릴 수 있는 말 또는 행동을 포함하여, 각 참석자들이 자신의 목소리를 들을 수 있고, 다른 이들에게 목소리를 들려 줄 기회를 갖도록 해라, 회의 초반 15분 이내로.
- 회의 평가서에 기준으로서 "전원 참석"을 언급하라, 그 중요성을 강화하고, 전원 참석에 대한 참석자들의 생각과 요구에 대한 정보를 수집하기 위해서.
- 주기적으로 위원에게 전원 참석의 중요성을 상기시키고, 자신의 의견을 피력하거나 공유하지 않은 구성원들을 초대하라.
- 토론이 진행되는 동안 발언을 한 사람들과 하지 않은 사람들의 숫자를 적어라. 다음

사람을 부르기 전에 관찰 내용을 전체와 공유하라. 진행자로서, "저는 아직 자신의 의견을 제시하지 않은 사람의 이야기를 먼저 듣고 싶습니다. 그리고 나서 저는 이미 발언한 사람의 의견을 듣겠습니다."

- 대규모의 토론 중간에 5~10분 동안 소규모 토론을 시도하라, 어떤 사람들은 전체 위원과 이야기하기에 앞서 2~3명의 소수와 이야기할 때 더 편안해 할 수 있다.
- 특정 위원들의 참여에 계기를 마련해줄 수 있고, 자연스럽게 더 많은 참석을 유도할 수 있는 공동 진행자를 쓸 것을 고려하라.
- 참여하지 않는 사람들과 토론을 주도하려는 참석자들 모두를 개인적으로 확인하라. 후자는 다른 이들에 대한 그들만의 형식 또는 자신들의 영향력을 깨닫지 못할 수도 있다. 참여를 하지 않는 사람들은 자신의 생각에 진행자가 흥미를 보이면 영광스럽게 생각하고 놀라서 회의의 대화에 참여하게 될 수도 있다. 두 가지 경우 모두에서, 어떻게 위원에 대한 참여의 균형을 잡을지 추천을 부탁하라.
- 회의를 위해서 다문화적인 의사소통, 집단 역동성, 또는 의사결정에 대한 훈련, 뒤쳐져 있다고 느끼는 사람들을 위해 예비 교육을 또는 덜 형식적인 방법으로 참석자들이 소통하도록 해 주는 사교적인 일을 가능케 하거나 조직할 것을 제안하라. 때로 단지 정기적으로 예정된 회의에 오찬을 함께 하거나, 예정된 시각 시작 전에 가벼운 다과회를 여는 것만으로도 역동성을 바꿀 수 있으며, 참석자들이 회의의 역할과 구조 바깥에서 활기를 띄도록 만들 수 있다.
- 집단 토론이 더 포괄적이 되도록 하기 위한 방법에 대한 격려하는 논의의 한 방법으로 "전원 참석" 평가 결과를 보고하라. 그 회의가 "전원 참석"의 5점 척도에서 평균적으로 낮은 점수인 "2"점을 주었다는 것을 유인물로 보게 되면, 이는 변화를 위한 전체 토론과 제언을 자극할 수 있다.

이 모든 기술들은 진행자가 개별 회의에서 균등하지 못한 참여를 다룰 수 있도록 해주며, 또한 그 회의의 더 장기적인 기간에 걸쳐 완전하고 존경심을 보이는 규범을 정립하고 강화시킨다.

### 출석을 유지하라

정기적으로 만나는 회의는 때로는 출석 문제에 부딪히게 된다. 때로 그 문제는 회의가 어디에서 열리는지 또는 회의의 목적과 같은 구조적인 문제 때문에 발생한다. 또 때로는, 형편없는 출석률은 단순히 개인적인 것으로, 갈 데가 너무 많아서 그 회의가 그들의 주된 또는 긴급한 우선 사항이 아닌 바쁜 사람들 때문이다. 예를 들어, 건강 문제, 가족에의 책임감, 자동차 사고, 또는 업무 위기는 위원회 구성원이 회의에 참석하려는 의도를 방해한다.

진행자는 때때로 고르지 못한 출석률에 대비해야 할 뿐 아니라 지속적인 결석의 의미도 경계해야 한다. 다음은 회의 참석을 이해하고, 개선하며 유지하는 기술들이다.

- 충분히 미리 상기시키는 알림을 보낸다. 비록 다음 회의 날짜 및 시간이 잘 알려져 있다 할지라도.
- 회의 시간과 장소가 참석자들에게 영향을 미치는지 확인하라. 때로, 시간 또는 장소의 변경은 정기적으로 참석하는 구성원의 능력에 있어 큰 차이를 만든다.
- 회의 전에 모든 이들이 환영 받고 있다고 느끼는지 확실히 하기 위해서 전화 또는 이메일 연락을 한다.
- 참석하지 않았던 사람들을 확인한다. 그 이유를 알아보고, 그들이 정기적으로 쉽게 참석하도록 하기 위해서 할 수 있는 일이 있는지 살핀다.
- 회의 출석과 참여를 향상시킬 수 있는 의견과 권고를 모으기 위한 설문조사를 하여 그 결과를 전체와 공유한다.
- 구성원들이 참여를 장려하고 존중하는지 확인하기 위해서 회의 절차와 회의 양식을 검토한다.
- 모든 참석자들이 의미 있는 역할을 갖고 있는지 확인한다. 어느 누구도 자신이 맡은 역할이 아무것도 없거나 무시당한다고 느끼는 회의에는 가고 싶어 하지 않는다. 유사하게, 사람들은 실제로 어떠한 차이도 만들지 못하는 회의에 자신의 시간을 낭비하고 싶어 하지 않는다.
- 개인적으로 받아들이지 말라. 일이 있을 수도, 사무실이 바빠졌을 수도, 탁아소가 멀어졌을 수도, 사람들이 당황했을 수도, 교통이 막힐 수도 있다 – 왜 사람들이 여기저기서 회의에 참석하지 않는지 많은 이유가 있다. 단지 무슨 일이 있었는지 살피고,

그들이 결석했음을 알리고 그들이 참석하면 환영해 주는 것이 가장 좋은 방법이다.

### 기술의 방해를 최소화하라

능숙한 진행자들은 제한된 외부의 방해에도 회의장소를 만들어 낼 수 있었다. 무선통신기술의 도래는 이 모든 것을 변화시켰다. 참석자들은 호출기, 핸드폰, 문자메시지 전송 서비스, 전자 달력과 인터넷을 가지고 회의에 온다. 시간의 압박, 멀티태스킹과 항상 연락을 하려는 욕구는 많은 이들에게 이러한 기술은 "꼭 가져야 하는" 것으로 만들었으며, 독특한 진행의 문제를 만들었다. 다음은 의사소통의 기술과 회의 진행의 현실을 다루기 위한 제언들이다.

- 개회사에서 휴식 시간 또는 회의가 끝날 때까지 핸드폰과 다른 기기들은 진동 모드로 하거나 전원을 끄라고, 그리고 문자메시지는 용건만 간단히 하라고 확실히 말하라.
- 모든 이들이 핸드폰 예절에 대해 동일한 규칙을 공유한다고 가정하지 말라. 어떤 사람들은 의자에서 일어나거나 방 밖으로 나가서 전화를 받는 것은 괜찮다고 생각한다. 진행자는 반드시 받아야 하는 전화는 회의에 방해가 되지 않도록 회의장 바깥에서 받아야 한다는 기본 규칙을 포함할 필요가 있다.
- 문자메시지가 회의 활동에 방해가 되지 않는지 주의를 기울여라. 많은 사람들이 회의와 같이 전화 사용이 불가하거나 힘든 경우에 다른 이들과 연락하기 위해서 문자메시지를 이용한다. 대부분의 경우에 이는 문제가 되지 않는다. 그러나 몇몇 상황에서, 그리고 어떤 회의에서, 문자메시지의 사용은 회의의 대화를 어색하게 만들 수 있는 조용한 "누설음"을 만들 수 있다. 효과적인 진행자는 위원회 구성원들이 사용하는 기술들에 익숙하며, 문자메시지를 최소화하라고 요청하는 것을 두려워하지 않는다. 노트북과 이메일의 사용에도 유사한 규칙이 적용되어야 한다.

### 갈등을 해결하라

진행자들은 다양한 환경, 복합적인 의견과 동기부여, 회의 활동에 대한 다양한 안락 및 헌신 수준, 그리고 때로, 새로운 위원회 또는 대책위원회를 예상하는 이력을 가지고 개별 위원과 함께 일한다. 이는 교류를 촉진하고 회의 활동을 활성화하는 원천이 될 수 있다. 이는 또한 사소한 갈등과 심각한 갈등의 원천이 되기도 한다. 갈등이 기관의 연구, 결정과 활동을 강화함을 확인하는 것도 진행자의 책임이다.

모든 갈등을 피하는 것은 효과적인 진행자의 목표가 아니다. 심지어 열띤 의견의 활발한 교류조차도 위원이 문제를 이해하고 새로운 정보를 모으며 사소해 보이는 결정의 잠재적인 결과를 더 잘 연구하는데 도움이 된다. 회의 외부에서 발생한 갈등은 회의의 정체성을 왜곡시킬 수도 있다. 진행자가 갈등을 두려워하고, 위원이 무슨 수를 써서라도 서로 기분을 맞춰 주려 한다면, 그 회의는 논란과 반대가 적절히 이용되는 회의와 비교하여 더 낮은 질의 결정에 도달하게 된다는 것이 연구와 경험 모두에서 드러나고 있다.[16]

효과적인 진행자는 위원이 갈등에 의해 방해를 받거나 마비될 때 시도할 수 있는 수많은 특정한 기술을 갖고 있다:

- 회의의 기본 원칙을 분명히 설명하고, 사전 대책을 강구하여 위원의 상호 작용을 위해 그들만의 규범과 기준을 규정하도록 돕는다. 기본 원칙은 상호 존중, 인신 공격을 받아들이지 않음, 복합적인 관점의 수용, 그리고 개인의 안전과 상호 신뢰의 중심성의 중요성을 명시해야 한다. 일단 채택되면, 회의의 기본 원칙은 매 회의마다 보여지고, 회의 봉투에 적어 넣고, 매 회의 시작에 분명히 표현되도록 배너 또는 화려한 포스터로 만들 수 있다.
- 기본 원칙을 굳건히 고수하라. 일단 규칙이 정립되면, 규칙들을 알아볼 수 있도록 하며, 공정하게 집행하는 것은 진행자의 책임이다. 이는 기본 원칙이 위원에게 잘 알려지고, 공식적으로 채택되며, 진행자와 조직 리더에 의해 강화될 때 훨씬 쉬워진다.
- 갈등이 실제로 무엇에 대한 것인지 연구하라. 지속적인 갈등이 당면한 주제보다는 다른 것에 대한 문제일 경우가 드물지 않다. 효과적인 진행자는 핵심 인물과 함께 실제로 어떤 일이 벌어지고 있는지 관찰하고, 들으며, 연구한다. 실제 문제에 접근함으로써, 진행자와 구성원들은 더 큰 통찰력과 연민을 가지고 갈등과 관련된 사람들에게 접근할 수 있다. 또한 더 깊은 수준에서 그 문제를 이해하기 전에는 생각할 수 없었을지도 모르는 전략을 제시하기도 한다.

- 핵심 인물을 파악하라. 때로, 진행자의 최고의 동맹은 갈등을 "유발"하는 사람이다. 회의 바깥에서 조용히, 그리고 선불리 판단하지 않는 태도로 이야기하면 종종 화가 나거나 적대적인 참석자의 역동성을 변화시킬 수 있다. 효과적인 진행자는 또한 그들이 다시 나타났을 때, 회의에서 관찰하거나 참여하는 다른 이들을 파악하여 상호 인간적인 갈등을 진정시키거나 재구성하는데 도움이 되는 통찰력과 관점을 찾는다.
- 회의 내에서 다음 번에 갈등이 일어나면 어떤 일을 할 수 있을 지에 대한 계획을 세워라. 회의에서 나올 수 있는 말에 대한 대답, 그리고 그로 인해 나오는 반응의 범위(갈등의 정도와 시기에 따라)를 고려해야 한다. 좋은 진행자는 다음 회의에서 차분하고 자신감 있게 하기 위해서 동료 또는 회의의 핵심 멤버들(예. 여론 주도자, 간부 등)과 가능한 대답을 사전 모의해 본다.
- 좋은 판단을 해라. 어떤 갈등은 건전하며 전체를 새로운 수준의 인식과 대응으로 안내한다. 그러나 건설적이지 않은 갈등은 실제로 해가 될 수 있다. 신체적, 감정적 안전은 위원이 함께 일할 수 있을 때 충족되어야 하는 기본 요구이다. 효과적인 진행자는 참석자의 두려움 또는 취약성의 표현을 주의 깊게 들을 필요가 있다. 심지어 진행자가 위협을 느끼지 않더라도, 위원회 구성원이 느끼는 요구에 대한 사전 반응은 회의를 다른 장소로 옮기거나, 회의 시간을 변경하거나, 안전에 대비하거나 좌석 배치를 달리 하는 등 중요한 실제적인 변화로 이어질 수 있다.

진행자들은 갈등에 대해 다양한 개인적 경험을 갖고 있어서 갈등이 야기되었을 때, 모임을 진행하는 다양한 접근법을 시도한다. 일반적으로 진행자가 개인적인 불편함이나 의견불일치로 진행자의 역할을 그만두게 되면 이미 스트레스를 받고 있는 위원에 또 다른 부담을 줄 수 있다. 갈등의 출현은 진행자의 측에 조용하고 일관적인 지도력을 요구한다, 왜냐하면 그는 힘든 환경에서 존중받는 약속을 형성하고 있기 때문이다. 갈등이 생겼을 때 이를 가능하게 하는 자신감은 과거의 경험, 불협화음 속에서도 "숨쉴 수" 있는 능력, 그리고 생겨난 갈등의 적절한 사용과 해결을 통해서 강화되는 집단의 능력에 대한 신뢰 등으로부터 나온다.

갈등을 다루는 최적 방법은 무엇인가? 진행자들은 그들이 사용할 수 있는 수많은 전략이 있으며, 그들은 전략이 위원에 적합하도록 조정할 수 있으며, 갈등은 성장을 위

**Did You Know**

미국의 심리학회는 『집단 역동성: 이론, 실제 및 연구집단』이라는 제목의 계간잡지를 발행한다. 이는 진행자에게 매우 도움이 되는 자료이다.

한 기회가 될 수 있다고 믿을 필요가 있다. 진행자의 연구 태도는 갈등이 위협적이거나 파괴적이기보다는 흥미로운 것으로 만들 수 있다. 갈등에서 제시되는 다양한 관점을 연구하고, 기꺼이 듣고 배우며, 다양한 의견을 가진 이들의 통합을 촉진하고, 결국에는 회의와 위원 활동의 완전성을 보호하는 일은 진행자를 발생한 어떠한 갈등이든 적절히 해결하도록 하는 전략과 전술로 안내할 것이다.

### 극도의 피로를 피하라

진행자와 위원회 구성원들은 피곤해진다. 너무 많은 회의, 너무 많은 토론과 너무 많은 문제들은 가장 헌신적인 참석자조차도 지치게 만들 수 있다. 효과적인 진행자는 진행의 기술의 감정적 요구를 이해하며, 그들의 마음에 영양분을 공급한다. 진행자는 피곤하거나 스트레스를 받거나 극도로 피로할 때 제대로 도움을 줄 수 있다. 몇 가지 단순한 기술로 진행자는 원기를 충전할 수 있다.

- 서두르지 않도록 하라. 장소를 정하고, 방을 정하고, 자료를 수집하고, 다른 이들이 오기 전까지 준비하는데 적절한 시간을 할애함으로써 모든 것이 달라지게 할 수 있다. 어떤 점은 잘 되었고, 다음 번에는 누군가 달리 시도할 지도 모르는 것에 대해 기록하기 위해서 회의 후반에 몇 분 정도 시간을 가짐으로써 진행이 제대로 끝나도록 도울 수 있다. 이러한 시작과 마무리는 진행자에게 매우 도움이 된다.

**지역사회 사례 5**

2년 차 중반 가까이에서, Jade와 Justin은 어떻게 처리해야 될지 알 수 없는 갈등에 맞닥뜨렸다. 지역사회 내의 활동가 집단은 프로젝트의 주요한 후원기관 중 하나인 보건부를 상대로 점점 더 비판적인 목소리를 내고 있었다. 그들은 공청회를 방해하고, 정부 건물에서 시위를 벌이고, 언론에 로비하고, 결국 자치주가 후원하던 수많은 프로젝트에 대한 일을 중단시켰다. Jade와 Justin이 맡아서 하고 있던 프로젝트에 그들의 주목이 쏠리기까지 그들은 지역사회 내에서 꽤나 신임을 받고 있었다. 그러나 그들의 행동이 점점 예측할 수 없게 되고, 그들의 행동이 점점 공격적이고 위협적이 되었다. 몇몇 프로젝트 팀의 구성원이 회의에 나가게 될 경우 자신의 안전과 평안에 대해 걱정하였고 – 그러나 여전히 자신의 프로젝트를 진행하기 위해서는 회의는 계속 되어야만 했다. 이는 중대한 진행의 문제를 제기하였다.

"나는 진행할 때 꽤나 긴장이 된다는 것을 알고 있었지만, 내가 완전히 무서워한다고는 생각하지 않는다." 공청회에서 특히 적대적인 활동가 중 한 명을 만난 후 Jade는 주장했다. "나는 내가 감당할 수 없다고 생각한다. 아마도 우리는 사직을 생각해야 할 것이다." "무슨 의미인지 안다"고 Justin은 대답했다. "그러나 진행이란건 실제로 위원이 자신의 목소리를 찾고, 자신의 비전을 명확히 표현하고, 자신이 믿는 일이 실제로 일어나도록 스스로 조직하는 것을 돕는 일이다. 일이 어려워진다고 우리가 물러선다면 우리가 어떤 메시지를 전할 수 있겠는가?"

"좋은 지적이다. 하지만 우리가 무엇을 할 수 있나? 이것은 꽤나 심각한 일이고, 점점 나빠져서 사람들은 더 이상 회의에 오지 않는다. 회의에 온다 해도 조용히 앉아만 있고, 활동가들에게 공격 받을까 두려워 아무 말도 하지 않는다."

"너희들은 도움이 좀 필요한 것 같다"고 이야기를 듣고 있던 그들의 친구인 Cameron은 말했다. "회의 참석자들은 너희들을 회의 진행과정의 전문가로 보기 때문에 네가 모든 것을 알아야 하는 것은 아니다."

그 다음 주 동안에, Justin과 Jade는 Valerie, Tracey와 Cameron – 이러한 특정한 집단 활동가들과의 경험이 있는 사람들 –과 갈등 관리 및 의사소통에 경험이 많은 다른 사람들과 이야기를 나누었다. 그들은 핵심집단의 구성원을 파악하였고, 자신의 오래된 회의 활동 기록을 꺼내어 보았다. Cameron

은 온라인 문헌 검토를 해 보자고 제안했으며, Jade는 관련 기사 및 조언을 위해서 건강증진실행 및 다른 실천가 중심의 도서를 살펴보았다. Justin은 그의 친구이자 조직발달 전문가인 Ed와 상담하였다. 이러한 모든 다양한 의견들은 그들이 직면하고 있는 상황에 대해 의견과 통찰을 주었고, 진행자의 고유한 역할과 책임을 알려 주었다.

결국, 그들은 다음과 같이 해 보기로 결정하였다: 위원회의 많은 구성원들의 요청에 따라 그들은 근처에 보안요원을 둔 안전한 건물에서 회의를 열 것을 추천하였다. 이는 Jade와 Justin이 다시 진행자의 역할로 돌아가고, 위원의 안전과 보안에 책임지지 않아도 된다는 것을 의미했다. 그들은 회의의 참여 기본 원칙을 검토하였고, 방 안의 모든 사람들이 그 규칙을 쉽게 읽을 수 있도록 커다란 배너를 만들었다. 그들은 기본 원칙과 그 원칙을 위반하였을 시 결과를 분명히 명시하기 위해서 매 회의 초반에 몇 분의 시간을 할애하여 안건을 조정하였다. 그들은 회의에 참석한 이들을 환영하고 열린 참여 과정의 중요성을 분명히 표현하는 주의 깊게 작성된 인사말을 개발하였고, 다음 번 회의에서 발생할 수도 있는 광범위한 방해 행동에 대한 그들의 대응책을 만들어 내어 우선순위를 매겼다. 그리고 비록 그들은 여전히 꽤나 긴장하고 있었지만, 그들은 편안하고, 상쾌하고 안정된 기분으로 회의에 오기로 동의하였다, 왜냐하면, Ed가 그들에게 상기시켰듯이 "스스로를 돌보지 않으면, 네가 원하는 방법으로 일을 처리하지 못하게 될 것"이기 때문이었다.

- 자신이 왜 이런 일을 하는지 기억하라. 대부분의 진행자들은 깊이 품은 가치 때문에 일을 한다. 의식적으로 그러한 가치를 되새기는 일은 진행자가 세부적인 일을 시도할 때, 더 큰 그림을 볼 수 있도록 해 준다. 회의진행은 기술 형식이다 – 새로이 나타나는 창조적인 과정에 적용되는 일련의 기술이다. 의식적으로 매일 매일의 진행 경험을 더 깊은 목적과 인생에의 헌신으로 연결하는 일은 강력한 기반 경험이 될 수 있다.
- 다른 이들과 대화하라. 만일 업무에 대한 열정을 잃거나 기대에 부담을 느끼고 있

다면, 다른 이들과 대화함으로써 새로운 시각으로 경험을 제시할 수 있다. 회의 진행자를 알고 있지만 위원의 일부가 아닌 동료들은 중요한 시각을 제시할 수 있다. 신뢰 가는 친구들은 진행에의 도전을 더 큰 맥락에서 볼 수 있도록 한다. 때로 단순히 피로, 좌절 또는 스트레스의 기분을 표현하는 것만으로도 압박감을 해소하고 더 희망적인 에너지를 일깨우는데 도움이 된다.

- 전문가를 찾아라. 진행자에게 자료와 학습의 기회는 풍부하다. 지역 도서관이나 서점은 지도력, 회의 진행과 집단 동기부여에 대한 책으로 가득하다. 전문잡지는 빈번히 진행과 집단 역동성에 대한 기사를 싣는다. 워크샵, 학회, 평생 교육, 그리고 전문적인 개발 행사들은 진행의 기술에 있어 전문가를 관찰하고 전문가와 상담하고 전문가로부터 배울 수 있는 기회를 제공할 것이다.
- 스스로를 돌보라. 다른 이들에게 조언한 일을 하라: 적절한 휴식을 취하고, 잘 먹고, 운동하고 무엇이 중요한지 기억하고, 균형 잡힌 생활을 하라. 이러한 기본적인 자기관리 기술은 진행자가 현실에 기반을 두고, 유연하고, 집중적이며 창조적이 되도록 돕는다.

## 기대되는 결과

만일 구성원들이 집단 참여와 집단 회의에 대해 그들이 무엇을 좋아하는지 질문을 받으면, 그들은 표 11-3에 열거된 특징들을 확인할 것이다. 만족스러운 위원회 구성원을 두는 것은 중요하지만, 만족감 하나만이 회의가 성공적임을 증명하는 것은 아니다. 효과적인 회의는 공동의 목표를 달성하기 위해서 집단적으로 그리고 생산적으로 일한다. 이러한 공동의 목표는 항상 전체의 노력을 계획하고, 숙고하고, 평가하는 중심에 있어야 한다. 조직의 공동 목적을 기억하고 주의를 기울임으로써, 성공적인 결과를 얻기 더욱 쉬워질 것이다.

## 결론

회의 진행은 공동체 보건교육전문가들에게 거의 두 번째 본질이다. 공식 훈련과 재직 중 경험 모두 그들이 개인, 조직 및 지역사회 변화의 작업에 참여하도록 준비시킨다. 진행 – 변화를 쉽고 간단하게 만드는 일 – 은 기반 기술이다. 보건교육전문가들이 종

그림 11–1 효과적인 집단 회의의 특징

- 신중한 시간 관리: 시간은 필수적이며 신중히 보호되어야 할 자원이다. 진행자가 구성원들이 계속해서 회의에 참석하길 바란다면, 정시에 시작하고 끝내는 것은 매우 중요하다. 일을 끝내기 위해서 충분한 시간이 할애되어야 한다. 어떤 진행자들은 이를 돕기 위해서 시간 기록원을 두거나 집단 구성원들이 돌아가면서 시간 관리의 책임을 맡기도 한다.
- 진행자와 구성원들은 서로의 요구와 기대에 민감하다: 모든 구성원들은 다른 이들의 의견을 잘 듣고 존중한다. 그 환경은 표현, 연구 및 복합적인 현실에 대해 안전하다.
- 목표와 목적은 분명히 정의된다: 모든 구성원들은 집단의 의제, 시간 구조, 예산, 기획 및 평가 절차를 이해한다.
- 회의 중 방해 행위는 금지되거나 최소한으로 제한된다: 회의가 진행 중일 때는 회의가 우선이다.
- 진행자는 준비가 되어 있다: 회의 전과 회의 중에 자료는 준비되어 이용 가능하다.
- 분위기는 매력적이다: 비록 구성이 형식적일 때라도 예상치 못한 분위기가 있다.
- 구성원들이 자질이 있으며, 집단의 목표에 분명한 흥미가 있다: 그 곳에 있는 사람들은 그 곳에 있길 원한다.
- 정확한 시간 또는 기록이 유지된다: 다음 회의 전에, 결정, 행동 및 때로는 논의의 문서화된 기록이 적절한 방법으로 사용 가능하며, 회의 간에 행동 방향을 제공할 수 있다.
- 구성원들은 승인된 기분을 느낀다: 기여에 대한 인정과 감사를 받는다. 누구든 역할이 있으며, 모두의 참여는 인정을 받는다.
- 집단의 결정 또는 추천은 실제로 이용된다.

종 모든 종류의 회의의 공식 진행자로서 일해 달라는 요청을 받는 일은 놀라운 일이 아니다. 의사소통과 의사결정 집단에서부터, 업무 특화적인 회의와 관리 감독 및 자문 회의까지, 보건교육전문가들은 회의의 힘, 타인과 연구 태도에 대한 진실한 흥미, 개방된, 타인을 존중하는 의사소통 방식, 능력 개발에의 헌신, 그리고 유머 감각에 대한 그들의 믿음을 그들을 초청한 모든 모임에 가져다준다. 진행자들은 개인 희망의 관리자이며, 맥락을 만드는 자[17], 그리고 지역사회 변화의 매개자이다.

### 지역사회 사례 6

Jade와 Justin이 프로젝트의 마지막 분기에 접어들었을 때, 지난 3년에 걸쳐 자신들이 받은 모든 회의 평가서를 검토해 보기로 결정했다. 초기에 진행을 포함하여 집단 회의의 단기 및 장기적인 효율성을 평가하는 방법을 개발하기 위해서 Valerie는 두 명의 과정 평가 전문가인 Jay와 Christina를 고용하였다. 자신들의 월보와 회의록은 Jade와 Justin에게 회의의 진행 기술을 계속적으로 분석하고 개선시키는 좋은 정보를 제공하였다.

"첫 달에 참석자들이 얼마나 흥미로웠는지 봐봐." Jade는 초기 회의의 설문지를 넘겨보며 소리쳤다. "사람들은 정말로 이 프로젝트에 많은 희망을 품고 있었구나."

"그들은 확실히 그랬어. 나는 프로젝트의 목표와 목적을 가지는 것이 정말 도움이 되었다고 생각해, 각 그룹과 각 회의에 분명히 정의되었어. 우리가 기준 절차를 만들고 난 뒤에 평균 순위가 얼마나 올라갔는지 봐봐"라고 Justin이 말했다. "순위, 그리고 출석률 또한 올라갔지, 지난 해 우리가 회의를 더 안전한 장소로 옮긴 뒤에."

"그 때는 정말 힘든 시기였다. 나는 무서웠어, 그러나 우리가 떠나지 않아서 기뻤어"라고 Jade는 말했다.

"이 순위를 봐 Jade – 그들은 정말로 너의 색깔을 좋아했어, 그리고 네가 회의를 시작하고 끝내는 방법도."

"그리고 그들은 네가 진실로 듣는 방법에 감사했지"라고 Jade가 말했다. 지난 해의 몇몇 논평을 읽으면서. 그 평가는 또한 참석자들이 다과에 감사하며, 미리 의제를 알려준 것을 소중히 생각하며, 이루어진 결정에 편안해 하며, 프로젝트의 일원인 것을 자랑스러워했음을 보여 주었다. "그러나 너는 무엇이 가장 큰 차이를 만들었는지 아니?" 그녀가 물었다. "회의 안에서 일어난 것이 그들의 지역사회에서 변화를 만들었다는 것이야. 유능한 지역사회 활동가와 조직의 지도자인 Vince조차도 우리 회의에서의 경험을 통해 그 자신의 일에서 진행 방식과 효율성을 강화시켰다고 말했어. 함께 일하고, 함께 배우고, 지역사회의 건강을 지원하는 변화를 만드는 회의 – 그것이 바로 이 모든 것이야!"

# 핵심용어

의사진행(parliamentary procedure): 의장 혹은 진행자가 토론을 이끌고 결정을 이끌어 내는 회의 진행을 위한 특별한 방식

진행(facilitation): 회의를 쉽고 편안하게 만들기 위한 활동

진행자(facilitator): 회의 진행의 역할을 수행하는 사람

합의(consensus): 활동(action)이나 원칙에 대한 집단 내의 동의. 합의를 이룬 경우에는 해당 의제에 대해 위원회 구성원 내부에서 일부 불일치가 있더라도 그 집단은 그 합의사항을 준수해야 함

활동 목록(action items): 집단의 의사결정이나 행동을 필요로 하는 회의의제의 목록

회의록(minutes): 회의에서 무슨 일이 일어났는지를 공정하게 기록한 것. 최소한 회의록은 회의의 날짜와 장소, 참석자, 다룬 주제, 그리고 결정사항이 기록되어야 함

회의의제(agenda): 회의의 청사진(blueprint)으로 의제가 포괄하는 범위를 설정하며, 각 의제의 순서를 나타내기도 함

Bobby의 회의 규칙(Bobby's Rules): Robert의 회의 규칙보다 느슨한 형태의 회의 규칙으로 비공식적 질문이 허용되고, 토론 과정이 더 자유로움. 하지만 의사결정은 공식적인 의사진행을 거쳐야 하고, 다수결의 원칙을 적용함

Robert의 회의 규칙(Robert's Rules of Order): 미국에서 의사진행을 위해 가장 전형적으로 사용하는 방식. 다수결 투표(majority-vote)를 통해 의사결정을 하기 위한 구조화된 규칙과 과정을 포함하고 있음. Robert의 회의 규칙은 대부분의 서점과 도서관에서 구할 수 있음

# 참고문헌


1. Guralnik, D. B. (1978). *Webster's new world dictionary of the American language, second college edition.* Cleveland: William Collins, World Publishing.
2. Fetterman, D. M., Kaftarian, S. J., & Wandersman, A. (1996). *Empowerment evaluation: Knowledge and tools for self-assessment and accountability.* Thousand Oaks, CA: Sage Publications.
3. Gibb, J. (1960). Defensive communication. *The Journal of Communication, 10,* 141-148.
4. Hackman, R. (1990). *Groups that work (and those that don't).* San Francisco: Jossey-Bass.
5. Schein, E. (1987). *Process consultation.* Reading, MA: Addison-Wesley.
6. Hart, L. (1992). *Faultless facilitation.* London: Kogan Page.
7. Heson, J. (1993). *Group facilitation: Theories and models for practice.* London: Kogan Page.
8. Jensen, A., & Chilberg, J. (1991). *Small group communication: Theory and application.* Belmont, CA: Wadsworth.
9. Phillips, L., &Phillips, M. (1993). Facilitated work groups: Theory and practice. *Journal of the Operational Research Society, 44,* 533-549.
10. Keltner, J. (1989). Facilitation, catelyst for group problem solving. *Management Communication Quarterly, 3,* 8-32.
11. Doyle, M., & Straus, D. (1976). *How to make meetings work.* New York: Jove Books.
12. Robert, H., III, & Evans, W. (1990). *Robert's rules of order.* New York: Harper Perennial.
13. State of California. (1996). *Statewide HIV prevention plan.* Sacramento, CA: AIDS Office, Department of Health and Human Services.

14. Ajzen, I. (1991). The theory of planned behavior. *Organizational Behavior and Human Decision Processes, 50*, 179-211.

15. Broome, B., & Keever, D. (1989). Next generation group facilitation: Proposed principles. *Management Communication Quarterly, 3*, 107-127.

16. Tjosvold, D. (1982). Effects of approach to controversy on superiors' incorporation of subordinates' information in decision making. *Journal of Applied Psychology, 67*, 189-193.

17. Casey, C. (1998). *Making the gods work for you.* New York: Harmony Books.

## 부가 자료원

### 인쇄물

Bobo, K., Kendall, J., & Maxwell, S. (2001). *Organizing for social change: Midwest Academy manual for activists.* Santa Ana, CA: Seven Locks Press.

Costigan Lederman, L. (1995). *Asking questions and listening to answers: A guide to using individual, focus group, and debriefing interviews.* Dubuque, IA: Kendall/Hunt Publishing Company.

Pfeiffer, J. W., & Ballew, A. C. (1998). *University Associates Training Technologies.* San Diego, CA: Pfeiffer & Company.

# 제 12 장

# 지역사회 건강증진을 위한 연합체 구성 및 활동

Frances D. Butterfoss, Ph.D., M.S.Ed.

## 저자의 말

건강증진을 위해 연합체를 구축하거나 유지하는 것은 많은 어려움도 있지만 여러 가지 새롭게 얻는 것들도 있다. 지난 18년간 기초 지역 단위와 광역 단위의 연합체 활동 경험은 지역의 조직화, 지역과 광역의 정치, 기관 간 연합, 대중매체와의 관계에 대한 새로운 관점을 갖게 했다. 주민과 기관과의 연합활동을 통해 나의 전문가로서의 인적 관계는 확대되고 풍부하게 되었다. 우선 연합을 위한 노력이 더 많은 사람들을 접하게 하고, 개별 보건교육 전문가가 홀로 달성할 수 있는 것보다 보다 많은 편익이 축적되는 것을 알게 되었다.

연합을 통한 활동, 연구, 전문가로서 정부 행정에 참여하여 얻은 경험과 생각들은 이 장을 구성하는데 도움이 되었다. 이런 정보들이 당신의 연합 활동을 위한 노력에 지침이 될 것을 기대한다. 연합체를 형성하고 유지하는데 필요한 공식들을 제시하는데 있어서 모든 곳에 적용할 수 있는 일정한 공식을 제시하지는 않았다. 왜냐하면 각 지역사회는 연합체가 발전하고 그 잠재력을 활성화시키는 독자적인 상황들을 가지고 있기 때문이다. 이 장의 어떤 부분은 보건의료를 위한 지역사회 협력관계를 모색하는 새로운 활동가를 위해 구성되었다. 반면 어떤 부분은 기존의 연합체를 지속시키는데 관심이 있는 경험있는 활동가를 위해 구성되었다. 어떤 단계에서 여러분이 활동하던 간에 연합체를 합리적으로 발전시키는데 도움이 될 만한 것을 발견할 수 있기를 기대한다.

궁극적인 목적을 달성하기 위해 연합체를 지속적으로 발전시키는 것은 장기간의 노력이 요구된다. 연합체를 형성하기 위한 노력에 다양한 집단, 개인을 초대하고 연합체를 통해 달성할 목표에 대한 비전을 제시해야 한다. 그러나 무엇보다 중요한 것은 연합체의 모든 과정과 활동에 부드러운 유머와 유쾌함을 지속시키는 것이 중요하다.

## 서론

전략적 관계형성은 현대 사회의 기본이다. 조직, 사업, 심지어 국가도 연합을 하며, 사업체나 공공과 민간도 협력관계를 형성한다. 지역사회, 국가의 서로 다른 영역들이 도움을 얻는 기회를 만들기 위해서 함께 결합할 때 연합체가 형성된다. 지역사회 연합은 지역사회의 집단을 대표하는 다양한 조직, 단체, 기관들이 공동의 목적을 달성하기 위하여 함께 일할 것을 동의하는 것으로 정의할 수 있다.[1] 연합은 공식성, 다양한 목적, 장기간의 협력을 특징으로 한다. 구성원들의 규모는 다양할 수 있지만 지역사회 연합은 대개 전문가 조직과 지역의 자생조직이 모두 참여한다.[2] 연합은 모든 구성원이 공동의 목적을 위해 함께 일하는 조직들 간의 구조적인 연결과는 구별되어야 한다. 서로 다른 집단이 아닌 동질적인 개인들로만 구성되어 있다면 이것은 아마 진정한 의미의 연합이라기보다는 하나의 조직 또는 연결망(network)으로 보아야 한다.

**Did You Know**

미국에서 건강증진과 질병예방을 위한 첫 번째 연합은 1988년부터 1990년에 걸쳐서 생기기 시작했다. 그 때 이후, 수 천 개가 만들어졌다.

연합은 행동지향적인 집단으로 (1) 문제를 분석하고, (2) 해결책을 찾고 시행하여, (3) 사회적인 변화를 유도하여 지역의 문제를 예방하고 문제를 감소하는데 초점을 둔다. 보다 구체적으로 연합은 기획, 옹호, 서비스 제공, 대중의 인지도 개선, 위험요인의 감소, 전문가적 교육의 시행, 네트워크 개발, 협력관계 형성, 지역사회 변화를 촉진하는 기능을 한다.[3]

연합은 상호 지식, 생각, 전략을 교환하는 효과적이고 효율적인 상호토론의 장인 포럼을 제공하여 지역사회 변화를 촉진한다. 연합을 통해 개인들과 조직은 각각의 책임이 아닌 새롭고 보다 넓은 주제에 공동으로 관여하게 된다. 연합을 통한 추가적인 편

익은 다음과 같다.[3]

- 특정 주제에 대한 지역사회의 관심과 지원을 보여주고 개발함
- 집단적인 행동을 통해 개인들과 집단의 역량을 최대화함
- 기존에 이미 있는 것을 고치느라 소요되는 노력을 방지함
- 지역사회 기관들 간에 신뢰와 소통을 증진함
- 재능, 자원, 전략을 동원함
- 개인 활동가들을 연계하여 유대와 역량을 강화함
- 정치적으로 동일한 관심을 갖는 지역주민의 역량을 강화함

연합은 사회변화를 제도화하는데 매우 효과적인 수단이 될 수 있다. 이 효과의 핵심은 다양한 조직이 문제가 있는 여러 분야에서 같이 일을 할 수 있기 때문이다. 지역사회 변화를 위해서는 하나의 접근이 별로 효과적이지 않으며 다양한 전략과 지역사회 핵심 사람들이 참여할 수 있는 연합을 통한 노력이 보다 효과적이다.[4] 연합체를 구축하는 것은 오랜 시간과 자원을 투자하는 과정이다. 따라서 지역사회가 이런 개념을 반대하거나 단순하고 덜 복잡한 구조를 통해 일을 하고 싶다면 이런 연합은 필요하지 않을 것이다.

이 장은 건강증진과 질병예방을 위한 연합체를 형성하거나 이를 유지하기 위해 실천하는 사람들을 위해 쓰여졌다. 이 장은 지역사회를 조직화하고, 연합체를 구축하고, 성공적인 연합을 위한 특성과 질적 수준 향상, 연합체를 유지, 관리하는데 필요한 기술에 초점을 두고 기술되었다. 장애를 극복하기 위한 전략을 탐색하는 부분과 연합을 통한 기대성과를 최종적으로 기술하였다.

### 지역사회 조직화와 참여

전통적인 보건교육은 포괄적인 지역사회 캠페인의 한 부분으로 보건교육 전문가를 개인의 건강행태를 변화시키는 교사 또는 대행자로 여긴다. 이 과정은 보건교육 행사를 조직하거나 집단교육을 하거나 개인을 상담하는 과정이며 종종 학교, 보건과, 지역사회조직, 또는 의료체계의 한 부분으로 존재하기도 한다.

**Did You Know**

연합 활동은 음주, 흡연, 그리고 다른 약물 남용, 예방접종 프로그램, 천식 관리, 심혈관계 질환, 후천성 면역결핍증 바이러스/AIDS 예방, 암 조기 발견 및 관리, 그리고 영양 개선과 같이 발생할 수 있는 모든 문제를 해결하는 곳에 필요하다.

반면, 연합은 지역사회 조직화를 통해 변화를 일으켜 지역의 문제가 해결되도록 노력하는것이다. 지역사회 조직화는 제도, 규칙, 사회적 규범 또는 법의 변화를 통해 궁극적으로 합법적인 변화와 사회적 수용성을 높이는데 초점이 있다. 지역사회 조직화가 이루어지는 곳은 정치의 장이며 때론 선출된 공무원, 기업가, 지역사회 지도자, 언론매체, 기초 및 광역의 사법기관이 관여된다. 지역사회 조직화는 지역사회에 있는 문제의 다양한 측면을 확인하는데 참여하는 과정이며, 지역의 다양한 체계와 창구를 통해 문제를 제기하기 위한 포괄적인 계획을 수행하는 과정이다.

연합은 대부분 지역사회 내에서 이루어지지만 모든 연합이 지역사회의 내적 역량을 활용할 수 있는 것은 아니다. 실제적인 지역사회 참여가 이루어질 경우 이런 지역 역량 강화를 통하여 지역의 보건에 대한 관심을 제기할 수 있다. 지역사회 보건을 위한 연합은 여러 조직들의 지역참여 강화와 지역이 주체임을 강조하여 지역의 보건의료에 대한 요구를 개선하기 위한 다양한 활동과 대중적인 자원을 공평하게 배분할 수 있도록 돕는다.[5]

### 연합 활동의 발전

최근 25년 동안 연합 활동은 상당히 발전하여 왔다. 연합이 형성되는 데는 몇 가지 이유가 있다. 지역보건조직들은 인력, 시간, 역량, 장비, 물자, 기관과의 접촉, 영향력 등 제한된 자원을 증대하기 위해 연합한다. 다른 기관이나 개인들과 같이 연합체를 형성하여 인쇄, 우편서비스, 언론매체, 마케팅, 모임의 장소, 지역 주민, 영향력 있는 인사에 대한 접촉, 지역사회 전문가 단체에 대한 접근성을 확대할 수 있다. 예를 들어 보건조직, 공공조직, 종교집단과 연합을 형성하여 노인을 위한 주거시설이나 가난한 사람을 위한 의료보험을 확보할 수 있다. 새로운 기금을 조성할 수 있는 기회가 주어졌을 때 보건관련조직, 학교, 지역사회 활동단체들이 연합을 형성할 수 있다. 예를 들어 담배세로 형성된 기금은 청소년의 담배 사용을 억제하기 위한 연합체를 형성하는데 도움이 된다. 천식 유병률이 증가한다는 국가 조사 결과나 대학에서의 뇌막염의 발생과 같은 건강에 대한 위협으로부터 연합체가 형성되기도 한다. 이런 연합 활동을 통해 건강문제에 대하여 대중적인 관심을 끌게 하고 이런 문제를 해결할 수 있도록 정책과 법을 만들도록 한다.

연합 활동은 지역주민을 함께 모으고 자원을 확장하고, 지역의 문제에 대하여 관심을 갖도록 하는 매개체 역할을 하는 것이 가장 바람직한 것이다. 이를 통해 개별 조직, 집단이 홀로 해결할 수 없는 것을 달성하게 한다. 그러나 모든 연합이 성공적인 것은 아니며 모든 성공적인 연합이 그에 상응하는 성공적인 결과를 달성할 수 있는 것은 아니다. 연합은 대부분 지역사회를 보다 좋게 만들고자 하는 순수한 동기에서 형성되지만 다른 자발적인 조직 내에서 발생하는 공통적인 문제를 경험하기도 한다. 새로운 연합체가 형성될 때 새로운 문제가 발생하기도 한다. 서로 약속한 자원이 제공되지 않거나 이해갈등이 발생하여 지역사회에서 바람직한 효과를 달성하지 못하기도 한다.

**Did You Know**

노력하면 기회는 온다. 그러나, 지역사회 연합은 보통 이를 유지하는 것이 새롭게 구축하는 것보다 더 어렵다.

표 12-1 성공적인 연합을 위한 조건

- 연합체를 형성하도록 조정하는 인력의 지속성
- 지역사회와 연합활동을 하는 구성원들의 문제에 대한 책임성
- 연합활동과 그 노력을 지원하는 지역 지도자
- 지역조직의 자발적이고 적극적인 참여
- 구성원의 높은 신뢰감과 상호관계
- 연합체 구성원과 담당 인력을 위한 지속적, 정기적 훈련
- 연합에 소요되는 비용보다 높은 편익
- 연합의 목적, 목표, 전략을 개발하는데 구성원의 적극적 참여
- 실행 프로젝트 중심보다는 전략적 활동 계획의 개발
- 투표보다는 전체 합의를 위한 노력
- 생산적인 모임
- 커다란 문제를 해결 가능한 작은 문제로 분리하여 접근
- 선출된 지도자와 연합을 이끌 인력으로 구성된 핵심 위원회
- 공식적인 절차와 규칙
- 지역 언론매체의 적극적 참여
- 연합체 구성과 그 활동의 지속적인 평가

성공적인 연합이 된다면 질적 수준이 향상되어 어려운 과제를 달성할 수 있도록 한다. 연합의 수준은 조직수준과 조직의 개인에 따라 다양한데, 그 수준에 영향을 주는 것은 업무에 대한 공식적인 역할의 기대, 건강문제에 대한 새로운 접근에 대한 유연성, 지역문제를 다루는데 집단적 대응에 있어 효율성, 공동의 목적을 달성하기 위해 위험, 책임, 성과를 공유하는 협력수준 등이다.[6] 연합체 형성의 이유는 다양하더라도 성공적인 연합을 위해서는 표 12-1에 강조한 것 같은 공통적인 요인들이 있다.[3,7]

## 효과적인 연합체 구축을 위한 단계

연합은 다양하여 동일한 방식으로 운영되는 연합은 거의 없다. 모든 연합이 지역사회에 기초한 것은 아니며 주정부 조직, 병원 등 해당 조직의 특성에 따라 연합은 방향이 설정되고 시행된다. 연합의 구조는 조직의 자원, 목표에 적합하게 이루어져야 한다. 많은 예산이 있는 광역 단체 조직의 경우 법적 기반, 다양한 위원회, 전문적으로 개발된 소통 전략을 가진 공식적인 구조를 개발할 수 있다. 재정이 부족하고 파트 타임 직원들을 고용하고 있는 지역 연합은 더욱 적은 구조를 갖는 것이 효과적일 수 있다.

외부적인 서비스를 제공하고, 프로그램을 개발하는 것이 보다 흥미롭지만, 내부적인 결속력을 견고하게 하는 일을 무시하면 안된다. 연구결과에 따르면 3개의 조직 또는 협력관계 가운데 1개는 실패하며, 모든 연합체의 반 이상은 처음 1년 이내에 실패를 경험하게 된다.[8,9] 그러므로 어떤 조직이 구성되든지 그것은 합리적이어야 하고, 구성원들이 목적을 달성할 수 있도록 도와야 한다. 표 12-2는 효과적인 연합체 구축을

**표 12-2 효과적인 연합체 구축을 위한 단계**

1. 연합을 통해 관심을 가져야할 문제, 이슈를 분석한다.
2. 이슈에 대한 관심을 갖도록 한다.
3. 초기 연합체 구축기획과 모집활동을 수행한다.
4. 연합을 위한 자원, 재정을 개발한다.
5. 연합체 하부구조를 구축한다.
6. 연합체의 지도자를 선출한다.
7. 행동계획을 작성한다.

위한 단계를 요약하였다. 앞으로 이 단계를 자세히 설명할 것이다. 이것은 전체 단계에 대한 기본적인 개관이며, 개발 상황이 고려되어야 하고 지역사회의 요구에 따라 연합 활동이 이루어져야 한다.

### 이슈를 분석한다

연합체를 형성하는 처음단계는 지역사회의 문제, 관련 이슈를 분석하는 것이다. 이것은 이슈와 관련된 기초문헌을 확인, 연구하거나 이슈와 관련된 기초자료를 수집하는 것이다. 많은 지역 보건부는 건강 관련 지역사회조사, 서베이, 전문가 회의, 심층분석 등을 수행하였다. 이런 자료는 일반인들이 이용할 수 있다. 시, 대학, 광역 보건부의 도서관은 서적, 논문집, 다른 문서 등 훌륭한 자원을 가지고 있다. 많은 보건의료 통계는 주 정부의 통계부서, 다른 주 정부 기관, 지역사회 관련 조직, 인터넷을 통해 얻을 수 있다. 주정부 보건부서의 질병관리본부도 무료로 자원, 통계자료, 보건의료에 대한 전문상담을 제공할 수 있다.

#### 지역사회 사례 1

Natasha는 지역보건부에서 일하는 보건교육가이다. 그녀의 상급자가 어린이 비만을 예방하기 위한 지역 프로그램을 개발하도록 임무를 부여하였다. 그녀는 최소한의 예산, 자원과 시간근무제 행정보조원이 전부이다. 해당 지역은 농촌으로 둘러싸인 중간 규모의 도시이다. 자원의 제약과 문제의 크기를 고려할 때, Natasha는 어린이 비만을 예방하기 위한 중재 프로그램을 개발하는 유일한 방법은 지역의 다른 기관, 집단과 연합체를 구축하는 것 밖에 없다는 것을 곧 깨달았다. 그녀는 이 문제에 대하여 지역단위 연합체 형성 가능성에 대하여 고려하기로 결심하였다.

### 이슈에 대한 관심을 갖도록 한다

이슈에 대한 대중적 인지도를 높인다면 대중의 관심을 높일 수 있고 연합과 전략에 대한 지원을 받을 수 있다. 또한 연합체 구성원을 모집하고 연합을 위한 기금을 모으는 데도 도움이 된다.

보건문제에 대한 대중의 관심을 모으는 것은 지역의 언론매체인 신문, 라디오, 텔레비전에 정보를 제공하여 수행할 수 있다. 언론매체와 관계를 형성하는 것은 보건분야 리포터, 신문 편집자, 다른 매체의 담당자에게 자신을 소개하거나 연락하여 시작할 수 있다. 지역사회 집단이나 지역 공무원에게 건강문제에 대한 발표를 통해 관심을 유도할 수 있다. 지역의 건강문제가 구성원에게 어떻게 영향을 미치는지 설명하여 대중의 관심을 일으킬 수 있고 연합을 위한 협력과 재원을 확보할 수 있다. 지역의 관심을 지속적으로 갖도록 하는 것은 지속적인 연합의 과정임을 인식하는 것이 중요하다.

어떤 경우 특정 보건의료 문제에 대한 대중의 관심과 인식이 있고 또한 해당 문제를 해결하는데 도움이 되는 예산이 확보되어 있는 상황에서 연합이 형성되기도 한다. 법적인 조치가 있는 경우 지역의 특정 문제인 폭력, 흡연, 당뇨병과 같은 문제를 해결하고, 예방하는데 기금을 사용할 수 있도록 지정하는 경우도 있다.

### 초기 연합체 구축계획과 모집활동을 수행한다

연합을 위한 계획은 다양한 방법으로 시행된다. 대부분의 지역에서 연합을 위한 사전, 초기 모임이 조직화된다. 지역의 민간 기관(미국 폐 협회), 보건기관, 의료인, 선출된 지역 공무원들이 초대되어야 한다. 이런 모임의 목적은 연합을 형성할 수 있는 가능성을 토론하는 것으로 아래의 것들이 계획을 위한 모임에서 논의되어야 한다.[1]

- 연합의 형성. 이것은 가치가 있는가? 이미 이런 이슈에 관심을 갖고 있는 연합체나 조직이 있는지 파악한다. 관심 범위를 확장하거나 연합을 구체화하기 위한 실행위원회를 구축할 다른 집단이 있는지 파악한다.
- 연합에 참여할 수 있도록 초청할 사람들을 탐색. 연합에 참석할 가능성이 있는 구성원을 파악해야 한다. 전화번호부, 지역정부 조직, 사업체, 학교 등 현재 문제에 관심을 갖고 있는 다양한 집단, 조직을 파악하여 연합을 위한 잠정적인 대상자 명부에 포

함하여야 한다. 부모집단, 자생적 조직, 종교조직, 청소년조직, 사업대상집단의 대표집단, 언론 대표 등이 모집되어야 한다. 지역사회의 다양성을 대변하는 집단이 참여하는 연합이 보다 효과적일 수 있다.

- 처음 연합 모임을 위한 날짜, 시간, 장소의 결정. 처음 모임은 일정 약속의 어려움을 고려하여 적어도 한 달 전에 결정되어야 한다. 가능하다면 참석 가능성이 있는 구성원이 모임이 있는 다른 모임과 일치시키는 것도 좋다. 잠재적인 초청 대상자들을 접촉할 수 있는 가장 적합한 방법(전화, 메일, 언론, 개인 초대)이 결정되어야 한다. 처음 모임에 참석할 수 있는 사람을 늘리기 위한 확인 전화도 필요하다.
- 연합을 대표할 지도자를 결정. 초기의 연합 형성을 위한 노력에 책임을 갖고 지속적으로 노력할 대표 집단이나 지도자를 파악해야 한다. 연합이 형성된 후에는 재원을 확보하는 것이 필요하며 지도자를 선출하는 것도 필요하다.
- 처음 연합 모임을 위한 의제(agenda) 개발. 처음의 연합 모임이 매우 중요하다. 처음 모임에서 참석자들은 연합체의 구성원이 될 것인지, 다른 곳에 시간을 사용하는 것보다 소중한지 결정한다. 의제는 관련 문제에 대한 개관, 연합체 미션과 목표, 실무진의 구성, 모임 일자, 시간, 상호교류 시간 등을 포함해야 한다.
- 언론매체와 접촉. 이전에 언론매체와 경험이 있는 사람이나 해당 이슈와 연합계획을 잘 알고 있는 사람이 선정되어 연합을 위한 언론사와 접촉이 이루어져야 한다. 언론보도는 처음 연합 모임을 하기 전에 개발되어 배포되어야 한다.
- 연합을 위한 기금의 모금. 처음 모임에 참석한 사람들은 자신의 전문적 그리고 개인적 연결망에 있는 모든 잠재적인 기금의 모임 대상자들을 파악해야 한다.

#### 연합을 위한 자원, 재정을 개발한다

연합은 협동적인 업무를 수행하기 위해 인적, 재정적 자원을 확보하고 있어야 한다. 그러나 재원 그 자체가 연합의 지속성과 효과성을 보장하지는 않는다. 어떤 연합은 외부의 기금이 거의 없는 상황에서도 자신의 목적을 달성하는데 성공하는 반면, 어떤 경우 기금이 잘 확보되어 있음에도 실패한다. 연합은 자신의 미션과 목표에 의해서 유지되고 있어야 하며 기금에 의해 의제가 다루어져서는 안 된다. 구성 조직들이 연합의 비전과 협력을 위한 의지가 있는 한 연합은 최소한의 기금으로 활동을 할 수 있어야 한다. 기금의 다양성은 연합의 안정을 위한 핵심이다. 기금은 구성원, 지도적 위치에 있는 조직의 예산(인건비, 운영비 등), 시민의 모금, 사업체, 협력자의 경제적, 비경제적 기여, 계약, 기금 모집 행사 등 다양한 곳에서 모아질 수 있다.

### 지역사회 사례 2

Natasha의 즉각적인 관심은 지역사회 어떤 집단이 어린이 건강문제에 관심을 갖고 있으며, 이들을 어떻게 관여하도록 할 것인가였다. 눈덩이 모집 기술(snowball recruitment)을 이용하여 그녀는 어린이 비만과 과체중에 관심 있는 기관을 접촉하였다. 매번 기관에 연락을 할 때마다 그녀는 이런 문제에 관심이 있는 다른 기관을 소개시켜 달라고 요청하였다. 이런 방식으로 그녀는 지역 병원, 사회봉사 단체, 공립학교, 소아과의사, 개업의사, 영양사, 학부모단체, YWCA, 공원과 레크리에이션 운동 프로그램, 소년소녀 스카우트, 지역 자전거 판매상, 적십자, 로터리클럽, 시청 보건관련 위원회 등 핵심적인 집단을 모집하게 되었다. 그들은 접근전략을 수립하기 위한 모임에 참여하기를 동의하였다.

일반적으로 연합이 효과적이기 위해 막대한 기금이 필요하지는 않다. 연합은 때론 새로운 이벤트에 막대한 시간과 돈을 쓰는 것보다 이미 있는 지역사회의 행사를 통해 더 성공적으로 수행될 수 있다. 예를 들어 많은 지역은 정기적인 건강박람회, 유방암 조기검진과 같은 사업을 하고 있다. 이런 행사를 이용하여 교육적인 정보를 확산하여 연합체는 최소한의 경비로 기여할 수 있다. 사실 많은 연합체 활동 비용이 문제를 야기할 수 있다. 재원을 조달하고, 돈을 사용하고 영수증을 발부하는데 많은 시간과 노력을 소비하기도 한다. 만일 한 조직이 기금의 대부분을 조달하게 된다면 다른 구성 조직으로부터의 기여는 감소할 것이다. 이것은 궁극적으로 다른 구성원의 팀워크, 참여, 지원을 감소하게 할 것이다. 또한 한 조직이 막대한 기금을 제공한다면 전체 연합의 의제를 통제하려 들 수 있다. 공동의 노력을 하지 못하는 것은 진정한 협력관계를 통한 연합의 개발에 장애요인이 될 것이다. 지역사회의 다양한 구성원들이 동등한 협력자로 참여하는 연합은 가장 성공적으로 그들 지역사회의 자원과 지원을 이끌어낼 수 있다.

간혹 지방정부, 중앙정부, 민간협회, 지역단체, 기업으로부터 보조금을 얻을 수 있다. 보조금은 대부분 매우 특정한 기준이 있어 그 결과를 보고해야 하며, 다른 서류작업이 있고 돈을 집행해야하는 부분과 집행해서는 안되는 부분이 있다. 이런 것은 연합의 범위를 축소하거나 관심을 다른 곳으로 확대할 수 있다. 이런 보조금을 받기 전에 이런 기금을 받는 것이 책임성과 요구, 제약 요인 등이 연합에 어떤 편익이 있는지를 고려하는 것이 필요하다.

효과적인 연합은 그 성과에 대한 지역의 인식과 지역사회 가시성(visibility)으로 인해 지역의 기업, 지역사회 조직으로부터 기부금을 찾고, 확보하는데 성공적이다. 많은 기업, 지역사회 조직은 긍정적인 기업 활동과 연관된 기회를 찾고 있다. 이들 기업은 자신의 이름이 후원회로 알려지는 조건으로 기부를 하기도 한다. 라이온스 클럽, 로터리 클럽 등과 같은 서비스 단체는 지역사회 연합에 기금을 제공할 수 있는 단체이다. 기금 모집활동을 위해 특정 연합집단에 위임하는 것도 가능하다. 전화를 하거나, 모임에 참석하거나 연합과 그 목적, 재정 지원의 필요성에 대하여 발표를 하는 것을 위임할 수 있다.

다른 기금 모금 방법으로 참여 단체 회비나 이벤트를 통한 기금 모집이 있다. 어떤 연합은 매년 참여한 단체로부터 회비를 걷는다. 이런 회비는 비용을 충당하는 것 이상으로 걷어져서는 안 된다. 왜냐하면 이런 회비는 사람들의 참여를 억제할 수 있기 때문이다. 또한 이런 기금은 매우 주의 깊게 사용되어야 한다. 빵을 만들어 판매하거나 자동차를 세차하여 기금을 조성할 수 있으나 이런 활동은 매우 시간을 많이 소요하게 한다. 또한 연합의 미션을 분산시키고 시간 투자에 비하여 얻는 것이 적을 수 있다.

연합은 그것을 목적으로 하는 지역사회의 지원에 의해 그리고 그 지역사회 안에서 조직화되어야 한다. 보조금이 종료되었을 때, 외부의 보조금에 의존하지 않았다면, 이런 연합은 지속화될 가능성이 높다. 이와 비슷하게 연합의 조직 구성원들이 연합의 소속감과 성공에 대한 책임성을 갖고 있다면 이들은 활동과 모임을 더욱 지원할 것이다. 그러나 여기에도 예외는 있는데 직원, 연구자, 인프라 기반시설(공간, 사무실 장비, 시설 공급 물자 등)은 대부분 조직이 지원받는 것보다 더 많은 경비가 든다. 예를 들어 연합을 위한 모임을 하는데 구성원 조직이 후원을 할 수 있다. 한 단체는 공간을 제공하는데 후원하고, 다른 단체는 주차시설을 후원하거나 다른 단체는 식사를 하는데 후원할 수 있다. 이런 후원을 분기별로 돌아가며 할 수 있다. 이런 방식으로 모임 장소를 순회하여 후원하는 단체를 알게 하고, 연합의 구성원에게 동료 단체, 조직을 방문하도록 하여 상호 이해하는데 도움을 줄 수 있다. 각 조직은 활동을 하는데 있어 현금으로, 물건으로, 자원봉사로 후원할 수 있다. 형태는 간단하지만 결과는 기대했던 것 이상으로 연합을 강화할 수 있다.

자원개발팀이 형성되어 연합의 생존에 필요한 자원을 획득하는데 도움을 줄 수 있다. 이런 팀은 자원을 유용하게 쓸 수 있도록 전환시키는 역할을 하며 다양한 재원을 발굴하는데 도움을 주기도 한다. 이런 팀은 연합을 위한 자원의 확보에 있어 목표, 전략, 행동단계를 수립하는 계획을 개발하기도 한다.

때론 연합 조직이 그들의 지도자 역할을 하는 기관으로부터 보다 많은 자율성을 원하고 다른 목적을 수행하기 위해 독립성을 요구하기도 한다. 이런 연합의 경우 세금면제 조직으로 적용받기를 결정할 수 있다. 이와 같은 상황에 대한 찬성과 반대가 있어 주의 깊은 고려가 필요하다.

### 연합체 하부구조를 구축한다

연합체의 하부구조를 성공적으로 구축하기 위해서는 매년 규정을 검토하고 형식화시키고, 지지해 나가는 것이다. 내규에는 관리법뿐만 아니라 관리자들과 연합체 구성원들의 역할을 명기하고 있어야 한다는 점은 매우 명백하다. 유기적인 구조는 연합체 관리에 매우 중요하다. 그 이유는 대다수의 연합이 그 크기가 크며, 명부에는 이름이 있지만 실제로는 활동할 필요가 없는 구성원들이 있기 때문이다. 그러므로 연합체는 거대한 회원 모임이 아닌 좀 더 소규모의 위원회를 통해 일을 수행해야 한다. 이러한 소그룹들은 그들의 행동지향성을 내포하기 위해 종종 작업, 행동, 혹은 실행 그룹으로 불린다.

실행 그룹들의 구조의 예시와 그 활동들에 대해서 다음에 명시되어 있다. 모든 실행 그룹들은 연합체에 의해 확인된 우선 순위가 높은 대상집단을 포함해야 한다. 각 실행 그룹과 소그룹들은 요구되는 고유의 활동을 수행하게된다.

### 지역사회 사례 3

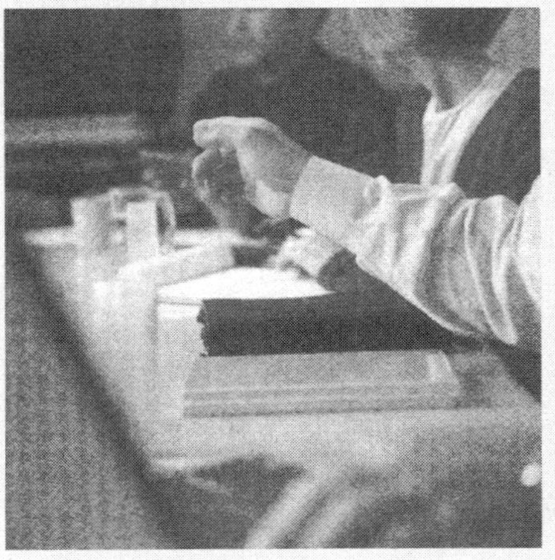

기금과 자원이 적기 때문에 새롭게 조직된 식품과 신체활동 연합은 각 조직 구성원들이 그들의 활동 계획을 실현하기 위한 노력에 반드시 기여해야 한다는 것에 대하여 동의했다. 건강 부서는 Natasha의 근무시간과 보조원을 지원하고, 병원은 로고와 안내 책자 개발을 위한 매체와 마케팅 전문 기술을 제공하는 것에 대해 동의했으며, 목사는 다과와 지역 교회 내부에 회의 장소를 제공하기로 했으며, 로터리 클럽은 예방 사업을 위한 기금을 모금하는 것에 대해 동의했으며, 소년소녀 스카우트에서는 건강 박람회 인력 지원과 부모들을 위한 다용도 가방을 제공하기로 했다. 소아과와 가정의학과에서는 유망한 부모 교육 전략(식습관과 운동 습관을 변화시키기 위해 제공될 수 있는 임상시험)을 평가하는 것에 대하여 동의했다. 복지단체 대표는 Natasha가 연합체 기금을 조성하기 위한 허가 서류 작성을 돕는 것에 대해 동의했다.

- 사정 및 평가. 건강을 증진시키고 질병 및 사고를 예방하기 위한 지역 사회의 기획과 활동을 위한 근거로 필요에 대한 사정과 평가 내용을 제공한다.
- 지역사회 역량 강화 및 교육. 건강 수준 개선을 위한 적절한 교육과 보건의료서비스 접근성 보장에 대한 공공의 인식 향상을 통하여 지역사회와 접촉한다.
- 건강관리 제공자. 보건의료서비스 전달 체계의 장애를 감소시키기 위한 서비스 제공자의 지식과 태도와 기량을 향상시킴으로써 건강 문제 해결에 기여한다.
- 특수지원팀. 필요에 따라 활동한다. 예를 들어, 전문적인 기술과 가치 있는 연합체

활동을 지원하기 위하여 매체지원팀이 활동할 수 있다.

- 자원 개발. 연합체와 실행 그룹을 위한 자료와 자원을 식별하고 확보하는 전문가적 의견을 제공하라.

실행 그룹과 실행 소그룹뿐만 아니라 운영위원회 또한 연합 의제를 설정하기 위해 설치되어야 하며, 모든 위원회의 활동을 조정해야 한다. 그리고 즉각적이거나 긴급 행동이 요구될 경우 연합체를 위해 재빠른 응답을 제공하는 팀이 되어야 한다. 선거에서 선출된 연합체의 지도부, 연합체의 조정자, 그리고 그 외 지도자와 핵심 기관 출신의 명예대표들이 운영위원회를 구성해야 한다. 이 위원회는 대표들로 하여금 결정을 내리는 것과 연합체의 모든 요소들을 조정해야한다. 운영위원회는 매년 수 회 회담을 가지며, 대부분 정기적인 회원 모임보다 우선한다.

### 연합체 조직 리더 선출

능력 있는 지도자는 어떠한 연합체 조직에 있어서도 매우 필수적이다. 리더는 공식적이거나 비공식적인 절차를 통해 선거로 뽑히거나 또는 임명되어질 수 있다. 훌륭한 연합조직 리더의 중요한 자질들에는 그 조직의 구성원들에게 적절하게 일을 분배시키는 능력, 반대파가 생겼을 때 그들과 적절히 협상하는 능력, 그리고 그 조직의 구성원들이나 공동체와 열린 태도로 적절하게 커뮤니케이션 할 수 있는 능력이 있다.

조직의 리더는 지나치지 않는 선에서 구성원들을 적절히 동기부여 할 줄 알아야 한다. 훌륭한 리더들은 그들의 시간이나 전문지식을 잘 제공하고, 성공을 위해 신뢰를 잘 쌓으며, 그 조직의 약한 부분보다는 강점에 초점을 잘 맞추며, 구성원들에 대해 일일이 다 잘 파악하여 누가 어떤 일에 적임자이고 어떤 일에 누구를 믿을 만한지를 잘 파악한다. 그리고 그 조직의 멤버들 그 누구의 시간이든 다 동일하게 중요하다는 것을 알고, 여러 분야에서 공동체의 요구가 매우 크다는 것을 깨닫고 있다.[3]

연합체 조직의 지도부는 보통 세부 사항에 나와 있는 것처럼 연합체 회장과 부회장, 실행그룹 회장과 부회장, 연합체 코디네이터로 구성되어 있다. 리더를 뽑기 위한 위원회가 회장과 연합체 조직 코디네이터에 의해 임명되는데 이는 한해의 첫 조직 모임 전에 운영위원회에서 미리 심사하고 조직원들에게 발표하기 위해 주요 직책들의 후보자

명부를 운영위원회에게 제공하기 위함이다. 후보자들의 자격과 그들의 발표내용이 조직의 멤버들에게 분배되고, 후보자들은 후보자명부에 이름을 올릴 기회를 얻는다. 실행그룹 대표를 뽑는 선거는 공식적인 첫 번째 회의 때 의원들에 의한 추천과 전체 동의에 의해서 이루어진다. 모든 자리의 임기는 1년이고 연임도 허용된다.

### 조직의 회장

많은 조직들은 보통 회장을 1년이나 2년마다 뽑는다. 회의 진행, 대중 연설, 언론과의 관계, 프로젝트 진행 등이 회장의 자격요건이다. 회장은 다음에 열거되는 일들을 진행하기 위해 조직의 코디네이터와 가까이서 일을 해야 한다.[1]

- 회의 의제 만들기
- 모든 회의가 잘 조직되는지 평가하기
- 조직원들이 토론하도록 격려하고 조언하기
- 조직원들에게 책임 분배하기
- 조직의 이슈를 전체투표로 이끌기
- 조직원들을 잘 관리하기
- 일의 달성을 위해 조직원들을 잘 조직하기
- 대변인 지명하기
- 어려운 사람들과 상대하기
- 조직원들을 위한 훈련들을 계획하기

### 조직의 부회장

건강 관련 전문적인 업무와 공동체 자원봉사 등의 바쁜 스케줄이 주어진다. 그리고 부회장은 회장이 자리를 비울 시에 그 자리를 대신해야 한다. 더불어 부회장은 회장으로부터 리더쉽 강화를 위해, 그리고 미래에 리더의 교체를 제공하기 위해 멘토링을 받는다.

### 실행 그룹의 회장과 부회장

실행 그룹의 구성원들은 이 두 리더들을 자신의 그룹 안에서 뽑는다. 리더의 성격과 자질요건은 위에서 설명한 조직의 회장, 부회장의 그것들과 유사하다. 실행 그룹은 좀 더 작고 더 집중되어져 있고, 그리고 실행 그룹은 후에 전체 조직에서 더 큰 책임을 맡을지도 모르는 상황에 대비하여 잘 훈련된 조직이다. 회의를 이끌어 가고 일을 분배하는 것이 회장과 부회장에게 필수적인 자질이다.

### 조직의 코디네이터

매우 부담이 크고 시간을 많이 잡아먹는 조직의 코디네이터라는 일은 조직의 성공을 위해 매우 필수적인 것이다. 코디네이터는 일선이 아닌 그 일선의 뒤에서 눈에 안보이게 회의를 조직하고 필요한 서류 일을 하고 구성원들을 조직하고, 구성원들에게 오리엔테이션을 하고 그들을 훈련하고, 멤버쉽을 심어주는 일을 감당한다. 한 조직의 성공은 그 조직의 코디네이터의 힘과, 헌신, 지속성, 그리고 신용도에 의해 결정이 된다. 잦은 코디네이터 교체는 조직의 성공에 매우 해로운 영향을 끼친다.

> **Did You Know**
>
> 연합체들에 대한 평가는 세 분야에 걸쳐 진행된다. 평가는 (1) 회원들의 만족도와 참여와 같은 단기 결과들 (2) 보건의료 접근성 및 의료의 질 향상과 같은 중간 결과들 (3) 건강 상태 향상과 같은 장기 결과들을 강조해야 한다.

한 조직의 리더그룹은 조직의 코디네이터를 고르고 고용하는 책임을 갖는다. 코디네이터의 일을 감당할 사람은 의장으로 선출된 사람과는 다른 사람이어야 하고 한 조직을 구성 하는데 있어 처음부터 도움을 줄 수 있는 사람이어야 한다. 공동체를 조직하는 흥미를 갖고 있거나 그런 경험이 있는 보건교육 전문가가 보통 이 코디네이터 직에 잘 어울린다.

### 실행 계획 세우기

연합이 형성된 이후에는 미션과 목표, 전략이 수립되어야 한다. 연합은 대개 연합이 이루길 희망하는 것, 어떻게 목표를 달성할 것인지에 관한 계획, 누구의 이익을 위해 연합이 존재하는지에 대해 기술하는 한 문장으로 된 임무의 성명을 공식화함으로서 시작한다. 예를 들면 "Tri-county의 심혈관계질환 예방연합은 네트워킹과 교육, 옹호 노력을 통해 카운티내 주민들의 심혈관계질환 발생률을 감소시킬 것이다" 등이다.

연합은 또한 단기 및 장기 목표를 설정해야 한다. 각각의 목표를 프로그램 또는 프로젝트의 단기의, 특정한 목표가 세워져야 한다. 목표는 과정 중심(예) 누가 활동을 수행할 것인지, 정확히 무엇이 행해지는지, 언제 활동할 것인지 아웃라인을 잡아야한다) 또는 결과 중심으로도(평가 가능한 활동의 수량화, 가능하고 측정 가능한 코스를 제공한다) 세워질 수 있다.

실행 계획을 세우는 데 회원들을 참여시키는 것은 연합의 능력을 키워준다. 예를 들어, 한 연합은 함께 계획을 세운 뒤 회원의 76%가 그들의 계획 능력이 높다고 평가했고, 71%가 실행계획 수립이 이전의 필요 평가를 정확히 반영했다는 것에 동의했다. 동일한 수의 회원들이 그들의 연합에서의 경험으로 다른 분야에서 계획하는 능력이 증가되었다고 보고했다. 성공의 가능성을 높이기 위해서, 실행 계획은 연합 프로그램이 도달하고자 하는 공동체 내 사람들의 목소리를 들어야 한다. 그 공동체를 나타내는 연합 계획을 갖는 것은 더욱 비슷한 결과를 만들어낼 것이다.

전략적 계획은 연합의 제한된 자원과 시간을 이용하여  결과에 영향을 주는 전략을 세우는데 초점을 맞출 수 있게 도울 수 있을 것이다. 연합의 목표를 달성하기 위한 전략은 현실적이어야 하고, 다양한 조직 문화의 경험에 기반을 두고, 연합의 화합을 증가시키기 위해 설계되어야 한다. 효과적인 전략은 대개 교육적이고, 사람들이 결과로부터 배우는 것만큼 과정을 통해서도 배운다는 것을 고려해야 한다. 연합의 소위원회는 대체로 전략을 수행한다. 이것은 몇몇 진행 중인 전략이 연합에서 동시에 시행된다는 것을 의미한다. 성공적인 전략의 예로 심장질환 위험요인감소에 대한 환자 상담 매뉴얼을 표준화하고 이를 서비스 제공자에게 교육하기 위한 협의회, 걷기대회를 통해서 참가자들에게 걷기가 혈압과 체지방을 감소시킨다는 것을 알리기 위한 미디어 이벤트를 위한 협의회 등을 설립하는 것이다.

처음에 연합에서는 비 논쟁적이고 쉽게 달성할 수 있는 전략을 추구하는 것이 권장되었다. 이들 전략들은 건강한 생활을 장려하고 연합이 집중하고 있는 문제의 해결에 영향을 준 개인과 기업에게 상을 수여하거나. 공동체 학교의 청년 포스터 콘테스트를 통해 공동체에 대한 인지를 장려하는 이벤트의 부스 설립등을 포함했다. 작은 성공은 회원들 사이에 화합과 자신감을 심어 주는데 효과적이다. 그러나 아무리 잘 계획된 전략이라고 하더라도 항상 성공을 보장하는 것은 아니다. 연합이 성숙할수록 회원들은 실수와 성공으로부터 배움을 얻을 것이고 더 쉽고 효과적인 전략을 세울 수 있게 될 것이다.[11]

## 연합을 관리하고 유지하기 위한 요령과 기술

효과적인 연합체 건설 단계에 있어서 앞의 장은 연합체 건설 시작단계에서 지역사회 참여를 끌어내기 위한 로드맵을 제시한 것이다. 이 과정이 광범위할수록 처음 몇 달, 몇 년을 넘어서 연합을 키워나가고 지탱해나가는 것이 훨씬 도전적일 수 있다. 정부 기구, 비영리재단 및 풀뿌리 조직들은 일반적인 필요, 위협 또는 기회를 제시하기 위해 형성되는 연합체에 대한 지지가 대개는 열성적이다. 다음의 섹션은 연합체의 발달 단계, 문화적 수용성, 자격 기준, 모집, 내부 및 외부와의 소통, 마케팅, 평가 등에 대해 기술함으로써 효과적으로 연합체를 관리하고 지탱할 수 있는 방법을 제안한다.

### 발달 단계를 이해하라

연합체는 목표를 달성하기 위해 설립되므로 단계를 밟아서 나아가게 된다. 일반적으로 이들은 형성, 수행, 유지 및 결과 혹은 목표 달성과 같은 단계를 따른다.[2] 연합체의 발달 단계를 이해하는 것은 실무자가 전략적 결정을 내리는데 중요한 통찰력을 준다. 표 12-3에서는 단계별 대략적인 시간과 각 단계에서 성취되어야 할 임무를 함께 보여준다.[10] 단계는 연속적인 순서대로 제시되지만 단계 간의 업무는 겹쳐진다. 연합은 동적인 조직이다. 그들은 새로운 구성원이 보충되고 오래된 전략이 수정되거나 새로운 전략이 시작됨에 따라 형성, 수행, 단계의 유지를 순환할 지도 모른다.

때때로 외부 자금조달의 가용성에 따라 형성되는 연합은 요구 평가와 다른 기획 업무가 수행되어지는 전형성 단계(preformation stage)가 수행되어질 수도 있다. Healthy Start infant mortality intiatives, Allies Against Asthma intiatives와 ASSIST tabacco control 연합체는 준비의 초기단계에 대한 이점을 가졌다. 그러나 대부분의 연합은 형성 단계(formation stage)에서 시작된다. 형성 단계 동안 성취되어야할 주요 업무는 연합을 위한 임무 명백하게 하기, 멤버의 모집, 규칙과 역할 결정, 운영 절차 결정 등을 포함한다.

이행 단계 (implementation stage)동안, 연합은 형성 임무로부터 연합의 목표를 성취하기 위해 디자인된 전략 계획으로 이동한다. 문제와 연합, 요구평가와 활동계획에 관한 지역사회의 인식을 일으키는 것은 이 단계의 핵심이다. 이행, 다듬기, 연합의 확장 전략은 유지 단계(maintenance stage)에서 일어난다. 이 기간에 연합체 기금과 자원을 생성하는 것은 필수적이다.

표 12-3 연합체 발달 단계

| 단계 | 예상 시간 | 임무 |
|---|---|---|
| 형성 단계 | 3–6개월 | 지역사회문제 확인하기<br>구성원들을 충원하기<br>임무 결정하기<br>규칙과 역할 만들기<br>공동으로 일하기<br>목표와 이슈 숙달하기 |
| 이행 단계 | 9–12개월 | 필요한 자원수준 산정하기<br>자료를 모으고 분석하고 피드백하기<br>실행 계획 개발하기 |
| 유지 단계 | 12–18개월 | 전략을 시작하고 감시하기<br>연합과정을 지지하고 평가하기 |
| 성취 단계 | 18개월–3년 | 목표 성취하기<br>지역 전략에서 결과와 효과로 나아가기 |

성취 단계(outcome stage)에서 연합은 목표의 성취를 측정하는 것으로 시작한다. 더 나아가서 지역사회의 활동과 변화는 긍정적인 건강한 결과로 귀결되어야 한다. 연합은 이 결과에 도달하기 위해 요구되는 시간의 실제적인 예상을 위하여 예산 지원자들과 함께 고민해야 한다.

연합체의 수명은 그것의 목표 성취와 연결되어야 한다.

목표가 측정 가능할 때, 목표의 성취와 관련하여 수명이 결정되는 것이다. 목표가 포괄적이거나 불명확한 경우에는 연합은 최소한 3-5년마다 장기목표를 재검토해야 하고 해산해야할지 혹은 더 많은 시간이, 혹은 확장된 목표가 필요한지 아닌지 결정해야 한다.

### 문화적 역량을 고려하라

최대 효율을 위해서 연합은 문화적인 역량을 고려해야 한다. 여러 연구에서 효과적인 연합체의 경우, 구성원이 지역사회의 다양성을 대표하는 경향이 있으며, 이런 경우에 비용보다 이득을 더 부르고, 연합의 미팅과 활동에 자주 참가한다는 것을 보여준다.[12] 연합의 다양성은 인종과 민족성뿐 아니라 나이, 성별, 성적 특성, 교육, 사회경제적, 그리고 직업까지도 포함한다. 구성원들은 지역사회의 모든 집단에서 적극적으로 충원될 필요가 있다. 직접적이든 간접적이든 그 이슈와 연관된 질병이나 고통을 겪고 있는 개인들은 가입하도록 격려되어져야한다. 그들은 그 이슈에 대한 더 좋은 이해를 갖고 있는 훌륭한 자원이기 때문이다. 연합이 다문화적이라면, 다양한 사회 문화적 그룹들은 연합을 형성하기 위해 상호작용하며, 계획하고 의사를 결정하고, 유일한 조직적인 문화를 창조하며 모든 활동을 인도하게 된다. 이는 다양한 가치, 전망, 경험을 가진 사람들의 상호작용의 결과로서 정의되며 문화적인 공헌을 체험하게 된다. 연합은 또한 그들의 프로그램과 중재가 문화적으로 성취가능하다는 것을 보장해야 한다.

연합의 일원들은 계획의 시작부터 이행 그리고 문화적 역량에 중점을 둔 중재의 평가까지 함께해야 한다. 그런 후에야 구성원들은 조직적이고 개인적인 스타일, 대화와 언어의 차이가 수용되어야 함을 인정하게 될 것이다. 예를 들어 계획은 구성원들이 의사결정하기에 충분한 시간에 맞추어 모두가 편안한 속도로 진행되어야 한다. 모임과 활동 연합은 구성원들 사이에서 서로 다른 종교/문화적 휴일, 관례, 음식의 기호, 그들이 도달하고자 하는 우선순위의 그룹이 다름을 인식해야하며 민감해야 한다. 마지막으로 중재와 평가단계 동안, 소재와 대화는 언어, 읽기수준 그리고 집단의 수준을 적절하게 반영하여야 한다.

**Did You Know**

연합 회의에 평균 출석률은 약 50%이다.

### 회원 자격에 대한 기준조건들을 만들어라

연합은 누가 회원이 되어야 하는 지에 대해 결정하기 위해 참가 기준을 개발해야 한다. 이 전략은 회원들을 배척하고자 함이 아니라 오히려 목표지향적인 연합을 만들고자 함이다. 연합 회원이 되고자 하는 사람들은 봉사활동 및 소통망을 공유해 줄 것과 연합의 중요 쟁점에 대해 조직적 지지를 밝혀줄 것을 요청받을 수 있다. 언론 및 선출 혹은

임명된 공무원과의 유대 관계도 또한 귀중한 자원이다. 특정한 회원의 기준은 다음을 포함한다.[13]

- 특정인을 연락담당자로서 연합에서 지명한다.
- 회의와 활동에 참여한다.
- 중요한 연합의 쟁점들을 그들 각각의 조직에 안건으로 놓는다.
- 뉴스레터나 편지, 혹은 다른 수단을 통해 그들의 회원들과 정보를 교환한다.
- 연합이 개발한 정책과 그 뜻을 같이하는 쟁점에 대해 정식으로, 조직적인 결정을 한다.
- 연합에 봉사 시간, 재정 자원, 물질적 자원 등의 공헌을 현물로 제공한다.

그런 조직들을 대표하는 조직과 개인 모두가 모집되어야 한다. 한 조직이 사회에서 하는 일로 칭송받는다 할지라도 연합에는 좋지 않은 동반자일 수 있다. 한 개인이 조직의 강한 특성을 반영하지 않을 수 있고, 대표하는 특정인 때문에 중요하지 않은 조직이 선정될 수 있다. 좋은 연합 동반자는 특정 장점들을 공유한다. 주로 계획에 따르고, 모든 선서들을 만들고 또 성취하며, 평등주의적 태도로 일하며 연합의 모든 회원들을 지지하고 의사소통이 원활하며 리더십을 제공하고 또 그에 반응한다.[6]

### 동반자를 모집하라

모든 건강 증진 연합에서도 가장 중요한 요소는 그 멤버쉽에 있다. 연합의 궁극적 성공은 그 회원들이 공조 과정에서 얼마나 잘 헌신하고 공헌하느냐에 따라 달려있다. 성실한 중앙 회원조직이 연합을 시작하기에는 충분하지만 주로 더 많은 회원들이 진정한 변화를 나타내기 위해 필요하다. 그 시초에서부터 중앙 회원들이 멤버쉽을 늘이고 강화시키는 데에 참여해야 한다. 그런 목적에 대해서 몇몇 모집 원리들을 정리하면 다음과 같다.

(1) 필요한 봉사자의 약 두 배 정도를 모집한다.
(2) 회원들에 대해 특정한 모집 기준을 "직무기술서"와 함께 개발한다.

(3) 연합이 그들과 그들 조직에 제공하는 혜택에 대해 강조하면서 왜 봉사자들이 참여하고 싶어 하는지 알아낸다.

연합 회원의 변화, 새로운 사람들, 필요의 변화, 그리고 연합에 단체나 개인을 포함하는 새로운 생각들이 회원 모집을 끊임없는 과정으로 만든다. 사람들을 설득해서 연합에 들어오고 사람들의 시간과 노력을 투자케 하는 것은 특히 주로 잠재적 회원들이 이미 다른 위원회나 연합에 참여하고 있기 때문에 어느 정도의 노력을 요할 것이다.

**Did You Know**

회원 명부에 있는 연합 회원들의 약 삼분의 일은 연합의 활동적인 핵심 인력이다.

어떤 연합은 발기인 대회들을 조직함으로써 회원 모집에 엄청난 성공을 거두어 왔다. 성공적인 접근법은 널리 홍보된 특별 행사 개최 단계; 흥미 있어 할 사람이나 조직을 확인하기 위해 전화상이나 직접 면접; 공동체 행사에서 정보를 제공하는 방식의 연합 마케팅; 지역신문에 광고; 사업과 인간 서비스 조직이 연합에서 그들의 조직을 대표하는 사람을 임명해야 한다고 요청; 종교 집단, 부모-교사 연합 조직, 공동체 연합에 문제를 완화하기 위한 쟁점과 연합의 계획에 대한 정보 제공; 공동체 서비스 기회를 찾고 있는 학생들을 위해 지역 학교들에 청원; 다른 자원 봉사 조직을 찾아가 계획에 대한 도움 요청 등을 포함한다.

직접적 연락은 일반적으로 대량 편지전송보다 회원 모집에서 더 성공적이다. 회원들은 또한 연합 계획 조직과 관련된 지도 조직의 최고 관리자가 보내는 초대장을 통해서도 모집된다. 초대를 받는 각 조직은 연합에 대한 대표를 임명할 것을 요청받는다. 가끔 누가 조직을 대표할 것인지 확립하기 위해 후속 전화 통화가 필요하다.

연합의 쟁점과 관련된 지역 지부 연합들이 그 예상 후보일 것이다. 예를 들면, 담배 연합과 관련 있는 조직들은 미국 심장 협회, 미국 폐 협회, 미국 암 협회 등을 포함할 수 있다.

이런 조직들에 참여하는 스텝과 자원봉사자들은 그 공동체의 건강 증진을 위해 일하고 관련 있는 연합을 위해 일하는 것에 관심이 있을 것이다.

지역 정책 입안자들과 지역공동체 내 다른 영향력 있는 인사들은 그들의 공동체에 대한 서약과 직접적인 인지 및 시정을 제공하는 연합의 잠재력 때문에 멤버십에 관심이 있을 수 있다. 그러나 연합은 "직접 행동하는 사람들"과 이름이나 목소리만 빌려주는 사람들 사이에서 균형을 찾기 위해 노력해야 한다.

연합은 사회봉사를 제공하는 데에 관심 있는 봉사자들의 성원을 요청해서 얻어야 한다. 자원봉사자들은 가끔 지역 자원봉사 활동 센터나 대학교/전문대학, 고등학교, 자원봉사단체에 있을 수 있다. 잠재적 회원들에게 참여에 대해서 뭔가를 보답하는 것 역시 모집에 도움이 될 수 있다. 예를 들어, 조직은 언론에 대한 훈련과 관심을 끌기 위한 지원이 필요할 것이다. 연합 내에 언론과의 경험이 있는 사람은 해당 분야의 언론 접촉에 도움을 줄 수 있다.[14]

회원 모집 대상의 또 다른 인구 층은 젊은 층이다. 4-H 클럽, 교회 단체, 또래 상담 단체, 지역 SADD(Students Against Destructive Decisions), 젊은이들의 환경 동아리, 운동 동아리 등의 조직화된 학생 단체들은 연합에 가입하거나 특정한 연합의 계획에 도움이 되도록 영입될 수 있다. 활동하는 학생 단체들은 연합의 쟁점을 그들의 선언문에 적용하는 데에 호의적일 수 있다. 예를 들어 한 SADD 지부는 담배와 같은 다른 약물을 그들의 선서에 포함하는 것을 고려하고 특정한 담배 관련된 연합체에서 함께 일할 수 있다. 학생 단체들의 활동에 대한 제안은 환영받을 것이다.

연합에 어떤 종류의 인구가 모집이 되던지 직접적인 동기가 고려되어야 한다. 일반적으로 연합에 참여할 개인들은 어떤 문제를 완화시키려는 그들의 서약 때문에 연합에 참여한다. 또 다른 회원들은 그들이 봉사하고 다른 전문가들과 일하면서 일종의 만족을 얻기 때문에 참여한다. 연합에서의 활발한 활동은 무력함을 극복하는데 도움을 준다. 경험적으로 개인들은 다음의 필요 때문에 연합의 회원이 될 동기를 얻는 것으로 보인다.[15]

- 공통의 흥미를 성취하려고
- 사회봉사와 사회 내 사람들의 건강 증진을 위해
- 재정적, 인적, 물적 자원을 공유하기 위해
- 사회에서 눈에 띄고 시민으로서의 책임을 드러내기 위해

잠재적 회원들이 연합에 가입할 동기를 어떻게 얻을 것인가를 고려하는 홍보 노력은 회원 모집과 회원 유지에 도움이 될 것이다. Buddy Program(친구 프로그램)이라

고 불리는 6단계의 회원 모집 과정은 많은 연합들에서 성공적이었음이 증명되었다. 표 12-4에 서술된 과정을 따름으로써, 새로운 회원들이 관련 연합 문서들을 읽어본 후에 첫 연합 모임에 오고 최소한 두 명의 회원들을 알게 되어 더 열심히 하고 싶은 생각으로 돌아간다. 그들은 다음 모임에 돌아와서 잘 참여할 확률이 크다.

표 12-4 연합체 회원을 모집하기 위한 Buddy Program(친구 프로그램)

1단계: 매 번 새로운 전략이 도입되어야 하고, 실행 그룹 회원들에게 "우리가 이러한 전략이나 아이디어를 법제화하도록 도울 수 있는데도 정책 수립 과정에 참여하지 않는 사람이 누구인가"라는 질문을 고려하도록 요구한다.

2단계: 각각의 확인된 조직들의 경우, 해당 조직과 가장 연계 정도가 높은 실행 그룹 구성원은 모집 과정을 시작하고 친구가 될 자원봉사자가 되도록 한다.

3단계: 친구는 가능성 있는 구성원과 친교를 쌓은 후 연합체에 참여할 것을 요구한다. 친구는 새로 참여한 회원을 격려하고, 연합에 관한 어떠한 질문에도 대답한다. 성공적인 접촉에 관한 정보는 활동 집단의 장과 조정자에게 전달된다.

4단계: 조정자는 이후 신규 회원과 전화 접촉을 하고 오리엔테이션과 관련된 우편물을 발송한다. 이 우편물은 연합에 관한 소책자, 회원 명부, 규칙, 지난 전체 연합 및 실행 그룹 회의록, 약도 및 모임 일정, 최근 프로그램 내용, 언론보도를 포함한다.

5단계: 친구는 다음 실행 그룹 모임에 대한 통지를 받자마자 신규 회원에게 전화를 걸어서 모임에 참석하도록 격려한다. 외출 중 아이를 돌보는 일 또는 교통수단에 대해서도 주의를 기울인다.

6단계 ; 모임 당일, 친구는 신규 회원에게 자신을 소개하고 신규 회원이 새로운 환경과 모임의 의례에 적응하도록 돕는다.

### 대내적, 대외적 의사소통수준을 높여라

연합은 다양한 사람들과 조직들을 협력적 관계에 참여시킬 수 있다는 점에서 가치가 있다. 그러나, 다양함이란 장점은 종종 의사소통을 저해한다. 직원과 회원들 사이의 모든 수준에서의 의사소통이 유익한데, 활동 계획과 각 수준에서의 업무 실행과 관련된 분명하고 빈번한 의사소통은 특히 중요하다는 연구결과들이 있다.[16] 연합은 의사소통 수준을 높이는 구체적인 활동을 해야한다.

- 사람들이 공개적으로 토론할 수 있고, 자료를 확보할 수 있는 환경을 창출하라.
- 회의 참석자 명부와 회의록을 적절한 시점에 배포하라.
- 회의와 이벤트가 있다는 것을 알리기 위하여 전화, 팩스 또는 이메일 같은 기본적인 통신 수단을 활용하라.
- 만약 회의에 참석하지 않은 회원들이 있다면 전화를 하라.
- 과업이 끝난 후에는 회원들과 직원들이 공식적 또는 비공식적 보고서를 만들도록 요구하라.
- 의사소통이 이루어지게 하는 방법과 의사소통의 효과를 평가할 수 있는 방안에 관한 기대치를 세워라.
- 프로그램을 담당하는 자가 연합 회의에 참여한다 하더라도 조직 지도자들의 참여를 유지하기 위하여 소식지, 우편물, 이메일을 활용하라.[6]

연합들은 또한 연합 외부와 가장 잘 소통할 수 있는 방법을 배워야 한다. 공개적이고 긍정적인 대외적 소통을 위해서 연합과 관련 이슈에서 연합의 위상을 설명하는 자료를 개발해야 한다. 이 때 참여할 가능성이 높은 모든 조직과 접촉해야 하는데, 특히 관련 이슈에 있어서 실질적인 이해관계가 있는 조직들과 접촉하고 이를 유지해야 한다.

### 연합을 마케팅하라

여타 모든 영리 조직 또는 비영리 조직에 영향을 주는 힘은 연합에도 영향을 미친다. 이러한 힘을 유지하기 위하여 연합은 마케팅에 참여할 필요가 있다. 마케팅은 판매 촉진을 위한 것이라기보다는 제공된 서비스나 상품을 누군가가 원하도록 만드는 것이다. 마케팅은 긍정적인 이미지 구축, 회원들의 모집, 인지도 향상, 재원 마련, 사기의 진작, 영향력 있는 사람들로부터의 지지 획득에 도움을 줄 수 있다.[6] 게다가 마케팅은 연합을 가치 있는 것으로 만드는데 도움을 줌으로써 다른 조직들과 개인들이 연합의 구성원이 되기 위하여 시간, 물질적 재산 또는 서비스를 기꺼이 교류할 수 있게 한다.

### 연합의 성공을 평가하라

평가는 연합의 발전과 유지에 중요하다. 평가는 구성원들과 자금 제공자들에게 책임성을 부여하고(프로그램은 성과가 있었는가?) 프로그램을 향상시키거나 더 나은 접근방법을 개발(무슨 프로그램이 더 잘 작동하는가?)하는데 도움을 준다. 연합의 노력들을 경험적인 결론과 연결시키는 것은 복잡한데, 그 이유는 연합은 종종 궁극적으로 개인의 행태에 영향을 줄 수 있는 장기 프로젝트들(예를 들면, 지역사회 정책의 변화)에 효과가 있기 때문이다. 행태 변화가 일어나고, 이를 측정할 수 있기 위해서는 오랜 시간이 필요하다. 예를 들면, 부모들이 금연을 하도록 격려하는 연합 프로젝트가 아이들이 흡연을 시작하는 것에 실제로 영향을 주는가를 측정하는 것은 어렵다. 또한 연합의 노력을 평가하는데 필요한 자료들이 종종 수집되지 않기 때문에 평가는 어렵다. 자금은 보통 평가보다는 개입 전략에 소요되는데, 이는 연합의 효과를 측정하기 어렵게 만든다.

이러한 어려움 하에서 연합에 대해서는 3가지 형태의 평가가 적절하다.[7]

- 과정 평가: 연합 프로젝트가 무엇을 하였고, 얼마나 많은 사람들이 참여했는가에 대한 기록이다. 이러한 형태의 평가에서 연합의 노력에 대한 기록을 유지하는 것은 중요하다. 연합의 성과와 서비스를 제공받은 사람들의 수를 부각시키는 연차 보고서는 과정의 결과들을 보고하는데 활용할 수 있다. 과정 평가는 또한 연합 그 자체가 적절하게 또는 원래 의도한대로 기능하였는지를 증명하는데도 활용될 수 있다. 출석부, 회원 조직들의 형태, 회의록, 연합 활동들에 대한 회원들의 만족도와 참여, 회원 자격의 비용과 편익들은 연합의 구조와 기능을 증명하는데 활용될 수 있는 과정 측정치의 예들이다.
- 영향 평가: 특정 목표들의 성취와 관련된 기록이다. 이러한 형태의 평가는 연합 노력들의 효과성을 결정한다. 이러한 측정치들은 활동 계획 속의 목표들이 성취되었는지에 대한 기록에 의하여 결정된다. 영향 평가 결과들은 조직들을 모집하고 연합 활동들에 대한 기금을 조성하는데 도움을 줄 수 있다.
- 결과 평가: 장기 결과에 대한 사정과 연합과 연합 활동에 의해서 발생한 변화에 대한 측정이다. 연합의 노력이 예방접종률, 10대 임신, 약물 및 알콜 섭취와 같은 중요한 지역사회 지표에 미친 효과에 대한 측정은 이러한 종류의 평가에 포함된다. 결과 평가는 단지 의도했던 것들만이 아니라 연합 활동에 의해서 발생한 모든 변화들(긍정적이고 부정적인)에 초점을 둔다. 그러나, 외부 변수들을 통제할 수 없기 때문에 연합

노력들의 장기 효과를 정확하게 결정하는 것은 어렵다.

연합들은 자금의 지속 지원을 정당화하고, 부가적인 지원을 얻고, 다양한 프로그램들의 효과를 설명하고 미래 기획을 위한 기초자료를 공급하기 위하여 정기적으로 평가를 해야 한다. 연합과 그 구성 조직들은 전략적 기획 과정을 통하여 개발된 활동들을 수행한다. 이러한 각각의 활동들은 특정한 교육적, 행태적 결과들, 궁극적으로는 건강상태결과와 연결되어 있다. 구성원들과 구성 집단들의 참여와 많은 노력이 없는 상태에서 이러한 활동들은 실현될 수 없을 것이다.

연합 구성원들의 참여와 연합의 노력을 측정하는 자료는 (1) 구성원들을 대상으로 하는 서베이에서의 자가 보고(예를 들면, 역할 및 특정 연합 활동에 소요되는 시간) (2) 건강 문제를 해결하는데 있어서 연합의 특정한 기여와 관련된 연합 외부의 핵심 이해관계자들과의 구조화된 인터뷰 (3) 기획된 활동에 대한 의도된 우선 집단의 참여 및 이 집단들의 지식, 태도, 행태, 건강 상태의 동시적 변화에 관한 과정 평가 자료 (4) 응급실, 입원 시설, 의원, 학교, 여타 지역사회 환경으로부터의 결과에 대한 개입 전후 자료에 의해서 만들어진다. 처음 두 종류의 자료는 진행 과정에서 자원을 투입하고 연합 구성원들로부터 환류를 받는 연합 체 직원들에 의하여 획득되고 관리된다. 과정 및 결과 자료는 연합을 구성하는 조직들(예를 들면, 헤드 스타트 센터, 보건부, 병원, 학교)이 수집한다. 정부 기관들(예를 들면, 보건부)로부터 나온 자료들은 이들 기관들이 관리하는데, 이들로부터 허가를 받은 연합은 자료에 접근할 수 있다.

## 연합의 성공을 위해 장애물 극복하기

모든 연합들은 목적과 목표를 달성하기 위한 그들의 노력을 방해하는 문제점 또는 장애물에 직면한다. 이러한 문제점들은 연합의 성과에 심각한 영향을 미치고 이슈를 해결하기 위한 지역사회 노력을 좌절시킨다. 표 12-5는 연합들이 직면하는 일반적인 문제점들을 기록한 것이다. 뒤에 나오는 제안들은 연합의 성공을 방해하는 것으로 알려진 장애물들을 피하도록 도움을 줄 것이다.[11]

### 구성원들의 노력들을 인정하라

구성원들을 인정하고 이들을 유지하는 것에 대한 우선순위를 높여야 한다. 참여의 6R에 집중하라: 인정(recognition), 역할(role), 존중(respect), 보상(reward), 관계(relationship), 결과(results). 6R에 따르면 구성원들에게 다음과 같은 조치들이 필요하다.

- 그들의 연합 노력들에 대해서 대중적으로 인정될 수 있도록 할 필요가 있다.
- 그들이 연합의 운영과 전략에서 해야 할 역할에 대하여 명확하게 요구할 필요가 있다.
- 그들의 문화, 종교, 인종 및 교육 수준이 존중될 필요가 있다.
- 그들의 기여에 대하여 보상할 필요가 있다.
- 다른 구성원들과 지도자들 간에 의미있는 관계를 개발할 필요가 있다.
- 그들의 노력들이 측정 가능한 결과를 낳을 것이라는 점을 이해할 필요가 있다.

연합에서의 그들의 노력에 대하여 구성원들에게 찬사를 보내는 것은 중요하다. 대중적이고 개인적인 인정을 통하여 구성원들은 그들의 노력들이 보람있고 진가를 인정받는다고 느끼게 된다. 구성원들을 인정하는 활동들에는 기념 조찬(recognition breakfast)을 마련하는 것, 구성원들과 현장에 있는 그들의 관리자들에게 감사 편지를 보내는 것, 구성원들의 참여에 대한 집중적인 조명을 포함하는 프로그램 뉴스레터를

**표 12-5 연합이 경험하게되는 공통적인 문제점들**

- 너무 많은 기획자와 충분하지 않은 실행자들
- 내용 마련 과정에서 지역 정책결정자들의 참여가 어렵다는 점
- 연합 조직들이 전략 실행에 필요한 상위 수준의 행정적 지원을 충분하게 하지 않는다는 점
- 지역 자원들의 재정적 지원 부족 또는 부적절한 재정적 지원
- 무엇을 해야 하는가에 대한 합의 도출의 어려움
- 기획의 실패 또는 실행의 실패
- 회원들의 소진과 이탈
- 연합 회원과 직원들의 훈련 부족
- 연합을 효과적으로 관리하는 데 필요한 시간이 충분하지 않은점

발간하는 것, 서비스에 대한 인증서를 수여하는 것, 지역사회 행사 초대권 제공들이 포함된다.[1]

### 회원 조직들의 책무 확인

선도 조직들의 최고 관리자들은 연합 및 일반 대중들과 정기적으로 소통함으로써 그들의 책무를 확인해야 한다. 회원들에게 연합 활동 참여, 시간과 재능, 그리고 돈이나 기타 자원들을 제공하는 것과 관련된 연간 확약서에 서명하도록 요구하라. 이러한 과정에서 어정쩡하게 있거나 제대로 참여하지 않는 집단에게는 연합 탈퇴를 고려하도록 요청하라.

### 다른 지역사회의 연합들과의 연계

성공적인 연합은 지역사회에서 신뢰를 얻는다. 연합은 지역사회 건강증진에 있어서 실행해야 할 사명과 역할을 지속적으로 정립하고 재정립해야 한다. 연합의 이익 증진과 다른 집단들의 과업이 향상되도록 하는 것 사이의 경계는 모호하다. 예를 들면, 미국심장협회(American Heart Associations)의 Great American Smokeout, March of Dimes의 WalkAmerica, 미국 암 협회(American Cancer Society)의 Relay for Life 등과 같은 기존 행사에 자원봉사자들 및 자원 제공에 동의함으로써 연합들과 협력기관 모두 성공할 수 있다. 이러한 협동과 헌신은 결과적으로 연합의 이미지를 좋게 만듦으로써 연합에 이득을 준다. 연합 외부의 지역사회 구성원이 연합 회원들의 의견, 충고, 지원을 바랄 때, 연합의 미래는 더욱 보장된다.

### 회원들의 동등한 대표성 유지

연합의 조정자는 회원들의 숨겨진 의제를 찾고 해결해야 한다. 연합들은 개별 의제들을 처리해야 하는 반면, 전체적인 공통의 미션을 상실하면 안 된다. 연합 안에서 하나 이상의 강력한 집단에 의한 지배는 다른 집단들의 균등한 참여를 저해한다. 열린 소통을 제도적으로 보장하고 집단의 크기나 연합에 대한 재정적 기여와 관계없이 각 조직당 1표의 규칙을 정립해야 한다.

### 직원과 회원들의 기대에 관심을 가져라

연합의 다양한 특성 때문에, 직원과 회원들은 모두 서로 다른 기대를 가지고 연합에 접근한다. 회원들은 자신의 직무와 가족으로서의 의무를 수행하는 시간 중 얼마나 많은 시간이 요구되는지를 알고 싶어 한다. 그들은 연합 내에서의 그들의 역할이 무엇이고, 어떤 방식으로 그들의 시간과 재능이 가장 잘 활용될 수 있는지를 알고 싶어 한다. 직원들은 종종 작업의 대부분이 자원봉사자들에 의해서 수행되는 업무를 해나갈 수 있을지, 그리고 연합에 대하여 서로 다른 이해와 헌신도를 가지고 있는 자원봉사자들을 어떻게 동기 부여할 지에 대하여 관심을 가진다. 그들은 연합을 위하여 돈과 자원을 획득하는 것과 관련된 기술과 성공 여부에 대하여 관심을 가질 수도 있다. 결론적으로 그들은 적당한 기간 동안 연합이 참가하는 많은 활동들을 어떻게 조정할지에 대하여 관심을 가진다.

현실적인 기대를 가지도록 하기 위하여 연합은 자원봉사자들과 직원들을 위한 직무내용 설명서를 개발해야 하는데, 이 설명서는 갖추어야 할 기술과 시간 투입, 그리고 기대하는 직무를 세심하게 요약해야 한다. 직원과 자원봉사자 지도자들은 그들의 직무내용 설명서에 요약되어 있는 기대를 초과하였는지, 충족하였는지, 아니면 충족하지 못했는지를 밝히는 공식적인 직무 평가를 해야 한다. 직원과 회원에 대한 반기별 서베이는 연합 활동에 의하여 개인적 기대가 충족되었는지를 결정하는데 도움이 된다. 또한 훈련, 기술 지원, 다른 연합들과의 네트워크 구축과 같은 다양한 기회를 제공함으로써 만족도와 헌신도를 높일 수 있다.

### 업무들을 위임하라

위임은 다음의 사항들을 연합 회원들에게 이전하는 과정이다.

- 책임(Responsibility). 임무를 수행하는 것과 관련된 의무
- 권한(Authority). 최종결과의 획득을 보증하는데 필요한 힘
- 책무(Accountability). 결과에 대한 책임

연합 직원들이 모든 일을 수행할 수도 없고, 수행해서도 안 되기 때문에 위임은 필

수적이다. 업무 위임은 회원들 사이에 연합에 대한 주인의식을 함양한다-연합은 한 기관이 주도하는 것이 아니라 모든 회원들이 주도권을 나누어야 한다. 많은 회원들이 연합의 노력에 참가하는 것은 하나 혹은 두 사람의 힘을 활용하는 것보다 더 큰 영향력을 미칠 것이다.

효과적으로 업무들을 위임하기 위해서 연합의 목적과 목표가 분명하게 제시되어야 한다. 자원봉사 인력들은 적극적으로 모집되어야 하고 연합의 목표들을 달성하는데 필요한 기술이 습득되어야 한다. 연합의 회원들에게는 그들의 관심 분야 혹은 그들의 전문 분야에 적합한 업무들이 제공되어야 한다. 회원들이 관심을 가지는 주제에서 활동하도록 하는 것은 회원들의 주인의식과 헌신도를 증가시킨다. 중요한 것은 회원들 각자가 개별 회원들과 연합에 이득을 줄 수 있는 공통 관심사를 알게 하고, 이를 찾도록 하는 것이다. 게다가, 지도자들은 연합 활동들과 관련된 과정과 세부사항들에 대한 통제를 풀 수 있어야 하고 주인의식 및 기대되는 결과들, 전략 등에 대한 공동 노력을 격려해야 한다. 결론적으로 주도성을 향상하고 성과를 보상하는 환경이 조성되어야 한다.[18,19] 반대로, 어떤 특성들은 연합 지도자들의 성공적인 업무 위임을 방해하는 것 같다(표 12-6).

표 12-6 업무 위임을 방해하는 특성들

- 명확하지 않은 목적과 목표
- 행위자의 태도 – 업무를 완수하기 위하여 다른 사람들과 함께 일하는 것이 아니라 자신이 직접 하는 것
- "나는 그것을 더욱 잘, 더욱 빠르게 할 수 있다(I can do it better and faster)" 증후군
- 재미있는 일을 혼자 하려는 욕구
- 훈련이 부족하거나 경험이 없는 직원들에게 책임이나 권한을 주지 않으려는 것
- 불안감
- 지시를 내리거나 수행해야 할 것을 확실하게 하는 것과 관련하여 체계적이지 못한 점
- 다른 사람들이 사업 방법과 세부사항들을 결정하게 하지 않는 것
- 완벽주의
- 위험에 대한 혐오
- 연합을 관리하는 대신에 일부 업무들을 수행하는 것에 관심을 가지는 것
- 조직적 불안정
- 자원 부족
- 책임을 명확히 하지 않는 것

### 갈등을 완화하라

공동 목적에 동의하거나 이를 달성하려고 노력하는 사람들이 함께 일할 때 발생하는 갈등은 정상적인 것이고 불가피하다. 갈등은 종종 집단의 회원들 사이에서 방어, 소통의 감소, 관계 단절의 기초가 된다. 갈등의 원인은 돈, 시설, 시간의 배분, 자율성, 권리, 정체성에 대한 위협의 인지, 그리고, 원하는 결과를 성취하는 방법에 대한 차이 등, 가치와 목적에서의 차이를 포함한다. 만약 갈등이 제대로 처리되지 않고, 완화되지 않는다면, 이는 연합의 역량을 감소시킬 수 있다. 그러나 갈등은 미래의 협동과 창조성을 향상시킬 수 있는 건설적인 방식으로 해결될 수 있다. 표 12-7은 연합 내부의 갈등 완화에 도움이 되는 제안들을 담고 있다.[1]

표 12-7 갈등 완화를 위한 전략들

- 권력의 불공평한 분배로부터 발생하는 갈등을 해결하기 위하여 적어도 2년마다 지도부를 교체하라.
- 문제로부터 개인들을 분리하라. 개인들이 그들의 차이를 표현하고 갈등을 해결하기 위하여 협동하도록 하라.
- 회의에 전원 참석이 잘 안 되거나 일부의 과잉 참여로부터 발생하는 갈등을 해결하기 위하여 공식적인 과정 기술(formal group process)을 활용하라.
- 연합과 관련된 정보나 이용가능한 이슈를 배분하라.
- 세력 다툼을 줄이기 위하여 회의 장소를 달리하라.
- 양자 택일적 사고를 허용하지 말라. 의견을 달리하는 집단들이 '나의 방법' 또는 '당신의 방법'에 대한 대안을 만들도록 요구하라.
- 상대방에게 책임을 전가하고 개인적 차원에서 비난하지 못하게 하라. 회원들이 문제의 근원을 찾는 공동 노력을 제안하도록 하라.
- 자리 배치를 바꾸어라. 집단들이 서로 마주보게 하는 것이 아니라 서로의 옆에 앉도록 만들어라.
- 동의와 신뢰의 영역을 찾아라.
- 감정이 가라앉을 때까지 논의를 하지 말라.

## 기대되는 결과

많은 결과들이 지역사회 연합의 노력과 연관된다. 사람들은 연합이 지역사회에 의해서 포용되고 지지되기 위해서는 연합이 해결하고자 하는 건강행태 및 건강상태 지표

결과에 영향을 미쳤다는 것을 보여주어야 한다고 생각할 것이다. 그러므로 적절한 시간 동안 사람들은 청소년 흡연율 감소, 예방접종률 증가, 만성 천식으로 인한 입원 및 응급실 방문의 감소, 유방암의 조기 발견과 같은 긍정적인 연합의 결과물들을 보고 싶어할 것이다. 그러나 연합의 결과물들 중 일부는 연합의 구축 및 유지 과정과 연관성이 있다. 이러한 것들의 예들은 다음의 목록에 나와 있다. 대부분의 결과들은 지역사회 집단들의 헌신도 증가, 협동, 참여로부터 기인된다.

- 파트너쉽 및  상호 관계가 지역사회 기관들, 개인들, 영향력 있는 사람들 사이에 형성되어진다. 이러한 관계들은 연계구축 및 협동 과정을 통하여 개발되고, 이는 미래의 또 다른 지역사회 문제들에 초점을 맞추는데 유용할 수 있다.
- 관계는 대중매체에 의해서 발전된다. 연합의 직원과 회원들이 목적을 달성하기 위하여 노력할 때, 그들은 종종 기자들과 접촉하고, 지역 신문들의 편집자들에게 편지를 보내고 지역 라디오와 TV에서 말을 한다. 내용에 정통한 대중매체가 인정한 연합과 회원들 간에 관계가 구축된다. 결과적으로 대중매체는 그 다음에는 내용이 기사화된 연합의 누군가와 접촉하기 위하여 직접 나설 것이다.
- 대중적 인지도가 올라가고 지역사회 및 사회적 변화가 시작된다. 이슈에 대하여 지역사회가 인지하게 하는 것은 종종 개인적 믿음과 습관 뿐만 아니라 공공정책의 변화를 유도한다. 많은 경우에 공공정책에서의 변화는 개인적 행태 변화보다 앞선다. 예를 들면, 금연 방침을 정한 사업장은 종업원들이 금연하는데 영향을 미칠 수 있다.
- 입법자들과 지역 정책결정자들은 연합과 이의 잠재적 영향력을 인지한다. 연합들은 지역사회 내에서 매우 두드러지는 경향이 있고, 입법가들과 지역사회 정책결정자들의 주의와 관심을 쉽게 이끌 수 있다. 이 사람들은 그들의 지역사회에서 긍정적인 변화를 이끈 사업과 자신들이 이름이 연관되는데 관심이 있다.
- 연합 회원과 지역사회 구성원들은 모두 그들의 경험으로부터 역량을 얻는다. 연합 전략들을 실행하는 과정은 성취감을 만들고, 연합 회원들에게 "할 수 있다", "차이를 만들 수 있다"는 태도를 형성하고, 우선순위가 높은 청중들과 완전한 지역사회를 만든다.
- 연합 내에 있는 개별 인력 또는 기관은 더 큰 전체의 일부가 된다. 그들은 이제 결합

된 힘과 통일된 목소리로 문제를 제기한다.[7] 이러한 통합된 힘은 각 조직이 홀로 성취할 수 있었던 것보다 더욱 커진다. 지역사회 내에 있는 사람들과 기관들이 서로 논의하고 지역사회 문제에 대한 주인의식을 가지기 때문에 이슈들은 해결된다.

- 지역사회의 수용도가 높아진다. 문제를 다루고 위험, 편익, 그리고 가능한 해결책을 알리는 연합은 받아들일 수 있는 것이 무엇인지에 대한 지역사회 규범을 변화시키는데 도움을 줄 수 있다. 연합의 노력들은 지역사회의 믿음과 행태의 기준을 설정하는 과정이 된다.

연합은 또한 지역사회 참여와 지역사회 역량 구축의 촉매제로서의 역할을 한다. 다양한 협동 집단들에 의하여 세심하게 기획, 수행, 평가된 혁신적 전략들은 성공 확률이 높다. 연합들은 그들이 소유하기 위하여 프로그램을 개발하지 않았다는 사실에 대하여 스스로 자랑스럽게 생각해야 한다. 대신에, 이러한 프로그램들은 지역사회가 그들 자신의 건강 문제들을 해결할 수 있도록 역량을 강화하는데 도움을 주기 위하여 개발되었다. 프로그램들은 지역사회 조직들과 기관들의 내부에 자리잡는다. 연합이 동원한 물질적, 인적 자원들은 이러한 프로그램들과 다른 파생 프로그램들에 대한 주인의식을 만드는 씨앗으로 작용한다.

연합들이 해야 할 일은 자원들을 공정하고 현명하게 이용함으로써 연합이 소유자가 아니라 변화 과정의 파트너로서 평가받는 것이다. 궁극적으로, 전통적인 보건의료서비스 공급자들과 풀뿌리 집단들은 그들이 이러한 프로그램들과 활동들을 수용하기 전에 이러한 협동적 접근이 건강행태와 건강상태를 변화시키는데 효과적이었는지를 평가해야 할 것이다. 연합에게 가장 영광스러운 것은 연합이 지역사회 내에서 시작한 프로그램이 여전히 번창하고 있거나 변화된 상황에 걸맞게 적용되는 것을 보는 것이다. 예를 들면, 소아 천식을 관리하는 새로운 치료 기준을 개발하는데 도움을 준 파트너들은 그 과정과 결과에 대하여 진정한 주인의식을 가져야 한다. 만약 그렇다면, 그 기준들은 가령, 연합과 같은 외부에 의해서 강요되는 것이 아니라 학교, 병원과 같은 기관들에 의해서 일상적으로 쉽게 수용될 것이다.

**Did You Know**

연합들이 회원과 지역사회 모두의 기대를 넘어선다면, 반드시 성공적인 결과를 낳는다.

## 결론

연합 구축은 어렵고 많은 시간이 소모될 수 있다. 그러나, 아주 많은 경우 지역사회와 보건 교육 전문가들에게는 이러한 단점들보다 편익이 훨씬 크고 중요하다. 연합들로부터 나오는 지역사회 편익들은 지역사회 보건 문제나 이슈들의 궁극적으로 해결하는 것들을 포함해서 매우 많다. 이 장에서 재차 강조되었듯이, 연합을 구성하거나 유지하는데 요구되는 기술들은 학습될 수 있다. 많은 매뉴얼, 교과서, 웹 기반 참고자료 및 도구들이 활용가능하다(부가적인 자원 목록을 보라). 많은 기구들과 전문가 조직들은 보건 교육 전문가들에게 기술 지원과 훈련의 기회들을 제공한다. 연합에서의 활동은 전문가와의 네트워크를 확대시키고, 지역사회 조직화 과정에서 개인의 지식과 경험을 강화하고 건강 증진 및 질병 예방과 관련된 전문가적 목적을 달성하는 것을 지원할 수 있다. 당신이 보건 연합에 참여하도록 또는 이를 만들도록 요청될 것인지에 대한 의문을 가질 것이 아니라 이를 언제 할 것인가를 고민하라. 그러한 기회를 준비하는 노력은 매우 가치가 있을 것이다.

## 핵심용어

연합의 장애요인(coalition barriers): 연합이 목적과 목표를 성취하는 것을 방해하는 내부의 고유한 문제점들(예를 들면, 회원들의 소진과 이탈, 합의 도출의 어려움)
연합으로 인한 편익(coalition benefits): 연합 활동들에 참여함으로써 생기는 고유한 긍정적 요인들(예를 들면, 자원 공유, 시민으로서의 의무감 향상, 그리고 건강 결과 향상)
연합의 지역사회 역량(community capacity): 연합의 목적을 달성하는데 필요한 활동 수준을 유지하는 연합의 능력
연합의 하부구조(coalition infrastructure): 연합의 운영에 필요한 공식적인 구조들(예를 들면, 임무에 대한 기술, 규칙들, 위원회, 지도부)
지역사회 연합(community coalition): 공동 목적을 달성하기 위하여 협동하는데 동의한 다양한 조직, 파벌, 지지자들을 대표하는 사람들 사이의 공식적이고 장기적인 동맹
활동 계획(action plan): 연합이 그들의 임무를 어떻게 수행할 것인가에 대한 문서화된 전략적 기획. 이것은 목적, 목표, 전략, 자원, 회원들의 책임, 그리고 예산과 평가 요소들을 포함한다.

## 참고문헌

1. Feighery, E., & Rogers, T. (1990). *How-to guides on community health promotion: Guide 12. Building and maintaining effective coalitions.* Palo Alto, CA: Stanford health promotion Resource Center.
2. Butterfoss, F. D., Goodman, R. M., & Wandersman, A. (1993). Community coalitions for prevention and health promotion. *Health Education Research, 8,* 315-330.
3. Whitt, M. (1993). *Fighting tobacco: A coalition approach to improving your*

*community's health.* Lansing, MI: Michigan Department of Public Health.

4. McLeroy, K., Kegler, M., Steckler, A., Burdine, J., & Wisotzky, M. (1994). Community coalitions for health promotion: Summary and further reflections. *Health Education Research, 9*, 1-11.
5. Eisen, A. (1994). Survey of neighborhood-based comprehensive community empowerment initiatives. *Health Education Quarterly, 21*, 234-252.
6. Dowling, J. D., O'Donnell, H. J., & Wellington Consulting Group. (2000). *A development manual for asthma coalitions.* Northbrook, IL: The CHEST Foundation and the American College of Chest Physicians.
7. Merenda, D. (1986). *A practical guide to creating and managing school/community partnerships.* Alexandria, VA: National School Volunteer Program.
8. Berquist, W., Betwee, J., & Meuei, D. (1995). *Building strategic relationships.* San Francisco: Jossey-Bass.
9. Kreuter, M.W., Lezin, N. A., & Young, L. A. (2000). Evaluating community-based collaborative mechanisms: Implications for practitioners. *Health Promotion Practice, 1*, 49-63.
10. Butterfoss, F. D., Morrow, A. L., Rosenthal, J., Dini, E., Crews, R. C., Webster, J. D., & Louis, P. (1998). CINCH: An urban coalition for empowerment and action. *Health Education and Behavior, 25*, 215-225.
11. Pertschuk, M. (1988, March 18). Smoking or health: The coalition as giant killer. Keynote address to the Michigan Coalition on Smoking or Health Training Conference for Volunteers, Lansing, MI.
12. Butterfoss, F. D., Goodman, R. M., & Wandersman, A. (1996). Community coalitions for prevention and health promotion: Factors predicting satisfaction, participation and planning. *Health Education Quarterly, 23*, 65-79.
13. Sutton, C. D., & Brown, J. (1996). *Community coalitions: A how-to manual.* Philadelphia: Onyx Group.
14. Stop Teenage Addiction to Tobacco. (1992). *Community organizers' manual* (pp.

35-36). Springfield, MA: Author.

15. Minnesota Department of Health. (1988). *A guide for promoting health in Minnesota: A community approach.* St. Paul, MN: Author.
16. Kegler, M. C., Steckler, A., McLeroy, K., & Malek, S. H. (1998). factors that contribute to effective health promotion coalitions: A study of 10 Project ASSIST coalitions in North Carolina. *Health Education and Behavior, 25*, 338-353.
17. Kaye, G., & Wolff, T. (1995). *From the ground up: A workbook on community development and coalition building.* Amherst, MA: AHEC Community partners.
18. Wolff, T. (2001). A practitioner's guide to successful coalitions. *American Journal of Community Psychology, 29*, 173-191.
19. American Stop Smoking Intervention Study. (1991). *Orientation manual.* Washington, DC: National Cancer Institute.

## 부가 자료원

### 인쇄물

Amherst H. Wilder Foundation. (1977). *The collaboration handbook: Creating, sustaining and enjoying the journey.* St. Paul, MN: Author.

Bobo, K., Kendall, J., & Max, S. (2001). *Organizing for social change: Midwest Academy manual for activists* (4th ed.). Santa Ana, CA: Seven Locks Press.

Bracht, N. (Ed.). (1990). *Health promotion at the community level.* Thousand Oaks, CA: Sage Publications.

Brownson, R. C., Baker, E. A., & Novick, L. F. (1989). *Community-based prevention: Programs that work.* Gaithersburg, MD: Aspen Publications.

Butterfoss, F. D. (2007). *Coalitions and partnerships in community health.* San Francisco: Jossey-Bass Publications.

Centers for Disease control and Prevention, Division of Partnerships and Strategic Alliances, National Center for Health Marketing. (2006). *Partnership tool kit.* Atlanta, GA: Author.

Fetterman, D., Kafterian, S., & Wandersman, A. (1996). *Empowerment evaluation: Knowledge and tools for self-assessment and accountability.* Thousand Oaks, CA: Sage Publications.

Kretzmann, J. P., & McKnight, J. (1993). Building communities from the inside out: *A path toward finding and mobilizing a community's assets.* Chicago: ACTA Publications.

Kreuter, M., Lezin, L., Kreuter, M., & Green, L. (1998). *Community health promotion ideas that work: A field-book for practitioners.* Sudbury, MA: Jones and Bartlett.

The National Network for Collaboration. (1996). *Collaboration framework: Addressing community capacity.* Fargo, ND: Author.

Turning Point Social Marketing National Excellence Collaborative. (2003). *Social marketing and public health: Lessons from the field.* Seattle, WA: Turning Point.

W. K. Kellogg Foundation. (1998). *W. K. Kellogg Foundation evaluation handbook.* Battle Creek, MI: Author.

## 인터넷

The Advocacy Institute. (2005). *Empower the coalition: Making partnerships and collaborations that work.* Available: http://www.advocacy.org/coalitions/.

Civicus. (2005). *Promoting your organization.* Available: http://www.civicus.org/new/media/Promoting%20your%20organisation.doc.

The Democracy Center. (2002). *Citizen action series: Developing an advocacy strategy.* Available: http://www.democracyctr.org/resources/manual/curricula/doc1.htm.

Mosaica. (2005). *Boards of directors and private-sector fundraising: Getting started.* Available: http://mosica.coure-tech.com/resources/brdfdr.pdf.

Mosaica. (n.d.). *Preparing effective competitive graph applications.* Available: http://

mosica.coure-tech.com/resources/preapps.pdf.

The National Campaign to Prevent Teen Pregnancy. (2003). *Breaking ground: Lessons learned from the community coalition partnership programs for the prevention of teen pregnancy.* Available: http://www.dhs.state.or.us/children/publications/tpp/breakingground.pdf

University of Kansas Work Ground on Health Promotion and Community Development. *The community toolbox.* Available: http://ctb.ku.edu.

## 연합프로그램을 지원하는 재단과 기관

American Legacy Foundation. Washington, DC. Youth Empowerment Tobacco Control Coalitions.

Centers for Disease Control and Prevention (CDC). Atlanta, GA. Coalitions to promote immunizations; 5-a-Day nutrition programs; diabetes control; asthma control and management; HIV/AIDS community planning; breast, cervical, and prostate cancer control; and unintentional childhood injury prevention, among others.

Centers for Substance Abuse Prevention (CSAP). Bethesda, MD. Community Partnerships for Alcohol, Tobacco and Other Drug Abuse Prevention.

Health Care Finance Administration (HCFA). Bethesda, MD. New Horizons Adult Immunization Program.

Health Services Resource Administration (HRSA). Bethesda, MD. Healthy Start Initiative to Reduce infant Mortality.

Robert Wood Johnson Foundation. Princeton, NJ. Alies Against Asthma Grant Program. W. K. Kellogg Foundation. Chicago, IL. Healthy Community coalitions, among others.

# 제 13 장

# 정책 옹호 활동

Sue Lachenmayr, M.P.H., CHES

### 저자의 말

현장의 사업 수행자, 서비스 수혜자들, 그리고 가장 중요하게는 원하는 서비스에 접근할 수 없는 사람들로부터 의견을 듣는 것이 공공정책을 수행하는 공무원에게 얼마나 중요한지를 알고 있다. 현재의 프로그래밍과 서비스에 만족하건 변화가 필요하다고 생각하건 귀하의 정책 옹호 노력은 변화를 만들어 낼 것이다. 선출직 공무원들에게 직접 말하건, 청문회에서 증언을 하건, 개인적 경험의 공유는 놀라운 효과를 나타낼 수 있다. 좋은 공공정책을 만들어 낼 수 있는 것에 대해 침묵한다면, 의원들은 아무도 신경 쓰지 않는다고 생각하여 예산을 삭감하고 변화도 필요없다고 여길 것이다. 특정 이해집단이 다른 이유로 예산을 원하여 그들만이 발언한다면 의원들은 그들의 견해만 존재한다고 여길 것이다. 'Healthy People 2010'은 공중보건을 위한 종합 계획으로, 모든 보건교육 전문가가 "건강수명과 삶의 질 향상, 건강격차 감소"를 위해 활발하게 활동하고, 도전할 수 있도록 하는 견인차 역할을 하고 있다.[1]

## 서론

너무나 오랫동안, 보건교육 및 기타 공중보건 전문가들은 공중보건 정책의 선도자라기보다는 추종자였다. 옹호는 보건교육 전문가 윤리의 필수적 요소이자[2,3] 보건교육가에게 필요한 역량이다.[3,4] 법과 규제를 만드는데 지역, 광역, 국가적 이슈를 어떻게 이용하는 지 배우는 것은 개인과 지역사회의 건강증진을 지원하는데 도움이 된다. 보건교육 전문가는 효과적인 정책 옹호가가 될 개인적 권리가 있고 직업적 책임을 져야 한다. 또한 그것은 그렇게 어렵지 않다.

정책 결정 과정에 참여하는 것이 1970년대 말 이래로 보건교육 전문가의 주요기능이 되었다.[5] 실무자들은 보건교육 프로그램에 할당되는 자원의 양과 종류를 확보할 뿐 아니라 주민전체의 건강을 결정하는 큰 정책 틀에도 영향을 미치도록 여러 가지 방법으로 참여할 필요가 있다. 옹호는 공공보건 실무자 뿐 아니라 보건교육 전문가에게도 필요한 중요한 기술로서[6] 모든 보건단체의 필수적 부분기능이다. 정책 형성에 있어서 잘 교육된 일관된 목소리만큼 효과적인 것은 없다. 효과적인 옹호와 정책 결정에 영향을 미치기 위해서는 장기적 헌신이 필요하다. 다양한 정책 결정가와 관계를 구축하는 것이 성공을 위한 필수 요소이다.

정책결정자가 이슈에 대한 지원을 끌어내고, 입법과정을 수행하는데 필요한 특정기술을 보건교육 전문가는 가지고 있다. 구체적으로 보건교육 전문가는 데이터로 이슈를 지원할 수 있고 개인과 지역사회의 요구를 사정하는데도 전문가이며 합의도출과 프로그램의 기획, 실행 및 평가 기술도 있다. 게다가 보건교육 전문가는 정책의 영향을 받는 사람들의 개인사와 사실 등을 활용하여 문제를 정의하는데도 전문가이다. 이러한 전문성을 활용해서 이슈를 정책화시키는데 정책 결정가를 도울 수 있다.

### 지역사회 사례 1

Erica는 공중보건 석사과정 학생으로 지역병원에서 파트타임으로 일하고 있다. 한 교수가 옹호와 정책결정 과정에 대해 강의를 하기전 까지만 해도 옹호라는 말 조차 낯설었다. 옹호란 다른 이를 대신해서 말하는 것이란 것을 알았을 때 Erica는 그녀가 학우들을 위해 대학의 주차장을 넓히기 위한 옹호적 역할을 해왔음을 알았고 옹호가로서 그 과정을 즐겼음을 알아차렸다.

### 옹호, 로비, 그리고 풀뿌리 활동

흔히, 실무자들은 공공보건정책에 영향을 미치기 위해 취할 수 있는 단계에 대해 명확해 하지 못하곤 한다. 옹호, 로비 그리고 풀뿌리 활동은 정책에 영향을 미치기 위해 활용할 수 있는 도구이다. 보건교육 전문가들이 활용할 수 있는 실용적 옹호전략은 이미 이용가능하다.[7] 로비와 풀뿌리 활동은 영리 및 비영리 단체들이 정책변화를 지원하기 위해 흔히 이용하는 합법적 전략이다. 입법 옹호는 특정 법령을 언급하지 않으면서 정책결정자나 의원과 특정 이해집단이나 인구집단을 대신하여 접촉하는 것으로 정의된다.8 비영리조직의 경우는 미국 세금규정에 정의된 특정 지침을 따를 필요가 있지만 민간인은 누구나 제한없이 이러한 활동에 참여할 권리가 있다.

어떤 사람에게는 선출직 관료와 사회경제적 문제로 의견을 나누거나 옳다고 믿는 이슈를 옹호하는 것이 자연스럽다. 그러나 어떤 사람에게는 로비하기, 혹은 로비스트라는 용어 조차도 부정적 반응을 유발한다. 그러나 로비는 이슈가 법이 되게하는 매우 효과적인 방법이다. 직접적인 로비는 특정 입법에 대해 입법가와 의사소통을 하거나 혹은 그러한 입법에 관하여 구체적 입장을 알리는 것으로 정의할 수 있다. 다른 말로 하면, 입법가로 하여금 구체적 법안을 지원하도록(혹은 거부하도록) 요청하는 것을 말한다. 풀뿌리 로비는 집단이나 단체가 일반대중에게 호소하거나 행동을 요청하여 구체적 입법에 영향을 미치도록 하는 것이다. 예를 들면 학부모들에게 학교신설예산 증액을 의원들에게 밀어달라고 요청하거나 편지를 쓰도록 하는 것이다. 이러한 경우 의원들에게 직접 요구하는 대신에 지역사회의 모든 사람들에게 행동을 요청하여 입법가들에게 법안을 밀어달라고 하는 것이다. 정책결정자에게 이슈에 대한 사실기반의 중립적인 정보를 제공하거나 대중과 정보를 공유하되 입법가들에게 특정방식으로 표결하도록 요청하지 않는 것은 로비로 간주하지 않는다.

> **Did You Know**
>
> 바쁜사람이거나 초보자라도 옹호자가 될 수 있다. 필요한 것은
>
> - 1분간 전화메시지를 입법자에게 남기기
> - 3분에서 5분간 신문기사를 복사하여 입법가나 동료와 공유하기
> - 5분에서 10분간 편지나 전자메일을 입법가에게 보내기
> - 10분에서 15분간 법안이나 옹호이슈를 위해 웹사이트를 방문하기 등입니다.
>
> 출처: Coalition of National Health Education Oraganizations (2007). Making your advocacy efforts count (Brochure). Available:http://healtheducationadvocate.org/Advocacy%20brochure.pdf

왜 (지방)정부가 문제 해결에 참여해야 하는 지에 대한 근거를 제시할 필요가 있다.

많은 입법가들은 민간 기업이 문제를 해결토록 하는 것을 선호한다. 만약 (지방)정부가 적극적 역할을 하는 것이 최선의 대안이라면 옹호가들은 민간기업이 문제를 해결하거나 대처할 수 없고 (지방)정부의 역할이 필요하다는 것을 알리도록 할 필요가 있다.

## 입법 옹호의 단계들

입법과정의 이해는 성공가능성을 높여준다. 6가지의 필수적 단계는 (1)이슈를 찾아 자료를 준비하기, (2)입법의 단계를 이해하기, (3) 잠재적 파트너를 찾아 성공가능성을 높이는 연합체를 만들거나 참여하기, (4) 풀뿌리 지원얻기, (5) 인터넷 옹호 활용하기, (6) 정책가와 협력하기 이다.

### 이슈를 찾아 자료 준비하기

문제가 무엇인지 누가 영향을 받는지를 정의하는 것으로 시작한다. 몇 명이나 영향을 받는가? 더 많은 영향을 받는 사람이(더 많은 위험에 처하는 사람이) 있는가? 문제를 해결못하면 얼마나 비용이 초래되는가? 문제해결을 위해 무슨 정책이나 법적 조치가 도움이 될 것인가? 문제에 신경을 안쓰면 어떻게 되는가? 이러한 질문에 답하는 것이 이슈를 명확히 하고 시작점을 찾을 수 있게 도와준다.

잠재적 옹호자들과 입법자들에게 줄수 있는 정보자료를 준비한다. 즉, 문제의 언급, 영향받는 사람의 수, 해결책의 비용, 문제감소를 위한 전략 등 위에 언급한 요점을 포함하도록 한다. 문제와 관련된 경험이 있는 사람의 개인적 이야기도 포함하도록 한다. 많은 비영리단체나 연방 기구들은 정보자료 대한 사례를 가지고 있다. 질병관리본부와 연구기관들의 웹사이트에서도 일반인을 위한 효과적 정보자료의 예를 찾아볼 수 있다.[9,10]

대부분의 이슈는 여러수준에서 다룰수 있다. 자율적인 정책은 행정적 조치없이 실행되어진다. 지방조례나 규제는 지방정부의 이름으로 입법된다. 광역 지방자치단체의 입법은 시도의원의 투표로 입법이 되며 시장 및 도지사의 역할이 필요하다. 국가적 차원의 법률은 국회의원들에 의한 통과와 대통령의 역할이 필요하다. 흔히 정책은 자율적으로 시작되어 지방조례가 되기도 하고 후에 광역 및 국가적 법률이 되기도 한다. 예를 들어 많은 지역사회에서 기관이나 단체차원의 금연 관행이 동의를 얻게됨에 따라 금연건물도 늘어나고 입법과정을 거쳐 공공장소에서의 흡연을 금하는 정책화 된다.

정책은 기업이나 지역사회에서 법규보다는 자율적 선택으로 실행될 수 있다. 예를 들어, 잡지 발행인이 술이나 담배광고를 받지 않은 정책을 세울 수도 있다. 행정기관이나 교육위원회 등에서도 자체적 입안이 가능하다. 의원들이 음주운전에 대한 벌칙을 입법화 할 수 있다. 일반적으로 광역 및 국가차원의 입법이 더욱 어려우므로 영향력 있는 파트너를 찾고 대중매체의 도움을 받아야 성공할 수 있다.

옹호 노력을 해본적이 없는 집단이나 조직은 "성공할 만한 이슈"로 시작하여야 한다. 작은 성공을 통해 자신감을 얻어 더욱 어려운 이슈를 다룰 수 있게 된다. 이렇게 하여 구성원들의 옹호전략을 위한 협동능력을 키울수 있다. 시 조례로 식당 금연을 금지하도록 옹호하는 것 보다는 식당 스스로 금연을 권장하는 것과 같은 자발적 민간정책의 채택을 권장하는 것으로 시작할 수 있다. 자발적 민간정책의 격려로 특히 유익을 얻을 수 있다면 이슈를 지원하는 동료를 얻을 수도 있다. 예를 들어 담배연기 없는 식당으로 경영이 호전된 식당주인은 비슷한 정책을 채택하도록 다른 식당을 격려할 수 있다. 만약 흡연식당 직원들의 의료비기 크게 증가한다면 식당주인은 금연식당 규제에 더욱 호의적일 것이다. 표 13-1에 이슈 선택전에 고려할 질문들을 열거하였다.[11]

표 13-1 옹호 이슈 선택하기

- 왜 이 이슈가 중요한가? 누가 영향을 받는가?
- 이슈를 지원하거나 반대하여 어떤 이익과 손해가 있는가?
- 옹호집단의 헌신수준과 경험은 어떠한가?
- 입법 캠페인을 실행하기 위한 충분한 직원과 봉사자가 있는가?
- 켐페인을 지원하기 위한 어떤 예산이 있는가?(어떤 기금 지원단체는 입법 참여에 대한 구체적 지침이 있으므로 대안적 예산이 필요할 경우에는 사전에 고려하여야 한다)
- 어떤 지역사회 자원이 있는가?(돈, 공간, 자료 등)
- 이 이슈에 대한 옹호 집단의 아군과 적군은 누구인가?
- 그 밖의 누가(개인이나 그룹) 이 문제를 공유하는가?
- 이 문제를 공유하는 그룹은 캠페인에 참여하여 무엇을 얻고 잃는가?
- 관심 이슈와 관련있는 규정은 있다면 어떤것인가?
- 입법적 옹호 참여를 규율하는 규정과 규제는 어떤 것이 있는가?
- 주장을 하기 위해 어떤 이야기, 비유 및 사실을 사용할 수 있는가?

### 입법을 하는데 필요한 단계 이해하기

보건교육 전문가는 이슈에 대해 정책결정자를 교육하여 혹은 더 좋기로는 설득하여 문제해결 법안의 스폰서(혹은 발의자)가 되게 할 수 있다. 양 당의 스폰서(주요한 정당의 스폰서)를 찾으면 법안의 지원을 얻을 가능성이 올라간다. 법안을 지지하는 입법가는 이슈에 대한 챔피언이 될 수 있다. 법안이 지방, 지역, 국가적 수준의 법률이 되기 전에 단계는 시작되어야 한다. 대부분의 광역지방자치단체에서 법안이 소개되고 과정을 거쳐 법률로 되는 경우는 매년 10% 가량 된다. 입법가가 법안을 지원하도록 하는 것은 단지 시작일 뿐이다. 각 과정의 단계마다 옹호활동을 하는 것은 성공의 가능성을 높여준다.

지역의 정치이슈는 소개하기가 상당히 쉽다. 최선의 접근법을 결정하기 위해 정책을 도입하고자 하는 지방행정부서의 구성원과 접촉하는 것부터 시작하라. 표 13-2에 정책 이슈가 도입되었을 때 정상적으로 진행되는 과정을 요약하였다.[12]

**표 13-2 기초지방자치단체 규정 통과를 위한 단계**

1. 옹호집단이 지방 보건부서에 이슈를 제기한다(이슈에 대한 배경정보와 기대되는 결과, 새로운 규제의 필요성을 포함하여).
2. 보건관료나 다른 지역 지도자가 아이디어를 보건당국에 소개한다.
3. 규제문안을 연구한다(유사한 이슈에 대한 예를 찾아본다).
4. 초안을 만들고 법률가와 함께 검토한다.
5. 규제문안과 시기를 보건당국에 제출한다.
6. 보건당국회의(보건위원회)와 공청회에서 제출된 규제를 논의한다.
7. 보건위원회를 통과하면 심의위원회에 제출된다.
8. 특별위원회가 구성되어 규제를 더 연구하고 별표를 만들거나 다른 위원회에 회부할 수 도 있다.
9. 공청회 날짜를 잡는다(보통은 3개의 날짜).
10. 공청회 날짜를 지역언론에 알린다.
11. 공청회를 개최하여 지역사회의 찬반의견을 듣는다.
12. 심의위원회의 표결을 한다.
13. 심의위원회를 통과하면 규제를 채택한다.

주의: 이러한 과정은 지역이나 개별이슈에 따라 달라질 수 있다.

광역수준에서, 정치이슈는 시도의회에 제안되어야 한다. 옹호집단의 구성원이나 로비스트가 이슈를 의원에게 설명하여 의회에 제안되어 상정되도록 한다. 일단 제안되면 이슈는 법안으로 처리될 수 있을 것이다. 법안을 모든 관련 위원회에 회부된다. 예를 들어 새로운 법안이 새로운 검진항목과 예산을 요구하는 것이라면 보건 및 관련 위원회에 회부될 것이다. 위원회를 통과하면 본회의에 상정되고 통과되면 단체장에게 넘어가서 승인을 받으면 법규가 된다. 표 13-3에 법안이 법규가 되는 일반적 과정을 요약하였다.[13]

**Did You Know**

정책결정자들이 받는 서신, 전화, 또는 방문의 90%가 세금, 총기, 낙태 등에 관한 것입니다. 나머지 10%를 차지하는 이슈들은 교육, 환경, 고속도로, 건강 등에 관한 것입니다. 만일 가장 많이 언급되는 세 가지 사항–세금, 총기, 낙태 외의 문제로 정책결정자들과 연락하게 된다면 그들을 교육시킬 수 있는 좋은 기회를 가지게 됩니다.

**표 13–3 법안은 어떻게 법규가 되는가?**

1. 법안을 의회에 설명한다. 어떤 경우는 유사한 법안이 동시에 설명되기도 한다. 일단 받아들여지면 관련위원회에 회부된다. 예산이나 회계관련 법안이라면 상임위원회로 바로 넘어가기도 한다.
2. 상임위원회에서 법안이 논의된다. 공청회를 개최하기도 한다. 다음의 여러 다른 경우가 있다.
   - 긍정적으로 검토하도록 보고
   - 수정을 하여 긍정적으로 검토하도록 보고
   - 원안을 대치하도로 함
   - 부정적으로 검토하도록 보고
   - 수정을 하되 검토하지 않도록 보고
   - 다른 위원회에 회부하도록 보고
   - 아무 조치도 안취함
   - 위원회에서 부결함
3. 법안이 긍정적으로 보고되거나 대안이 제시되면 다시 본회의에서 안건이 되어 위원회의 보고를 검토하여 수정이 되거나 채택이 되어 표결전단계로 진행된다.
4. 전체 법안을 읽고 논의나 수정이 없으면 다수결에 따라 통과되거나 부결되는데 다음과같은 경우가 있다.
   - 추가 검토를 위해 다시 위원회로 회부됨
   - 기안이 없이 처리가 지연됨
   - 구체적 날짜를 명시하여 특정 지시를 덧붙임

- 다음 회기로 연기됨
- 통과 혹은 부결되어 재검토 절차로 들어감

5. 법안이 통과되면 다른 입법 부서의 절차를 거쳐 단체장의 승인을 받게된다.
6. 양원제의 경우 서로 다른 양식으로 법안이 통과되면 원래의 의회로 돌려 변화가 수용되면 단체장에게 보내진다. 변화가 거부되면 위원회에서 차이점을 해결하도록 한다.
7. 단체장은 특정일동안 법안을 받고 검토하여
   - 서명하면 공포를 거쳐 특정 일 후에 법률이 되고 발표됨
   - 거부되기도 함
   - 서명이나 거부되지 않을 수도 있음
8. 단체장의 거부시에는 다음의 활동을 할 수 있다.
   - 의원들이 거부를 무효화 하도록 표결
   - 거부 무효화를 위한 다수결 표결을 못 받음
   - 위원회에 재회부

주의: 일반적으로 절차는 유사하지만 보건교육 전문가는 과정을 잘 연구하여야 함.

의회에 영향을 미치고자 취해진 조치들은 신규법안 입안, 규제 수립 혹은 신규법안의 시행 등을 위해 핵심 공무원들에게도 취해질 필요가 있다.

### 잠재적 파트너 찾기

사람들은 보통 유사한 신념을 가진 그룹의 일원이 될 때 더욱 자신감있게 입법 이슈를 처리할 수 있게된다. 이슈를 옹호 혹은 반대하는 그룹을 만들면 개별적 목소리보다 효과적인데 그 이유는 책임감을 공유하여 완수 할 수 있기 때문이다. 예를 들어, 암협회, 호흡기 협회와 심장협회가 연합하면 수많은 목소리를 대변할 수 있게되고 정책결정가들도 더 잘 듣게된다.

비전통적 파트너를 찾아 성공가능성을 높일 수도 있다. 총기 폭력반대 엄마들과 총기소매상들간의 연맹, 공공보건인력과 담배재배농민처럼 서로 다른 그룹의 공통점을 찾아 예산확대를 위한 강력한 연맹을 결성할 수도 있다. 이슈 반대자들의 가치관, 필요 및 염려 사항을 이해하고 공통의 영역을 찾아 광범위하고 더욱 현실적 선택사항을 만들어 더 많은 옹호자를 만들 수도 있다.

### 지역사회 사례 2

Erica는 그녀가 일하는 병원에서의 간호 인력 부족이 병원 의료서비스의 질을 떨어뜨림을 알게되었다.

Erica는 이슈를 요약한 청원편지에 서명하도록 간호사들을 격려하였다. 많은 간호사들은 너무 바빠서 이슈에 대해 얘기할 시간도 없었고 다른 간호사들은 근무조건에 대해 불평했다가 해직될 것을 두려워했다. Erica는 어려움에 부딪혔다 일개 간호사이자 학생인 그녀가 무엇을 할 수 있겠는가?

Erica는 공중보건연합회의 학생으로 공동의 편지를 작성하기로 하여 편지를 관련 단체에 전달하여 더 많은 서명을 얻었다.

#### 지역사회 주민조직의 지원 얻기

지역사회 풀뿌리 주민조직(grassroots movement)은 자원봉사자를 중심으로 한 지역 주민들의 연합체이다. 특정 정책 의제에 대해 지역사회의 지원을 이끌어내는 것은 정책결정자가 관심을 갖게 만들 수 있는 중요한 사안이다. 지역사회 주민조직의 지원을 통해 보건교육전문가들은 의사결정자들을 움직이는 것 뿐만 아니라 일반대중 스스로 자기 역량을 갖출수 있도록 유도해 나갈 수 있다. 현재의 상황을 변화시키려면 이러한 역량을 갖춘 일반 주민들의 수가 많아질수록 가능성이 더 높아진다.

지역사회주민조직을 통해 주민들을 움직이는 것은 다뤄지는 관심 있는 주제일수록 더 가능성이 높아진다. 관심있는 주민-이하 동조자-들에게 정책의제를 미리 알리고 그들의 관심을 이끌어내는 것은 신뢰를 높여서 향후에도 더 많은 도움을 얻어 낼 수 있게 된다. 주민들의 신뢰를 얻기 위해 관련 현황에 대해 충분히 설명하도록 노력하고, 최대한 동조자들이 자신들의 이야기를 널리 알리고 신뢰를 쌓아가도록 격려해야 한

**Did You Know**

입법가에게 새로운 법률안이나 이미 도입된 법안의 지지를 요청할 때, 발생할 수 있는 가장 나쁜 상황은 '아니요'라고 거절을 당할 때이다. 그러나 당신이 유권자라면, 그 입법가는 당신의 요청에 '예'라고 답변할 것이다. 왜냐하면 다음 선거에 영향을 미칠 수 있기 때문에...

다. 주민들의 입법 활동을 조직화하는 것은 제12장에서 설명한 연합체(coalition)를 조직화하는 것과 비슷한 단계를 따르게 된다. 이러한 주민들의 노력이 더 힘을 얻으려면 리더가 필요하고 공통의 의견을 결집시키는 의사결정과정이 필요하다. 주요한 지역사회 리더들, 조직, 변화를 만들어 낼 지역사회 구성원들이 요구된다. 이러한 사람들은 종종 계획을 성공시킬 기술과 자원을 갖고 있는 경우가 많다.

주민 조직들은 장단기 입법을 위해 필요한 주민 발의를 형성할 수 있다. 이 조직들의 목표는 성공을 위해 필요한 전략을 수립하도록 돕는 것이다. 이들의 활동에는 필요한 캠페인을 만들어 내고, 의사결정자들이 입법 지원을 하도록 투표하고, 정부에 정책의제를 도입하도록 접촉하고, 대중매체 캠페인을 만들어 내거나 그에 필요한 예산을 확보하는 것이 포함된다. 각 그룹 구성원들의 입법위원회와 관련된 사전 경험, 지역사회의 평판, 정책의제와 관련된 개인적 전문적 경험, 그리고 주민 조직과의 협력 정도가 주의깊게 고려되어야만 한다. 예를 들어 공원의 장비 유지보수나 안전을 위해 새로운 정책을 도입하려면 제대로 관리되지 않은 놀이터에서 다쳐본 아이들의 부모가 훌륭한 여론전파층이다.

주민 조직들의 상황에 대한 검토가 필요하다. 첫째, 목표가 충족되고 있는지, 둘째, 구성원들이 만족을 느끼고 있는지, 셋째, 장애물로 인해 어려움을 겪고 있는지, 넷째, 계획의 미래의 추진방향 등이다. 의사결정자들이 다루는 주제에 그 정책의제가 들어가 있는지, 여전히 무엇인가를 더 필요로 하는지, 주민 캠페인의 성공 또는 실패정도에 대한 중요 정보를 제공받고 있는지 등에 대한 그들의 성취 정도에 대해 구성원들에게 확인해야 한다.

사전에 제시하였듯이, 정책 의제들은 지역사회 구성원들이 규명하고자 하는 문제들을 반영해야만 한다. 그 정책의제가 지역사회에 커다란 영향을 가질 수 있다면 이 정책의제를 발의하는데 참여하지 않은 사람들도 초청해서 함께 할 수 있도록 노력해야 한다. 이에 대해서는 표 13-4를 통해 도움을 받을 수 있을 것이다.

### 인터넷 활용하기

인터넷은 혁명적으로 변화발전하고 있다. 이러한 인터넷은 특정 주제에 대해 동조자들을 조직하고 교육하고 참여시키는데 사용될 수 있다. 의회 의원들에게 팩스나 인터

**표 13-4 지역사회 주민–동조자–를 조직하는 방법**

- *잠재적 동조자에게 글을 쓰거나 만나라!* 그들의 도움을 요청하고 정책의제를 구체화하라, 그리고 새로운 입법활동이 지역사회 구성원들에게 어떻게 편익을 줄 수 있을지 기술하라!
- *자원봉사자들이 입법가들에게 전화, 팩스, 편지를 하도록 요청하라.* 예시로 된 편지나 자료들을 제공하라. 입법가들에게 요청하는 방법에 대한 정보를 제공하라. 개인의 사연이 담긴 예를 갖고 이것이 어떻게 입법활동에 영향을 줄 수 있는지 보여주어라.
- *과거 활동했던 동조자들을 지원하라.* 유사한 경험을 가진 사람들을 찾아내어 그들이 입법가들과 접촉했던 경험을 기술해보도록 요청하라.
- *다른 동조자로부터 효과적인 사연을 공유하라.* 입법가들은 유권자들의 개인 사연에 반응한다. 정보를 포함하는 개인 사연을 새로운 동조자에게 전달하는 것은 개인적 경험이 정책결정자들에 어떻게 영향을 미칠 수 있는 지 보여줄 것이다.

넷 웹 사이트, e-mail을 통해 연락을 할 수 있다. 다른 인터넷 서비스는 동조자들이 자신들의 위상을 정립하는데 도움을 줄 수 있다. 몇몇 조직들(예를 들어 www.moveon.org)은 1998년에 선거운동캠페인을 위해 시작된 이래 이제 백만명 이상의 많은 사람들을 움직일 수 있는 단체가 되었다. TV 프로그램, 신문, 대학연구그룹들, 비영리 조직 모두 현안에 대해 여론조사나 투표를 통해 참여할 수 있다. 동조자 그룹들은 주제에 대한 관심을 불러 일으킬 수 있거나 또는 대중여론을 온라인 투표 형태로 만들어 낼 수 있다. 인터넷 도구들(유즈넷 뉴스그룹, 블로그, 유튜브 등)은 참여자들간 실시간 의사소통이 가능한 공간을 제공하고 있다.

### 정책결정자와 협력하기

정책결정자들은 정책, 법률, 조례를 만들 수 있는 선출직 공무원들이다. 지역, 주, 연방정부 수준에서 그들은 개인과 조직의 활동에 영향을 미치는 정책을 생성하는 일을 책임지고 있다. 표 13-5는 각각의 수준에서 정책결정자들이 누구인지 그리고 그들을 어떻게 접촉할 수 있는지 정리해 놓았다. 선출직 공무원들은 종종 평범한 시민과는 다른 수준에 있는 사람들로 여겨진다. 그러나 그들의 지위는 평범한 시민들의 투표에 의해 결정된 자리이다. 정치인들 또한 사람이기 때문에 사실상 그들의 일차적인 역할은 자기 지역의 유권자들의 관심에 반응하기 마련이다. 입법가들이 정당, 이익 단체, 로비스트들의 의견을 듣고 있지만 가장 크게 영향을 미치는 사람은 유권자 들이다. 보건교육 전문가로서 잘 정리된 정보를 제공하는 것은 정책결정자들이 좋은 공중보건법률과 규칙을 만들어 내는데 도움을 줄 것이다. 지역사회의 건강을 증진시키기 위해 그 지역사회에서 일하는 한 사람으로서 보건교육전문가의 경험은 입법가들에게 큰 자산이 될 수 있다.

**표 13–5 정책결정자들**

- *기초자치단체 관리자:* 지역, 도시, 마을 등에서 위원, 협의회 회원, 감독자, 시장 그리고 마을 회장으로 선출된 관리들.
  지역 정책 결정자들의 명단은 모든 도시 및 마을 사무소에서 구할 수 있다. 선출된 관리자의 선거 사무실 주소, 전화번호, 근무시간 그리고 배정된 위원회(예: 예산 및 재무, 보건 정책, 교통)도 제공 받을 수 있다.
- *주정부 관리자:* 선출된 주지사, 주의회 의원과 주상원 의원들, 기타 선출 또는 임명된 정부 관리자(예: 판사, 부지사, 주 법무장관, 위원, 보조위원, 부위원, 등).
  입법 회의 명단은 여성유권자 연맹과 같은 단체에서 제공 받을 수 있다.
  그 명단에는 주 및 연방 국회 의원의 우편 주소, 전화 및 팩스 번호, 입법 보좌관, 그리고 위원회의 업무를 포함하고 있다. 주 및 연방 행정부 들의 주소록도 포함되어 있다. 이외에도 주 또는 연방 입법 웹 페이지를 통해 많은 입법위원들의 정보를 찾을 수 있다.
- *연방정부 관리자:* 대통령, 부대통령, 미국 상원/하원의원들. 그리고 정부 기관이나 내각 구성원의 대표인 임명된 정책결정자들
  당선된 연방 관리자들의 명단은 많은 비영리 단체 및 입법 웹 페이지에서 제공 받을 수 있다.

### 관계 수립: 정책 결정자들에게 영향을 주는 방법

입법의원과의 관계를 발전시키기 위해서는 단순한 회의나 사안에 대한 편지로는 부족하다. 관계를 성립하기 위해서는 입법의원이 중요한 사안을 지지할 때에는 편지나 전화를 통해 피드백을 전하는 등의 지속적인 정보교환이 이뤄지는 장기적인 헌신이 필요하다. 지방 관리들은 접근하기 쉬울 뿐만 아니라 만날 기회도 많이 주어진다. 예를 들자면 대다수의 정책결정자들은 본인의 행정지구에 있는 시설에서 "커피 간담회"를 개최해 특정한 약속이 없이도 지역 주민들과 만나는 시간을 갖는다. 지방관리가 속해 있는 주민 모임(라이온스 클럽, 로터리 클럽 등)을 알게 된다면 그들의 개인적인 관심사, 지역을 위한 헌신도, 그리고 입법에 찬성 혹은 반대하는 입장인지 파악할 수 있다. 지

방보건위원회, 군 위원회 등 다른 지방위원회 공개 회의(청문회 등)에 참가하면 그 지역에서 우선시 되는 사안들을 파악하고 정식 회의에 참석하기 앞서 정책결정자들을 만나는 기회를 잡을 수 있다. 입법위원들을 직장이나 지역 행사에 방문하도록 초청하는 것도 고려해 볼만 하다. 표 13-6에는 입법위원들의 주목을 집중시킬 가능성이 높은 행동들이 기술되어 있다.

위원회의나 정기 입법회의가 언제 열리는지 파악하라. 이 정보는 그들의 사무실에서 근무하는 직원들이나 입법위원의 보좌관을 통해 쉽게 알아낼 수 있다. 지역 신문에

### 표 13-6 입법 지지를 유도하기 위한 전략

- 기부금을 낸다. 아무리 적은 액수일지라도 기부금을 낸다면 입법의원의 기부자 목록에 올라가게 된다. 선거일 경우 한 명의 출마자에게만 기부금을 전달하는 것 보다는 유력후보들 모두에게 똑같이 기부하는 것도 좋은 방법이다. 대기업들은 이런 방법으로 기부를 함으로서 어떤 후보가 당선되던지 당선자와 우호적인 관계를 생성해낸다. 주의점: 이것은 개인 또는 영리목적의 조직에게는 좋은 전략이다. 하지만 비영리조직의 경우, 직접적인 선거자금 전달 및 선거운동 활동에 대한 엄격한 규칙이 존재한다.
- 정책결정자들과 관련된 정책결정자들에게 중요 사안에 관한 객관적이고 사실에 기반을 둔 정보를 정기적으로 제공한다(비록 당장 도움이 필요한 안건이 아닐지라도).
- 입법의원들이 관할지역에 머무르고 있을 때에는 그들이 참석하는 주민 회의나 다른 공식적 행사들에 참여하고, 그 외에도 공식적인 약속을 잡아서 관청 사무실을 방문해서 자신이 이 지역의 주민임을 알린다. 만약 지역 주민이 아닐 경우, 지역 주민들로 하여금 의원들을 방문하고 다루고 있는 사안들이 어떤 영향을 미치는지 논의하도록 설득한다. 의원들을 방문할 때에는 늘 논의할 사안 및 그 해결을 위한 입법조치에 대한 자료들을 준비해서 전달해야 한다.
- 입법의원들이 직접 진행하고 있는 행사에 참석해 그 행사로 혜택을 받는 주민들을 만날 수 있도록 공식적으로 초청한다(비영리조직이 선거시기와 가까운 시점에서 열리는 행사에 특정 선거 후보자를 초대할 경우, **선거운동**활동과 관련되어 있다는 오해를 받지 않기 위해서는 반드시 상대 후보들도 그 자리에 초대해야 한다).
- 입법의원들이 자신에게 큰 의미가 있는 사안에 대한 법안을 제출하거나 법안에 투표했을 때에는 감사의 편지를 보내거나 지역 신문에 보도자료를 보내 감사표시를 전달한다.
- 특정 사안과 직접적으로 관계가 있거나 영향을 받는 지역 주민 및 구성원들도 활동에 동참 시킨다.
- 법안에 대한 반대나 비판을 할 때에는 반드시 입법의원이 그 상황을 바로잡을 수 있도록 해결책을 제시한다.

도 위원회나 이사회에 관한 정보를 1주일 전에 보도된다. 이런 회의들은 대중들에게 공개되며, 입법 사안이 제출되기 전에 정책 결정자들을 만날 수 있는 기회를 제공한다.

주 입법위원들은 주청사와 각 관할 행정지역에서 많은 시간을 보낸다. 미시간 주의 경우 입법위원들은 일반적으로 월요일과 금요일을 제외한 대부분의 시간은 주청사에서 입법사안을 놓고 일하고 있다. 보편적으로 입법위원들이 관할 행정지역에 있을 때 만나기 쉽다고 볼 수 있다. 하지만 주청사를 방문할 기회가 있다면 입법위원과 보좌관들을 만날 기회를 잡을 수 있다. 사전에 미리 약속을 잡아놓는 방법이 최선이지만, 약속 없이도 관리의 사무실을 방문하는 것도 가능하다. 만약 방문하고자 했던 관리자가 자리에 없으면, 만남을 요청하거나 입법위원의 담당직원에게 메모를 남기면 된다.

### 지역사회 사례 3

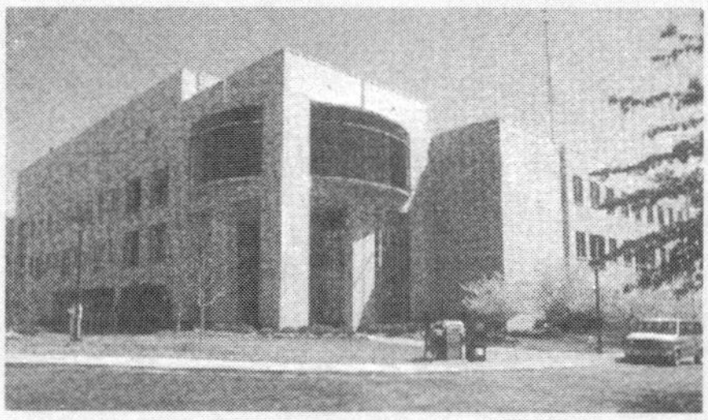

학교 숙제의 일환으로 Erica는 자신이 거주하고 있는 주의 의원들을 알아내고 어떤 정부 기관이 있는지 알아내야 했다. 그 방법은 의외로 간단해서 인터넷에서 주정부 웹사이트에 접속해 우편번호를 입력하니 의회의원 두 명의 이름과 주 상원의원의 이름을 찾을 수 있었다. 이 의원들은 각각 자신의 인터넷 웹사이트를 운영하고 있었기에 Erica는 쉽게 그들의 정당, 소속되어 있었던 위원회, 그리고 지지했던 법안들에 대해서도 알아낼 수 있었다.

도시의 행정조직체계에 대해 알아내는 방법도 역시 쉬웠다. Erica는 살고 있는 도시의 공식 웹사이트를 통해 시의회 의원들과 시장의 성명을 바로 찾아냈다. Erica의 반 친구 중에 하나는 직접 시청을 방문해 일반인들에게 공개된 해당 자료를 보고 숙제를 완성했다.

어떤 정책결정자와 접촉해야 하는가?

어느 수준(지역/주/연방)의 정책이 필요한지에 따라 어느 선출직 관료와 접촉해야 할지 결정할 수 있다. 모든 서신과 약속들은 선출/임명된 관리들의 직원들이나 보좌관들의 손을 거친다. 그렇기에 이들은 주요 협력자가 될 수 있다. 또한, 직원들이 특정 사안에 대해 제공하는 배경 정보들은 입법위원들의 입장을 결정지을 수 있다. 그러므로 입법위원이 아닌 그 직원과 회의를 진행하게 되었다고 해서 실망할 필요는 없다. 오히려 보좌관들은 더 집중해서 경청하고, 적절한 정보를 수집하고, 받은 자료를 읽어볼 것이다.

특정 사안에 대한 지지를 높이려면 입법부 방문 계획을 세워야 한다. 주정부에서 다룰 사안을 지적하기 위해서는 살고 있는 지역의 의회나 하원의원부터 공략해야 한다. 지역 주민의 신분이라면 성공할 가능성이 가장 높다. 그 다음에는 이 사안에 귀를 기울여 줄 위원회를 결정해야 한다. 예를 들어, 만약 사안이 보건정책과 관련된 것이지만 입법위원은 보건위원회 소속이 아닌 경우, 보건위원회 위원장에게 보낼 지지 서신을 입법위원에게 작성해 달라고 요청해야 한다. 또한 보건위원회장이나 다른 위원과 만남을 갖고 사안에 대해 의논할 계획을 세워야 한다. 만약 사안을 시행하기 위해 자금이 필요하다면 상원의 세출위원회 위원과 회의일정을 잡아야 한다. 가능하다면 항상 유권자인 조직구성원들과 함께 회의에 참석하는 것이 좋다. 입법부의 후원자를 찾고 의회나 입법기관의 지지를 얻기 위해서는 지금까지 나열된 단계들을 계속해서 반복해야 한다.

> **Did You Know**
>
> 주민들의 건강을 증진시키기 위한 노력이 경우에 따라서는 특정 이익단체(재원이 풍부한)의 노력에 발목이 잡힐 때가 있다. 이 경우 성공확률을 높이기 위해서는 동일한 목적을 가진 단체를 중심으로 광범위한 연합전선을 구축 할 필요가 있다 .

사안 해결에 적절한 위원회가 파악되면 주 보건부 혹은 비슷한 기관의 관계자들을 만나서 후원/지지를 요청하는 방법도 고려해 볼만하다. 만약 법안이 통과되게 될 경우 관례로 주지사는 해당 부서/기관의 보증을 요구한다. 주 혹은 지방보건부와 좋은 관계를 유지한다면 조금 더 수월하게 상정안이 필요한 이유를 뒷받침하는 자료를 받아낼 수도 있다.

소수/다수당 입법위원들의 직원들과의 회의는 지지세력과 반대세력을 유추해낼 수 있고 또한 더 많은 정책결정자들을 접촉할 수 있는 기회를 제공한다. 주지사의 각료들과 추가 회의를 통해 제정법에 대해 논의를 하는 것도 좋은 방법이다. 지방관료들에게 지지를 요청하는 것을 잊지 말아야 한다. 지방관료들은 법률제정에 대한 필요성을 강화시키고 새 법률이 지역 주민들에게 어떤 혜택을 줄 것인가에 대해 효과적으로 설명할 수 있기 때문이다.

### 지역사회 사례 4

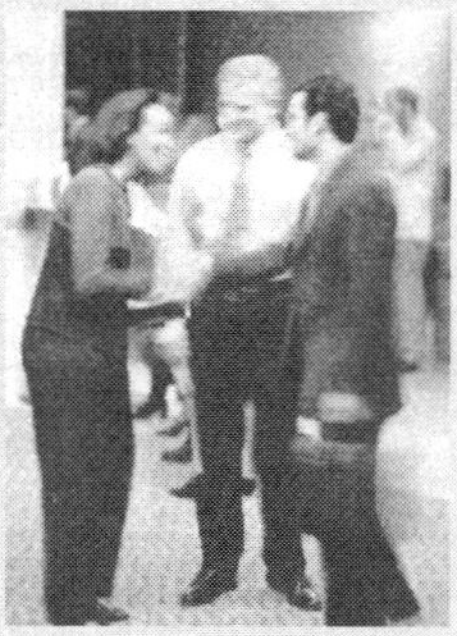

Erica와 같은 수업을 듣는 친구들은 캠퍼스에서 열린 무료 입법지지 훈련캠프에 참가하였다. 놀랍게도 Erica가 살고 있는 주의 상원의원도 초청된 연자 중 하나였다. 상원의원은 주어진 시간 동안 보건을 주제로 이야기하였고 참석한 학생들에게 시 의원들을 방문해 볼 것을 권유하였다. Erica는 떨렸지만 친구들의 격려로 자신을 소개한 후 상원의원에게 부족한 간호 인력에 대한 자신의 의견과 편지쓰기 캠페인에 대해 말하였다. 상원의원은 자신에게도 그 편지의 사본을 보내달라고 Erica에게 부탁하였다.

**Did You Know**

선출직 관료들은 여러분들의 지지 여부와 상관없이 당신을 위해 봉사하는 사람이다. 여러분은 자신이 문제로 느끼는 의제에 대해 도움을 요청하거나 행동에 나서줄 것을 촉구할 권리가 있는 유권자이다.

#### 입법 내용 알리기 및 추적

입법할 내용을 알리기 위해서는 표 13-2와 13-3에 설명되어 있는 단계들을 반드시 거쳐야 한다. 기억해라. 단순히 입법할 내용을 알린다고 해서 법률이 된다는 보장은 없다. 다양한 지방 및 주 관료들과 만나 사안에 대한 지지율을 높일 필요가 있다. 만약 법안을 지지하기로 동의한 의원을 찾았다면 해당 위원회에 소속된 공화당과 민주당 위원들을 공동후원자로 찾아야 한다. 그렇다면 법안은 양당의 지지를 받게 된다.

만약 법안이 상정(기각)될 경우 위원회 의원들에게 편지쓰기 캠페인을 통해 이 법안이 채택 될 수 있도록 지지를 부탁해야 한다. 지지를 얻고 있는 입법위원들의 직원들과도 정기적인 접촉을 유지하며 추가적으로 방문이나 서신을 보낼 필요가 있는지 모니터링 해야 한다.

보건교육자들은 입법 절차를 이해하고 법안이 통과되는 과정을 주의 깊게 살펴봐야 한다. 개정안들은 법안을 강력하게 만들거나 약화시킬 수 있다는 사실도 기억해야 한다.

## 성공적인 입법을 위한 요령과 기술

대중이 알기도 전에 많은 입법들이 규정되고, 수정되고 혹은 없어지기도 한다. 선거를 통해 선출된 관리들은 각종 사안들에 대한 유권자들의 의견을 알아야 한다. 만약 정책결정자들이 유권자들과 소통을 하지 않는다면 그들이 던지는 표에 지역 사회의 의견이 반영되지 않을 가능성이 높다. 이런 상황에서 정책결정자들이 자신의 관할지역의 유권자들에게 혜택이 가기보다는 해를 입히는 입법을 통과시키는 결과가 나올 수도 있다. 대중들이 참여할 수 있는 적절한 방법을 모색해낸다면 성공 가능성을 높일 수 있다. 대중들의 참여도를 높일 수 있는 전략에는 입법 경고, 편지쓰기와 전화 캠페인, 인터넷을 통한 지지, 입법위원 만나기, 청문회에서 증언하기, 미디어를 통한 지지가 있다. 이런 활동들은 사안에 대해서 지역 사회와 정책결정자들을 교육시키고 대중들의 활동을 조장할 수 있다.

### 입법 경보 내용 개발

입법 경보는 집단 구성원에게 전달되는 공고로서, 다가오는 투표, 필요한 활동(관리에게 편지쓰기/전화하기), 위원회 회의, 청문회에 대한 정보가 담겨있다. 효과적인 경보에는 사안에 대한 요약, 집단의 위상, 배경지식, 마지막으로 경보를 받는 사람/집단이 취해야 할 조치에 대한 내용이 포함되어 있어야 한다. 정책결정자와 보다 쉽게 교신하기 위해서는 관리의 이름, 주소, 그리고 전화번호가 전략적으로 위치하고 있어야 한다. 구체적인 조치에 대한 요구가 동반된 간결한 메시지는 받는 사람이 쉽게 이해할 수 있다. 조치가 취해져야 하는 구체적인 시간도 경보에 포함시켜야 한다. 경보를 받는 구성원들은 매일 취한 조치를 기록해야 한다. 입법 경보는 우편물, 팩스, 혹은 이메일을 통해 배포될 수 있다.

**입법 행동 경보**

수신: 와이키키 서퍼스 협회
발신: 알로하 주식회사
내용: '2304' 법안
발신일: 2008년 4월 23일

알로하 주식회사는 수질안전소위원회에서 일하는 입법가들을 접촉(전화, 팩스, 편지 또는 e-mail)하여 2304 법안에 반대할 것을 촉구하는 활동을 요청한다. 이 법안은 서퍼들이 모든 수상활동에서 보호 헬멧 착용을 의무화하는 내용을 담고 있다. 이 법안은 현재 위원회에 계류중에 있으며 2008년 5월 1일에 심의될 것으로 알고 있다.

| 성명 | | 전화번호 | 팩스 |
|---|---|---|---|
| 위원장 | Matt Devoe | (555) 123-3355 | (555) 123-3352 |
| 위원 | Tom Broekma | (555) 123-4353 | (555) 123-4354 |
| 위원 | Tim Turton | (555) 123-3272 | (555) 123-3273 |
| 위원 | Perk Sonnega | (555) 123-5782 | (555) 123-5783 |
| 위원 | Rodney Prahl | (555) 123-4456 | (555) 123-4457 |

편지 보낼 곳:
존경하는 ___________
의회
4040 Skylark
호놀룰루, 하와이 91432

이러한 법안으로 인해 모든 수상 활동이 축소되는 것은 시간 문제이다. 우리는 다음과 같은 이유로 이 법안이 잘못되어 있다고 판단하고 있다.

- 수상 헬멧은 높은 파도가 치는 상황 등에서 착용자에게 심각한 손상을 일으킬 수 있음이 입증되어 있다.
- 수상 헬멧은 현재 안전 규정에 있어 어떠한 규제도 받고 있지 않다.
- 수상 헬멧의 사용은 하와이 섬의 관광객 수를 감소시킬 수 있다.
- 수상 헬멧의 강제 사용은 인권에 대한 침해이다.

이 중요한 사안에 대한 당신의 협조에 감사드립니다.

###

그림 13-1 입법 경보 내용 사례

### 편지쓰기와 전화 캠페인 개시

편지쓰기는 정책결정자들을 교육시키는데 유용하며 행동을 취하도록 권고한다. 성공적인 캠페인은 입법 경보에서 찾아볼 수 있는 정보들의 상세한 내용을 포함하고 있다. 이 캠페인을 진행하기 위해서는 입법위원들이 어떤 경로로 교신하는 것을 선호하는지를 파악하는 것이 중요하다(예: 전화, 직접적인 교신, 편지 등). 일부 입법위원들은 이메일을 일반적인 소통 수단으로 여기지만, 다른 소통방법을 선호하는 위원들도 존재한다. 그러나 모든 입법부 관리들은 메시지의 수신 방법과는 별개로 늘 유권자들에 의해 언급된 안건을 정기적으로 기록하게 되어있다.

**표 13-7 정책결정자에게 편지쓰기**

- 편지에 정확한 호칭을 사용해야 한다. 입법위원들의 이름과 다음과 같은 형식을 사용하라.

| 상원의원 | 하원의원 |
|---|---|
| 존경하는 (이름) | 존경하는 (이름) |
| 미 상원의원 | 미 하원의원 |
| 주소 | 관할 행정구역 |
| | 주소 |
| 존경하는 (이름) 상원의원님 | 존경하는 (이름) 하원의원님 |

- *편지에 작성하는 사람의 이름과 주소, 그리고 전화번호를 포함시켜라.* 반송주소가 없거나 서명이 읽기 어렵다면 편지에 대한 답신이 불가능하다.
- *본인이 쓰는 용어로 작성하라.* 형식적인 편지보다는 작성하는 사람이 늘 평상시 사용하는 단어들로 편지를 작성하라. 대체적으로 입법위원들은 형식적인 단어들이 주를 이루는 서신을 선호하지 않는다. 이러한 형식적인 편지는 조직된 압력 캠페인으로 규정, 형식적인 응답으로 답신한다. 이미 언급된 바와 같이 견본편지를 조직구성원들에게 보내준다면 생각을 정리하는데 큰 도움이 될 것이다. 물론, 시간적 여유가 없을 경우에는 형식적인 편지가 무대응보다 낫다.
- *시기가 가장 중요하다.* 법안관련 청문회가 위원회에 요청되는 동안 그법안이 할당된 입법위원이나 위원회장에게 편지를 써야 한다.
- 법안 번호, 또는 제목으로 법안을 확인해라. 예를 들어 "하원법안 2440"은 법안의 번호이고 "건강한 미시간을 위한 기금"은 제목이다. 상원서기관, 하원서기관, 그리고 법안을 지지하는 입법위원 직원은 법안에 대한 정보를 갖고 있을 것이다.
- *간결하고 건설적인 편지를 작성해라.* 사실, 중요 사안, 해결책, 그리고 이 사안에 어떻게 개인적으로 관계가 있는지 언급하라. 편지의 길이는 한 페이지가 가장 적절하다. 법안이나 정책에 반대하는 입장이라면 건설적이고 확실한 해결책을 제시하거나 안건에 접근하는데 더 좋은 방법을 제시하라.

**표 13-7 정책결정자에게 편지쓰기 (계속)**

- *답신을 요구하라.* 편지를 보낸다고 늘 답장을 받을 수 있는 것은 아니다. 편지의 내용에서 답신 요청을 하게 된다면 실제로 받게 될 가능성이 높아진다. 답신을 받지 못했을 경우에는 계속해서 입법위원의 직원을 통해 확인하라.
- *입법위원 사무실에 편지를 팩스로 보내는 것이 우편물로 보내는 것 보다 나은 방법이다.* 실제로 팩스로 보낼 경우 보내는 시간이 단축된다.
- *감사를 표현하라.* 만약 입법위원이 요청된 행동 및 조치를 취했을 경우 감사의 표시를 전해야 한다. 입법 활동은 보상도 별로 없는 힘든 일이기에 입법위원의 노력에 감사를 표하는 것은 좋은 관계를 유지하는데 큰 도움이 된다.

편지쓰기 캠페인은 안건이 법안으로 소개되는 시간과 상관없이 시작될 수 있다. 견본편지는 개인이 필요나 의견에 따라 수정할 수 있도록 만들어져야 한다. 보통 일반 시민들은 어떤 행동을 취해야 할지 잘 모르기 때문에 편지쓰기 캠페인에 미미한 반응을 보일 수도 있다. 이름들은 철자까지 정확히 써야 하며 편지는 보내지기 전에 반드시 교정과정을 거쳐야 한다. 개개인의 유권자들이 직접 쓴 편지는 형식적인 편지보다 더 효과적이다. 개별적인 편지에는 시간과 노력이 묻어있기 때문이다. 시간적인 여유가 없을 경우에는 서명이 담긴 형식적인 편지나 이메일을 보내는 것이 무대응 보다는 낫다. 표 13-7에는 영향력 있는 편지를 작성하는 방법이 포함되어 있다. 전화나 이메일 캠페인 역시 편지쓰기 캠페인과 동일한 제안을 따라야 한다. 미국 상원/하원의원들에게는 우편물이나 편지를 보내는 것 보다 팩스나 이메일을 통해 교신하는 것이 더 효과적이다. 편지 전달에 가장 효과적인 방법은 입법의원의 직원들을 통한 방법이다.

### 지역사회 사례 5

Erica는 지역 상원의원에게 간호사 부족문제에 대한 편지를 보낸 후, 그로부터 이 문제에 대해 함께 상의해 보자는 답변을 받았다.

옹호자로서 Erica의 능력은 더욱 향상되었지만, 보건 교육자인 본인이 간호사 부족문제에 대해서는 전문가가 아니라는 점을 잘 알기 때문에 대학 공중보건협회에 도움을 요청하였다. 협회에서는 Erica가 주선하는 상원의원과의 회의에 참석하길 원하는 간호전문가들을 찾는 것을 도와주었다. Erica와 간호전문가들은 한 팀이 되어 회의에서 논의하고 싶은 문제들을 검토했다. Erica는 최초 접촉을 시도하였기 때문에 상원의원에게 간호사들을 소개하고 그들과의 면담에 대한 동의를 이끌었다.

### 입법자와 접촉

입법자의 해당 지역구 주민들과의 접촉은 매우 중요하다. 정책입안자들은 지역주민을 대표하기 위해 시 · 군, 시 · 도 등 해당 지역주민에 의해 선출된다. 입법자와의 접촉이나 전화통화, 서신교환은 입법자로 하여금 지역구 지역주민이 지지하는 주요 쟁점사안에 대해 상기하게 할 뿐 아니라 누군가가 자신들의 활동을 지켜보고 관심을 갖고 있음을 알게 해준다. 표 13-8에 정책입안자와의 효과적인 접촉방안을 제시하였다.[8]

### 공청회에서의 증언

위원회에서 주최하는 공청회의 목적은 법안에 대한 서면의견 및 구두증언을 얻기 위함이다. 공청회를 시작하기 전에 일반적으로 공청회 참가자들은 이름, 조직, 지위 등을 기재한 증언카드를 제출한다. 비록 증언으로 채택되지 않는다 하여도 법안에 대해 반대 또는 지지를 표명한 카드는 완전하게 작성되어야 한다. 왜냐하면 작성된 모든 카드는 파일로 저장되고 도표화되어 기록되기 때문이다. 표 13-9는 효과적인 증언의 전달력을 증가시키기 위한 방안들을 제시하고 있다.[14,15]

### 입법 옹호를 위한 대중매체 활용하기

대중매체는 변화를 실감하고픈 대중들의 욕구를 강화해 줄뿐만 아니라 쟁점사안을 홍보할 수도 있다. 대중매체는 정책입안자, 일반대중, 대중매체의 구성원들을 교육시킬 수 있다. 효과적인 대중매체를 이용한 캠페인은 법률 안내에 필요한 각 단계만큼이나 잘 정비된 기획을 필요로 한다. 가능하다면 쟁점사안에 대한 정보를 제공하기 전에 먼저 대중매체 관계자들과의 유대관계를 형성해야 한다. 표 13-10은 대중매체와의 유대

### 표 13-8 효과적인 정책입안자 접촉방법

- *정책입안자와 개인적 친분이 있는 옹호자를 찾아라.* 친밀한 관계형성은 입법자에게 접근하는 것을 향상시키며, 정책입안자와의 사적 또는 전문적인 관계형성은 많은 이점을 제공할 것이다.
- *사실적 실체(facts)를 인지해라.* 정책입안자를 접촉하기 전에 쟁점사안에 대한 실체를 명확히 이해하기 위해 쟁점사안이 지니고 있는 모든 부분들을 조사하여야 한다. 가능하다면, 옹호자들이 미리 쟁점사안과 관련된 입법자의 위상을 파악하여 설득력 있는 논쟁을 할 수 있도록 한다. 옹호조직은 전문가 수준은 아니더라도 쟁점사안에 대해 정통해야 한다.
- *정책입안자와 언제, 어떻게 접촉할 것인지 파악해라.* 옹호자는 회동 전에 정책입안자가 의회나 지역구에 언제 있는지 알아야 한다. 만약 정책입안자를 만나지 못한다면, 접촉 일정은 보좌관과 조율되어야 한다. 보좌관들과 좀 더 친밀해져야 그들은 옹호자의 공식적인 관심사를 공유할 것이다.
- *약속을 요청하는 메일 또는 팩스를 보내거나 전화해라.* 당신의 요구사항을 입법자의 의회 사무실 또는 지역구 사무실이든, 당신이 입법자를 만나기 원하는 곳에 제출하라. 지역구 주민으로서의 자신을 각인시켜라.
- *(전화나 팩스를 이용하여) 약속을 확정하는 후속조치를 취하라.* 방문일정을 조율하기 위해서는 여러 번의 전화가 필요할 수도 있다. 그러나 결코 포기하지 마라.
- *전문가가 되라.* 쟁점사안에 대한 전문지식은 정책입안자와 공유되어야 한다. 정책입안자는 모든 부분에서 전문가가 될 수는 없다. 따라서 정책입안자들은 부가적인 정보제공을 환영할 것이다. 쟁점사안에 대한 공식 자료를 공유해라.
- *시간을 엄수하라.* 당신이 정책입안자 사무실 직원들과의 접촉한다면, 관계자 이름을 정확하게 알고 있어야 한다.
- *정책입안자와 대화하기 위해서는 옹호자 대표를 보내라.* 의견을 전달하는 데는 군중보다는 조직을 대표하는 소수의 옹호자가 효과적일 수 있다. 쟁점사안을 주요 의제로 하는 회동을 지속적으로 유지하기 위해서는 이와 관련된 대변인이 선임되어져야 한다.
- *간결함을 유지해라.* 쟁점사안에 대한 적절한 정보를 선택하고 그것을 정책입안자에게 직접 대면하는 자리에서 제공하라. 정책입안자에게 특정 활동(법안지지, 동료 정책입안자와의 접촉, 정책후원 등) 수행을 반드시 부탁해야 한다. 첨부편지에는 조직의 위상에 대해 간략하게 설명하고 이후를 위해 명함을 남겨라.
- *평정심을 유지해라.* 만약 입법자가 쟁점사안에 대한 조직의 위상을 인정하지 않는다면, 옹호자는 평정을 유지하고 정중해야 한다. 반론을 개발하는 데 도움이 되도록 논쟁에 대해 경청하고 필기해야 한다.
- *인내하라.* 일단 정보가 주어지면 정책입안자가 쟁점사안에 대해 검토할 며칠간의 시간을 주어야 한다. 법안 또는 정책은 입법과정 등을 통해 추적되어져야 한다. 이것은 쟁점사안에 대한 지지를 확대하기 위해서는 입법자가 자주 접근할 수 있어야 하기 때문이다.
- *후속 편지를 써라.* 만남에 대해 입법자에게 감사를 표하고, 당신의 요청에 화답해 주기를 부탁해라.

관계 형성을 위한 전략들이 제시되어 있다.[16,17] 자세한 내용은 10장의 '대중매체와 일하기', 14장의 '미디어 홍보를 통한 정책 유도'를 참조하기 바란다.

표 13-9 효과적으로 증언하기

- *미리 진술문을 준비하라.* 진술서는 간략해야 한다. 일반적으로 증언하는 사람에게 2–3분만이 허용된다. 의견도 미리 준비하여야 한다. 증언에 앞서, 법안(bill)에는 증언자의 이름, 소속, 지위가 언급되어 있어야 한다.
- *사운드 바이트(sound bite)[1)]를 사용하라*(즉, 적절한 어휘를 사용해라). 입법자들은 이 사운드 바이트를 기억하고, 언론은 그것을 인용할 것이다. 예컨대 "매년 흡연과 관련된 사망자 수는 일 년 동안 점보 여객기 2대가 매일 추락하여 생겨난 사망자 수와 같다."
- *증언의 효과를 향상시키기 위해 개인적인 경험을 이용하라.* 예를 들어, 음주 운전이 어떻게 가족에게 영향을 끼치는지 또는 의료 혜택에 대한 장벽이 어떻게 소아들의 건강에 부정적인 영향을 끼치는지에 대한 개인적 통찰은 도움이 될 수 있다. 위원들과 관련이 없는 지나친 감정적 증언과 선동적인 단어 사용은 삼가해야 한다.
- *앞서 증언하는 사람에 귀를 기울여라.* 노트필기를 함으로써 진술 내용이 앞서 언급했던 사실과 반복으로 이루지지 않도록 해야 한다. 증언을 할 때는 준비된 증언에 대한 강조점을 제시해야 하고 서면형식의 증언 전체가 기록화 되기를 요청해야 한다.
- *위원들의 태도를 관찰하라.* 위원장의 바디 랭귀지나 다른 증언자들에 대해 언급했던 내용들에 관심을 가져라. 필요하다면 증언 내용에 변화를 주거나, 앞서 언급되었던 내용에 대해 추가적 사실을 더해 강조하라.
- *위원들이 집중하지 않더라도 실망하지 마라.* 위원들은 종종 증언 중에도 서로 이야기를 나누기도 한다. 또는 폐정을 선언하기도 한다. 이러한 상황에서도 증언은 계속되어야 한다. 증언을 듣지 않았던 사람들은 서면으로 된 자료를 받거나 녹화 기록을 들을 수 있다.
- *질문이나 언급될 내용을 예상하라.* 질문에 답변할 때, 즉흥적으로 하지 마라. 이 때 잘못된 정보를 주어서는 안 된다. 이를 피하기 위해 서면으로 답변하겠다고 하라. 위원들로부터 적대적인 반응을 받을 지라도 냉정함을 지켜야 한다. 일단 반응을 멈추고, 반응하기 전에 적절한 답변을 생각하라.
- *법안에 대한 반대 진술.* 만약 성명서에 동의하지 않는다면, 사실을 조사하고 전문가와 의논하라. 그리고 대안을 제시하라. 오롯이 문제 해결에만 초점을 맞추어야 한다.

1) 정치인들이 연설에서 사용하는 효과적인 어구 또는 어휘

## 입법 옹호 과정에서 장애물 극복하기

효과적인 옹호를 하는 데는 장애물이 존재한다. 그러나 어떤 경우는 생각보다 쉽게 극복되는 경우도 있다. 다음에 제시하고 있는 것들은 입법 행위와 관련되어 일상적으로 나타나는 장애물을 극복하는 전략들이다.

### 반대의견에 대한 준비

어떤 쟁점에 대한 반대에 대비하는 것은 중요한 일이다. 상대방도 자신들의 의견을 관철시키기 위해 옹호자처럼 완강한 모습을 보이기 때문이다. 사실관계를 조사하고 이 문제를 지지하지 않는 사람들이 가질 수 있는 계획안에 친숙해져야 한다. 반대하는 조직의 일원의 입장에서 생각해본다. 예컨대, 담배와 관련하여 많은 금연 옹호자들의 정보가 흡연 권리자들의 메일링 리스트에 올라 있다. 이러한 전략은 향후 발의될 법안의

**표 13-10 법안 옹호 캠페인을 지지하기 위한 대중매체 활용하기**

- 문제파악 및 해결방안, 그리고 문제를 해결할 수 있는 사람을 찾아내기 위한 효과적인 메시지를 개발하라(즉, 문제 해결을 위해서는 누군가의 지원이 필요하다). 메시지는 간결하고 명확해야 한다. 즉, 사람들이 왜 그 문제에 관심을 가져야 하는지 설득력 있고 강렬하게 언급되어야 한다.
- 그 쟁점으로 인해 개인적으로 영향을 받을 수 있는 사람을 찾아내고 사연을 얘기해 줄 의사(意思)가 있는 지를 언론에 질문하라. 그 사람이 할 사연 전달을 연습하도록 도와라. 그리고 관련된 정보를 언론과 공유해도 될지를 질문하라.
- 지역 신문, 텔레비전, 라디오를 포함한 대중매체 리스트를 작성하라. 사람들이 방송국이나 신문에 접근할 수 있는지 확인하라. 대중매체 연락처 리스트를 작성하고 기자가 어떤 경로(팩스, 전자메일, 전화)로 정보를 받을 수 있는지 확인하라.
- 대중매체를 상대로 발언하고 질문에 답변할 수 있고 쟁점사안에 대해 잘 알고 있는 대변인을 선택하라.
- 쟁점사안과 해결방안에 대한 논평을 작성하라. 신문과 잡지 편집인을 접촉하여 작성한 논평에 대해 조언을 구하라.
- 그 쟁점사안에 대한 소식지를 작성하라.
- 대중매체와의 효과적인 소통을 위해 옹호자 교육 시 대중매체 관계자들을 포함시켜라. 이러한 전략은 옹호자에게 대중매체 활용 방식에 대한 정보를 준다. 그리고 대중매체에게는 쟁점사안을 알릴 수 있는 기회를 주게 된다.

반대자들의 제안을 정확히 인식케 함으로써 반대자들의 활동에 대응할 효과적인 전략이 수립될 수 있게 해준다.

### 지역사회 지원 끌어내기

지역사회의 관심 부족은 모든 옹호단체들이 한번쯤은 반드시 직면하게 되는 장애물이다. 가장 큰 규모의 능력 있는 단체들조차도 대중에게 쟁점사안을 인식시키기 위해 고군분투한다. 조직, 단체 및 연합체들은 지속적으로 명확하고 정확한 정보를 제공하도록 노력하여야 하고, 구성원과 해당 지역사회가 수행해야 할 과제를 인식해야 한다. 사람들은 그들이 선출하고 임명한 대표자가 누구인지 알지 못하고 정책입안자와 어떻게 의사소통해야 하는지도 알지 못한다. 지역사회의 필요사항이 무엇인지 지속적으로 평가하고 쟁점과 관련된 필요사항이 무엇인지 명확하게 해야 한다. 진행 사항에 대해 계속해서 업데이트하고 단체 구성원이 성취한 것을 인지해야 한다.

**Did You Know**

비록 건강에 우호적인법이 통과되었더라도, 행정적인 절차와 규정은 법률(또는 법률제정의 취지)을 크게 변경시킬 수 있다. 보건교육자는 일단 법안이 통과하고 서명이 이루어지더라도 조정단계 등의 향후 과정에 성실하게 임해야 한다.

### 옹호자의 피로(Burnout) 예방하기

옹호자들이 지치지 않도록 그들에게 짧더라도 특별한 시간을 제공하라. 그들에게 효과적인 편지 쓰기와 증언을 작성할 수 있도록 의사소통 능력 향상을 위한 기회를 제공하라. 일반적으로 사람들은 절차에 대한 교육을 받고 특정 업무를 완벽하게 수행하게 되면 더 열정적으로 참여하는 경향이 있다. 지속적으로 새로운 옹호요원을 채용하여 더 이상 적극성을 보이지 않는 사람을 대체해야 한다. 사람은 지치게 마련이다. 따라서 옹호자들을 격려할 수 있는 새로운 방안들이 모색되어야 한다. 옹호자들의 작은 성취에 대해서 축하해 주고 이들이 매우 힘든 역할을 수행하고 있음을 인지해야 한다.

**Did You Know**

대여섯 통의 편지나 전화만으로도 지역의 정책입안자가 그 쟁점사안을 바라보는 관점을 변화시킬 수 있다. 상위 정부기관 수준에서는 20통 이상의 편지가 영향을 줄 수 있다.

### 내부 정책 다루기

조직에서는 활동 유형과 옹호자들에게 사용되는 자원의 양을 제한할 수 있다. 만일 제한이 있다면, 옹호나 로비활동외의 입법과정에 참여하는 방식이 결정되어야만 한다. 예컨대, 조직에서는 정책입안자에게 지지한다는 내용의 편지를 보낼 수 있다. 또한 해당 쟁점사안을 지지하는 사람이 누구인지 확인하고 그들을 격려하여 정책입안자가 그 쟁점에 대해 관심을 갖도록 해야 한다. 입법 추진을 위한 적절한 예산에 대한 문제는 많은 단체와 협회가 갖는 한계이다.

### 법안은 입법 과정을 따라 진행되도록 해야 한다

법안과 정책이 위원회 내에서 계류되어 있어 공청회에 조차 제출되지 못하는 경우가 자주 있다. 법안 추적은 이러한 과정을 모니터하는 가장 좋은 방법이다. 가끔은 당파적인 관점에 의해 입법이 진행되지 않는 경우가 있다. 만일 초당적인 차원에서 법안을 발의하는 사람이 있다면, 여당과 야당 사무실에 접촉해 법안이 진행될 수 있도록 도움을 요청한다. 법안이 교착상태에 빠진다면, 위원장에게 법안 진행이 지연되고 있는 사유에 대해 답변을 요청하라. 하원의장이나 상원의장에게 요청하여 법안을 적절한 위원회에 상정하도록 해야 한다. 어떤 위원회에도 법안이 상정되지 않는다면 다음 회기에 상정되도록 해야 한다. 이미 위원회에서 통과된 법안에 다른 법안을 추가하는 것도 가능한 방안이다. 이러한 전략이 실행가능한지는 법안 입안자에게 연락하면 알 수 있다. 현재 회기 기간 동안 상하원에서 이 법안이 통과되지 못한다면, 다음 회기 공청회에 법안을 다시 제출할 것을 법안 발기인에게 요청해야 한다. 법안이 여전히 계류 중에 있다면 차기 선거에서 권력의 균형에 변화가 생기는 경우 다음 회기 동안에 해당 법안이 다시 제출될 수 있을 것이다. 제출된 법안이라 할지라도 종종 선거 주기에 의해 발목이 잡힐 수 있다. 법안이 선거 주기보다 늦게 제출된다면 후속조치는 더 이상 필요치 않게 된다. 가장 좋은 전략은 법안을 초기에 제출하는 것이고, 그것이 다시 제출될 필요가 있다는 사실을 인식하는 것이다.

입법적 개입과 활동의 결과를 예상하는 것은 어려운 일이다. 많은 내부적, 외부적 요인이 결과에 영향을 미칠 수 있기 때문이다. 만일 목표를 성공적으로 성취했다하더라도 더 많은 수행과제가 성취 후에 뒤따르게 될 것이다. 법률제정이 번복될 수 있고 또는 다른 정책으로 인해 그 효과가 축소될 수 있기 때문에, 새로운 정책은 지속적으로 검토되고 긍정적인 방향으로 강화되어야 한다.

만일 정책이 채택되지 않았다면, 초안을 검토하여 개선할 부분을 결정한다. 지역사회 구성원들이 쟁점사안을 중심으로 이합집산(離合集散) 한다면, 활동의 긍정적인 결과에 대한 기반을 확립하는 것이 중요하다. 계속해서 지지자를 모으고 유사한 입장을 취하는 다른 단체들과 연합해야 한다. 다수에는 힘이 있다.

가장 중요한 것은 포기하지 않는 것이다. 법안이 위원회를 통과하고, 국회에서 표결되고, 효력을 발휘하기 위해서는 적어도 2-3년이 소요될 수 있다. 결과에 상관없이, 이러한 과정은 또 다른 쟁점을 처리할 때 매우 소중한 경험이 될 것이다.

## 기대되는 결과

이 단원의 제안을 따르면 보건교육 전문가들은 입법적 옹호에 대한 기술을 향상시킬 수 있다. 더욱 중요한 것은 공중보건 정책에 영향을 끼칠 수 있는 조치를 취하고 절차를 진행할 수 있다는 것이다. 꼭 명심해야 할 사항은, 입법과정은 매우 느리게 진행된다는 것이다. 법안이 작성되고, 제출된 후 통과되기 까지 2-3년이 소요된다. 따라서 과정 중에 성취한 것이 있다면 그것을 축하해라. 이것이 다음 단계를 성공으로 이끌 수 있는 원천으로 작용할 수 있다. 새로운 법안의 입법은 모니터하고 검토하여 그 효과를 판단한다. 어떠한 법안은 다른 정책에 의해 변경되고 그 의미가 퇴색될 수 있음을 인식해야 한다. 이것은 추후에 변화를 법에 담아내는 것을 매우 어렵게 만든다.

제안된 정책이 법률로 채택되지 않았다면, 활동을 재평가하고, 당면한 도전 과제들을 다시 검토하고, 개선점을 찾아야 한다. 경험을 통해 학습한 교훈을 통합할 기회로 활용하고, 향후 더욱 지원을 해줄 수 있는 입법자가 있는지 알아봐야 한다. 그리고 쟁점에 대한 지역사회 지지자의 범위를 넓혀야 한다. 성취한 일에 기초하여 계속해서 지역사회 구성원을 동원하고 그들에게 추가적인 전략을 제공해야 한다.

### 지역사회 사례 6

Erica와 그녀의 친구들은 상원의원에게 설득력 있는 이야기를 했다. 다른 많은 단체들도 비슷한 관심사항을 설명했고, 상원의원은 간호사 부족을 해결할 수 있는 법안을 발의하겠다고 했다. 이것은 초과근무, 임금, 간호 대학을 위한 지원 자금에 대한 여러 법안이 필요한 복잡한 쟁점이었다.

## 결론

개인과 지역사회 보건에 대한 옹호활동은 보건교육 전문가의 필수적인 책임이다.[3,18] 옹호자, 보건교육 및 기타 보건관련 전문가들의 노력으로 인해 안전벨트와 헬멧 착용 법률과 금연 규정과 같은 중요한 법률적 변화를 이끌어 냈다.

비록 보건교육 전문가가 정책 개발과 입법을 위해 리더로서 주도할 수 있는 교육을 받지 못했을 지라도, 그들은 공중 보건 정책에 대해 발언을 할 수 있는 충분한 자격이 있다. 보건교육 전문가들은 보건 정책의 이해와 더불어 지역사회의 필요를 평가하여 문제가 무엇인지 판단할 수 있고 지역 사회 구성원들이 행동으로 옮기도록 동기를 부여할 수 있는 능력이 있다. 보건교육 전문가들은 특별한 쟁점이 지역사회에 어떠한 영향을 끼치는지 명확히 이해하고 있다. 이는 그들이 보장이나 접근성에 대한 규제의 존재나 법안 부재에 의한 효과를 지역사회 구성원을 통해 일상에서 직접 접촉하고 있기 때문이다.

이 단원에서 제시된 원칙들은 지역사회에 입법 과정에 대한 안내서 역할을 할 것이다. 보건교육 전문가를 통해 옹호활동을 하는 조직은 지역사회에 중요한 입법적 쟁점 내용과 입법옹호 활동으로 개선될 수 있는 쟁점사안을 선정해야 한다.

## 핵심용어

로비스트(lobbyist): 공무원에게 영향을 끼쳐 특정 법안이 통과되도록 활동하는 사람

법(law): 입법기구에 의해 승인을 받고 일반 대중에 알리기 위해 책으로 출간된, 행위나 절차를 관리하는 원칙. 이것은 지역, 주, 연방정부 대표에 의해 집행된다.

법안 발기인(sponsor): 법안을 작성하고 제출하는 입법자는 1차 발기인 또는 법안 입안자라고 부른다. 추가 입법자 또는 공동 발기인은 지지를 표명하기 위해 법안에 서명할 수 있다.

블로그(blog): 인터넷을 통해 접근할 수 있는 개인 저널, 일기

선거운동(electioneering): 비영리 또는 공공기관이 선거에 출마한 후보자를 언급하면서 선거에 영향을 끼치려는 행위(찬성 투표, 반대 투표, 선출, 패배, 지지, 반대 같은 어휘를 포함함).

유권자(constituent): 특정 지역의 대표를 선출할 자격이 부여된 사람(하원의원의 지역구는 주의 일부에 한정되고, 반면에 상원의원의 지역구는 전체 주(state)에 해당된다).

유즈넷 뉴스그룹(usenet newsgroup): 특정 주제에 대해 토론하는 인터넷 토론 그룹. 팔로어(follower)는 다른 사람들이 읽고 반응할 수 있도록 메시지를 게시한다.

입법옹호(legislative advocacy): 발언이나 의사표현을 하지 않는 사람을 위해 발언하는 것. 효과적인 옹호는 대중의 의견, 비용, 기타 자원의 변화를 유도하고, 쟁점사안과 정책, 지지층을 지원한다.

입법자(legislator): 지역, 주, 연방 단위를 대표하기 위해 선출된 시민으로서 법률을 제정한다. 정책입안자나 공무원을 언급할 수도 있다. 단체장(commissioners)이나 지역 감독자(township supervisor)도 포함한다.

정책 발의(policy initiative): 정책을 바꾸기 위한 행위, 또는 기존 정책을 강화하기 위해 가하는 압력

정책입안자(policymaker): 특수 위원회, 대학 관리자, PTA(parent–teacher association) 회원과 같이 정책을 정하는 사람. 모든 기관은 정책을 만들기 때문에 모든 기관에는 정책입안자들이 속해 있다.

**직접 로비활동(direct lobbying)**: 특정 법률에 대한 반대 또는 지지 ; 특정 법안에 영향을 끼치기 위한 시도

**초당적인(bipartisan)**: 주요 다수당 모두에 의해 지지받는. 이러한 지지는 법안이 위원회에 상정되고 통과될 가능성을 증가시킨다.

**풀뿌리 로비활동(grassroots lobbying)**: 지역사회 구성원, 조직 구성원, 또는 일반 대중에게 접근하거나 사람들로 하여금 입법자에게 전화를 걸거나 편지를 하도록 하여 특정 법안을 지지하거나 반대하도록 촉구하는 행위

## 참고문헌


1. U.S. Department of Health and Human Services. (2000). *Healthy People 2010.* Washington, DC: Author.
2. Code of Ethics for the Health Education Profession. (2000). *Journal of Health Education, 31*, 216-218.
3. Tappe, M. K., & Galer-Unti, T. (2001). Health educator's fole in promoting health literacy and advocacy for the 21st century. *Journal of School Health, 71*, 477-482.
4. National Commission for Health Education Credentialing. (1986). *A competency-based framework for the professional development of certified health education specialist.* Allentown, PA: Author.
5. Auld, M. E., & Dixon-Terry, E. (1999). The role of health education associations in advocacy. *Health Education Monograph Series, 17*, 10-14.
6. Allegrante, J. P., Moon, R., Auld, M. E., & Gebbie, K. (in press). Future training needs of the public health education workforce. *Health Promotion Practice.*
7. Galer-Unti, R. A, Tappe, M. K, and Lachenmayr, S. (2004). Advocacy 101: Getting started in health education advocacy. *Health Promotion Practice, 5*, 280-288.
8. Vernick, J. S. (1999). Lobbying and advocacy for the public's health: What are the

limits for nonprofit organizations? *American Journal of Public Health, 89*, 1425-1429.

9. Centers for Disease Control and Prevention, Chronic Disease Prevention Programs and Campaigns. (2007). Available: http://www.cdc.gov/nccdphp/.
10. Research! America. (2007). Available: http://www.researchamerica.org/.
11. The Marin Institute for Prevention of Alcohol and Other Drug Problems. (1994). *Advocating for policy change.* San Rafael, CA: Author.
12. Michigan Department of Public Health. (1994). *Preparing your policy campaigns.* Lansing, MI: Author.
13. Michigan State Legislative Council. (1995). *A citizen's guide to state government.* Lansing, MI: Allied Printing.
14. Americans for Nonsmokers' Rights. (1994). *Tips for testifying.* Berkeley, CA: Author.
15. Americans for Nonsmokers' Rights. (1994). *Meeting with elected officials.* Berkeley, CA: Author.
16. ASSIST. (1993). *ASSIST training materials: Vol. VI. Media advocacy: A strategic tool for change. Rockville*, MD: ASSIST Coordinating Center.
17. American Public Health Association. (2000). *2000 APHA media advocacy manual.* Washington, DC: Author.
18. Wooley, S. J., Balin, S., & Reynolds, S. (1999). Partners for advocacy: Non-Profit organizations and lobbyists. *Health Education Monograph Series, 17*, 45-48.

# 부가 자료원

## 인쇄물

Altman, D. (1994). *Public health advocacy: Creating community change to improve health.* Palo Alto, CA: Stanford University Press.

American Public Health Association. (2000). *APHA advocates handbook: A guide for effective public health advocacy.* Washington, DC: Author.

Christoffel, K. K. (2000). Public health advocacy: Process and product. *American Journal of Public Health, 5,* 722.

Goodhart, F. W. (1999). Approaches to advocacy for health educators. *The Health Education Monograph Series, 2,* 26-28.

Kolbe, L. J., & Iverson, D. C. (1981). Implementing comprehensive school health education: Educational innovations and social change. *Health Education Quarterly, 8,* 57-80.

Smith, C. (2005). *Writing public policy: A practical guide to communicating the policy-making process.* New York: Oxford University Press.

Steckler, A., & Dawson, L. (1982). The role of health education in public policy development. *Health Education Quarterly, 9,* 275-292.

Steckler, A., Dawson, L., Goodman, R. M., & Epstein, N. (1987). Policy advocacy: Three emerging for health education. *Advances in Health Education and Promotion, 2,* 5-27.

Stone, D. (2002). *Policy paradox: The art of political decision making.* New York: W.W. Norton.

Wallack, L., Dorfman, L., Jernigan, D., & Themba, M. (1993). *Media advocacy and public health: Power for prevention.* Newbury Park, CA: Sage Publications.

## 인터넷

American Public Health Association. *Tips for effective advocacy.* Available: http://www.apha.org/legislative/Writingtips.htm.

*CDC community guide.* Available: http://www.thecommunityguide.org/home_f.html.

Coalition of National Health Education Organizations. *Health education advocate.* Available: http://healtheducationadvocate.org.

*Healthy People 2010.* Available: http://www.health.gov/healthpeple.

National Conference of State Legislatures. Available: http://www.ncsl.org. Site to identify state legislators.

Research! America. Available: http://researchamerica.org.

THOMAS: Legislative information on the Internet. Available: http://thomas.loc.gov. Site for current federal bills.

U.S. Census Bureau. Available: http://www.census.gov.

U.S. House of Representatives. Available: http://www.house.gov/.

U.S Senate. Available: http://www.senate.gov/.

The White House. Available: http://www.whitehouse.gov.

# 제 14 장

# 미디어 홍보를 통한 정책 유도

Lori Dorfman, Dr.P.H.

## 저자의 말

미디어 홍보는 공중보건 및 건강 위해 환경을 관철하는 제반 문제점들에 대하여 아래에서 위로 영향력을 행사할 수 있는 그리 많지 않은 방법 중 하나라는 점에서 흥미롭다. 지역사회 조직화와 정책 홍보를 촉진하고 확대하는 도구로서 사용되는 미디어 홍보는 사람들이 더 건강한 선택을 할 수 있도록 사회적, 물리적 환경을 새롭게 만들 수 있는 정책방향으로 대중과 정책개발자의 관심을 향하게 할 수 있다.

우리는 흡연 규제 분야의 성공적인 미디어 홍보 개선 사례로부터 많은 것을 배울 수 있다. 담배가 암 그리고 심장질환과 관련이 있다는 초대 미국 공중위생국 장관의 발표 이후로 공공장소에서의 흡연 태도가 믿을 수 없을 만큼 바뀐 것을 보았다. 이것의 상당부분은 간접흡연의 독성에 관한 정보, 흡연과 관련된 건강 영향, 비흡연자들의 권리운동 덕분이다. 담배에 대한 공공토론을 다룬 뉴스 보도가 제도상의 정책변화, 지방조례, 그리고 주 법령과 연방 법령에 영향을 미침으로써 담배연기 없는 직장, 식당, 공공장소 수를 늘리는데 기여해 왔다. 그 결과, 공공장소 흡연을 제한하는 정책을 편 지역사회와 주(예를 들면, 캘리포니아와 유타주)에서 성인의 흡연율이 떨어졌다. 미디어 홍보는 술, 총기, 영양, 어린이 납 중독, 어린이 구강건강, 상해 예방 등 여러 공중 보건문제에 관한 다양한 문제에 대해 공중보건 활동가의 정책제정에 도움을 주고 있다.

이 장에서는 뉴스 매체를 다루는 것에 대하여 전략적으로 생각하도록 도와줄 것이다. 이것은 대중 매체를 오직 건강 소비자들에게 정보를 제공하는 도구로서만 이용한다는 생각에서 모든 시민들에게 정보를 제공하고 의사 결정자들에게 압박을 하는 메커니즘으로서 뉴스 매체를 생각하는 것으로 사고를 전환하는 것을 의미한다. 여기에서 제시하는 기술을 배우고 실행에 옮긴다면 당신과 다른 사람들이 가장 효과적인 방법으로 대중 매체에 초점을 맞추는데 도움이 될 것이다.

## 서론

공중보건의 역사는 명확하다. 사회적 조건과 물리적 환경은 건강의 중요한 결정요인이다. 정책은 사회적 조건과 환경에 영향을 미치는 공중보건에 유용한 주된 도구이다. 정책은 체계를 규정하고 생활 규칙을 정한다. 만약 공중보건 전문가가 지속적이고 의미있는 방법으로 사회적 조건과 물리적 환경을 개선하려고 한다면, 정책 개발과 홍보에 관여해야 한다. 게다가 정책 홍보에 성공적이라는 것은 뉴스에 주의를 기울인다는 의미이다.

뉴스 매체의 파급력은 매우 놀랍다. 사회에서 뉴스 매체는 무슨 문제점을 사회 전체가 같이 생각해야 하는지, 어떻게 생각해야 하는지, 어떤 대안들이 실행가능한 것으로 고려되어야 하는지에 대해 광범위하게 결정하고, 따라서 건강 관련 핵심 정책 결정에 영향을 미친다. 대중과 정책 개발자들은 그 문제점들이 눈에 띄지 않으면 관심을 두지 않는데, 뉴스가 알리지 않으면 그 문제점들은 눈에 띄지 않는다. 당연히, 공중보건 교육자들은 많은 청취자들이 뉴스 매체에 접하는 순간을 활용하기를 원한다.

비영리단체와 지역사회 활동가들은 그들이 제기한 문제점들이 뉴스에서 보도되는 방식을 좋아하지 않기 때문에 일반적으로 언론매체를 비판하거나 무시, 심지어는 적대시한다. 이와 같은 반응들은 문제점을 대중에게 설명하는 권한을 언론인들에게 양보해버리고 언론인과 홍보가들의 간극을 넓히는 것으로 비생산적이다. 미디어 홍보는 바로 이점을 겨냥한다. 이것은 전통적인 대중 매체 접근 방식과는 매우 다른 보건 의사소통 접근 방식이다. 미디어 홍보는 뉴스 보도의 중요성과 파급력, 보도 생성에 적극적으로 참여할 필요성, 효율적인 보도 방법을 이해하는데 도움을 준다.

건강문제에 관한 뉴스 기사는 누가 건강에 책임이 있는지에 관하여 기사들이 어떻게 정책개발자와 대중들에게 영향을 미치는가라는 점에서 중요하다. 만약 공중보건 지향적인 해결책이 충분히 고려되도록 하려면, 언론인을 대하는 활동가들 그리고 언론인들 스스로가 뉴스보도가 개인의 책임으로만 국한되지 않도록 공동책임이라는 관점에서 어떻게 문제를 구성할지 반드시 이해해야한다. 이러한 공동 책임의식은 개인의 문제가 아닌 사회 모든 분야가 해결을 위한 책임을 나눌 때 건강과 사회적 문제가 올바르게 처리될 것임을 인식한다. 미디어 홍보가 사회적 책임성을 강조하게 되면 개인지향적 해결책보다 아무래도 뉴스의 관심을 적게 받게 된다.

공중보건 전문가들은 변화를 유도하는 뉴스 매체의 힘을 간과하는 경향이 있다. 사회적인 문제를 보도할 때조차도 언론인들은 사회적인 요인이나 예방보다 개인의 행동이나 치료를 강조하는 기사를 자주 다룬다. 언론매체의 엄청난 영향력과 변화의 도구로서의 잠재력에도 불구하고 공중보건 전문가들은 대중 매체의 유리한 점을 최대한 이용하지 못하고, 오히려 그 효용가치를 개인 건강정보를 소비자들에게 전달하는 것으로 최소화시켜버리는 경향이 있다.[1] 대조적으로 미디어 홍보는 뉴스의 힘을 이용하여 활동가들에게 동기부여를 하고 정책적 변화를 위한 압력을 행사한다.

## 효과적인 미디어 홍보 활동의 단계

공중보건 활동가들이 뉴스의 힘을 이용하기 위해서는, 그 전에 왜 미디어 홍보를 활용하려고 하는지에 대해 명확하고 분명해질 필요가 있다. 커뮤니케이션 캠페인 접근 방법으로는 4단계의 전략이 있다. 첫 번째 단계는 총괄 전략(overall strategy)으로 캠페인의 궁극적인 목적이다. 다음으로는 미디어 전략(media strategy)으로 총괄 전략에 적합하게 선택되어야 한다. 14장에서는 미디어 전략 중 한 가지인 미디어 홍보(media advocacy)에 중점을 둔다. 이 책의 다른 장에서는 다양한 목적에 적합한 커뮤니케이션 도구에 대해 제공할 것이다. 일단 한 가지 미디어 전략을 선정하고 나면, 활동가들은 무엇을 말하고자 하는지, 누가 말할 것인지, 그리고 누구에게 말할 것인지를 구체적으로 정할 필요가 있다. 이를 메시지 전략(message strategy)이라고 한다. 마지막으로, 이 3가지 전략이 수립되면, 활동가들은 어떻게 뉴스의 관심을 끌 것인지에 대해 정할 수 있게 된다. 이를 접근 전략(access strategy)이라고 한다. 안타까운 점은, 많은 단체들이 왜 이러한 관심을 원하는지, 관심을 이끌어낸 이후에 무엇을 말하려고 하는지를 고민하지 않고 일단 언론인들의 관심을 이끌어내려 한다는 점이다. 14장은 언제 언론인들의 관심을 유도하고, 그 이후에는 무엇을 말해야 하는지에 대해 자신감을 가질 수 있도록 하는 것이 목적이다.

### 총괄 전략의 개발

미디어 전략의 가장 중요한 부분은 바로 미디어와는 전혀 상관이 없다. 오히려 기대 변화에 대한 명확성, 명료한 표현, 타당성, 그리고 실행가능성 등이 중요하다. 미디어 홍보의 가장 중요한 지침은 "총괄 전략 없이는 미디어 전략을 세울 수 없다"는 것이다. 활동가들은 먼저 "어떤 변화가 공중보건을 향상시킬 수 있을 것인가?"를 자문해보아야 한다. 총괄 전략을 달성하기 위해 무엇이 필요하고 그것을 어떻게 성취할 지에 대해 알고 난 후에야 미디어 전략을 세울 수 있다는 것은 미디어를 활용하려는 활동가들에게 있어 타당한 내용이다. 현실적인 맥락에서 이것은 보통 입안, 수정, 혹은 집행될 필요가 있는 정책을 결정하는 것을 의미한다. 다음의 4가지 질문이 총괄 전략을 수립하는 데 있어 도움을 줄 것이다.

1. 무엇이 문제 혹은 주제인가?
2. 무엇이 해법 혹은 정책인가 – 바람직한 결과인가?
3. 누가 필요한 변화를 이끌어낼 수 있는 힘을 가지고 있는가?
4. 누가 필요한 압력을 행사하기 위해 반드시 동원되어야 하는가?

각각의 질문에 대한 자세한 사항은 지금부터 다룰 것이다.

### 무엇이 문제 혹은 주제인가?

문제를 정확히 파악하는 것은 보기만큼 간단하지만은 않다. 여러 이해당사자들은 그 문제에 대해 서로 엇갈린 견해를 제시하기 때문에 이것은 사회적, 정치적 긴장감이 도는 과정이다. 문제에 대한 최종적인 이해가 해결방법을 기본적으로 결정하기 때문에 이 과정은 특히 중요하다. 예를 들어, 최근 어린이들 가운데 증가하고 있는 제 2형 당뇨병의 경우 영양 및 육체적 활동과 관련된 여러 요인들로 설명될 수 있다. 이를테면,

장시간에 걸친 TV 시청 및 비디오 게임, 아동 음식 시장을 겨냥한 연간 최첨단 광고홍보비 105억 달러, 차 안과 서점 등 과거에는 생각도 할 수 없었던 식사 장소, 학교 현장에서 구할 수 있는 청량음료와 패스트푸드, 체육 시간의 감소, 도심에서 과일과 채소를 접하기 어려운 반면 햄버거는 접하기 쉬운 "음식 불모지(food deserts)" 현상, 그리고 시간을 우선적 가치로 두어 소금과 설탕이 가득한 패스트푸드에 대한 수요를 양산하는 바쁜 현대인의 사회생활 조건 등이다. 이러한 요인들에 대한 뉴스의 관심은 다양한 정책들 중 무엇이 가장 중요한지 그리고 결정적으로 어느 것이 우선 해결과제인지 결정하는데 도움을 줄 것이다.

문제의 명시적 표현은 기자에게 문제를 간결하게 전달하는데 필요하기 때문에 중요하다. 공중보건은 대개 문제 중심적이다. 이 말은 보건부서 또는 사회복지 기관의 직원들은 끊임없이 해당 문제에 대해 논의할 수 있다는 것을 의미한다. 실제로, 보건 공무원들은 저널리스트들에게 특정 문제에 대해 질문 받을 때면 언제든지 알고 있는 것을 전부 말해야 한다는 도덕적, 직업적 의무감을 느낀다. 왜냐하면 이 문제가 아주 중요하다는 것을 알고 있기 때문이다. 그러나 현실에서는 건강 전문가들이 문제의 가장 중요한 면만을 밝히고 단지 한 두 문장으로 설명해주기를 요구받는다.

**Did You Know**

미디어 홍보는 다음의 다양한 사회적 문제에 활용되어 왔다. 예를 들어 차별 철폐 정책, 음주, 어린이 납중독, 장애인 권리, 유아 발달과 보육, 운동과 영양, 상해 예방, 총기, 청소년 보호, 공공주택 사업, 성폭행, 자살 그리고 알다시피 흡연 등이다.

미디어 활동가들은 수많은 공중보건학적 문제 중에서 특별히 조명될 문제들을 분리해야 한다. 예를 들어, 음주는 매년 미국인 105,000명의 죽음과 관련되어 있으며 청소년들이 가장 많이 선택하는 약물이다. 미디어 활동가들이 음주에 관한 문제의 범위를 좁히는 한 가지 방법은, 특히 대학 캠퍼스에서 매우 짧은 시간에 매우 많은 양의 술이 소비될 때 음주가 어떻게 문제를 일으키는지에 초점을 맞추는 것이다. 대학캠퍼스에서의 폭음의 문제는 취하는 것을 목적으로 술을 마시도록 조장하는 근처 술집들의 술 가격의 특가(특별할인) 문제로 좁혀서 이해할 수 있다. 싼 값의 술이 캠퍼스 내에 음주 문제를 유발하는 유일한 요인은 아니지만, 아마도 중요한 요인 중 하나일 것이다. 이는 또한 전반적인 음주 환경에 영향을 미칠 수 있는 명확한 정책적 해법으로 해결될 수 있는 문제이다. 공중보건 활동가들이 기자들과의 논의의 쟁점을 특정 정책 목적에 관련된 세부사안으로 집중하는 것이 매우 폭넓은 음주문제에 대해 설명하는 것보다 좀 더 효율적일 것이다.

### 지역사회 사례 1

여성 폭력은 미국에서 만연한 문제 중 하나이다. 여성들이 폭력을 휘두르는 관계에서 벗어나도록 도움을 주는 프로그램도 충분치 못하지만, 폭력 발생을 처음부터 예방하는 프로그램은 더욱 적은 실정이다. 폭력으로 고통 받는 여성들을 둘러싼 환경을 변화시키고자 하는 활동가들이 선택할 수 있는 방안이 거의 없다.

1990년, 트라우마(trauma) 재단, 로스앤젤레스 여성폭력위원회, 여성문제연구 및 서비스센터, 그리고 건강홍보연구소에서는 여성에 대한 폭력에 있어 주류 광고의 역할을 알리기 위한 노력의 일환으로 '위험한 약속 캠페인(Dangerous Promises campaign)'을 시작했다. '위험한 약속 연합(Dangerous Promises coalition)'은 여성 폭력의 근원적인 사회적, 문화적 요인들을 교정하기 위한 메커니즘을 알아보았다. 알코올이 여성 폭력의 위험요인이라고 판단했다. 비록 알코올이 폭력을 유발하지는 않지만, 음주와 음주에 대한 기대가 결국 성적 자극, 힘, 강압을 내용으로 하는 근거없는 신화를 조장하여 여성에 대한 폭력 풍조를 부추길 수 있다고 주장하였다. 많은 논란 후에, 위험한 약속 연합은 음주 광고가 남자가 여자보다 강하다는 성차별주의적 관념에 기여하고 여성 폭력을 부추기거나 이를 하찮게 여기도록 만드는 것이라고 그 문제를 파악하였다. 따라서 그들은 그러한 광고들을 퇴치하는 전략을 개발했다.

해결책이나 정책은 무엇인가? - 바람직한 결과는 무엇인가?

때때로 활동가들은 문제점에 이목을 집중시키는데 치중한 나머지 해결책에는 충분한 관심을 기울이지 않는다. 혹은 분명한 해결책을 찾지 못했을지도 모른다. 공중보건 활동가들은 해결책이나 정책을 찾아야 한다. 반드시 전체 문제를 해결하는 것은 아니더라도 변화를 가지고 올 수 있는 것이면 된다. 전형적인 부적절한 반응은 "이것은 여러 측면에서 해결책이 제시되어야 하는 매우 복잡한 문제이다.", "특효약은 없다.", "아이들은 우리의 미래이고 반드시 무엇인가를 해야 한다." 또는 "지역사회는 함께 할 필요가 있다." 등과 같이 표현된다. 안타깝지만, 이런 반응들은 아무런 구체적인 방향을 제시하지는 못한다. 공중보건 활동가들은 이루고자하는 바에 대해 분명히 할 필요가 있다: 새로운 법이 필요한가? 좀 더 강력한 집행이 필요한가? 예산이 바뀔 필요가 있나? 누군가가 지역사회 건강 보호를 위해 책임지고 일을 할 필요가 있는가? 책임진다면 누가? 무엇을? 언제 해야 하나?

대학캠퍼스에서의 알코올과 관련된 문제의 예시에서, 한 가지 해결책은 많은 양의 술을 빠르게 마시는 것을 장려하는 특별 할인 시간을 없애는 것이다. 활동가들은 한 번에 문제점의 가장 중요한 한 가지 부분 혹은 한 가지 해결책에 전념할 것이지만 이용 가능한 수단이 무엇인가에 따라 그 이상이 될 수도 있다.

### 지역사회 사례 2

'위험한 약속 캠페인(Dangerous Promises campaign)'의 목적은 주류 회사들에게 성차별주의적인 광고와 판촉을 없애도록 설득하는 것이었다. 하지만 주류 산업은 거대하고 힘이 있다. 활동가들은 한정된 수단을 집중시키고 전략적으로 대상 범위를 좁힐 필요가 있었다.

맥주업계, 포도주 제조업자들, 증류주 공급업자들은 상호간에 교역 연합을 맺고 있어서 회원 업계의 광고 윤리 규칙에도 영향력을 행사한다. 협회 활동과 개별 업계의 규칙 준수는 자발적인 것이기는 하지만 광고행위에 대하여서는 주류 업계에 책임을 부여하는 장치가 있다. 예를 들면, 그 규칙들은 어린이들에 대한 마케팅에 제약을 둔다. '위험한 약속 캠페인(Dangerous Promises campaign)'은 이런 광고 규칙들을 개정하여 다음과 같은 문구를 넣을 것을 원했다. 술의 광고나 판촉은 여성에 대한 폭력 문제를 부추기거나 축소시키지 않고; 여성이나 인종 혹은 소수민의 외모, 이미지, 지위를 비하, 멸시, 혹은 대상화시키지 않고 음주의 기대되는 결과나 보상으로 성을 제시하지 않을 것이다. 1992년 11월, '위험한 약속 캠페인(Dangerous Promises campaign)'은 각 협회, 즉 와인협회, 미국증류주협의회, 그리고 맥주협회에 음주광고와 여성 폭력과의 관련성을 설명하고 적절한 주류 광고의 예를 제시하면서 규칙 개정을 요구하는 글을 보냈다. 놀랍게도 와인협회는 그 규칙 채택에 동의했다. 맥주협회와 미국증류주협의회는 그렇게 수용적이지는 않았다. '위험한 약속 연합(Dangerous Promises campaign)'은 맥주협회와 미국증류주협의회가 그 규칙을 채택하도록 공공의 압력을 주기 위해 미디어 홍보 캠페인을 시작하기로 결정했다.

누가 필요한 변화를 이끌어 낼 수 있는 힘을 가지고 있는가?

다음 단계는 바람직한 변화를 만들 수 있는 힘을 가진 인물, 집단, 조직, 또는 단체를 밝히는 것이다. 이 질문은 목표 집단의 규명에 관한 것이지만 내재하는 의미는 근본적인 변화이다. 이런 맥락에서, 공중보건에서 개인의 행동변화를 위해 대중에게 정보를 제공하는 캠페인 수단으로서 대중 매체를 활용하는 전통적 미디어 사용과 정책변화를 위한 홍보 수단으로서의 미디어를 활용하는 것에는 차이가 있다. 전자에서는, 변화를 만들 수 있는 힘을 가진 사람은 문제를 가진 사람이다. 예를 들면, 술을 너무 많이 마시거나, 흡연을 하거나, 운동을 하지 않거나, 나쁜 식습관을 가진 사람들이다. 정책의 변화, 실행, 혹은 집행을 위해 미디어 홍보를 활용할 때는 대상 집단이 다르다. 왜냐하면 힘은 입법자나, 선출직 공직자들, 규제 기관, 작은 사업체 대표, 회사의 간부들에게 있을 수 있기 때문이다. 게다가, 권한의 소재-또는 목표 집단은 시간에 따라 변하기도 한다. 예를 들어, 규정을 변화시키기 위해서는 문제의 발전 단계에 따라 다른 대상에 초점을 맞추는 것이 필요할 수도 있다.

대학과 그 주변에서의 음주문제를 줄이기 위한 미디어 홍보 캠페인의 일차 대상은 음주를 하는 학생들이 아니다. 대신, 주류 판매업자들이나 그들을 규제하는 사람들이 주요 대상이 될 것이다. 앞에서 언급된 정책의 예를 사용하자면 특별 할인 시간들을 없애는 것은 학생들의 권한 밖에 있다. 일단 특별 할인 시간이 없어지면 음주 학생들의 지식이나 태도에 관계없이 유익한 효과가 있게 될 것이다-위험 행태에 대한 하나의 길이 막힐 것이다. 미디어 홍보 활동들로 뉴스보도가 해당 문제를 설명하고 해결책을 위한 요구 사항을 명시하면 시 정부나 대학 위원회가 좀 더 쉽게 조치를 취할 수 있다. 활동가들은 기자들에게 정책의 이유와 그 정책이 달성할 내용을 분명히 전달해야 한다. 그렇게 함으로써, 대중은 매우 정당하고 신뢰할 자료로 인식되는 뉴스를 통해 캠퍼스에서 음주가 야기하는 문제들에 대해 알게 된다.

필요한 압력을 가하기 위해 반드시 누가 동원되어야 하는가?

공중보건 지향의 정책들은 심한 반대에 부딪히는 경우가 많다. 식수의 불소화, 콘돔의 배부, 자전거 또는 오토바이 헬멧 착용 의무화, 또는 인스턴트식품, 알코올, 권총 또는 담배 이용의 제한은 공중보건 목표에 강한 반발을 야기한다. 많은 입법자들과 정책입안자들은 유권자 집단이 그들에게 압력을 가하지 않는 한 논쟁의 여지가 있는 변화를 지지할 가능성은 낮다. 이러한 압력은 전화 걸기, 편지, 시위, 대중 매체의 보도, 사무실 방문 등으로 이루어 질 수 있다. 여기에서 뉴스 보도의 역할은 두 부분이다. 첫 번째, 해당 문제에 대한 대중 매체의 보도는 정책입안자들로 하여금 본인의 표결 또는 입장이 주시될 것이며 대중적 논쟁이 될 것이라는 점을 알게 한다. 둘째, 대중매체의 보도는 유권자 집단이 정책입안자들과 접촉하거나 다른 방식의 참여를 통해 압력을 가할 수 있게 도울 수 있다.

공중보건정책 노력은 흔히 장기적인 투쟁이 될 수 있기 때문에 지지 단체를 동원하는 것은 중요하다. 미디어는 가장 중요한 시점에 문제를 집중 조명함으로써 간헐적인 보도를 제공할 수 있을 뿐이다. 유권자 집단이 지속적으로 압력을 가하는 것이 필요하다. 예를 들어, 학생들과 대학 주변의 지역 상인들은 술의 가격책정에 대한 술집 주인의 방침을 바꾸도록 직접 압력을 가할 수 있다. 또한 음주 관련 문제를 감소시키기 위한 조치를 취하도록 대학 행정당국, 시 정부, 그리고 알코올음료 관리 기관에도 압력을 가할 수 있다. 가장 중요한 순간 가령, 정책 결정전에 뉴스 보도 기회를 확보함으로써 이러한 노력을 강화시키고 확대시킬 수 있다.

이러한 네 가지 질문에 대해 주의를 기울이는 것은 총괄 전략을 세우는데 좋은 첫 걸음이다. 일단 활동가들이 문제를 규정하고, 현실적이며 성취 가능한 정책 목표를 선택 개발하며, 변화의 지점을 찾기 위한 분석을 수행하고, 압력을 가할 집단을 정하고 동원하면, 미디어, 메시지, 접근 전략들을 결정할 수 있다.

### 미디어 전략 개발

전통적인 대중 매체 개입의 형태는 "정보의 격차" 또는 "동기 유발의 격차" 등을 강조하는 것인데, 이것은 정보 또는 더 건강한 방식으로 행동하고자 하는 충분한 욕구가 결여되어 건강 문제를 가지고 있거나 위험에 처한 개인들에 의해 건강 문제가 초래됨을 시사한다. 이때 보건 교육자들은 이러한 격차를 메우기 위해 정보를 제공하고자 한다. 정보를 가지고 "사실을 알 때" 이들은 건강 행태에 대한 긍정적인 태도를 수용하고 실천에 옮길 것이고, 건강 문제가 해결 될 것이다. 이 경우, 미디어의 역할은 그것을 필요로 하는 수백만 명의 개인에게 해답(지식)을 제공하는 것이다. 반면에, 미디어 홍보는 사회적, 물리적 환경에서 변화를 창출하는 힘의 결여로부터 건강 문제가 초래된다고 보고 "힘의 격차"에 초점을 맞춘다.

미디어 홍보는 정책입안자들에게 압력을 가함으로써 공공 정책 추진을 위해 대중 매체를 전략적 이용하는 것으로 정의될 수 있다.[2] 미디어 홍보의 활용은 건강 문제의 정의가 개인 수준에서 정책 수준으로 변화함에 따라 발달해왔다. 미디어 홍보가 전통적인 건강 증진 및 교육적 활동과 구분되는 점은 바로 이 활동의 목적이다(그림 14-1).[3]

| 전통적 보건 커뮤니케이션 | 미디어 홍보 |
|---|---|
| 문제가 개인 수준에서 정의된다 | 문제가 정책 수준에서 정의된다 |
| 건강은 개인적 문제이다 | 건강은 사회적 문제이다 |
| 대중 매체는 형태를 변화시키기 위해 사용된다 | 대중 매체는 공공 정책에 영향을 미치기 위해 사용된다 |
| 단기적인 초점 | 장기적인 초점 |

그림 14-1 전통적 보건 커뮤니케이션과 미디어 홍보

미디어 홍보는 전통적인 공중보건 캠페인과 여러 가지 점에서 다르다. 미디어 홍보의 특징이 되는 역점 사항들은 다음과 같다.

- 공중보건과 사회적 문제를 개인의 결함보다는 사회적 제도의 불평등과 관련 지움.
- 개인의 건강 행태보다는 공공 정책을 변화시킴.
- 문제를 가진 사람들(공중보건 커뮤니케이션 캠페인의 전통적인 대상) 보다는 주로 여론 주도층과 정책입안자들에의 접근에 초점을 맞춤.
- 건강 행태 변화 메시지의 제공보다는 단체의 참여를 증대시키고 그들의 목소리를 확대시키기 위하여 협력.
- 일차적 목적은 정보 격차를 메우는 것보다는 힘의 격차를 감소시키는 것임.[1]

실제로, 미디어 홍보는 사회적 마케팅 또는 대중에게 정보를 제공하는 캠페인의 전문가들이 사용하는 매체 관계(media relations) 기술의 일부를 이용한다. 보도 자료 발송, 언론인에게 기사 홍보하기, 미디어 모니터링과 미디어 인맥 목록 작성하기, 보도 가치가 있는 것에 관심 기울이기 등이다. 그러나 이것들이 미디어 활동가들에 의해 자주 사용되었고 그 과정의 가장 가시적인 부분이라 할지라도 미디어 홍보의 전부라고는 할 수는 없다. 미디어 홍보의 표적은 힘의 격차이기 때문에, 미디어 홍보는 개인의 건강 행태에 있어서의 변화보다도 사회적이고 정치적인 참여에 동기부여를 하고자 한다.[3] 총괄 전략이 정책 변화에 관한 것이라면 미디어 홍보가 미디어 전략의 최선책이다.

### 메시지 전략의 개발

메시지는 목표 대상에게 전하는 내용이다. 총괄 전략이 목표 청중, 즉 각 개인 또는 소집단, 회사의 대표, 또는 입법 위원회 등을 결정한다. 메시지는 뉴스 매체를 통해 선택된 전달자에 의해 목표 대상자에게 전달된다. 메시지를 전달하는 다른 장치들도 동시에 사용되는데, 그 이유는 미디어 홍보는 지역사회 조직화 및 정책 홍보를 결부시켜 사용되기 때문이다. 미디어 홍보는 뉴스 매체의 파급력을 확보함으로써 이러한 전략들에 힘을 실어준다. 이것은 목표 대상과의 논의를 대중적 대화로 밀어붙이기 위한 장치이다.

### 구성하기(Framing): 내용과 중요성

일반적으로 미디어 홍보 메시지는 뉴스 매체를 통해 전달되기 때문에 뉴스 매체의 일반적인 문제제시 방법을 검토하는 과정이 필요하다. 이러한 과정을 구성하기(framing)라고 한다. 구성하기는 사람들이 평소 가지고 있는 인식의 틀로, 외부로부터 받은 정보를 어떻게 해석하고 통합하는 지에 대한 것이다. 사람들이 모든 종류의 단어, 이미지, 행동, 텍스트를 해석할 수 있는 것은 뇌가 명령을 내리고 의미를 부여하는 기존의 인식 체계 속으로 이들 텍스트들을 끼워 맞추기 때문이다. 단어 한 개, 이미지 하나와 같은 몇 가지 신호만 주더라도 의미를 결정하는 인식구조 전체가 자극을 받는다.[4] 정보는 사람들이 목격한 그림, 말, 소리, 행동으로 올 수도 있다. 사람의 뇌는 정보를 조직화하여 주변 환경들을 인식하게 한다. 인지언어학부터 사회심리학에 이르기까지 다양한 학문마다 구성하기를 조금씩 다르게 설명하지만, 공통된 관심사는 사람들이 어떻게 경험과 정보로부터 의미를 추출하고 받아들이는가이다. 인식구조는 새로운 정보를 기존의 세계의 작동원리에 대한 이해원리로 통합하는데 도움을 주고, 따라서 무엇이 중요하고 어떻게 행동해야 할지를 결정하도록 한다.

초기설정 인식구조(The default frame): 사회심리학자들의 연구에 의하면 사람들이 세상을 이해하기 위해 가장 많이 사용하는 초기설정 인식구조는 개인의 의사결정에 영향을 주는 주변 상황이 아닌 개인의 동기유발에 강조점을 둔다. 몇 년에 걸친 수백 개의 연구들은 사람들이 "배우들을 보고 무대는 놓치는" 경향이 있다는 것을 보여주었다. 미국 사람들은 다른 사람들의 행동을 설명할 때 개인 고유의 기술, 소망, 근로윤리 같은 특성들을 강조하고 개인이 처한 상황을 무시하는 경향이 있다. 무대의 강한 불빛은 무대 위 배우를 빛나게 하지만 나머지 무대는 그 그림자에 가려진다. 이와 같이 사람들의 동기유발만을 강조하는 경향은 상황요소들을 가리며 개인적인 책임성을 강조하고 더 큰 구조적 영향력을 최소화시킨다. 사람들이 처한 상황보다 개인의 동기유발에 의해 결정된다고 하는 초기 설정 인식구조는 건강정책 홍보 활동을 어렵게 만든다. 그 이유는 많은 정책들이 개인이 처한 상황이나 조건을 변화시키는 것이 목적이기 때문이다.

초기 설정 인식구조는 논리적으로 따져보면 결국 미국 대중문화에서 이상적으로 제시되는 "강인한 개인주의"로 귀결된다. 이 인식구조는 거칠고 이상한 일들을 극복하는

데 있어 마치 Horatio alger의 "혼자의 힘으로 자신을 구하라"라는 신화처럼 개인의 책임을 더욱 강화시킨다. 이 신화는 미국인들이 가장 자주 거론하는 이야기 중 하나이다. 전 노동부장관이었던 Robert reich는 그것을 "인간 승리"담이라고 부른다. 즉 개인의 책임을 중요시하는 인식구조는 결심한 것은 어떠한 것이든 성취할 수 있다는 생각을 갖게 한다. 그러나 동시에 반대의 생각도 포함하게 된다. 즉, "만약 네가 성공 못하면 그것은 너 개인의 잘못이다"라는 것이다. 두 가지 생각 모두 초기 설정 인식구조에서 함께 움직인다. 만약 강인한 개인주의를 끌어들인다면 동시에 개인적인 책임감과 자급자족성을 끌어들이는 것이다. 이러한 초기 설정 인식구조는 미디어를 통한 정보 교환을 비롯하여 여러 차례의 정보 교환 과정에서 재생산된다. 언론인들은 사회의 여느 다른 집단만큼 이나 이러한 인식구조에 빠지기 쉽다. 실제로 그들은 상위의 미디어 소비자이기 때문에 그 누구보다 이러한 인식구조에 더 많이 노출될 수도 있다.

뉴스 인식구조와 같은 특별한 경우: 뉴스 인식구조는 저널리즘의 일상화된 업무에서 발달한 특별한 형태 중 하나이다. 미디어 활동가들이 전달하고자 하는 메시지는 이 구조를 통해 여과될 것이다. 가려지고 한쪽으로 치우쳐 있는 문제를 이해하기 위해 뉴스는 구성화 과정을 거쳐야 한다. 구성하기는 문제가 어떻게 진술될 것인지 확인하는 과정이다. 즉 기사의 중요한 점을 전개, 지지, 이해시키는 일련의 과정이다.[5] 기사의 일부 요소가 빠지고 다른 요소가 포함되는 것은 불가피하다. 마찬가지로 어떤 주장, 비유, 혹은 줄거리가 그 기사에서 매우 강력하게 비춰질 수 있는 반면 다른 요소들은 가려질 수 있다. 뉴스 인식구조는 매우 중요하다. 뉴스 보도에서 취재되는 사실, 가치, 이미지는 채택되지 않거나 강조되지 않아 공공의 관심에서 멀어지는 것들과는 대조적으로 합법성을 수반하기 때문이다. 이러한 보도는 문제가 어떤 "정서"로 전달되고 대중에 의해 어떻게 회자되는 지에 대해 상당한 영향력을 미치게 된다.

저널리즘에는 고정적인 인식구조를 낳는 전통과 관습이란 것이 있다. 기자들이 관심을 가지는 줄거리나 대본을 들 수 있는데, 가령, 영웅과 악당, 역경의 극복, 수호자가 오히려 해를 끼치게 되는 예상 밖의 혹은 역설적인 난관 등이다. 이야기는 등장인물을 가지며, 등장인물은 역할을 갖고, 예측 가능한 행동반경 내에서 익숙한 환경의 장소에서 그 역할을 수행한다. 특히, 2분짜리 이야기를 전하는 텔레비전은 이야기를 친근하게 만들기 위해 치밀한 상징을 사용한다. 뉴스 보도의 유형을 연구함으로써, 미디어 활동가들은 공중보건에 필요한 합의를 도출할 수 있다.

### 초상화와 풍경화: 일반적인 뉴스 인식구조와 공중보건 이슈 구성 시 장애요인

대부분의 뉴스, 특히 텔레비전 뉴스는 문제에 사람의 얼굴을 넣으려고 노력한다. 그러한 문제가 개인의 삶에 끼치는 영향이 그것이 갖는 정책적 의미보다 뉴스 기자들에게는 더 흥미롭다. 그렇게 된 부분적인 이유는 기자들은 독자나 시청자들이 개인의 역경에 심정적으로 더 동조하는 경향이 있다고 믿기 때문이다. 뉴스 기사들은 구체적이고 자세한 사건들에 초점을 두는 경향이 있으며 간단하고 짧게 표현하기 위하여 사진을 활용한다. 안타깝게도 텔레비전이 미치는 영향에 대한 연구들에 따르면, 시청자들이 인물 및 사건 중심의 기사들을 시청하고 난 후에 방송으로 나간 문제에 대한 해결책을 질문 받을 경우 희생자 비난하는 경향이 있다.[5] 고립된 에피소드에 대한 줄거리들은 시청자들이 스스로 개인의 책임을 요구하는 것을 뛰어넘어 사회구조적인 문제들에 대해 어떻게 사고하고 해결할 것인가를 이해하는 데 도움을 주지 못한다. 연구자 Shanto Iyengar는 에피소드식 구성하기에 노출된 후 미국인들은 가난과 범죄와 같은 만성적인 사회문제를 뿌리 깊은 사회구조적 요인의 관점에서 보지 않고 단지 단편적인 특수한 결과로 이해하고 있다고 하였다.[5] 반대로 기사들이 좀 더 문제지향적일 때 청중들은 다르게 반응한다. 즉, 그들은 해결책의 하나로 정부와 사회기관들을 포함시킨다. 그것은 보통 공중보건활동가들이 추구하는 대응방식이다.

두 종류 기사들 간의 차이를 알 수 있는 간편한 방법은 초상화와 풍경화의 차이를 생각하는 것이다. 초상화식으로 구성된 기사에서는 흥미진진한 사건의 전개와 세부적인 내용과 더불어 사건에 대해 많이 알게 될 것이다. 그러나 개인이 처한 상황이나 그러한 상황으로 빠지게 된 이유들을 보기 어렵다. 풍경화는 더 넓은 시야를 확보하기 위해 렌즈를 뒤로 당긴다. 풍경화에도 사람과 사건이 포함될 수 있지만 그것들을 더 넓은 사회경제적 요인들과 연결시켜야 한다. 미디어 활동가들 앞에 놓인 도전은 공중보건 풍경을 다룬 이야기를 인물화만큼이나 눈을 사로잡고 흥미롭도록 만드는 것이다.

풍경화에 주의를 모으기 위해 미디어 활동가들은 뉴스 기사의 내용, 즉 그 기사의 메시지를 구성하고자 한다. 내용 구성하기(framing for content)는 개인의 문제를 사회적인 문제로 옮긴다. 예컨대 아동기 영양과 관련 문제에 대한 관심은 자녀들이 좋은 영양소 섭취를 선택할 수 있도록 부모의 역할을 요구해왔다. 그러나 부모들은 식료품 가게의 진열 품목을 선택할 권한이 없다. 또한 20온스의 우유보다 20온스의 소다를 더 싸게 책정하는 가격정책에 영향을 줄 수도 없다. 부모들에게 동네의 식료품점 입점 결정권이 있는 것도 아니다. 부모들이 당이 많은 시리얼과 소금이 많은 스낵 광고에 만화 캐릭터를 붙이는 것도 아니다. 개인의 책임도 중요하지만 이들 결정이 이루어지게 된 환경이 중요한데, 이 환경의 성격을 결정짓는 것은 관련 업계와 이들 업계를 지지하는 정책입안자들이다. 내용 구성하기는 업계가 어떤 식으로 문제를 일으키는지 더 잘 전달하며 따라서 활동가들은 변화를 위한 실천을 업계의 책임으로 넘기는 것이 왜 타당한지를 분명하게 설명할 수 있다.

> **Did You Know**
>
> 오로지 인물과 사건만 겨냥하는 텔레비전 뉴스 기사는 이익보다 해가 더 많을 수 있다. 많은 실험적 연구들에 따르면, 사람들은 개인적인 책임의 문제로 돌리는 것을 초기 설정 인식구조로 사용한다. 즉 개인이 아닌 외부적인 요인의 연관성을 명확하게 설명하지 않을 경우 청중들은 희생자를 비난하게 된다. 더 큰 사회 환경적 맥락에 대한 설명 없이 개인의 역경에 초점을 둔 뉴스 기사들은 그 문제들로부터 시청자들을 더욱 멀어지게 한다. 공중보건학적 관점에서 이런 식으로 구성된 뉴스 기사는 아예 보도를 하지 않는 것보다 더 나쁠 수 있다.

### 메시지의 구성요소들

메시지는 목표 청중에게 말하고자 하는 내용이다. 목표 청중은 어떠한 변화를 줄 수 있는 힘을 가진 사람들을 가리킨다. 그러나 메시지는 뉴스 기사라는 맥락에서 전달되므로 언론인들이 요구하는 명확하고 간결한 문장의 조건을 갖추어야 한다. 간단하게 진술해야 한다.

공중보건의 관점에서 메시지전달을 향상시키려면 미디어활동가들은 그 문제와 관련한 사회적 요인과 기타 맥락적 요인을 잘 이해할 필요가 있으며, 그렇게 함으로써 언론인들에게 그러한 연관성에 관한 정보를 줄 수 있다. 미디어 활동가들은 아래 문장의 빈칸을 채울 수 있어야 하며, 또한 일반적인 뉴스 기사들이 어떻게 특정 보건문제와 연관성이 있는지 이해하고 그 역의 문장도 완성할 수 있어야 한다.

*매번 ______에 대한 기사가 나올 때마다 ______대한 정보를 포함시켜야 한다.*

예컨대 천식발생률은 1980년대 후반에 높아지기 시작하였고 많은 연구자들은 실외오염물질과 간접흡연들의 위험요인을 확인하기 시작하였다.[6] 천식예방 활동가들은 기사들이 이러한 상황을 반영하고 있는지를 판단해야 한다. 만약 반영하고 있지 않다면 언론인과의 토론에서 무엇에 초점을 두어야 할지를 파악해야 할 것이다. 역학자들에 의해 알려진 점을 고려한다면 아이들의 건강에 관한 뉴스거리가 있을 때마다 천식발생률의 증가를 언급하는 것은 적절할 것이다. 마찬가지로 천식에 관한 뉴스 기사가 나갈 때마다 아동천식발생률 증가, 부모가 해야 할 예방조치, 잠정적인 환경적 예방 조치, 지역사회지원처로서의 보건부서의 역할을 언급해야 한다. 흡연이 주변 공기에 미치는 영향을 다루는 기사에서 천식을 다루는 건도 적절한 것이다. 다음과 같이 생각할 수 있다.

*천식에 관한 기사가 나갈 때마다 간접흡연에 관한 정보를 포함시켜야 한다.*

*간접흡연에 관한 기사가 나갈 때마다 천식에 관한 정보를 포함시켜야 한다.*

활동가들은 다른 공중보건문제, 관련 위험요인, 정기적으로 홍보해야 할 만큼 중요한 예방조치에 대해서도 이와 유사한 방식을 사용할 수 있다. 예를 들어 캘리포니아주 롱비치의 천식 예방 프로그램 사례에서와 같이 활동가들의 정책 목표가 공회전하는 디젤트럭에서 발생하는 대기오염원을 감소시키는데 중점을 둔다면 그들은 뉴스기사에 들어갈 메시지를 다음과 같이 고려할 수 있을 것이다.

*천식에 대한 뉴스기사가 나올 때마다 디젤트럭과 대기오염에 대한 정보를 포함시킨다.*

*디젤트럭과 대기오염에 관한 뉴스기가가 나올 때마다 천식에 관한 정보를 포함시킨다.*

활동가들은 그들의 요점을 명확하고 간결하게 해 줄 자료들을 수집하여 손에 쥐고 있다가 그 주제에 대한 기사가 나오자마자 바로 기자들에게 그 자료를 보낸다. 활동가들은 기사에 관련 정보를 포함시켜야 하는 이유를 기자들에게 설명하기 위해 데이터와 사례들을 준비해 둘 필요가 있다.

전달해야 할 메시지는 기자가 질문하고 그 질문에 답변하는 식으로 진행되는 경우가 많다. 기자들은 보통 최소한 2개의 질문을 한다. "문제가 무엇인가?" 그리고 "해결책이 무엇인가?"[7]이다. 일반적으로 공중보건전문가와 이들의 협력 단체들은 80%의 시간을 문제를 논하는 데 쓰고 나머지 20%는 해결책을 논하는데 할애한다. 전략적으로 그 비율을 반대로 하는 것이 중요하다. 활동가들은 문제점은 간략하게 밝히되 해결책들을 더욱 강조해야 한다.

편의상 규칙을 한 가지 정한다면 좋은 메시지는 간결하고 직접적인 표현을 하며 최소한 세 가지 요소를 전달하는 것이다.[8] 첫째는 우려 사항에 대한 명확한 기술이다. 예컨대 캠퍼스에서 알코올 관련 문제가 너무 많이 발생한다. 둘째는 가치 판단 차원의 요소이다. 예컨대 알코올 관련 문제는 건전한 학교생활과 학습 환경에 위협이 된다. 셋째는 정책 목표를 명확히 한다. 예컨대 캠퍼스 근처 술집의 가격할인 시간대를 줄인다.

예를 들어 대학캠퍼스 음주에 관한 최신연구가 나올 때 기자들은 직접적으로 그 문제에 영향을 받거나 관련되어 있는 사람들의 의견청취를 위해 찾아 나섰다. 아이오와 대학에서 캠퍼스 안과 근처의 알코올문제를 줄이기 위해 한 단체가 그 전부터 설립되어 있었다. 이 단체는 나아가야 할 중요한 방향으로서 몇 가지 구체적인 정책목표들을 가지고 미디어 홍보 훈련도 받았다. 이 연구에 대한 반응이 나오기 시작하자 당시 총장이었던 Mary Sue Coleman은 기자들과의 인터뷰에서 다음과 같이 말했다. "물론, 술을 너무 많이 마시는 학생들도 분명 그로 인한 문제의 책임을 반드시 져야 한다. 그러나 학생들에게 주류의 제조 및 판매의 책임이 있는 것은 아니다. 캠퍼스 근처에 불필요하게 많은 수의 술집들이 들어서는 것을 책임질 수는 없다. 또한 알코올 소비촉진을 위해 특별가격으로 판매하는 것이 학생들의 책임은 아니다." 이와 같은 진술에서 Coleman 박사는 학생들의 개인적 책임도 인정할 뿐만 아니라 주변 환경에 대한 그림도 그려주어서 Coleman 박사가 주장하는 개입 정책들이 왜 필요하고 합리적인지 설명하는데 도움을 준다. 한 토막의 짧은 보도로 모든 것을 말할 순 없지만 이것은 문제 규명, 주병 정황 설명, 해결책 제시의 단계를 보여주는 모범적인 사례가 된다.

미디어 활동가들은 기자들이 요구하는 모든 기사 요소들을 개발하여 공중보건학적 측면에서 그 기사를 다룰 수 있도록 한다.[9] 미디어 취재는 Coleman 박사의 인터뷰에서처럼 군더더기가 없다. 나아가 미디어 활동가들은 그들의 관점을 보여줄 수 있는 시선을 사로잡는 시청각 자료를 준비하고, 많은 숫자들이 사회적으로 의미를 갖게 하는 사회적 수치를 선정하며, 현장의 목소리, 예컨대 기자들이 즐겨 하듯이 효과적으로 "얼굴을 보여줄" 활동가의 목소리를 찾아야 하며, 문제점과 해결책을 묘사하는 과정에서 신선한 상징물을 찾아 사용할 수 있어야 한다(성공적인 미디어홍보를 얻기 위한 기법과 조언들을 참조). 공중보건 인식구조를 보여줄 수 있는 기사 재료들을 미리 준비해 두면 기자들이 기사화하기 더욱 쉬울 것이다.

**Did You Know**

기자들을 종종 침묵 기법을 사용해서 정보원(소식통)이 말을 하게끔 한다. 만약 인터뷰 중 그 공백을 메워야할 것 같은 어색한 침묵이 흐를 경우 무시하고 다음 질문을 기다리면 된다. 만약 의무감을 느낀다면 이전에 했던 말을 반복하거나 동일한 내용을 다르게 말하는 방법을 찾는다. 의무감에 계획에도 없는 내용을 발언하지는 않도록 한다.

### 접근전략의 개발

활동가들이 총괄 전략을 결정하고 미디어 전략을 선별하고, 메시지를 만들었다면, 기자들의 관심을 끌 준비가 되어있는 것이다. 이 지점에서 문제의 어떤 부분이 좋은 기사거리가 될지 생각해야 한다. 이러한 요소들을 강조함으로써 문제에 접근하는 인식구조를 형성하게 될 것이다.

기자들은 기사를 공중보건학적 측면에서 생각하지는 않겠지만 늘 새롭고 흥미로운 관점에서 보려고 한다. 공중보건 종사자들은 활동 주제에 대해 직접적으로 기사를 주거나 공중보건학적 관점을 어떻게 시사 뉴스에 결부시킬지 고민함으로써 언론인들에게 아이디어를 제공할 수 있다.

### 기사 모니터링과 기자들과의 관계 구축

기자들과 잘 지내기 위해서 활동가들은 뉴스의 선정 및 보도 방식을 잘 이해할 필요가 있다. 이는 TV 뉴스 시청, 신문 구독, 라디오 청취를 꼼꼼하게 함으로써 가능하다. 또한 정기적으로 지방신문의 모든 지면을 훑어보고, 홍보해야 할 문제와 직·간접적으로 관련된 기사들이 있는지 검색해야 한다. 예컨대 스포츠 면의 경우 담배회사가 후원하는 로데오 기사가 실렸을 수 있다. 이는 담배회사가 후원하는 스포츠 행사의 금지 정책 수립을 위해 활동하는 단체에게 좋은 기회가 될 것이다. 이 단체의 회원들은 신문 편집장에게 편지를 보내거나 그 기사를 취재한 기자에게 초청장을 발송하여 후원에 대해 더 많은 내용을 알리는 방식으로 그 기사에 대응을 할 수 있을 것이다. 그 기사를 복사하여 지역의 다른 활동가들과 관련 의원들에게 보낼 수도 있다.

모니터링은 지역 및 전국적인 미디어 조직의 목록표를 작성하고 지속적인 관심을 두는 것을 의미한다. 각 조직 활동가들은 얼마나 자주 관련 문제를 기사화할 것인지를 결정해야 한다. 모니터링은 기사가 관련 문제에 대하여 무엇을 말하는지를 이해한다는 의미이다. 과연 그 기사가 전체적인 내용을 다루는가? 활동가들은 미디어에 대해 자세한 것까지 공부할 필요는 없으나 미디어 홍보 활동에 도움이 될 만큼의 정보는 가지고 있어야 한다. 이를 위해 공중보건학적 관점에서 비판적으로 뉴스를 읽고 시청해야 한다. 신문기사를 읽을 때 스스로에게 다음과 같이 질문해 본다. 그 기사가 다루는 주제와 관련하여 모든 점을 다루고 있는가? 중요한 점을 놓쳤는가? 이 기사에서 다루어야 할 공중보건학적 측면이 있었는가? 이러한 질문은 활동가들이 뉴스 기사의 포괄성을 평가하고, 미래에 유사한 기사를 쓸 가능성이 있는 언론인들의 관심을 불러일으킬만한 세부 사항들을 결정하는데 도움을 준다.

### 지역사회 사례 3

'위험한 약속' 캠페인은 샌디에이고, 로스앤젤레스, 샌프란시스코 만, 즉 켈리포니아주의 주요 미디어 시장으로부터 주목을 받았다. 이들 각 시에서 캠페인단체 회원들은 한 가지 간결한 메시지에 초점을 맞추어 다음과 같은 내용을 전달하고자 심혈을 기울였다. 1) 성차별주의는 여성폭력의 근본적인 원인이며, 2) 성차별주의에 의존하는 주류광고는 여성폭력을 낳는 미신을 강화하고, 3) 주류회사들은 주류 판매촉진을 위해 위험한 약속을 해서는 안 된다. 활동가들은 주류 광고 사진을 비롯하여 기자들이 기사를 작성하는데 필요한 시각 자료를 제공하고, 사회적 수치를 사용하고 자료를 맥락 속에서 분석하여 해당 사례를 구체적으로 설명한다. 결과적으로 그 보도의 대부분은 위험한 약속의 메시지를 반영하며 그 캠페인의 정책개입의 목표를 추구하였다. 이 뉴스보도로 주류 광고가 여성의 폭력과 관계있다는 점을 대중적 안건으로 상정하게 되었고 "위험한 약속" 단체의 신뢰도와 그들 주장의 타당성이 높아지자, 구태의연한 반응을 보이던 주류업체 연합회로부터 더 좋은 반응을 얻었다. "위험한 약속" 회원들과의 회의석상에서 맥주 협회는 단체가 추진하는 지침에 동의하였다. 1995년에 DISCUS는 제안된 지침 세 가지 사항 중 두 가지 사항을 채택하였으며, 세 번째는 수정하였다.

어떤 문제에 대한 기사들에 세심한 주의를 기울임으로써, 활동가들은 기자들 중 누가 특정주제에 가장 관심이 많은지와 그 주제의 어떤 점이 가장 흥미를 유발하는지를 알 수 있다. 활동가들은 기사 작성 시 다양한 상징들과 기자들의 직업적 습관이 어떻게 작용하는지를 이해할 것이다. 이는 그 기사가 주의를 끌지 못하는 점들을 알려주기 위하여 기자들에게 접근할 때 기초가 된다.[8]

만약 활동가들이 언론인들과 긴밀한 관계를 맺는다면 그들의 관심을 얻기가 수월할 것이다. 이를 위한 첫 단계는 지역미디어의 인맥 명부를 작성하는 것이다. 명부를 작성할 때 (1) 기자의 이름, (2) 전화 및 팩스번호, (3) 이메일 주소 및 집 주소, (4) 신문, 잡지, 텔레비전, 라디오국의 이름, (5) 연락이 용이한 시간대, (6) 담당 분야(스포츠, 칼럼, 생활, 건강), (7) 현재까지의 관계 유지에 대한 기타의 내용 등을 기록하는 것이다. 활동가들은 그들이 다루는 문제에 관심이 있거나 해당 문제를 전문 분야로 하는 기자들을 만나야 한다. 또한 기자들에게 자신을 소개하고 왜 만나는지 이유를 설명하고 그들과 인맥을 쌓아야 한다. 그 이유는 뉴스 업계에서는 사원 교체 주기가 빠르기 때문에 활동가들은 미디어 명부를 정기적으로 업데이트해야 한다. 그러므로 다른 곳으로 이동을 하더라도 인맥을 유지하는 것이 중요하다. 현재 지역 텔레비전방송국에서 형성된 관계는 미래의 전국적인 뉴스프로그램과의 관계 형성이 될지도 모른다.

보도가치(newsworthiness)

기자들에게 접근하기 위한 문제 구성하기에는 그 문제를 보도가치가 있도록 만드는 것이 포함된다. 다음과 같은 질문이 보도가치가 있는지를 결정하는데 도움을 준다.

- 그 문제가 논란거리인가(예, 학교 내 설탕 함유 음료에 대한 두 가지 의견: 자율 선택권 vs. 판매제한)?[3]
- 분수령이 될 만한 사건이 있는가(예, 어린이 비만에 대한 미국의학연구소(Institute of Medicine) 보고서 발간)?
- 기념일이 있는가(예, 미국의 제1학군에서 학내 청량음료판매를 금지한 날)?
- 역설적 상황 혹은 분노가 존재하는가(예, 비만율이 올라감에도 불구하고 학생들에게 청량음료를 "안겨주는" 학교)?
- 지역 문제가 확산되어 전국단위의 활동과 연계될 수 있는가(예, 지역학교 학생들의 균형적인 영양섭취를 위한 노력들이 주 또는 연방 정책 캠페인과 연계됨)?

보도 가치가 있는 요소들을 발견하는 것은 문제를 기사로 바꾸는데 도움을 줄 수 있다. 기사에는 행동, 줄거리, 인물이 있다. 해당 주제와 관련 있는 것들은 무엇인가? 왜 그것이 신문을 읽거나 방송을 청취하는 사람들에게 중요한가?

일반적인 전략들

뉴스를 얻기 위한 네 가지 일반적인 전략이 있다. 즉, 뉴스 생성하기, 특보에 편승하기, 유료 광고 활용하기, 사설전략이 그것이다. 각 전략에 대한 자세한 내용은 다음과 같다.

뉴스 생성하기: 금연운동가인 Russell Sciandra는 다음과 같이 말했다. "미디어의 관심을 얻기 위해서는 무언가를 단지 말하는 것이 아니라 행동으로 옮겨야 한다." 그 "무언가"가 정교할 필요는 없으나 뉴스로서 가치는 틀림없이 있어야 한다. 뉴스 생성은 새로운 자료를 공표하거나 어떠한 구체적 요구를 공개하는 정도로 간단한 것일 수 있다. 중요한 점은 그것이 공개적으로 이루어져야 한다는 것, 즉 누군가 이 기사의 보도가치 근거를 피력하면서 뉴스 매체에 알리는 것이다. 예컨대 활동가들이 어떤 중요한 자료

가 공개될 것을 미리 알고 있다면, 그들은 기자 간담회를 계획해서 기자들을 준비시키거나, 그 자료에 대한 활동 단체의 입장 표명을 할 수 있다.

특보에 편승하기(piggybacking on breaking news): 활동가들이 어떤 문제와 시사 뉴스의 연관성을 발견한다면, 그 문제를 기자들에게 알려한 한다. 담배회사경영진이 의회선서를 무시하고 거짓 증언한 사실을 강조하기 위하여 금연운동가들은 클린턴대통령의 위증죄를 다룬 청문회 사례를 사용하였다. 가족계획운동가들은 건강보험회사들이 비아그라에 대해서는 급여를 하지만 피임에 대해서는 급여를 하지 않은 점을 지적하기 위하여 비아그라에 대한 뉴스 광고를 사용하였다. 특보에 편승하기는 편집장에게 편지를 보내거나 기자회견에 참여하거나 혹은 다른 행동을 통해서 이루어질 수 있다.

상업적 광고 활용(paid advertising): 광고 코너를 구매하는 것이 때로는 메시지를 왜곡시키지 않고 널리 전파하는데 유일한 방법일 수 있다. 샌프란시스코에서 아동운동가들은 뉴스 미디어가 관심을 두지 않았던 정책의 긍정적인 변화를 홍보하기 위하여 광고 코너를 구매하였다. 2000년에 샌프란시스코에서는 일자리를 얻기란 매우 어려웠으며 이는 보육부문에 위기를 가져왔다. 보육사들은 시급 7달러미만의 임금을 받았고 이는 주차관리요원 보다 더 낮은 수준이었다. 결국 보육사들이 임금을 더 받을 수 있는 직업을 얻기 위하여 보육 관련 직장을 떠나게 되었다. 보육센터에 직원이 없어 보육보조를 받을 수 있는 가구들도 필요한 보육서비스를 받을 수 없게 되었다. Willie Brown 시장은 아동과 청소년들 위한 콜만 활동가 단체(Coleman Advocate for Children and Youth)와 함께 전례 없는 정책을 추진하였다. 그는 저소득층 가구들을 대상으로 일을 하는 보육사들의 임금을 올리기 위하여 4.1백만 달러 예산을 책정하였다. 이전에는 시차원에서 시공무원이 아닌 근로자들의 임금을 보조한 적이 없었다. 활동가들은 적극 환영하였으며 즉시 지역 뉴스미디어들에게 이러한 사실을 알렸다. 그러나 기자들은 그것을 보도하려하지 않았다. 그들은 시장의 "나팔부대 되기"를 원하지 않았던 것이다.

이에 활동가들은 매우 적절한 뉴스거리임에 불구하고 무덤덤한 반응을 보인 기자들에게 실망하였다. 그리하여 활동가들 스스로가 뉴욕타임즈의 웨스트 코스트 판(edition)에 전면광고의 형태로 그 사건을 알리기로 결정하였다. 그 광고는 샌디에이고주에서 열린 민주당 전당대회 기간인 2000년 8월 7일에 실렸다. 그 광고는 다음과 같이 주장했다. "보육의 역사는 진행 중. 샌프란시스코 시장 Willie Brown이 양질의, 고른 혜택의 보육을 위한 국가적 표준을 마련하다."[10] 이는 독자들이 각 자의 거주 지역 시장들로 하여금 동일한 행동을 취하도록 촉구해야 한다는 점을 제시하였다. Willie Brown 시장은 6개월 후 차기 년도 예산안 중 보육비 할당액에 서명을 하면서 여전히 그 광고를 거론하였다.

사설 전략(editorial strategies): 편집자에게 보내는 서신, 사설, 그리고 "논평(op-eds, 논평성격의 사설 혹은 사설이 있는 페이지의 반대편에 위치한 의견형태의 글)"은 어떤 해결책으로 관심을 이끌 또 다른 기회를 제공해준다. 서신은 보통 200자 이하이며, 신문의 편집자에게 직접 써서 보내거나 팩스 혹은 이메일로 보낸다. 보통 신문사가 작성한 특정 기사나 사설에 대한 반응으로 반대 혹은 찬성의 간단한 논조를 제시한다.

사설('발행인란'이라고도 일컫는데)은 작성자 이름이 없고 신문사 편집인단에 의해 작성된다. 활동가들은 편집인단과 만나 그들이 어떠한 문제나 계류 중인 정책에 대해 확실한 입장을 취하고 의견을 내도록 요청할 수 있다. 그 회의에는 보통 사설 담당자와 그 신문이 특정 문제에 대해 어느 입장을 취할 지의 여부를 그 문제에 대해 결정할 수 있는 지위에 있는 활동가 측 사람들이 참석한다. 활동가 측에서는 여러 가지 측면으로 접근하거나 다양한 관점을 대표하도록 2~3명 참여시킬 수 있다.

만약 신문사가 사설에서 다루지 않기로 결정을 내린다면, 활동가들은 논평 쪽으로 타진할 수 있다. 논평은 사설란 반대쪽에 게재되는 의견란이다. 논평은 보통 600~800자로 개인적인 견해를 적는다. 여기서는 문제점, 해결책, 독자와의 연관성 등을 다룬다. 문제의 논쟁 양상과 뉴스 소식통이 선호하는 방식을 파악하기 위해서는 논평의 검토가 모니터링에 포함되어야 한다.

신문들은 사설란에 편지와 논평 기고를 위해 연락처를 제시하는 경우가 많다. 일부 라디오국과 TV 뉴스 프로그램에서는 신문의 논평처럼 비록 짧으나마(약 2~3분) 청중 평가단의 평을 프로그램에 넣기도 한다.

## 성공적인 미디어 홍보를 위한 요령과 기술

미디어 홍보의 효과를 높이기 위한 몇 가지 방법들이 있다. 사회적 수치 환산하기, 기사의 지역 특성화, 현장의 소리, 그리고 뉴스의 재활용이다.

### 사회적 수치 환산

사회적 수치(social math)는 매우 큰 수치를 의미있게 만드는 기술로, 큰 수치를 부분별로 나누어 상관관계를 찾아 비교한다. 사회적 수치로 환산하면 메시지를 명료하게 전달할 수 있다. 원 수치(raw number)는 청중들이 이미 어느 정도 문제에 대해서 그리고 그 수치의 중요성과 의미에 대해서 알고 있음을 나타낸다. 반면에 비교수치는 기본적인 정보를 전달함과 동시에 특정 관점을 강조할 수 있다.

사회적 수치로 환산할 때는 큰 수치를 시간 혹은 장소에 따라 재계산하거나, 수치들을 개별적으로 나누거나, 머릿속에 선명하게 남도록 비교의 방법을 사용한다. 다음의 간단한 사실들을 생각해 보자. 비교를 사용하여 효과적으로 진술하고 있다.

- 아동 및 청소년 보호 활동 단체에서는 지방정부에서 폭력예방 지출을 늘려주길 원했고, 다음과 같이 자신들의 주장을 정리했다. "샌프란시스코에는 젊은이 18명에 경찰은 1명이지만 학교의 상담교사는 아동 500명 당 1명에 불과하다."[11]
- 미국의학협회에 의하면 식품 음료산업은 아동들에게 불량식품의 마케팅 비용으로 매년 105억 달러를 지출한다.[12] 이에 활동가들은 아동들을 대상으로 패스트푸드를 마케팅 하는데 매 시간 백만 달러 이상이 지출되고 있다고 지적했다.

#### 지역사회 사례 4

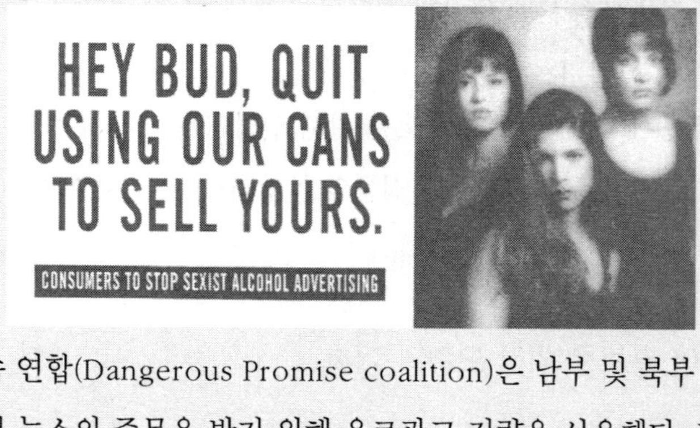
HEY BUD, QUIT
USING OUR CANS
TO SELL YOURS.
CONSUMERS TO STOP SEXIST ALCOHOL ADVERTISING

위험한 약속 연합(Dangerous Promise coalition)은 남부 및 북부 캘리포니아 주 전역에서 뉴스의 주목을 받기 위해 유료광고 전략을 사용했다. 그들은 흑백

광고판에 3명의 모델이 카메라를 응시하는 모습을 디자인했다. 광고 문구는 "이봐요 버드, 사업도 좋지만 이제 우릴 그만 이용하세요." 였다. 로스엔젤레스에서는 위험한 약속 연합이 광고 비용을 지불하겠다고 했지만 이 광고물을 게시해주려는 광고 회사가 없었다. 그래서 위험한 약속 연합은 움직이는 광고판, 즉 양옆에 광고판을 부착하고 도시를 순회하는 차량을 쓸 수밖에 없었다. 샌디에이고에서는 위험한 약속 연합은 광고판 몇 개를 구입하여 "이봐요 버드"를 삭제한 광고물을 게시했다. 연합은 그 광고판이 내려다보는 주차장에서 기자회견을 열어 이 캠페인을 알렸다. 지역 TV 및 신문사들은 흔쾌히 이 광고물을 기사에 실었다. 샌프란시스코 베이에서는 위험한 약속 연합(Dangerous Promise) 캠페인은 좀 더 강경한 입장을 취했다. 광고물은 버드와이저 로고를 패러디한, "블러드와이저, 매 맞는 여성의 눈물로 얻은 왕좌"였지만, 어느 회사도 이 광고물을 게시하려 하지 않았다.

이 광고를 둘러싼 논란은 접근 전략의 일부였다. 캠페인을 시작한 각 지역마다 기자회견을 열어 와인협회(Wine Institute)의 활동을 지지하고, 같이 행동하지 않는 맥주협회(Beer Institute)와 DISCUS를 비판했다. 활동가들은 기사를 배포할 때, "지역의 광고회사들이 거부한 정도로 논란거리인 비폭력 캠페인"을 보러오라고 언론인들을 초대하여 이 문제에 이목을 집중시켰다.

- 신문 칼럼니스트인 Ellen Goodman은 장례 도우미들이 학습을 도와주는 사람보다 더 많은 임금을 받는다고 지적했다: 장례도우미의 평균 임금은 시간 당 7.16 달러인 반면, 아동보육교사들의 평균임금은 6.17 달러이다. Goodman은 아동보육교사의 임금은 가정주부의 보수--즉, 무보수--와 직업 교사들의 보수를 근거로 책정된 것으로 생각한다.[13]
- 공중보건교육학 교수 Meredith Minkler는 이렇게 지적했다. "한 해 동안 한 회사에서 설탕을 입힌 시리얼 한 가지를 광고하는 데만 3천만 달러 이상을 지출하고 있다. 같은 해에, 미국 정부가 학교 아동들을 위한 영양교육에 지출한 비용은 각 주당 5만 달러에 불과했다."[14]

- 월스트리트저널의 한 기자는 씹는담배 소비량을 다음과 같이 생생하게 표현했다. "담배 판매는 줄고, 딥(Dip)[1)] 판매는 늘어난다. 작년에 판매된 Dip 용기를 이어 붙이면 뉴욕에서 로스앤젤레스까지 거리의 11배에 달한다. 그렇게 많은 담배가 은밀하게 씹히고 있다."[15]
- 피해자 권익 보호 활동가 한명은 사회의 잘못된 정책 우선순위 결정을 역설적으로 지적하고, 더 많은 지원이 필요함을 강조하기 위해 이렇게 말한다. "우리에게는 학대를 당한 사람들을 위한 보호시설보다 동물 보호시설이 더 많습니다."[16]

### 기사를 지역특성화하라

매일 뉴스는 쏟아지고 그 중에서 선택해야 한다. 뉴스 매체들은 하루 24시간 작동하는 전 세계 위성보도에 귀를 기울인다. 보도국 편집자, 사회부 편집자, 기자, 그리고 프로듀서들은 매일 아침 많은 신문들을 읽고, 라디오를 들으며 경찰의 사건사고 기록을 검토하고, 와이어서비스[2)]도 모니터링 한다. 활동가가 틈을 비집고 들어갈 수 있는 한 가지 방법은 자신들의 뉴스 인맥들에게 어떤 문제의 지역적 연관성에 대해 알려주는 것이다. "이 기사가 이 지역 주민들에게 왜 문제가 될까?", "지역 라디오 청취자, 지역 TV 뉴스 시청자, 그리고 신문 독자들에게 어떻게 문제가 될까?" 등과 같은 질문을 생각해 본다. 활동가가 이러한 질문에 대답을 안다면 기자들에게 알려 줄 내용도 알 것이다. 모든 기자들은 상사를 상대로 왜 A 기사는 선택하고 B 기사는 버려야 하는지 설득을 해야 한다. 기사가 지역적 연관성이 있다면 선택될 가능성이 더 많다.

### 현장의 목소리를 담아라

기자들은 기사에 인물들을 등장시킨다. 보건관련 기사의 흔한 인물은 "피해자"로, 문제로 인해 고통을 겪었거나 직접 경험한 사람이다. 기사가 대학 캠퍼스 내의 폭음 문제에 대한 것이라면 기자는 학생을 상대로 취재하길 원할 것이며, 가정 내에서 총기 안전에 관한 문제라면, 가정에서 총기사고로 사망하거나 다친 아동의 부모를 취재 대상

---

1) 譯註-씹는담배 혹은 무연담배

2) 譯註-한 통신사가 그 회원 또는 계약 언론사들에게 뉴스를 보내는 전송망

으로 원할 것이다. 그리고 아동 예방접종에 관한 기사라면 접종을 받고 있는 아기의 모습을 담길 원한다.

기자들이 이렇게 하는 이유는 두 가지다. 첫째, 기자는 기사가 실제 사건, 즉 실제로 어떤 사람에게 일어난 일이라는 증거를 제시할 필요가 있다. 기사에 직접 경험한 사람을 소개하면 분명해진다. 둘째, 기자는 청중들이 사실보다는 감정에 더 끌릴 것이라고 생각한다. 실제로 부상이나 다른 어떤 경험을 이겨낸 사람의 말은 경험에서 나오기 때문에 더욱 호소력을 가진다. 언론인들이 말하는 "실제 인물"이다.

기자들은 통상적인 질문 - "문제가 무엇인가?" 그리고 "그 해결책은 무엇인가?"- 외에도 피해자에게 또 다른 질문을 한다: "당신이 당한 그 일에 대해 어떻게 생각하십니까?" 만약 "피해자"만의 개인적인 일에서 더 나아가지 않는다면, 즉 풍경화가 아니라 초상화가 되어버린다면, 청중들이 기사를 보면서 그 사람으로부터 자기 자신을 멀리 떼어 놓고 "나와는 상관없는 일이다." 라고 말하거나 어떤 경우에는 피해자를 비난할 수도 있다는 것이 문제이다. 그러나 언론인들은 주인공이 없는 기사를 쓸 수는 없으며 피해자들은 공중보건을 위해 강력한 대변인이 될 수 있다. 하지만, 더 좋은 방법은 인식의 전환으로 피해자를 생존자 혹은 산 증인(authentic voice)으로 여기는 것이다. 산 증인은 문제를 극복해낸 사람으로서 활동가가 된 사람이다. 그들이 개인적 경험을 기사에 반영하는 것은 희생자로서겠지만 또한 활동가로서의 역할이기도 하다. 산 증인에게 "이렇게 가슴 아픈 사건에 대해 어떻게 생각하십니까?"라고 질문을 던지면, "막을 수 있는 비극이었다는 사실에 화가 납니다." 라고 대답한 다음, 그 방법을 설명한다.

피해자는 슬픔을 극복하고 예방활동에 앞장서는 가운데 경험과 훈련을 겸비한 산 증인이 된다. 공중보건 영역에는 자신의 삶을 대중들에게 공개하면서, 유방암, 에이즈, 금연, 그리고 여러 다른 질환들의 변화를 위해 선구자가 된 현장의 목소리들이 많다. 예를 들어, 2000년에 Mary Leigh Blek는 백만 어머니 걷기 대회(Million Moms March) 초대 의장이 되었는데 그녀는 아들 Matthew를 "토요일밤 특가" 소형권총에 잃은 다음부터 합리적 총기 법안의 활동가로 활약해 오고 있다. 1980년에는 캘리포니아주에서 소규모 여성들이 음주운전에 반대하는 어머니회(Mothers Against Drunk Driving)를 결성하였는데 Candy Lightner의 13세 된 딸이 음주운전에 희생된 이후였다. 생존자들은 공중보건 활동가들과 협조하여 안전한 어린이 침대, 물놀이사고예방, 보행안전, 오토바이 헬멧착용, 의무적인 심폐소생술 훈련, 그리고 트렁크 안쪽 열림 장치 장착과 안전벨트를 포함한 자동차 안전 등의 활동을 하고 있다.[17] 이러한 산 증인들의 목소리는 모두 자신들의 경험을 공유하고 생명을 구할 수 있는 정책 수립에 도움이 되기 위해 여러 기사에 자발적으로 표현되고 있다.

#### "뉴스를 재활용 하라"

미디어 홍보는 매스컴을 이용하여 매우 소수-때로는 단 한 사람-의 대상에게 접근한다. 대상과 활동가 사이의 대화를 방대한 청중이 지켜보고 있다는 사실에서 영향력이 생겨난다. 이것은 사적인 대화가 아니라 공적인 대화다. 대상에게 이점을 각인시키기 위해 활동가는 "뉴스를 재활용" 할 수 있다. 만약 활동가들의 글이 논평으로 실린다면 이를 스크랩하고 복사해서 대상에게 보낸다. 대상의 유권자 명부를 확보할 수도 있고, 보도된 기사와 편지를 편집인에게 보낼 수도 있다. 그리고 그 주제를 처음 접하는 기자들을 교육하거나 새로운 활동가들을 교육할 때도 재활용할 수 있다. 스크랩해 둔 내용을 함께 보며 토의하여 문제를 더 잘 구성화(framing)하고 반대자들의 질문이나 항의를 예상해 볼 수도 있다. 뉴스는 발표되는 것만으로도 그 주제가 타당성과 신뢰성을 가지게 된다. 미디어 활동가들은 뉴스를 재활용하여 대중들이 관심을 가지고 있으며 바람직한 해결방법이 무엇인지를 알고 있다는 사실을 목표 대상에게 상기시킨다.

### 미디어 홍보 과정의 장애물 극복하기

미디어 홍보 활동에 있어 가장 큰 난관은 기자들과 접촉을 생각하기 전부터 뚜렷한 총괄 전략을 개발하는 것이다. 그 밖의 난관들로는 제도상의 제약, 목표하는 메시지의 이탈, 그리고 반대의견 등이 있다.

#### 모호한 전략은 피하라

미디어 홍보에서 가장 중요한 부분은 전략의 개발이다. 전략이 뚜렷하지 않고 대상이 불확실하면 미디어 홍보 활동은 산만하고 비효과적이게 된다. 공중보건 활동가들 중에는 생동감 있는 전략을 수립하는데 필요한 단순화 작업에 거부감을 가지는 경우가 있다. 공중보건 문제는 복잡하고 그러한 복잡성을 다루어야 한다. 하지만 동시에, 모든 것을 한꺼번에 해결할 수는 없다. 공중보건 문제는 기간 동안에 해결될 수 있는 현실 가능성이 있는 부분으로 나누어 우선순위를 정해야 한다. 그렇지 않으면 전략이 너무 방대하고 모호해져서 비효과적이다. 예를 들어, "경각심 일깨우기"와 같은 목표는 미디어 홍보 활동에 필요한 구체성이 결여되어 있다. 대신에, 뚜렷한 목표는 건강한 사회적 · 물리적 환경을 만들기 위해 정책을 수립하거나 변화시키기 위해 누가 무엇을 해야 하는지 분명하게 서술해야 한다.

활동가들은 일반적인 원칙을 실제적인 요구로 바꾸어야 한다. 예를 들어, 샌프란시스코에서는 경찰 구속 상태에서 의문사한 사람에 대한 진실 규명 운동이 경찰의 관행 변화를 촉구하는 운동으로 변했다. 진실 규명 요구는 너무 모호하며 그 실천도 다른 사람들의 몫이 된다. 그래서 활동가들은 스스로에게 질문을 던졌다: 어떤 것을 정의라 할 수 있나? 그들은 가해 경관은 해고되어야 하며, 앞으로 이와 비슷한 폭력 전과가 있는 경관들의 채용을 막는 안전장치가 있어야 한다고 결정했다. 당시 활동가들은 실행 가능한 구체적인 용어로 정의에 대한 개념 정리를 하고 난후에 미디어 홍보를 활용하여 시장과 경찰서장이 정책을 변화시키도록 압력을 가했다.

미디어 홍보 전략이나 대상들은 시간에 따라 변화될 수 있다. 사실, 변해야 한다. 대상과 전략들은 환경에 대응하여 변하고 활동가들이 목표를 달성한 다음에도 변화한다. 활동가들은 앞에서 설명한 바 있는 전략개발 질문들을 활용하여 자신들의 활동을 다시 모으고(재결집 시키고) 전략들을 평가할 수 있다. 새롭게 활동을 시작할 때마다 스스로에게 질문한다. 이것은 우리의 목표를 성취하는데 어떻게 도움이 될까? 그리고 이것은 우리의 관심 대상인 주민들의 건강과 관련된 환경에 뚜렷하고도 긍정적인 변화를 가져올 수 있을까? 이러한 질문에 대한 대답은 미디어 홍보 활동 전 과정에 걸쳐 전략과 의사결정에 지침이 될 수 있다.

### 제도적 규제 방침에 지나치게 겁먹지 마라

미디어 홍보는 변화를 요구하는 지역사회의 목소리를 높이는 활동이다. 보통은 정책 변화가 궁극적 목표이다. 어떤 경우에는 로비가 금지된 공공기관이나 비영리기관을 대상으로 해야 할 필요도 있다. 그러나 대부분의 경우는 공공기관과 비영리기구 모두 로비가 아닌 형태로 할 수 있다. 안타깝게도 활동가들은 허용되는 것을 최대한 활용하지 못하고 효과적인 방법을 허무하게 제한해 버리는 경우가 자주 있다. 정의구현연합(Alliance for Justice)과 같은 조직들은 비영리기구들이 자신들의 역량을 최대한 발휘하여 정책수립 과정에 합법적으로 참여할 수 있도록 자문과 훈련을 제공한다. 규제 방침들이 생각처럼 까다롭지 않은 경우가 많다.

미디어홍보는 때로 논란을 불러일으키는 경우가 있다. 그러므로 보건부서 혹은 다른 기구들의 공중보건 활동가들은 미디어 홍보 캠페인을 하면서 전방에 나서는 것이 되어 불편할 수도 있다. 어떤 사람들은 갈등이 필요한 상황에서도 합의를 더 선호하기도 한다. 이런 경우에는 그 사람이 미디어 홍보 활동에서 전면에 나서기 보다는 뒤에서 지원해 주는 역할을 담당할 수 있다. 예를 들어, 보건부서는 데이터, 자원, 회의 공간, 기술 지원 등 타협하지 않고 줄 수 있는 지원 방안들을 마련해 줄 수 있다.

### 반대의 목소리에 위축되지 말라

미디어 활동가는 반대자들이 제기하는 질문에 신중하고 간결한 대답을 주어야 하지만 반대자들을 설득시키는 것이 목표가 아니다. 미디어 활동가는 반대자들이 제기하는 주장으로 관심이 분산될 수 있으며, 그러한 주장에 하나하나 반박을 시도하는 경우도 있다. 그러한 반박이 필요할 때도 있지만 이것은 반대자들이 문제를 자기식대로 구성하려는 시도인 경우도 많다. 대신에, 활동가들의 목표는 지지자들을 동기 부여하고 행동에 나서게 함으로 그들의 목소리가 정책결정자들에게 들리고 이들의 관심을 끄는 것이다. 그 제안에 대해 모든 사람들의 지지를 얻어낼 필요는 없다-다만 정책결정력을 가진 사람들만 납득시키면 된다. 미디어 홍보는 대중 매체를 이용하여 사적인 대화를 공적인 목소리로 만들고 정책결정자들이 자신들의 결정과 그러한 결정이 공중보건에 미치는 영향에 대해 책임감을 가질 수 있다. 활동가들은 매체를 이용하여 자신들의 주장에 신뢰성과 명료함을 부여하여, 의견을 같이하는 사람들이 혼자가 아님을 알게 해야 한다.

### 메시지에 집중하라

미디어 활동가들은 문제점과 해결책을 규정할 때 정신을 바짝 차리고 목표의 분명하고 일관성 있는 명시적 진술에 주의를 집중해야 한다. 그러므로 메시지를 뚜렷하게 표현하고 주제에서 벗어나지 않는 것이 매우 중요하다. 메시지에서 벗어나지 않는다는 것은 활동가가 어떤 질문을 받더라도 자신이 전달하고자 하는 핵심적 메시지를 놓치지 않는다는 뜻이다. 메시지를 벗어나지 않는 것은 연습을 통해 기를 수 있는 기술이다. 특히 동료들과 큰 소리로 연습해 보는 것도 도움이 된다. 이와 같은 방식으로 기자들, 의사결정자들, 혹은 반대자들이 제기할 수 있는 질문들을 예상할 수 있으며, 이 질문으로부터 목표로 하는 결과를 논리적으로 이끌어 내는 대답을 구상한다. 큰 소리로 해보는 것이 중요한데, 말은 글이나 생각과 다르기 때문이다. 연습해 보았다면 적절한 단어들이 술술 나올 수 있다. 동시에, 활동가는 원고를 외워서는 안 된다. 그렇게 하면 딱딱하거나 짜고 하는 말처럼 들릴 수 있다. 그 대신 자주 연습하고 피드백 시간을 갖는 것이 메시지에서 벗어나지 않도록 대비하는데 도움이 된다.

## 기대되는 결과

미디어 홍보 활동이 잘 수행되면 건강한 공공정책이 수립, 실행될 수 있다. 하지만 대중을 건강하게 해 주는 정책들을 수립하는 일은 여러 가지 많은 요인들이 관계되는 장기적인 과정이다. 미디어 홍보만으로는 그러한 목표를 달성할 수 없지만 활동가들의 목소리를 강화하고 그 과정을 빠르게 할 수는 있다. 미디어 홍보를 적절히 활용하면 홍보 과정 중에 적절히 개입하여 캠페인에 긴장감을 더하고 가시성을 생성할 수 있다. 이를 위해 대중들과 정책결정자들에게 안건으로 상정하고 구성하기를 통해 주제의 요점을 강조한다. 미디어 홍보 활동은 또한 지역 단체들의 역량을 강화하여 자신들의 환경을 제약하는 규칙들에 영향력을 행사할 수 있게 해 준다.

### 기술과 역량의 향상

정책 홍보 활동은 대체로 장기적 노력이기 때문에 미디어 홍보의 중간 평가로 알아보면 도움이 된다. 가장 즉시 나타나는 미디어 홍보의 중간 평가내용은 이를 활용하는 집단의 기술 및 역량 향상이다. 전략을 개발하고 채택하는 과정에 활동가들은 비판적 사고 기술을 습득한다. 찾고 있는 해결책을 두고 언론인 등과 대화하는 과정에서 활동가들은 대중들 앞에서 효과적으로 말하는데 필요한 자신감을 개발하게 된다. 내용 구성하기 및 보도가치화 이해하기 단계에서 경험을 쌓고 접근 구성도 할 수 있게 된다. 정책과정에 참여하고, 의사결정자들이나 지지자들과의 만남을 통해 활동가들은 그들의 민주적 역량을 훈련한다. 활동을 통해 이러한 기술들은 축적되며, 활동가들이 지역사회에서 함께 일하면서 변화를 요구하게 된다.

### 언론인과의 더 좋은 관계 형성

언론인들과 더 나은 좋은 관계를 형성하는 것은 미디어 홍보 활동을 통해 활동가가 얻을 수 있는 중요한 성과들 중 하나다. 이러한 결실은 미디어 홍보 활동이 지속될수록 -한 활동에서 다음 활동으로 거듭되면서 - 더 성장한다. 활동가들이 기자들에게 좋은 정보와 흥미 있는 기사를 제공해 주기 때문이다. 서로에게 이익인 관계가 되면 기자들이 직업적으로 필요한 것을 얻고 활동가들은 언론인들에 쉽게 접근하고 반응을 끌어낼 수 있다. 간단하게 말하자면 기자와 활동가가 서로의 인맥 명단이나 이메일 주소록에 적히는 것은 미디어 홍보 활동을 통해 얻는 한 가지 성과라 할 수 있다. 예를 들어, 알코올 문제를 정책 주제로 재구성하는 뉴스를 만들어 내기 위해 언론인들과 활동가가 협동해서 미디어 홍보 활동을 벌인 후에 캘리포니아주 소재의 알코올 및 약물중독 예방을 위한 해양연구소(Marin Institute for the Prevention of Alcohol and Other Drug Problems) 직원들은 언론인들이 자주 찾는 정보원들이 되었다. 결과적으로 기자들은 다른 곳에서 발생하는 기사인 경우에도 이 연구소에 자문을 구하게 되었다. 그리고 그 연구소는 이제 알코올관련 정책적 문제들에 관한 꼭 필요한 소식통이 되었다.

### 명시성과 영향력의 향상의 상관적 관계

활동가들이 기술과 역량을 향상시키고 기자들과 좋은 관계를 유지하면, 주제를 더욱 명료하게 드러내고 주제의 해석과 관련하여 활동가들의 영향력을 높일 수 있다. 활동가가 자신의 일을 성공적으로 수행하면 자신들이 다루고자 하는 주제와 해결책을 정책결정자들의 안건으로 상정하는 뉴스를 만들 수 있을 것이다. 그 사례가 내부적으로 나아가 다른 사람들에 의해서 토론 주제로 다루어지며 최초에 기대했던 결과 쪽으로 논의가 진행 될 것이다. 활동가의 영향력은 주제가 명료할수록 더 커질 것인데, 뉴스 보도가 신뢰성과 정당성을 담보하기 때문이다.

## 결론

공중보건 교육자들은 건강한 공공정책을 발전시키기 위해 뉴스매체들의 힘을 이용할 수 있다. 효과적으로 이러한 활동을 하기 위해서는 총괄 전략을 수립하고, 뉴스매체가 운영되는 과정을 이해하며, 구체적인 미디어 전략을 개발하고, 주제를 공중보건의 관점에서 구성한 메시지를 개발하고, 언론인들이 관심을 끌 수 있는 방법을 알아야 한다. 뉴스매체들은 매우 중요하기 때문에 간과해서는 안 된다. 보건교육자들이 대중들을 위하고 또 대중들의 건강증진을 원한다면 뉴스를 진지하게 생각하고 자신들의 예방활동에 뉴스를 더 잘 활용할 방법을 찾기 위해 노력해야 한다.

그러나 미디어 홍보가 모든 상황에서 적절한 것은 아니다. 미디어 홍보 전략에는 정책 변화를 위한 분명하고도 정밀한 계획 수립과 그것을 수행할 일관성이 필요하다. 그것은 공적인 전략으로 항상 관찰자에게 노출되어 있다. 미디어 활동가들은 대중들의 관심을 특정 인물에게 향하도록 유도한다. 그리고 상황에 따라서는 논란을 일으키고 저항해야 할 때도 있다. 홍보 활동이 겨냥하는 정책들은 논란의 대상인 경우가 대부분이다. 그렇지 않다면 압력 수단들이나 미디어 홍보를 통해 널리 알릴 필요가 없다. 활동가들은 미디어 홍보의 사용을 결정지을 때 문제가 되는 사안들에 대해 자신들 스스로가 분명히 알고 있어야 한다.

공공 건강의 보호와 증진을 위한 대중의 요구가 있고 정책결정자들에게 압력을 행사해야 한다면 미디어 홍보가 바로 옳은 선택이다.

## 핵심용어

구성하기(framing): 어떤 주제 혹은 생각에 대해 설명하고 해석하는 방법
내용 구성하기(framing for content): 어떤 주제와 관련하여 원하는 성과, 모색 중인 해결책 혹은 정책목표를 중심으로 함. 개인보다는 제도의 책임을 강조한다.
목표 청중(focus audience): 목표 정책이나 변화를 입안, 집행할 힘을 가진 사람 혹은 기구(예를 들어, CEO, 학교운영위원회, 시의회)
미디어 홍보(media advocacy): 공동체 조직화 및 정책 홍보 효과를 높이기 위한 대중매체 활용 전략
접근 구성하기(framing for access): 어떤 주제와 관련하여 무엇이 보도가치가 있는지에 관한 것

## 참고문헌

1. Wallack, L., & Dorfman, L. (2001). Putting policy into health communication: The role of media advocacy. In R. E. Rice & C. K. Atkin (Eds.), *Public communication campaigns* (3rd ed.). Thousand Oaks, CA: Sage Publications.
2. Wallack, L., Dorfman, L., Jernigan, D., & Themba, M. (1993). *Media advocacy and public health: Power for prevention.* Newbury Park, CA: Sage Publications.
3. Wallack, L., & Dorfman, L. (1996). Media advocacy: A strategy for advancing policy and promoting health. *Health Education Quarterly, 23*, 293-317.
4. Dorfman, L., Wallack, L., & Woodruff, K. 92005). More than a message: Framing public health advocacy to change corporate practices. *Health Education and Behavior, 32*(4), 320-336.
5. Iyengar, S. (1991). *Is anyone responsible?* Chicago: University of Chicago Press.

6. California Center for Health Improvement. (2000, December). Joining forces to fight childhood asthma: A Prop 10 opportunity. *Field Lessons, 1*(5).
7. Dorfman, L. (1994). *News operations: How television reports on health.* Doctoral dissertation, University of California at Berkeley.
8. Wallack, L., Woodruff, K., Dorfman, L., & Diaz, I. (1999). *News for a change: An advocate's guide to working with the media.* Thousand Oaks, CA: Sage Publications.
9. Wilgoren, J. (2000, March 15). Effort to curb binge drinking in college falls short. *New York Times*, A16.
10. Paid advertisement. (2000, August 7). *New York Times*, West Coast Edition, p A19.
11. Coleman Advocates for Children and Youth. (n.d.). *Youth time* [Brochure]. San Francisco: Author.
12. Institute of Medicine. (2006). *Food marketing to children and youth: Threat of opportunity?* Washington, DC: National Academies Press.
13. Goodman, E. (1998, January 15). No easy fix for child care. *San Francisco Chronicle*, p. A23.
14. Minkler, M. (1999). Personal responsibility for health? A review of the arguments and the evidence at century's end. *Health Education and Behavior*, 26, 121-140.
15. Morse, D. (2000, February 11). If you can't smoke in the office, snuff can be a secret vice. *Wall Street Journal*, p. A1.
16. Stein, J., Deputy Director of the National Organization for Victim Assistance, quoted in J. Shiver, Jr. (1997, August 25). Home violence underreported, U. S. study says. *Los Angeles Times*, p. A1.
17. McLoughlin, E., & Fennell, J. (n.d.). Channeling grief into policy change: Survivor advocacy for injury prevention. *Injury Prevention Injury Prevention Newsletter*, Vol. 13. San Francisco, CA: The Trauma Foundation.

### 지역사회 사례 참고문헌

Hughes, K., & Dorfman, L. (1993). Dangerous promises: The role of alcohol advertising in violence against women. Paper presented at the annual meeting of the American Public Health Association, San Francisco.

Woodruff, K. (1996). Alcohol advertising and violence against women: A media advocacy case study. *Health Education Quarterly, 23*, 330-345.

## 부가 자료원

### 인쇄물

Chapman, S., & Lupton, D. (1994). *The fight for public health: Principles and practice of media advocacy.* London: BMJ Publishing Group.

Cutting, H., & Themba-Nixon, M. (2006). *Talking the walk: A communications guide for racial justice.* Oakland, CA: AK Press.

Dean, R. (2006, October). *Issue 16: Moving from head to heart: Using media advocacy to talk about affordable housing.* Available: http://www.bmsg.org/pub-issues.php.

DeJong, W. (1996). MADD Massachusetts versus Senator Burke: A media advocacy case study. *Health Education Quarterly, 23*, 318-329.

Dorfman, L., & Wallack, L. (1993). Advertising health: The case for counter-ads. *Public Health Reports, 108*, 716-726.

Jernigan, D., & Wright, P. (Eds.). (1994). *Making news, changing policy: Case studies of media advocacy on alcohol and tobacco issues.* Washington, DC: Center for Substance Abuse Prevention.

Ryan, C. (1991). *Prime time activism.* Boston: South End Press.

Seevak, A. (1997, December). *Issue 3: Oakland shows the way.* Berkeley Media Studies

Group. Available: http://www.bmsg.org/pub-issues.php.

Shaw, R. (1999). *Reclaiming America: Nike, clean air, and the new national activism.* Berkeley, CA: University of California Press.

## 인터넷

Action Media. Available: http://www.actionmedia.org/.

Alliance for Justice. Available: http://www.allianceforjustice.org.

Berkeley Media Studies Group. Available: http://www.bmsg.org.

Community Media Workshop. Available: http://www.cmw.org.

FrameWorks Institute. Available: http://www.frameworksinstitute.org/.

The Praxis Project. Available: http://www.thepraxisproject.org.

The Spin Project. Available: http://www.spinworks.org.

# 찾아보기

❖ 역자소개 : 지역보건연구회(가나다 순)

감 신(경북대학교 의학전문대학원)
강명근(안성의료생협)
강윤식(경상대학교 의학전문대학원, 건강과학연구원)
고광욱(고신대학교 의과대학)
김건엽(경북대학교 의학전문대학원)
김동현(한림대학교 의과대학)
김상규(동국대학교 의과대학)
김창훈(부산대학교병원)
김춘배(연세대학교 원주의과대학)
김형수(건국대학교 의과대학)
나백주(건양대학교 의과대학)
남해성(충남대학교 의과대학)
류소연(조선대학교 의과대학)
박기수(경상대학교 의학전문대학원, 건강과학연구원)
박순우(대구가톨릭대학교 의과대학)
박웅섭(관동대학교 의과대학)
손혜숙(인제대학교 의과대학)
신의철(가톨릭대학교 의과대학)
신준호(전남대학교 의과대학)
오경재(원광대학교 의과대학)
유원섭(충남대학교병원)
윤석준(고려대학교 의과대학)
이건세(건국대학교 의과대학)
이경수(영남대학교 의과대학)
이무식(건양대학교 의과대학)
이상원(구미차병원)
이석구(충남대학교 의과대학)
이영성(충북대학교 의학전문대학원)
이영훈(원광대학교 의과대학)
이원영(중앙대학교 의과대학)
이중정(계명대학교 의과대학)
이진용(건양대학교 의과대학)
정백근(경상대학교 의학전문대학원, 건강과학연구원)
조희숙(강원대학교 의학전문대학원)
채유미(단국대학교병원)
홍지영(건양대학교 의과대학)
황인경(부산대학교 의과대학)
황태윤(영남대학교 의과대학)

고문

김용익(서울대학교 의과대학)
박정한(대구가톨릭대학교 의과대학)
배상수(한림대학교 의과대학)
이정애(전남대학교 의과대학)

# 보건교육방법론

초판2쇄발행 2021년 9월 15일
초 판 발 행 2012년 4월 25일

옮긴이 지역보건연구회
펴낸이 이호동
발행처 보무각
e-mail bomungak@naver.com
주소 서울시 서초구 바우뫼로7길 8
등록번호 302-2003-00085
전화 02)468-0457
팩스 02)468-0458
ISBN 978-89-6220-130-7 93510

값 25,000원